U0377100

特约编辑导读

[美] 约翰·K.米勒（John K.Miller）

家庭治疗
一种系统性整合（第八版）

[美] 多萝西·S.贝科沃（Dorothy S. Becvar）
[美] 拉斐尔·J.贝科沃（Raphael J. Becvar）◎著

 中美家庭治疗中心◎译

复旦大學 出版社

序

站在系统云端的回顾、鸟瞰与前瞻

赵旭东

近几年来,有越来越多由中外专家撰写的家庭治疗著作接踵而至,有力助推了家庭治疗热潮,令人欣喜,说明以家庭为对象的心理治疗、心理咨询成为促进我国心理健康事业的重要方法。

这本《家庭治疗:一种系统性整合》是老朋友约翰·K.米勒(John K. Miller)教授倾力推荐并安排翻译的重要著作。他在美国受到非常好的专业训练,2008年与我合办家庭治疗培训班,十多年来定居于上海,在同济大学、复旦大学工作,同时做家庭治疗服务及培训项目。我们之间最投缘的地方,是对系统思维有高度认同。所以,当他向我介绍这本由他的老朋友贝科沃(Becvar)夫妇撰写的书,邀请我为中译本作序的时候,我感到很荣幸。之后,我怀着一定要好好阅读,然后再写心得体会的想法,花了很长时间才写下这个序。

对照原文和译文阅读这本已经出版至第八版的书,对我而言是极其难得的复习、回顾和反思的过程,也是集中学习领域内新进展的良机。以下是想与读者们分享的几点印象:

其一,本书脉络清晰,可以做初学者的入门教材,也可以为内行提供充电、提升的机会。读者可以按时间线,看到家庭治疗早期诞生、初期发展的阶段,了解到这一领域20世纪50—70年代百花齐放、生机勃勃,犹如进入青春期般的气象,然后看到四十多年来共识增加,各种流派互相取长补短,汇聚为蔚为大观的心理治疗一大潮流的气派。可以说,这是一部难得的"小百科全书"。

其二，书名中的"systemic"（系统性的）一词，是本书的核心价值所在。这个词内涵丰富，指的是家庭治疗从诞生之日起就被各种流派有意无意地体现着、遵循着的一套思维方式，一种认识论方法。我最喜欢的地方就是在介绍每一种主要模式之后，都有对于其理论、实践与系统思想之间一致性的评论。尤其精彩的是，作者用简单控制论与控制论的控制论（也被称为第二序控制论、二阶控制论）的视角，衡量某种关于临床问题的病理性质、发生机制、因果关系、干预策略等方面的理论和相应技术，在多大程度上体现系统思维的精髓。

其三，本书想要达到的主要目的，是促进家庭治疗师们在系统思想的指导下，博采众长，在掌握各种模式的特色、特长，包括家庭治疗以外的其他理念和技术的基础上，可以根据患者或来访者系统的情况，自如地选用家庭治疗"工具箱"里的顺手工具，建构更加人道、尊重、平等、民主的工作关系，实现更好的助人效果。这是真正的"整合"的要义，也就是说，整合不是简单的折中、凑合，而是有统摄力和灵魂的"系统工程"，是生命系统的动态、发展的"自组织"过程。

以上几个特点在我阅读有关鲍温、米纽钦、帕洛阿尔托小组、米兰小组，以及几位后现代叙事治疗代表人物的内容时印象深刻。作者虽然对各种模式或流派与系统思想的一致性作了分析、批评，但并未以此作为"好"与"坏"的区别标准，而是指出，与患者或来访者系统的问题和背景的适应性更为重要，并不用为了保持对第二序控制论的"忠诚"而固守一种模式；这些人物、团队及其学术技术的发生与发展各有其时代和社会文化的情境性，都有用处，值得尊敬。

站在21世纪中国的坐标上，这本书当然并不能提供解决我们这个时代、这个社会文化背景里 些独特问题的所有看法、思路和手段。为了发展我们自己有中国特色的家庭治疗，有必要考察西方的"工具箱"，但比拿出里面的工具来使用更重要的事情，是考虑这整个工具箱是如何建构的，这些工具是如何搭配使用的，以及指导着家庭治疗这个大系统运作、自我组织的原理是什么。要完成这个任务，一方面，可以从仔细研读这本书的核心价值、主要目的得到启发；另一方面，仍有待于中国人基于我们传统中固有的系统思想和当下社会的生动实践，来进一步建构。

《家庭治疗：一种系统性整合》译本导读

约翰·K.米勒

一、关于原著的历史和作者

    我很荣幸地向大家介绍这本西方家庭治疗领域最具影响力的教科书之一，这是它的首个中文译本。这本书代表了原作者多萝西·S.贝科沃(Dorothy S. Becvar)博士和拉斐尔·J.贝科沃(Raphael J. Becvar)博士的工作成果，他们试图整合一部连贯、综合的文稿，为那些想要了解家庭治疗领域及其在系统论和控制论中的起源的人提供参考。贝科沃夫妇第一次构思这个文本是在近40年前，当时，他们在家庭治疗领域的教学中面临着一项令人沮丧的困难，因为当时没有其他选择，他们在教学中不得不使用从各种来源收集的大杂烩式的文献读物。我有幸在20世纪90年代初接受家庭治疗领域的培训时与贝科沃夫妇一起学习，我在学习中使用的主要参考资料就是这本书的第一版。

    贝科沃夫妇作为家庭治疗领域的教授、临床督导、研究者、著作者和治疗师，其整个职业生涯都致力于研究这个领域，并在这些年间不断用最新研究成果更新本书文本。作为现行第八版的译本，本书是他们40余年来不懈努力的成果，为试图了解家庭治疗领域及其系统论和控制论根源的人提供了最新的参考资料。他们认为，正是这种系统论和控制论思想的基础根源，使得家庭治疗领域真正有别于其他心理健康学科。其他学科大多基于更现代的、线性的、病理学基础的、范式的、客观的、洞察力驱动的、心理内部的、还原论的、决定论的和机械论的观点，而系统论则侧重于后现代的、基于循环因果关系的、注重过程的、非病理学的、非范式的、主观的、人际的、整体的、有机的和相互关联的观点。正是这种"与众不同"(Bateson,1979)使家庭治疗领域区别于大多数其他心理健康学科。大多数心理健康领域的其他学科往往侧重于理解心理健康问题的根源(从本质上说是由线性因果关系的概念演化而来),而系统论则侧重于循环和关系性的解释。

二、关于系统论和控制论的整合

系统论和控制论是20世纪40年代发展起来的,它被当作一种新的理解世界的方式并对一系列广泛的科学领域产生了影响,包括生态学、进化生物学、物理学、数学、流行病学、计算机科学、经济学、政治学、人类学,以及心理健康领域。系统论和控制论提供了一个关键的理论方向的差异,用于解释、预测和控制复杂的、相互关联的、反馈-驱动型的系统的运作。这类系统的运作方式与物质地和机械地看待世界的方式不同。在系统论之前,笛卡尔和牛顿的机械论是占主导地位的,它是一种强大的理论工具,帮助我们理解和解释世界。然而,当研究领域从物理学转移到更加有机的领域时,它们似乎就显得不足了。我向学生解释这一点的最好方法是让他们想象我手里有一块石头,然后我把它扔到教室里。使用牛顿的力学定律,我可以完美地、准确地描述一旦石头离开我的手会发生什么。我们以此为基础发展出的科学是惊人的,它帮助我们把人类送上了月球,以及取得了其他科技上的伟大成就。然而,如果我把一只活生生的狗拿在手里,并把它扔到教室里,我几乎无法确定一旦它离开我的手会发生什么。这是一个复杂的、相互关联的、反馈-驱动型的系统,并与其他复杂的反馈-驱动型系统(我自己、学生、环境等)之间相互作用。一旦它离开我的手,它自己的反应和互动就会接管并开始运作。一旦它落地,它可能向左跑、向右跑,甚至回到我的怀抱。系统论和控制论为世界提供了理解这一层次现象的新方法,是革命性的和反传统(对其他领域基于现代主义文化的反传统)的飞跃。从系统论的角度来看,在这些情况下,精确地预测和控制非常困难和复杂,需要用一种新的方式来看待这个世界。当你作为读者参与到这个由系统论和控制论主导的家庭治疗领域的航行中时,你可能会感到困惑和不知所措。当我第一次跟随贝科沃学习时,我自己也有这种感觉,但请坚持下去。这些努力是值得的!请参考米尔顿·埃里克森(Milton Erickson, 2004)博士的话:"启蒙总是以困惑为先导。"

三、本书在中国背景下的相关性

2005年,应中国各地的学者和治疗师的邀请,我第一次开始到中国旅行。

那是一个激动人心的思想交流时期,在快速发展的中国心理健康领域,家庭治疗似乎特别受欢迎。我带领许多西方同事和研究生代表团来到中国,与我们的同行会面,讨论如何在中国的背景下使用家庭治疗方法来处理心理健康问题。我的中国同事告诉我们,他们正面临着一些特殊的困境,他们希望家庭治疗可以帮助他们解决这些问题。其中包括中国经济快速发展对家庭造成的意外影响;独生子女政策对家庭的影响;拒学现象;"留守儿童"问题的出现;"婆媳问题"的困境;日益增长的离婚率;老年人的困境;压力问题,尤其是学生的学习成绩压力等。我开始与同事合作,翻译一些具有开创性的西方家庭治疗文本,以协助处理这些问题。在我的文献资源清单上,这本书是最重要的,我相信在这个过程中,它将是必不可少的。

四、关于翻译、编辑过程和具体术语

当然,作为第一版中文译本,我预计我们会出现一些错误,也希望读者能够谅解。我们知道该领域有许多复杂的术语,我们在翻译过程中不得不对该使用哪些译文做出选择。在整个编辑过程中,我与团队合作,用许多不同的方式诠释这些概念,以更好地理解这些想法。我们还咨询了许多中国的治疗师和学者,帮助我们做出决定。我确信,我们会收到对这一相当复杂的、哲学式手稿的首次译本的反馈,我们在未来也将需要做出一些修订。

五、关于本书的封面

在弗洛伊德的心理治疗室里,会放着大量他自己收集的对其临床工作起到重要作用的艺术品,这为他和来访者提供了一个可以激发思维的环境。本书封面上的大象图片来自我(约翰·K.米勒)挂在自己咨询室里的一幅画,至于如何诠释画的含义就要看读者自己的理解了,要知道人的体验最终具有主观性。这个理念是作者(贝科沃夫妇)在本书中谈到的系统论的一个重要方面。

多年来,来访者、督导生和访客对这幅画提出了众多见解。我多次听到的一个诠释是,这幅画象征性代表了"房间里的大象"。这种说法在西方常听到,意味着每个人都知道的但可能害怕谈论的主题。另一个诠释通常来自学生和督导生,因为他们记得在课堂上学到的一个经典的治疗笑话。这个笑话是说,当一个人处理的问题太大,他就根本确定不了怎么开始下手去解决,以至于感到束手无策。提起这种难题时,老师会问:"怎样才能吃掉一头大象呢?"答案是"要一口一口地吃"。这里反映的是一个治疗的过程。也就是说,一个大问题可以被分解为能够被处理的一个个小问题,直至成功完成整个治疗过程。其他人还会想到"习得性无助感"这种现象。这是指在生活的早期经验中,某人"学会了"他们在解决问题上的无能,因此即使出现解决方案,他们也不会尝试去采纳。这种现象常见的例子是驯养员训练大象,让大象不去挣脱拴住它们的链子。这种训练是从幼小的大象开始的,驯养员将一条粗大的链子拴在小象的一条腿上,当然,小象一定会试图挣脱,但发现这种努力是徒劳后,最终就放弃了。一旦大象形成这种意识,它就再也不会尝试挣脱了。驯养员也就不再需要链条了,仅用一根绳子就够了,因为大象已经"学会了"自己是挣脱不了的。对于人们在心理治疗中经常面对的生活困境,这个概念具有很好的启示。

然而,对这幅画的最常见的诠释是,它代表的是一个家庭。这对于本书中所讨论的概念来说是非常重要的。如何去理解家庭及其复杂性,不仅影响来访者的生活,而且还影响治疗师如何才可以帮助到来访者。

六、鸣谢

我必须首先感谢多萝西·S.贝科沃博士和拉斐尔·J.贝科沃博士,他们慷慨地给予我祝福,让我承担起这个文本的翻译工作。多年来,我与他们多次谈到这个项目,他们都很兴奋,并给予我鼓励。在我的整个职业生涯中,他们一直对我非常支持,我知道他们对文本中呈现的观点非常重视。这个翻译文本也是我所在的中美家庭治疗中心(SAFTI)团队的心血和结晶。翻译团队由中心的执行主任杨悦(Yue Yang)女士领导,团队成员包括陈静、刘婧鹏、胡姚蕊、周费雯、李小雨等。我还要感谢复旦大学出版社的编辑,他们为这个项目工作了数百个小时。

我想特别感谢复旦大学社会发展与公共政策学院社会工作系的教职员工。我有幸作为客座教授在该系工作多年,他们为我提供了许多资源和机会,使我们得以投入4年多的时间来完成这项任务。最后,我要感谢我的许多中国同事,他们对此书提供了许多反馈和支持,特别是同济大学的赵旭东(Xudong Zhao)博士,他审阅了最初的译稿并提供了改进建议。

目　录

第一部分　系统论框架

第二部分　家庭治疗实务

第一部分
系统论框架

在进入系统论/控制论和家庭治疗领域之前,我们先了解一下这个领域的一些基本知识,以便于连贯性地理解整本书以及这个领域的大量其他参考文献和资源。然而,我们认为,为了更好地消化所学内容,你还需要了解一些规范。

本书的观点显然是基于我们对系统论/控制论观点的认可。以此为基点,难免会产生倾向性,但重要的是能够意识到这一点。虽说我们更支持系统论/控制论,但不能武断地宣称这是绝对正确的、唯一的或最好的思维方式。相反,我们把它看作一种思维方式,家庭治疗的临床实践工作不一定要以系统论/控制论的相关假设为依据,但我们深信(或许具有片面性),家庭治疗运动的主要贡献之一就是把系统论/控制论引入行为科学的理论和实践当中。

既然提到了理论倾向,就有必要解释系统论/控制论这个观点,及其对稳定与改变、健康与失调这些概念,以及对整个伦理道德世界所带来的影响。我们先从对个体心理学的框架与系统家庭治疗的思考和对比着手,接着阐述家庭治疗在背景或历史框架下的发展脉络,然后对系统论的范式转变进行更深层次的探索。第一部分以讨论后现代主义和家庭治疗收尾,随后从整体上探讨家庭,在本章及另外两章的每个话题的讨论中,我们将竭力保持理论框架的统一。看上去我们似乎试图在系统论/控制论观点的"真理性"上说服你,但这并不符合我们基本假设的立场,这里更关注的是描述而不是说服。

面对现在与未来的历程，我们希望帮助你成为本领域中更优秀的学习者和践行者。我们清楚地意识到家庭治疗的普及、培训项目的繁多、治疗方法的多样、文献资料的复杂等问题，的确，成为家庭治疗师需要过硬的训练、丰富的临床经验，以及接受大量的督导。但最重要的是要具备扎实的理论基础，从而使你能够理解和评估何种治疗方法适合你及你的来访者。无论你是否接纳系统论/控制论这个理念，我们都相信掌握此理论知识、了解它的基本假设，以及它对临床工作所产生的各种影响是非常重要的。

第1章

两种不同的世界观

欢迎来到系统论/控制论和家庭治疗的世界！我们猜如果你读了前言，或许正在犹豫是否要踏上这段旅程——如果你还未读前言，建议先去读一下。此时犹豫不决是再正常不过了，没有反倒奇怪。因为它所面临的挑战并不亚于其他任何陌生领域，所以请谨慎步入系统论的世界。

在这一章，我们将描述一些基本假设，它们包含两种不同世界观的来源。在与来访者进行临床工作中我们会发现，这两种世界观分别为两个不同的治疗方法——个体心理治疗和系统家庭治疗——提供了基础。一方面，你可能对构成个体心理学基础的理论框架或世界观较为熟悉，因为它是我们文化中根深蒂固的一部分（这里指以个人主义为特点的西方文化——译者）；而另一方面，构成家庭治疗基础的世界观不仅与之不同，而且反主流文化，也就是说，它的众多假设不符合西方社会的基本理念。因此，当这个领域的学习者刚接触到系统论和控制论时，常常会感到不适应，然而随着时间的推移，你会渐渐习惯这类学术语言，还可能接受这些概念，甚至发现自己的观点已在转变，而决定在系统论的土地上安家。当然，这种可能性也许在相当长的时间内无法实现。

一、个体心理学的理论框架

在西方世界中，我们大多数人被以洛克式科学传统为根基的哲学假设（基本认识论）同化了。同化是一个或隐或现的过程，也就是个体学会符合某种特定社会团体标准的行为和思维方式。对我们大多数人来说，非正式的同化发生在我们家庭中，而正式的同化则发生在学校层面。为了成为对社会有用的人才，我们同时在这两种场合下被训导。因此，如果你，尤其是你的父母，都是在西方社会中接受教育,那么你所秉持的观点很可能源于约翰·洛克及其追随者的思想,并以他们对自然科学中的理论建构和方法进行思考。换言之,你置身于目前被称为现代主义的世界中(Gergen,1991)。

例如,你受到的教育中,线性思维方式是合理的,我们只要能知道"为什么",就能解决一切问题。这种观点表明事件 A 是以线性(单向的)方式导致事件 B(A→B),因此 A 要对 B 的发生负责,或者将 B 的发生归因于 A。为何 B 会发生? 因为 A 的缘故。或者我们可以用另一种方式来表达相同的意思,就是 A 作用于 B,结果产生了 C(A→B→C)。

类似地,你可能一直以来接受了遵循洛克式传统的教育,就是说这个世界包括主体和客体,或者说 X 作用于 Y。这个观点宣称,现实与我们是分离的,存在于我们的思维之外。因此,意识来自外部事件,而我们是受体:我们只是认识到秩序的存在,并没有创建它。此外,如果我们能够把现实事件序列简化到最小的可能组成部分(即简化论),并相信此序列的"存在",那么我们就能找到世界运转的规律。我们认为世界是可预测的,是按照有规则的原理运行,这些原理将为我们揭开现实的一些绝对真理。作为个体,我们是被动地对现实世界作出反应或被现实世界所决定,并非在创建现实。

根据这个传统,合理的科学方法要具有实证性和量化性;知识必须从观察与实验中得出。实验的结果必须具可测量性和客观性,主体不但与他/她所观察的客体分离,而且现实以及有关现实的理论被解释为非此即彼、非黑即白、非对即错。

当这些理念被搬用到行为科学上时,它们所形成的理论将人类行为描述为是由内在思维和/或人们对外在环境事件影响所作出的反应。行为科学家所推崇的身心二元论,采纳了心智和现实相互独立存在这一理念,也就是说,我作为主体/心智,在从远处观察客体/现实时,不会把自我价值或理念强加在客体/现实上。这一前提促使我们相信客观的测量和不牵涉自我价值观的科学是可能的,并把对主观维度的质疑看成了非科学。

这些假设对几代研究者都非常有用,尤其在那些所谓的"硬科学"上,毫无疑问,此现象将会延续下去,由此,这一科学传统在西方社会的过去和将来都会受到尊重也就不足为奇了。同样可以理解的是心理学家们在他们的事业早期,为了在科学界获得可信度,也全心全意地采纳了这一传统。而在行为科学领域里,即所谓的"软科学"里,我们已经承认了客观的重要性并意识到可测数据和量化数据的价值,我们被教导并认为关注点应该放在问题的根源上。因此,我们需要从历史或者导致当前问题的历史事件的角度来理解人类行为,找到解决问题的方法。如果我们要用最简单的概括来描述行为的话,就必须关注个体及其特定行为或者内在思维。

这种前提符合美国的许多基本价值观,我们不仅极为尊重科学,而且对个人主义的信仰是美国人最珍视的传统之一,个体而非团体一直是社会与政治理论学说的核心点(Becvar,1983)。所以,在强调个体和符合洛克式科学传统的大前提下,精神动力学理论就再合适不过了,且在美国广受欢迎。你有没有注意到精神动力学的术语在我们日常对话中出现得有多频繁?像弗洛伊德式口误、合理化、无意识行为,以及防御机制等就是一些常见例子。

在整个20世纪上半叶中,基于弗洛伊德概念或对这些概念所作衍生的理论发展迅猛,从而出现了各种类型的个体心理学、内在心理学、学习理论,以及结合这些心理学和理论元素的心理治疗,所有这些虽说表面上看起来不同,但本质上都表达了同一种世界观。虽然其中有些理论和治疗方法会更明显地偏向人本主义而不是那种科学性或机械性,但它们都是注重个体,秉持了相同的基本理念。从对弗洛伊德的精神分析、荣格的分析心理学、阿德勒的个体心理学、罗杰斯的人本主义心理治疗、斯金纳的行为主义、埃利斯的理性情绪治疗、格拉瑟的现实治疗,到伯恩的交互分析等个体心理学流派的分析,揭示出每个流派的基础都基于以下大多数对现实的假设以及描述:

> 询问"为什么";
>
> 线性因果关系;
>
> 主体/客体的二元论;
>
> 非此即彼的二分法;
>
> 不牵涉自我价值观的科学;
>
> 决定论的/被动反应的;
>
> 规律和类律性的外部现实;

聚焦于历史和过去；

个人主义；

简化论；

绝对主义。

为了说明这一世界观，我们把内在心理学和学习理论的每种方法看作构成个体心理学馅饼的一部分（见图1.1），然后我们把基础或者被烘焙的馅饼的最外层酥皮，看成是组成前面列举出的基本假设所需的原材料（见图1.2）。

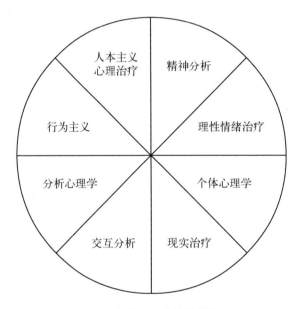

图 1.1　个体心理学馅饼的馅料

继续这个"馅饼"比喻，任何一个懂得烹饪的人都知道馅饼和酥皮要贴合；也就是说，它们的大小尺寸要一致。同理，理论与它的前提假设也要彼此契合，才能保持逻辑上的统一。就好比我们需要知道一张酥皮的原材料之后，才能确定最合适的馅料。当去理解不同的理论框架或方法时，我们同样要了解影响这些理论以及给予其意义的假设是什么。因此，如果我们把假设和理论放在一起的话，我们就会得到如图1.3所示的饼图。

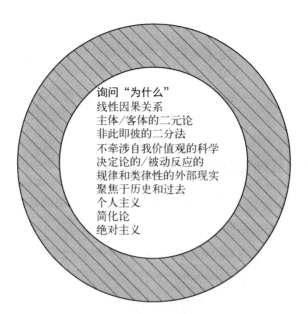

询问"为什么"
线性因果关系
主体/客体的二元论
非此即彼的二分法
不牵涉自我价值观的科学
决定论的/被动反应的
规律和类律性的外部现实
聚焦于历史和过去
个人主义
简化论
绝对主义

图 1.2　个体心理学馅饼的酥皮

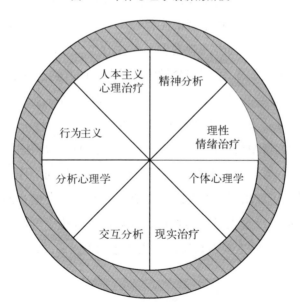

人本主义
心理治疗

精神分析

行为主义

理性
情绪治疗

分析心理学

个体心理学

交互分析

现实治疗

图 1.3　个体心理学馅饼图

　　当家庭治疗的学习者在努力步入系统论/控制论的世界，并理解社会化的当地人所依从的概念时，你们面对的困境就跟只知道如何烤制带有酥皮的馅饼的厨师一样，现在必须从学习如何制作生酥皮开始。制作每张馅饼的馅料的方式很可能不同,更重要的是饼皮会含有完全不同的原料。此外,把馅料放进根本不合适的酥皮当中——比如,把苹果放进未被烘烤过的馅饼皮中——是不会产生你想要的结果的。同理,试图在个体心理学的理论框架基础上进行家庭治疗,最后很可能演变为在家庭的背景中做个体治疗的过程,这与进行基于系统论的家庭治疗是完全不同的。

二、系统家庭治疗的理论框架

个体心理学的治疗方法参照的是西方的洛克式传统的基本假设;系统家庭治疗则建立在一套完全不同的假设体系上。前种假设符合美国的基本价值观,倡导个人责任感和自主性;后种假设与西方社会的传统思维方式存有矛盾。我们会用反主流文化这个术语来描述系统论与控制论。系统论/控制论把我们的注意力从孤立性看待个人及个人问题,引向对各种关系和人际问题的关注。与洛克式传统相反,系统论符合康德式哲学传统(Rychlak,1981),观察者取代被观察者,成为关注的中心点。观察者的主体性不可避免,观察者的感知、行动参与创造她或他自己的现实。此外,观察者与被观察者之间的相互依赖关系是系统理念的一个重要组成部分,系统理念考虑的是两者间互动的背景,这种互动被视为非因果的、相互影响的对话交互过程。最后,理解一个家庭或其他系统需要评估其互动模式,强调"发生了什么",而非"为何发生"。

个体心理学馅饼中的切片代表了不同的理论和疗法,家庭治疗也可以采取相同的比喻方式。家庭治疗中的一些理论和方法,就如同个体心理学馅饼中的切片的翻版,我们可以用图 1.4 来说明组成家庭治疗这个馅饼的馅料。在这里要强调一下,家庭治疗这张馅饼的独特风味取决于很难学会制作的酥皮。系统家庭治疗的基础是对现实及对现实的恰当描述的不同假设,它包含以下内容:

> 询问"是什么";
>
> 循环因果关系;
>
> 辩证的;
>
> 整体的;
>
> 主观的/感知的;

选择自由/积极主动；

模式；

对当下的关注；

关系的；

情境的；

相对主义的。

图 1.5 所示即系统论，或者说是家庭治疗这张馅饼的酥皮。把馅饼和酥皮放在一起烘焙就得到了最后的成品，类似于个体心理学的那张馅饼图（见图 1.6，并对比图 1.3）。

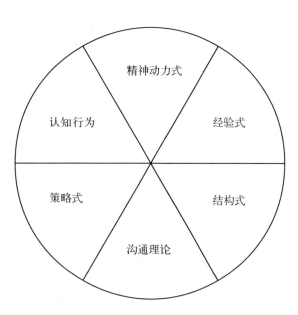

图 1.4 家庭治疗馅饼的馅料

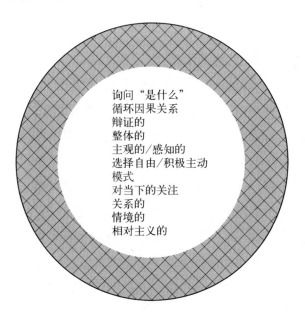

图 1.5 家庭治疗馅饼的酥皮

下面我们将介绍构成系统论/控制论的重要基础概念，第 3 章将会详细展开讨论。在我们即将转入更陌生的领域时，你可能要对那种迷惑不解的感觉再次

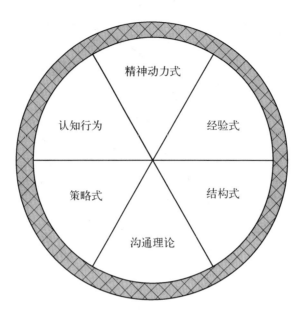

图 1.6　家庭治疗馅饼图

出现作好心理准备。

◆ 系统论和控制论的基本概念

在系统论/控制论的世界中,线性因果的概念没有什么意义。相反,我们发现互惠、递归、责任共享才是重点。A 和 B 共存于关系情境中,它们相互影响,并且两者都对相互的行为产生因果效应:∞ A B,或者表述为"我对你的所为对应了你以前对我的所为,你以前的所为对应了我对你以前的所为,等等"。

随着时间的推移,A 和 B 之间会建立具有独特模式的特定关系。如果我们想了解他们的关系中所发生的问题和事件,我们不是问"为什么"有些事情发生了,而是问发生了"什么",以试图让来访者描述这些特定模式。我们的观点具有系统理念性,关注的是赋予问题和事件以意义的过程与情境,而非孤立地看待个人、问题或事件。我们同样关注当下:我们审视的是此时此地的互动,而非回顾历史,寻找根源。

因此,我们同是主体和客体,所有人都命运相连。现实不存在于我们的意识之外,它是我们建构的产物,体现的是我们自己的感知,现实从而获得意义。我们具有主动性,选择和创造着自己的命运。我们认识到身心一体,主观性是无法避免的,因此不受价值观左右的科学是不存在的。

我们试图通过"凡是硬币皆有两面"的必要性和互补性来超越"不是/就是"的矛盾论视角。我们不会只认同硬币的一面而拒绝另一面,而是尝试从不同的情境去理解每面的用处。比如,有了黑暗,才知道光明。只有对比,才有差异,才能够领会各自不同的含义。不能因为我们偏爱光明就消除黑暗,因为黑暗同样有其价值。比如,对我们很多人来说,黑暗中的烛光比光天白日更富有浪漫情调。因此,两者的用途因情况而异,或者说由情境决定。

以上所描述的系统论/控制论世界的特征就是理论上的相对性。按照这个概念,我们意识到拒绝硬币或问题中的一面就等于对整体的破坏,接受一种理论并不意味着必须拒绝另一种理论。相反,我们意识到每种理论都赋予其他理论新的意义,并且每种理论在不同的情境下都有它自己的作用,因此学习系统论/控制论并不需要排斥个体心理学。正如光明与黑暗相互依存、彼此成就一样,个体心理学的世界与系统论/控制论的世界彼此交织,并互相赋予意义。

踏入系统家庭治疗领域不但不要求你永远离开个体心理学世界,而且还提供了一张可以自由往来于两个世界的通行证。系统论/控制论是关于理论的理论,或者说是元理论,它只具有描述性,建议我们不要妄加评定好坏对错,督促我们要在给定的情境下区分善恶。最重要的问题是实用性或适宜性,我们绝不能断章取义。在应用系统论/控制论和采纳超越二元对立及基于情境的实用性的理念时,我们意识到有时候适合用一种家庭治疗方法,有时候却适合用另一种,选择何种干预措施必须取决于每个家庭系统的独特性。当然,两种方法也许都是我们需要掌握的技能,至于选择其中一种而不是另一种,是因为这种更匹配,而并非因为这种好或那种不好。

最后,系统论/控制论的观点还被描述成"科学骨架"(Boulding,1968),你所选的学科则是充实骨架的血肉。然而,系统论/控制论不是一种实用理论,虽然它可以被用来描述理论与方法之间、人类行为之间的关系,以及如果我们希望理解事件或作出改变,它还能告诉我们需要把注意力集中在哪里,但它无法告诉我们到底该做些什么来促使改变的发生。再说一遍,它不是一种实用理论。由于系统论在描述人际互动方面的效用,许多家庭治疗的开创者都采用了这种理论。然后他们把从个体心理学、人类学、生物学、控制论和交际理论中吸收的资源充实到这个骨架。这一过程在一定程度上解释了家庭治疗领域内各种学派的演变,也可以部分解释这些学派在系统论/控制论视角方面的差异。在本书的第2章我们将会就这个话题深入讨论。

三、家庭治疗还是关系治疗?

需要注意的一点是,在我们看来,"家庭治疗"这个术语也许是个误称,鉴于家庭治疗是建立在系统论/控制论的假设之上的,"关系治疗"也许更为恰当。如前所述,这一观点引导我们对关系和互动模式作出描述。因此,选择从家庭入手来解决日常人类问题,与其说是出于必然,不如说是权宜之计。家庭是我们每个人寻找意义的主要群体,也是我们大多数人生活的地方,所以家庭会吸引治疗师最高的关注度。当然,在个体层面、夫妻层面、大家庭、邻里之间以及社会层面上进行心理治疗同样是合适的;事实上,许多家庭治疗师就是这么做的。在后面几个章节中我们将会探讨这个话题。

四、总结

我们这趟旅行的介绍部分就到此结束了。我们简单地探讨了个体心理学背后的世界观,它的基本假设和这种理念在西方社会的适应性,概括了系统论/控制论观点中的基本要素,以及指出了它反主流文化的方面。需要重点强调的是,作为一种元观点的系统论/控制论,它包含了个体心理学,不会要求学习者在学习家庭治疗的过程中对所基于的两种方法论或世界观作出非此即彼的选择。最后,我们表达了我们的建议,即建立在系统论和控制论基础上的家庭治疗也许被称作"关系治疗"更合适。表1.1 总结了我们先前表达的一些看法并提示了以后的讨论。

表 1.1　系统家庭治疗

系统家庭治疗不是关于:	系统家庭治疗是关于:
1. 谁在治疗室中	1. 治疗师如何思考谁应该在治疗室
2. 被孤立的人	2. 互动的/相互联系的人

系统家庭治疗不是关于：	系统家庭治疗是关于：
3. 治疗病人	3. 互动、递归、相互影响和扰动
4. 矛盾、悖论的干预方法	4. 理解悖论的背后逻辑
5. 保持客观性	5. 承认主观性的存在
6. 烹饪书式的治疗方法	6. 使用基本配方来创造适合于每一位来访者系统的个性化食谱
7. 什么导致了问题	7. 问题如何得以维持和来访者所期望的解决方案
8. 真相	8. 故事的故事
9. "外在"现实	9. 我们每个人是如何参与创建我们的现实的
10. 非此即彼的二分法	10. "既/又"的相辅相成
11. 内容	11. 过程
12. 对来访者的评价	12. 发生了什么/关注情境下的行为逻辑

第2章

历 史 视 角

可以说，家庭治疗运动的种子于 20 世纪 30 年代后期至 40 年代早期播下，在肥沃土壤的滋润下，这项运动在 50 年代得以生根，60 年代开始发芽，70 年代开花结果。虽然我们列出这样的发展顺序，但仍要明白家庭治疗得以发展成如今这种切实可行的临床治疗形式，其时间点和雏形都受到家庭治疗形成前的许多实践和理论的重要影响。因此，把 20 世纪 40 年代作为分水岭实在有些武断，它只是我们对特定历史事件的独立看法和解读。

同样，就算那些过来人在撰写家庭治疗发展史时也会持有不同的看法，甚至争论（例如，Ackerman，1967；Guerin，1976；Keith and Whitaker，1982）。这很容易理解，因为人类这一动物独有的特性是，在行为上人们同是践行者和观察者。这点我们会在第 3 章细说，即观察者的感知通常影响到被观测的事物，尤其当主体同是他们自我观察的客体时，这点就更为显著，也更有可能产生困扰。心理治疗的目标之一就是帮助来访者拉开与自己切实的人生经历之间的距离，从不同的视野看待这些经历。

历史的撰写，特别当撰写者参与了历史的创造，是历史学家（这里是家庭治疗师）试图分离自我，从观察者的视野记录历史的一个过程。距离、反思以及描述很难完全符合实际经历，相同的人生经历相对于不同观察者的不同信仰和观点，其重要程度会有所不同。就如马图拉纳（Maturana，1985）所指，同一家庭的每个成员（从局外人的视角）生活在有所不同的家庭中（从局内人的视角），由此每个历史学家对相同的经历会赋予不同的意义，写下的内容或讲述的故事也就略有不同了。

以此类推，没有一种对家庭或家庭治疗历史的描述，会比另一种更为正确或更为精确。从系统论/控制论的角度出发,我们生活在一个多元视角、多层结构的世界中,每个观察者都参与了他/她的自我现实的创建,这个现实对他/她来说就是真相。我们会多次回到这个重要观点,并在第3章中作详细探讨。

此外,同样重要的是要记住我们是第二代家庭治疗师,筛选了第一代和其他第二代家庭治疗师的理论框架,汇总了不同的描述,随后加上了我们自己的认知透镜。希望这一历史回顾能够对此运动的发展和影响提供一个完整的概述。除了对主要事件、一些关键人物,以及家庭治疗发芽、生长的各种气候环境进行介绍外,我们认为透彻的理解还需要阐明和分析更广阔的历史背景,它不仅滋养了这个发展历程,也同时受其影响。

我们把历史回顾分为不同阶段,从20世纪40年代开始,直至21世纪20年代。这里虽然已把你引到当下,但还是要带你回到我们所说的起点之前,也就是简单看一下20世纪40年代前的这段时期,以及不同的理论家和治疗师在培养适合家庭治疗种子的土壤上所作出的贡献。也许你觉得这个次序有点本末倒置,在某种程度上是,但考虑到我们的理论倾向,用这一格式来强调所有的过程循环性以及表明起点和终点的难度,还是合乎情理的。

一、20世纪40年代:播种

◆ 控制论(Cybernetics)

家庭治疗运动的种子由不同学科的研究者和理论家播下,他们是控制论领域的先驱,其中包括数学家诺伯特·维纳(Norbert Wiener),约翰·冯·诺伊曼(John Von Neumann)和瓦尔特·皮茨(Walter Pitts),医生朱利安·比格罗(Julian Bigelow),生理学家沃伦·麦卡洛克(Warren McCulloch)和洛伦特·德·诺(Lorente de No),心理学家库尔特·勒温(Kurt Lewin),人类学家格里高利·贝特森(Gregory Bateson)和玛格丽特·米德(Margaret Mead),经济学家奥斯卡·摩根斯坦(Oskar Morgenstern),以及其他来自解剖学、工程学、神经生理学、心理学和社会学领域的专家。

控制论作为我们研究和认知世界的方式的一次重大转变,其早期关注的是组织、模式和过程,而不是物质、材料和内容。用先驱阿什比(Ashby, 1956, p.1）的话来说，控制论"治疗的是行为方式，而不是事物本身，它不问'能做什么？'……所以属于功能性和行为主义的范畴"。

控制论学科的历史大约可追溯至 1942 年，它的命名通常归功于诺伯特·维纳。维纳在 1948 年的学术写作中定义了这个科学术语，它源于舵手的希腊单词 kybernetes，也是拉丁单词"总管"的词根。维纳描述道，此词表示一种控制或反馈机制，视其为掌控船只的机舱引擎这个说法尤为确切。

论及关注的方式，它不仅在于反馈机制，还在于信息处理和交流模式。控制论学者在 20 世纪 40 年代早期就开始研究无生命的机器，并与生物作对比，尝试理解和控制复杂的系统。该领域的许多早期工作与跨学科特性是在第二次世界大战相关事件的推动下得以生发的（Heims，1975）。

◆ 跨学科方法的发展

传统上，研究项目往往是在不同大学各自的院系内，边界保持得相当分明的某个学科内进行。但"二战"期间，不同专长的研究小组在自然科学与社会科学之间的跨学科合作上作出了大量的努力。例如，诺伯特·维纳曾是麻省理工学院的跨学科小组成员，在美国国防研究委员会的 D-2 部门工作，研究重点是防空火力。同时，约翰·冯·诺伊曼在美国新墨西哥州洛斯阿拉莫斯进行的曼哈顿计划项目中担任数学顾问，第一批核武器就是在那里研制成功的（Heims，1977）。

尽管他们的目标是改进战争技术，但许多通过这些科研努力所产生的观点至今仍具有影响力。1943 年在题为《行为、意图和目的论》（Behavior, Purpose, and Teleology）的文章中，罗森布鲁斯、维纳和比格罗（Rosenblueth, Wiener, and Bigelow, p.22）写道："在对行为进行分类时，目的论这个词成了'意图受反馈所控'的代名词。但要指出的是，这里所定义的目的性并不受因果、始终的支配。"这类激进想法的出现，标志着知识和现实的另类视角已经成形。

除了隶属于专注战争技术研究的多学科小组外，维纳和冯·诺伊曼在此期间还就其他课题进行沟通和交流。早在 1943 年，他们已经商讨了合并研究有机体和机器的相对优势；到 1945 年战争结束时，他们组织了一个小型的学习小组，并着手把积累的部分想法付诸实践。

◆ 格里高利·贝特森(Gregory Bateson)

在此期间,人类学家格里高利·贝特森在纽约举行的两次会议上首次接触到催眠理论和心理学家弥尔顿·埃里克森(Milton Erickson)的理论思想:第一次是1941年12月7日,第二次是1942年5月14—15日。贝特森认为(Bateson and Mead,1976)心理学家劳伦斯·库比(Lawrence Kubie)在这个事件中扮演了重要角色。借助第一次会议的机会和共著的学术论文,库比使催眠治疗师埃里克森的工作逐渐受到关注。第二次会议的标题为"脑抑制",贝特森指出这只不过是"催眠术的一个体面词罢了"(Bateson and Mead,1976,p.32)。对贝特森来说,这两次会议解决了根源概念所产生的有关目的和困惑的问题。回想起来,他认为递归这个概念最终需要重建"逻辑的整体性"(p.33)。

在1942年的会议上,贝特森了解到先前提到的由罗森布鲁斯、维纳和比格罗共同撰写但还未出版的文稿。尽管罗斯·阿什比(Ross Ashby)的文章早在1940年就出版了,但贝特森当时并没有意识到这一点,因此他认为1943年出版的有关控制论的文稿是这一领域的第一篇伟大的学术论文(Bateson and Mead,1976)。

战争期间,作为英国人的贝特森在印度、中国和斯里兰卡为美国战略服务部门工作。同时,他继续思索和沉浸于刚接触到的概念,并对有关战前收集的研究巴厘岛人和新几内亚部落文化的数据进行研究,不断努力寻求新的和更好的诠释方法。贝特森的首要目标是为行为科学找到比当前通用的更为匹配的理论框架(Heims,1977)。为此,他和有着相似兴趣的生理学家沃伦·麦卡洛克保持通信往来,在战争结束后他们一起游说小约西亚·梅西基金会去资助另一次大会的召开(Bateson and Mead,1976)。

到1946年3月,那些受聘为国防建设服务的科学家们开始寻找新的项目,探索如何利用战争期间研究出的一些新想法。在美国,科学保有很高的声望,人们对大多数问题都能通过科学的潜能来解决这种看法有着坚定的信心,支持民用研究的资金非常充足,所以说服梅西基金会去赞助"目的机制"的跨学科大会并不存在多大困难(Heims,1977)。

有必要在这里指出,格里高利·贝特森在系统(systemic)家庭治疗的发展中,尤其在这个动态的基本哲学框架的阐明上,被认为是顶尖人物之一,更为重要的是他还把工程学和数学的概念转化成行为科学语言。贝特森本身不是工程师、数学家或家庭治疗师，他常被称为人类学家或民族学家，他的最大贡献集中在认识论领域，或者对知识根基的研究。在 1946 年的梅西会议上，贝特森的发言聚焦了两点：首先是寻找适合社会科学的理论框架；其次是学习理论在描述不同文化体系的稳定机制上存在局限性。在之后的大会和交流中，他继续与其他控制论学者展开研讨，尤其是与维纳和冯·诺依曼。因此，贝特森在搭建自然科学世界与行为科学世界之间的桥梁方面发挥出重大的作用。

1946—1947 学年期间，贝特森担任纽约新社会研究学院的访问教授。1947—1948 年，他是哈佛大学的访问教授。在未能成为哈佛大学的长聘教授后，贝特森加入于尔根·鲁施（Juergen Ruesch）教授所在的加州大学医学院精神病学系，担任副研究员。接下来的两年中，他在兰利波特研究院（Langley Porter Institute）开始全职工作。贝特森（Bateson, 1977）认为，在这期间的工作为自己之后的学术研究打下了基础，其中包括在他的代表作《通向思维生态之路》（*Steps to an Ecology of Mind*, 1972）中所提出的概念。同时，贝特森在加入兰利波特研究院时带上了他自己的许多重要观点，他赞扬了诺伯特·维纳和沃伦·麦卡洛克在发展这些观点上所作出的贡献。

贝特森所提到的观点来自阿尔弗莱德·诺斯·怀特海德和伯特兰·罗素 1910 年合著出版的《数学原理》（Alfred North Whitehead, Bertrand Russell, *Principia Mathematica*）。这一著作的主要贡献是对逻辑类型理论进行了明确阐述，包括对所有正式系统中的自我参照和悖论的必然性提供数学证明，这个必然性源于团体与该团体成员之间的分离。稍后我们会回到这些极为重要但又有些复杂的概念上。

早在 20 世纪 40 年代之前，维纳就已经开始在控制论视角的背景下运用这些概念，并视弗洛伊德的本我和潜意识以及荣格的原型为信息过程。这个重要的领悟对贝特森来说是不容低估的，他认为控制论解决了心智与身体的二元思维这一古老问题，心智现在被认可为系统内固有的而非超然的。因此，与于尔根·鲁施为伍以及发挥他的沟通专长，加上从维纳和梅西小组的其他成员那里获得的知识，贝特森信心十足地开始把精神病学的实践转化成人类沟通理论（Heims, 1977）。

二、20世纪50年代：扎根

◆ 格里高利·贝特森（续）

1946年召开的梅西大会是之后七年中举办的十次系列会议中的第一次，最后一次是在1953年4月召开。大会吸引了来自不同学科领域的理论家，"每次会议大概有25名参会者，其中大约20名是固定会员，另5名是特邀嘉宾。会议的题目原本是'生物与社会系统中的循环因果和反馈机制'，后更名为'控制论'"（Heims，1975，p.368）。然而，维纳从欧洲引进的控制论这个术语及概念在美国并没有像在欧洲那样流行（Bateson and Mead，1976）。相反，在美国它是系统论。在路德维希·冯·伯特兰菲（Ludwig von Bertalanffy）于20世纪50年代出版的文章中使用了"一般系统论"（general system theory）一词后，家庭治疗运动随之兴起。正如我们反复观察到的那样，不同的研究者和从业者虽始于不同的起点，却到达相似的理论终点，最终各种思路汇总一处。贝特森（Bateson，1972，p.475）坦陈这一重要现象是他一生中所见过的最具意义的历史事件之一。他谈到，"二战"期间，当不同知识领域的研究学者试图理解"有组织的系统究竟是怎么回事"时，不同思路的发展便得以汇总，在这一背景下，控制论、沟通论、系统论成长起来。

贝特森指出，他的想法在去加州与于尔根·鲁施共事之前，就已经明朗化了。在那里工作了两年后，他把兰利波特研究院的全职工作改为兼职，开始与帕罗奥托市退役军人管理医院长期合作。1951年，鲁施和贝特森合作发表了论文《沟通：精神病学的社会矩阵》（Communication：The Social Matrix of Psychiatry），在文章中详细阐明了"反馈和信息理论在沟通中的角色"（Foley，1974，p.5）。

1952年，贝特森获得洛克菲勒基金会颁发的一笔经费，用来研究抽象概念的悖论在沟通中扮演的角色，研究重点是从逻辑类型理论来探讨沟通层次。1953年初，杰·黑利（Jay Haley）和约翰·威克兰德（John Weakland）加入贝特森的研究小组，同一年后期威廉·弗莱（William Fry）也参加进来。黑利是沟通专家，威克兰德是化学工程师转型的文化人类学家，弗莱是对研究幽默感兴趣的精神病学家，这个由不同专业学者组成的团队，着手对动物和人类行为进行各方面的研究,他们的研究重心集中在沟通层次上,尤其重视研究层次间的矛盾。在这个过程中,他们着重对精神分裂症患者的语言、受欢迎的电影、幽默、训练中的导盲犬以及玩耍中的水獭进行研究(Nichols and Schwartz,2004)。

1954年,梅西基金会授予贝特森一笔为期两年的科研经费,用来研究精神分裂症患者的沟通情况。不久,精神病学家唐·D. 杰克逊(Don D. Jackson)加入最初的研究团队,担任该团队的临床顾问并督导精神分裂患者的心理治疗。此间,研究目标转向对沟通理论的描绘,它既要能总体解释精神分裂症,又要能解释在特定家庭环境下的精神分裂症。这并非一个全新的想法,早在1949年,贝特森的团队就已经设想到有些案例适合家庭治疗模式,有些则适合个体治疗模式。贝特森之后还对精神病是一种疾病的传统理念提出质疑,并考虑过是否要把精神分裂症定名为"自发的启动仪式"(spontaneous initiation ceremony)(Heims,1977,p.153)。

◆ "双重束缚"(double-bind)假设

尽管该团体直到1956年或1957年才开始接受家庭案例(Simon,1982),但贝特森在1954年就已经酝酿出当前众所周知的"双重束缚"假设。1956年,《精神分裂症理论之路》(Toward a Theory of Schizophrenia)这篇意义重大的论文正式发表(Bateson,Jackson,Haley,and Weakland,1956)。黑利透露了一个有趣的历史细节(Simon,1982,p.22),"我们于1956年6月写了'双重约束'这篇论文,1956年9月就发表了——我认为这是史上发表最快的期刊文章"。为什么得到如此密切的关注? 要回答这个问题,我们必须仔细思考一下这个理论,这也有助于明晰一些先前未被解释的概念。

根据该理论的作者所述(Bateson et al.,1956),处在双重束缚状态需要具备以下因素:

1. 两个或两个以上的家庭成员:病人加上母亲、父亲或兄弟姐妹。
2. 经历的反复发生导致对该类事件再次发生的强烈预感。
3. 病人对负面命令的反应涉及对惩罚的逃避。
4. 处在更抽象层面的第二命令与第一命令发生冲突时,也涉及受惩罚的可能或个人生命的危机。

5. 阻止病人逃脱的第三命令。

6. 反复经历了这些因素,病人学会用双重约束的模式去看待现实,他或她的愤怒或惊恐可能会被序列中的任何部分或内在的声音所触发。

在评估双重束缚的影响时,理论的作者们假设,当一个双重束缚的境况发生时,辨别不同逻辑层次或不同逻辑类型的能力会丧失。这种情况的发生还需要满足额外三个要求:第一,病人所涉及的关系是紧张的,以至于要恰当地回答问题需要先正确地解读信息;第二,病人被困的情境是另一方发出的信息传达了两个矛盾的指令;第三,当病人无法反思矛盾的存在时,他/她不能就合适的信息作出回答。因此,处于双重束缚中的病人伴随的是精神崩溃,症状包括无法识别辅助个人理解信息含义的信号,并无法进行元沟通或讨论。

作者从逻辑类型理论的角度解释双重束缚理论,也就是一定要意识到团体与其成员之间的分离性。换言之,基于此概念,沟通涉及不同的抽象层面。一个团体(如所有的克里特岛人)和它的成员(如哲学家埃庇米尼得斯是克里特岛人)是截然不同的两者,一方不隶属于另一方,把他们看作存在于同一抽象层面会不可避免地产生矛盾(如:埃庇米尼得斯——他是克里特岛人——声明所有的克里特岛人都是骗子)。根据双重束缚理论,当一个人失去对不同抽象层面保持适当区别的能力时,病理性的沟通模式就会发生。这种病理,多存在于母亲和孩子之间的沟通,被认为是不可避免的,并被归类为精神分裂症。

此理论中的许多因素采纳的是因果关系的线性认识论,而非循环认识论,这符合当时的主流思维——问题主要源于母亲。但后续的研究并没能成功地论证这个观点,怪罪母亲反而会增加对家庭的伤害。尽管如此,它传达了革命性的基本理念。贝特森团体把精神分裂症看作人际关系的现象,而不是影响人际关系的个体精神障碍症。要理解这篇论文的重要性,我们还要了解历史背景:当时这篇论文被发表时,主宰治疗的理论是精神动力学,心理感知被认为是唯一的改变途径(Simon,1982)。

如我们第 1 章所指,精神动力学理论占据了主导地位不足为奇。它们的基本原则符合美国人的主要信仰,那就是坚定的个人主义以及科学的力量。确实,个人主义是西方社会中提到的最频繁的特征（Becvar，1983），而"弗洛伊德所做的是，认可并最终制度化对个体和自我的强调"（Reeves，1982，p.119）。此外，科学在美国长久以来就受到"近乎崇拜的尊重"（Truxall and Merrill，1947，p.47），对科学无所不能的忠诚奠基了美国信仰特征的一部分，人们相信个人有能力改造或主宰环境（Smelser and Halpern，1978）。无疑，弗洛伊德理论与这个要点是吻合的。因此，当我们说系统论/控制论和家庭治疗是反传统的，主要指的是这些方面。我们不再把注意力放在通过考察和理解就能控制的大脑内部运作上；相反，我们现在的任务是思考关系的外部维度。

◆ 内森·艾克曼（Nathan Ackerman）

并非只有贝特森团体提出了这种具有根本性思维转变的双重束缚理论，几个"少数之声"也开始挑战聚焦个体的传统方式在精神疾病治疗上的有效性。在临床领域，接受精神分析训练的儿童精神病学家内森·艾克曼医学博士，为心理治疗与系统方法治疗两者之间搭起了重要桥梁。他在 1937 年发表的论文《家庭——作为社会和情感的单位》（The Family as a Social and Emotional Unit），成为这个领域最早发表的文献之一，因此他备受褒奖，并且被一些人尊为"家庭治疗之父"（Foley，1974）——艾克曼自己也这样认为。的确，"在'儿童引导运动'中，艾克曼认为他和其同事的工作是家庭治疗运动的'真正'开端"（Guerin，1976，p.4）。

虽说许多其他早期的家庭治疗工作是精神分裂症研究领域的副产品，但艾克曼（Ackerman，1967）认为过分强调这点掩盖了家庭治疗的真正起源——"研究与家庭环境相关的儿童的非精神障碍症"。

我们来简单看一下是什么导致了艾克曼在家庭治疗戏剧中扮演了如此重要的角色吧。在完成医学培训后，他参与了调查西弗吉尼亚州失业矿工心理健康问题的研究项目。这个经历对他来说意义重大，揭示了环境因素对情感健康乃至家庭的影响。后来，艾克曼在堪萨斯州托皮卡市门宁格诊所的儿童部任职，开始他的职业生涯。1937 年，他晋升为儿童服务中心的精神科主治医生。20 世纪40 年代，他开始在诊所尝试让同一个治疗师同时会见孩子及其母亲，而不是遵循惯例进行独立治疗。此外，他的兴趣一直是研究长期经济困难给家庭生活所带来的影响（来自他研究矿工的经历），基于这一点，在 20 世纪 40—50 年代，他为了研究家庭治疗,开始安排员工进行家访(Guerin,1976)。

1955 年,在纽约举行的美国矫正精神医学协会大会上,艾克曼组织和示范了第一次家庭诊断和治疗(Nichols and Schwartz,2001)。1957 年,他参加了美国精神病学协会(APA)在芝加哥举办的大会,担任家庭治疗讨论小组的秘书。从 20 世纪 50 年代开始,他发表了大量有关个人家庭治疗实践的文章。1958 年,他发表了《家庭生活的精神动力学》(The Psychodynamics of Family Life),“这是第一篇结合理论与实践的学术论文,文中他强调了家庭中角色关系的重要性”(Foley,1974,p.6)。

1957 年,艾克曼在纽约负责建立了犹太家庭服务中心的家庭心理健康诊所;1960 年,在那里开设了家庭研究所。1962 年,他和唐·杰克逊开始合办《家庭过程》(Family Process)期刊,杰·黑利担任第一任编辑——如今,《家庭过程》已被公认为是这个领域内最具影响力的期刊之一。在此期间,艾克曼担任哥伦比亚大学医学院的心理学教授,从 1964 年到 1967 年还在阿尔伯特·爱因斯坦医学院担任家庭研究部门的顾问。内森·艾克曼于 1971 年去世。不久,为了纪念他,家庭研究所被重新命名为艾克曼家庭研究所。

在发展的早期,家庭治疗运动以意识形态为分界线被分为两派:一派倾向于精神内部治疗,另一派倾向于系统治疗。艾克曼是前一立场最突出的拥护者,他结合精神动力学和个体的社会角色的概念来理解遗传与环境之间的持续性互动,以及如何维持个人、家庭乃至社会的内部与相互间的动态平衡。然而,他并没有强调系统家庭治疗师所关心的互动顺序和沟通模式,而是选择把注意力主要集中在家庭对个体的心理影响方面(Nichols and Schwartz,2004)。

虽然艾克曼的贡献不容低估,但这些贡献更多体现在从个体转向对人际互动和临床技巧的关注,而非理论建构。因此,尽管艾克曼家庭研究所一直是家庭治疗的蓬勃发展中心,却始终没有一个家庭治疗学派的创立可以确切地追溯到艾克曼本人。

随着他的离世,不同思想体系阵营间的紧张关系得到缓解,家庭治疗师总体上更倾向于系统性观点。然而一些接受过精神内部治疗训练的第一代治疗师,在治疗家庭时仍然沿用了这一最初的治疗取向,这些人中包括该领域的早期成员,如默里·鲍温(Murray Bowen)和卡尔·惠特克(Carl Whitaker)等。

◆ 默里·鲍温

默里·鲍温于 1946 年在堪萨斯州托皮卡市的门宁格诊所工作,他当时已从神经外科学专业转为精神病学专业,并且是一名训练有素的精神分析师。1948年,来自宾夕法尼亚州巴克县的精神科医生约翰·罗森(John Rosen)在门宁格诊所进行访问,鲍温在临床上就受到了他对精神分裂症患者及其家庭研究的影响。到了 1950 年,鲍温开始把注意力集中在母子共生的关系上,以"精神分裂症源于孩子与母亲间无法解决的关系"为基础假设(Hoffman,1981,p.29),于 1951年在门宁格诊所制定了治疗方案,让母亲与她们的精神分裂症孩子共同在诊所提供的住处生活几个月。鲍温于 1954 年离开堪萨斯后,来到了美国国立精神卫生院(National Institute of Mental Health,NIMH),继续同样的研究方向,建立并指导了一个经典的研究项目,即精神分裂症患者家庭接受入院观察。

在 1957 年举行的美国精神卫生协会的大会上,鲍温是家庭研究专家小组的成员。这次大会标志着在国家层面,首次公开认可过去未被接纳的地下性质的研究。约翰·斯比高(John Spiegel)组织了这次专家小组,成员包括耶鲁大学的西奥多·里兹(Theodore Lidz)以及来自德州休斯敦的大卫·门德尔(David Mendel)。同年,鲍温、里兹和唐·杰克逊成为在芝加哥召开的美国心理学会(APA)大会的家庭研究专家小组的成员,内森·艾克曼担任小组秘书。

在参与这些会议期间,鲍温于 1956 年离开了美国国立精神卫生院,那时他担任着乔治敦大学医学院精神病学系的教员。尽管他有意把家庭研究项目带到该校,却由于当初雇用他的系主任在他来到乔治敦不久后去世,这些计划便没能实现。但计划的改变没能阻止其行动,他在乔治敦大学期间继续他的学术研究,并发展出迄今为止家庭治疗领域最简明、最完善的理论方法。同时,他成为广受欢迎的教师和培训师,身边有着一群挚爱、忠诚于他的学生。在国际上,他也被公认为这个领域的创始人之一。

的确,鲍温式家庭治疗对这个领域作出了许多重要的贡献,包括三角关系(triangulation)、代际传递(intergenerational transmission)、自我分化(differentiation of self)、未分化的家庭"自我团"(undifferentiated family ego mass)等概念。我们将在第 7 章"自然系统论"中详细学习鲍温的理论,同时会更具体地介绍他的背景和成长为家庭治疗师的历程。

◆ 卡尔·惠特克

家庭治疗领域的另一位临床先驱是卡尔·惠特克。尽管惠特克的职业是精神病学家，但他所受的训练却没有遵循传统的套路，而早期在这个领域的经验帮助他形成了其自称的无理论立场和独一无二的风格。第8章将详细介绍惠特克和以他的治疗方法为主题的"经验疗法"。

与早期的控制论专家一样，惠特克的事业深受"二战"的影响。不论是在最初实习的医院还是在后来的路易斯维尔大学，人手都出现短缺，导致在培训方面形成了对游戏治疗的重视，注重行为而非内在心理，也使得当时还是实习医生的他就已经给医学生上心理治疗课了。从1944年到1946年，作为田纳西州橡树脊市橡树脊医院的精神病学医生，在美国原子弹研发成功前期，惠特克经历了在美国原子弹工厂工作的阴影，这种压力让他身心俱疲。经验的缺乏、精神压力的繁重、过度的工作量以及紧张的日程安排，促使惠特克和心理生理学博士约翰·沃肯丁（John Warkentin）开始合作，组成双人治疗团队，最终，病人的配偶和子女也参与进来，成为他们治疗方法的一部分。

1946年，惠特克（作为主席）和沃肯丁一同前往佐治亚州亚特兰大市爱默里大学工作，在那里建立了第一个精神病学科系，受过精神分析派心理学训练的托马斯·马龙（Thomas Malone）博士在1948年加入他们的行列中。在爱默里大学任教期间，惠特克继续他在家庭治疗方面的实践，并愈发关注精神分裂症的治疗。基于这个侧重点，他在1948年发起了以探讨精神分裂症为主题的一个为期10次、每次4天的周末系列会议。出席会议的除了有来自爱默里大学的专家外，还有费城地区的约翰·罗森、爱德华·泰勒（Edward Taylor）、迈克尔·海沃德（Michael Hayward）和阿尔伯特·谢夫伦（Albert Scheflen），以及人类学家乔治·德韦罗（George Devereau）。1955年在佐治亚州海岛市举行的最后一次会议成为家庭治疗的首次重要会议，格里高利·贝特森和唐·杰克逊也出席了该会议（Nichols，1984）。议程包括邀请每位参会者演示自己的治疗方法。来自亚特兰大市的来访者及其家属参与了演示过程。在观看完治疗演示后，参会学者们就呈现的问题进行辩论和探讨（Broderick and Schrader，1981）。

惠特克于1955年离开爱默里大学，在亚特兰大开始他的私人执业生涯，十年后他放弃私人诊所，担任了麦迪逊市威斯康星大学医学院的精神病学教授。

当他 1965 年来到麦迪逊时,视自己为家庭治疗师的惠特克,正逐步形成他后来称之为"荒谬式心理治疗"的模式(1975)。尽管最初他不像一些同时期的研究者那样出名,但后来他成长为这个领域的巨匠之一。卡尔·惠特克于 1995 年去世,后受到众人的怀念,他那种不同寻常却卓有成效的治疗方法将长久地驻留在人们心中,并不断为当今家庭治疗的学习者带来冲击和启发。

◆ 西奥多·里兹

西奥多·里兹和莱曼·韦恩(Lyman Wynne)的工作焦点也是精神分裂症的研究和治疗,并牵涉了家庭治疗领域在早期发展过程中出现的许多争论。不过,两人在最初的精神动力治疗取向上更接近鲍温的观点而非惠特克的,他们通常被认为是在某些具体的概念方面作出了贡献,而非他们自己建立的综合治疗模式。此外,韦恩是唯一一位把整个职业生涯投身于精神分裂症研究的先驱。

1936 年,里兹从哥伦比亚大学取得医学博士学位后,便前往伦敦的英国国立医院研究神经学,1938 年他回到美国,在约翰·霍普金斯大学的精神科成为实习医生,直至 1941 年结束。在实习的最后一年里,里兹发起了对精神分裂症患者的研究,考察患者的家庭特征,并认为父亲对家庭的影响至少与母亲一样重要(Lidz and Lidz,1949)。

从 1942 年到 1946 年,里兹担任约翰·霍普金斯大学的教员。从 1942 年到 1951 年,他受训于巴尔的摩的精神分析研究所,而在 1946 年到 1951 年,他虽然离开了约翰·霍普金斯大学,在担任美国陆军中校,但是仍然在此期间对 16 个精神分裂症患者的中产阶层及以上家庭进行了纵向研究。

如同他的早期研究,里兹不断发现这些家庭中存在功能严重失调和病理的模式,最终对领域里的一些主导理念提出质疑。他反对弗洛伊德的观点,也就是精神分裂症源于对口欲期的固恋以及伴随的青春期压力引发的退行。根据里兹的研究,他还批驳了福瑞达·弗洛姆-赖克曼(Frieda Fromm-Reichman)和约翰·罗森的观点,即母爱的缺乏导致精神分裂症。此外,里兹扩大了他的研究范围,把整个成长过程(不仅局限于婴儿期)和父亲的角色(不只是母亲)都囊括其中(Nichols and Schwartz,2004)。

完成服役和精神分析疗法的培训后,里兹离开了巴尔的摩,搬到康涅狄格州纽黑文市,在耶鲁大学精神病学系任教。在那里,他继续研究精神分裂症与家庭间的联系,"婚姻分裂"(marital schism)和"婚姻偏斜"(marital skew)这两个概念就是他在这一阶段的研究成果。

婚姻分裂的特征是配偶间无法实现角色互惠或目的互补。每一方都可能尝试强迫另一方去满足他或她的期望,可能怀疑对方的动机,并会削弱对方的地位,这尤其体现在养儿育女上。反之,婚姻偏斜的特征是配偶间存在一强一弱。在这种情形下,强势方让弱势方占主导地位,掩盖了冲突,也不会公开承认感受与表达之间的差距(Simon,Stierlin,and Wynne,1985)。

由此里兹提倡的是对关系的关注和整体观,包括的不只是带有症状的病人,还涉及其家人。里兹的研究的重要性在于,他早期就强调精神分裂症产生的背景是家庭的沟通模式、角色关系以及个体发展过程这三种因素间的相互作用。因此,里兹从个体病理的观点转向家庭功能失调导致病理性的矩阵,这个概念是构成家庭治疗的基本要素之一。

◆ 莱曼·韦恩

像里兹一样,莱曼·韦恩从精神分裂症研究中得出的结论是家庭的重要性,认为角色关系至关重要,理解病理性需要考虑家庭沟通模式。"假性互惠"(pseudomutuality)、"假性敌对"(pseudohostility)、"橡胶栅栏"(rubber fence)这些概念的形成要完全归功于韦恩,这些概念帮助与家庭工作相关的咨询师们从过程而非内容层面看待和理解家庭。

韦恩于1948年毕业于哈佛大学医学院,随后在哈佛大学研究生院的社会关系专业深造,于1952年取得博士学位。在这四年间,他注意到家庭问题与溃疡性结肠炎之间的联系,并早在1947年开始把整个家庭视为治疗过程的一部分(Broderick and Schrader,1981)。1952年,韦恩加入美国国立精神卫生院,起初担任的是精神科医生,但很快成为临床研究员。当默里·鲍温于1954年来到国立精神卫生院时,两人开始互相交流,在有关心理疾病和家庭治疗的问题上共同探讨解决方法。1956年,当鲍温离开国立精神卫生院前往乔治敦大学工作后,韦恩成为家庭研究部门的主管。

韦恩从1954年起开始研究精神分裂症病人的家庭。在1956年和1957年的美国精神病学大会上,他和鲍温开启了与艾克曼、杰克逊、里兹之间的对话。到 1958 年,韦恩提出"假性互惠"这个概念,即"在关系中,合群是主要的目标,但达到该目标的代价是成员牺牲其身份的自我分化"(Wynne, Ryckoff, Day, and Hirsch, 1958, p.207)。在假性互惠关系中,对个体身份的肯定被看作是对家庭整体性的威胁;然而在功能良好的家庭中,自我性与团结性之间会保持更适当的平衡。此外,假性互惠关系缺乏幽默感与自发性,角色被固化,而且家庭成员对这种刻板角色结构的必要性和恰当性持肯定态度。

具有假性互惠关系模式的家庭把注意力完全放在对整体的关注上,维持这种家庭的核心是灵活却不稳定的边界,韦恩称这种边界为"橡胶栅栏"。构成这类边界的规则是不断变化的,家庭对被认可的行为敞开大门,对无法接受的行为则以捉摸不定的方式将其拒之门外。沟通、个人感知和身份形成在这种错综复杂的状态下会出现问题。韦恩和他的同事们认为精神分裂症是家庭功能失调的症状,而非个体病态,也可能是在不恰当、精神分裂症式的养育方式下的恶果。这种思路符合当时的系统论/控制论的理念。这类家庭把整体放在至高无上的位置,不容忍家庭以外的其他重要关系。当个体通过精神分裂症的行为来表达出个体认知差异时,便成功地引起家庭的注意,独立的个体就被确诊为精神分裂症患者,而被逐出家门。由此,家庭得以重新恢复到假性互惠关系的状态。

另一方面,假性敌对指的是家庭成员之间的表面疏远,它掩盖了成员对亲密和关爱的需求,也同时掩盖了更深层的长期冲突和疏远。它与假性互惠相对应,假性敌对反映了当理性思考关系的能力受阻时,沟通会失真,感知会受损。在这两种现象中,重点描述的是家庭的结盟和分裂,它们定义了患有精神分裂症的家庭成员所隶属的情感系统。

尽管这些概念代表韦恩对这个领域所作出的一些重大贡献,但在国立精神卫生院工作的二十年中,他和他的同事们撰写了许多论文,详细阐述他们的研究成果以及对精神分裂症患者的治疗结果,修正并修订了他们早期的理论立场。从 1972 年去罗切斯特大学任教到 1978 年担任该校精神病学系主任期间,韦恩继续保持了理论符合实践的理念。作为一名积极的研究者和执业医师,他毕生致力于研究并加深了解精神分裂症患者家庭的沟通偏差问题,直至 2007 年去世。韦恩及一些学者近年来还谈及家庭治疗被边缘化的现象(Shields, Wynne,

McDaniel,and Gawinski,1994),敦促家庭治疗师要与其他领域的卫生保健专业人员保持更紧密的合作。

◆ 伊凡·博斯佐尔梅尼-纳吉(Ivan Boszormenyi-Nagy)

也许你已经注意到,在这个回顾中提及的几位贡献者都来自费城地区。确实是这样,1957 年伊凡·博斯佐尔梅尼-纳吉在东宾夕法尼亚精神病研究所(the Eastern Pennsylvania Psychiatric Institute,EPPI)成立了家庭治疗部门,这是一所大型的州立研究和培训机构。随着对精神分裂症的家庭研究和训练的重视,EPPI 成为最早的家庭治疗中心之一。在不同时期,其成员包括雷·伯德惠斯特尔(Ray Birdwhistell)、詹姆斯·弗拉莫(James Framo)、约翰·罗森、大卫·鲁宾斯坦(David Rubenstein)、杰拉尔丁·斯巴克(Geraldine Spark)、罗斯·斯派克(Ross Speck)、阿尔伯特·谢夫伦和杰拉尔德·祖克(Gerald Zuk)等关键人物。1965 年由纳吉和弗拉莫编辑的《强化家庭治疗》(Intensive Family Therapy)是这个领域最早出版的书籍之一。

纳吉是一名受过精神分析训练的匈牙利精神病学家,他于 1948 年移民美国。20 世纪 50 年代中期,他与具备精神社会工作和精神分析专业背景的斯巴克合作,后者曾在一家儿童指导诊所工作。在合作期间,他们建立了以代际过程的影响为重点的家庭理论,1973 年合作出版了《隐形的忠诚:跨代际家庭治疗中的互惠》(Invisible Loyalties: Reciprocity in Intergenerational Family Therapy)一书。

纳吉创建的治疗方法被称为"跨代际—情境式疗法",我们将在第 6 章中详细讨论。他的最大贡献之一是把伦理的维度融入治疗之中,认为信任和忠诚是关系中的关键因素,家庭在这方面必须具备他所提出的"收支平衡的分类账簿"。因此,治疗的目标是"从伦理角度重新定义关系情境"(Nagy,1966),使信任成为一个互惠的现象,使对下一代的关心成为健康的动力。

◆ 约翰·埃尔德金·贝尔(John Elderkin Bell)

与前面描述的一些著名人物截然不同,约翰·埃尔德金·贝尔很少被提及并常常被排除在家庭治疗创始人名单之外。虽然贝尔参与了家庭团体治疗,但他早期涉及的家庭治疗工作往往被忽视,这也许是因为直到 20 世纪 60 年代他才开始发表学术论文。除此之外,由于他没有创建一所著名的临床培训中心,他的工作失去了影响到下一代学习者的机会,这些学习者也就相继加入其他早期家庭治疗师们提供的项目中。

然而,贝尔是最早把家庭融入心理治疗过程的治疗师之一。他最初这样做是受一次偶然机遇的启发。当时,贝尔是麻省沃切斯特市克拉克大学的心理学教授,在英格兰访问时,他住在伦敦塔维斯托克诊所的医疗部主任约翰·萨瑟兰(John Sutherland)博士家。有一次,萨瑟兰向贝尔谈及他手下一名精神科医生约翰·波比(John Bowlby)的工作,在刚提到波比医生开始让病人的全家一同介入治疗一事,谈话就被打断了,没能再继续下去。在返回伦敦的途中,贝尔开始琢磨整个家庭参与治疗的这个想法。回到美国,贝尔接触到适合新疗法的一个病例,在第二个疗程中,贝尔确信家庭才是问题所在,而不是最初被断定有病的13岁男孩。直到很多年后,贝尔才知晓当初波比并没有让整个家庭参与治疗,而是以一对一的方式治疗家庭中的所有成员,偶尔把他们集中在一起做小组治疗。就这样,贝尔无意中发现家庭治疗是种可行的选择,以团体动力学和团体精神治疗为基础,他创立了一种新疗法。1961年他写出《家庭团体治疗》(*Family Group Therapy*)一书,该书成为这个领域的经典著作之一。

◆ 克里斯蒂安·F. 米德尔夫特(Christian F. Midelfort)

比贝尔更籍籍无名的是克里斯蒂安·F. 米德尔夫特。如同贝尔那样,米德尔夫特不太为人所知的理由很可能是在家庭治疗运动的早期他没有加入某个学派或培训中心,这与他的学术价值或者进入这个领域的时间点无关。米德尔夫特在家庭治疗上的入门来自观察他父亲的行医技巧,他的家庭治疗方法在这个领域里属于一些最早、最富创新精神的方法。

米德尔夫特是位精神分析师,在佩恩-惠特尼(Payne-Whitney)和亨利·菲普斯(Henry Phipps)精神病诊所受训,之后在威斯康星州拉克罗斯市的路德教会医院开始执业。1952年他在美国精神病学会的会议上发表了一篇有关家庭治疗技巧运用的论文,1957年出版了《心理治疗中的家庭》(*The Family in Psychotherapy*),这本书是最早涉及家庭治疗主题的书籍之一。书中描述了他执业中采纳的一些治疗方法:

在他工作的地方,精神病患者的亲属作为护士的助手和同伴留在医院,持续参与对职业性、娱乐性和胰岛素的治疗监督,尽量降低病人的自杀风险、恐惧、攻击性和不安全感,并参与病人和医生的诊疗会谈。家庭治疗还被推广到门诊部以及所有的精神疾病类型中。(pp.v–vi)

尽管在创新和方向上取得了一定的成就,但米德尔夫特未能融入主流的家庭治疗,所以作为这个领域的早期贡献者,他的学术潜力似乎从未被完全挥发出来。

◆ 20世纪50年代概况

我们发现越来越多的倡导家庭治疗的声音,但一些声音会比另外一些更能为人所听见。当审视20世纪50年代与家庭治疗发展相关的事件时,不管是在这场运动之中还是之外,我们都觉察出几个主题思想。就社会、经济和政治背景而言,这些主题思想包括"二战"余殃、核时代初期、麦卡锡时代以及50年代末出现的反主流文化运动。因此,家庭重聚、战后婚姻以及"婴儿潮"的压力平衡了经济的日益繁荣;美国国内不同政治意识形态间的猜疑以及对自由的威胁平衡了国际和平;对核武器存有的认知程度及其毁灭性的潜在威胁平衡了科学技术发展与力量的增强;嬉皮士一代出现的民主与生态运动平衡了乐观与自满情绪。

从系统的层面转向系统的一些成员时,不管是自然科学还是行为科学,我们都看到变化成为一个重要主题:"在此期间,深受尊重的科学家们享有众多可行的选择,在学科研究上得到充实的财力资助,这些因素促进了改变的发生;同时期(麦卡锡时代),其他自由权利却处在低潮阶段。"(Heims,1977,p.142)由此观之,家庭治疗能够生根并茁壮成长和发展,符合这个阶段的背景逻辑。从运动本身来看,我们发现了支持这一观点的几个关键主题。

第一个,或许最显而易见的主题思想是研究精神分裂症所产生的巨大影响。尽管精神病学、精神动力学分析法和个体干预治疗统治了心理治疗领域,但为了理解精神分裂症,家庭治疗正式成为科学队伍的组成部分。确实,以研究为目的去观察家庭,让原本被看作是违反治疗师职业准则的行为变得合理化。当时的标准疗法虽然不禁止但也不认可接触患者家属(Goldenberg and Goldenberg,

2000）。在一个科学享有崇高地位的时代，精神分裂症仍是一个谜，那时的各种疗法都没能对病症提供良好的治疗效果。研究学者从而能够在从事这方面的研究上得到经费资助，这个重要因素不容低估。

第二个主题思想是许多先驱人士碰巧、顺势或意外地发现家庭治疗这个世界。虽然我们突出了一批我们认为最具影响力的人士，但如果以不同的侧重点为标准的话，也许更多学者会被包括在内。有某种因素促使类似的事件同时但分开发生。荣格（Rychlak，1981）或把它叫作"共时性"（synchronicity），谢尔德雷克（Briggs and Peat，1984）倾向于称之为"播种"（seeding）。可以说，背景环境支持并帮助维持了家庭治疗的发展，反之亦然，因此这个现象合乎逻辑。

第三个，也是最后一个重要的主题思想是由过往的单打独斗转向团体、合作与共创。20 世纪 50 年代见证了许多参与者在不同的时期和不同的地点进行学术合作与交流。因此，在这片以前未曾涉足的土地上，在学术同行者的鼓励和支持下，家庭治疗发展起来。追溯这段历史，在 20 世纪 50 年代末我们发现了相互关联模式的存在，这一过程也许并不整齐有序，但它的根系已然形成。事实上，家庭治疗运动的萌发和成长的时机已经成熟。

三、20 世纪 60 年代：萌芽

◆ 范式转变

在《科学革命的结构》（*The Structure of Scientific Revolutions*）一书中，托马斯·库恩（Thomas Kuhn，1970）描述了一个科学界从一种主导范式转向另一种范式的过程。库恩所指的范式是指一系列有关对世界的理解，对值得探讨的问题，以及对这些问题的恰当研究方法的假设。在所谓常态科学时期，焦点主要集中在解决疑难问题上，它以表现当时所接纳的理论和方法的信仰体系或范式为假设和规则前提。因此，常态科学的实践者往往在给定的框架或视角下，寻找符合这些僵硬范式类型范围内的解决方法。

如果在这期间，出现了严重的问题或事件而无法用主流范式规则加以解释的话，即说明出现了反常现象，需要开始寻找新的解释。这是一个危机点，然后所谓的非常态科学时期接踵而来，旧规则松动，基本信念被重建的过程开始了。

在这个转型阶段,科学家们会秉持更开放的态度,更能从不同的角度思考问题,作更深层次的探索,并对以前的信仰体系和基本假设表示质疑。

当旧的信仰体系最终被新的信仰体系替代时,这个过程好比格式塔转换(例如,才看到画像中的老妪形象,又看到了少女形象)。也就是说,当从一个完全不同的视角看世界,旧事件呈现出了新意义。库恩(Kuhn,1970)认为,"科学革命"这一术语就定义了这个现象。这种革命不会轻易发生,或许还会遭遇强大的阻力,当然这种阻力是必要的,因为它防止了表面化的改变,确保真正、深层的知识进化。科学界具有重大影响的革新通常同步发生在不同地点就证实了这个现象,变化正是从对常态科学的追求中进化演变而来的。

新范式要超越其他一些合理的解释系统才会被认可(Kuhn,1970)。如同旧范式一样,新范式不需要能解释所有疑问——事实上这也不可能。此外,一旦被认可,整个过程卷土重来,科学家们又会回到他们的常态科学中,为理解新范式中的某些突出点,继续寻找问题的答案,发展出对新范式某些特别方面的理解,并进一步拓展其维度。

对控制论的接纳始于20世纪40年代,这正是库恩所描述的第一阶段的科学革命过程。贝特森指出,在更广泛的科学界中所发生的从线性到递归世界观的格式塔转换,以及最终从一阶控制论向二阶控制论的转化,是他一生中所经历的最伟大事件之一。20世纪50年代末,虽说家庭治疗还未广泛盛行于行为科学领域,但这项运动已经很明显地与控制论革命挂钩。对已经采纳或向系统论框架转化的研究学者和临床医师来说,是时候回到常态科学以及继续寻求答案了,包括扩大知识面、描述概念、增加技术逻辑储备等符合新范式的基本假设。因此,家庭治疗在20世纪60年代见证了多方面的扩展:在专业会议上越发得到认可,持续先前展开的研究,开发新的科研项目,增加这方面的书籍和论文的出版与发表。

◆ 心智研究院(Mental Research Institute,MRI)

举一个涉及加州一些学者的例子。1962年,加州帕拉阿托的退伍军人医院结束了贝特森项目,随后同一城市的心智研究院扩充了人员并扩大了治疗重点。唐·杰克逊在1959年3月19日创建了心智研究院,他当时邀请朱莉斯·里斯金(Jules Riskin)和弗吉尼亚・萨提亚(Virginia Satir)一同加入。萨提亚回忆说,心智研究院"创立的最初设想是把它建成一个致力于研究家庭成员之间的关系以及这些关系是如何演变进而影响成员健康和疾病的机构"(1982,p.19)。心智研究院最初的研究重点是精神分裂症,后来开始治疗家庭中的其他问题,诸如青少年犯罪、学校相关问题、身心障碍以及婚姻冲突等问题。此外,理查德・菲什(Richard Fisch)、杰・黑利、保罗・瓦兹拉维克和约翰・威克兰德等也加入了治疗队伍。正是这些研究学者,提升了公众对家庭治疗的认识,以及开拓出家庭治疗领域中的两种疗法。

尽管唐・杰克逊在1968年就过世了,但他"发表的有关家庭治疗的学术文稿可能比任何其他理论家都要多"(Foley,1974,p.70),他与人合著的《人类沟通的语用学》(Pragmatics of Human Communication,Watzlawick,Beavin,and Jackson,1967)和《婚姻的幻象》(Mirages of Marriage,Lederer and Jackson,1968)两本书现在仍被视为经典。如前所述,1962年杰克逊和内森・艾克曼还共同建立了第一个也是最负盛名的期刊之一《家庭过程》。就他的研究方向而言,杰克逊是一名沟通理论家,他的一些最重要的贡献包括家庭稳态(balance in families)的概念,他的一篇具有里程碑意义的文章《家庭稳态问题》(The Question of Family Homeostasis,1957)阐述了此概念以及沟通的基本原则。这些知识点将会在第10章加以解释。

除了杰克逊之外,弗吉尼亚・萨提亚成为家庭治疗运动最受欢迎的代言人之一,直至1988年去世。在职业生涯的早期,萨提亚就开始在专业学术会议上作报告,在1964年出版《联合家庭治疗》(Conjoint Family Therapy)一书后,她成为家庭治疗领域的主导力量之一(Foley,1974,p.92)。像杰克逊一样,萨提亚同样意识到沟通的重要性,并在强调沟通的基础上加上另外两个方面——情感成长和自尊,因此被认为是这个团体中的人本主义者。萨提亚(1982)称自己的治疗方法为过程模式。我们也会在第10章进一步讨论她的贡献。

杰・黑利是1962年《家庭过程》创刊的首任编辑,他在家庭治疗领域同样具有重要的影响力。他撰写了大量的书籍和文刊,与家庭治疗中的策略派有着最紧密的联系(参见第11章)。作为双重束缚理论的提出者之一,沟通层次是他最初的关注焦点,从这里黑利最终转向关系研究,并把重点放在了人际互动中不可避免的权力策略上。1963 年黑利出版了《心理治疗策略》(*Strategies of Psychotherapy*),在书中他首次阐明了这一方法。

到了 20 世纪 60 年代末,杰克逊已过世,萨提亚搬到了埃萨伦,黑利则去了费城。心智研究院开始了其标志性的短程治疗项目,同时成为美国一个重要的家庭研究中心。在常态科学研究的过程中,它促进了家庭治疗领域策略疗法和沟通疗法的发展。

◆ 萨尔瓦多·米纽钦(Salvador Minuchin)

20 世纪 60 年代出现了另一位家庭治疗的代言人,他的工作演变为后来的家庭治疗的主要学派之一,他就是结构派的创始人萨尔瓦多·米纽钦(在第 9 章我们会讨论这一疗法)。米纽钦原籍阿根廷,在那里接受医学培训,并计划攻读儿科专业。1948 年以色列正式建国后,与阿拉伯邻国之间爆发战争,米纽钦作为陆军军医志愿者前往以色列。战争结束后,他到了美国,在纽约市的犹太人监护委员会接受儿童精神病学的训练。在此期间,他也在威廉·阿兰森·怀特研究所(William Alanson White Institute)学习精神分析学。米纽钦随后返回以色列,治疗大屠杀中的幸存儿童以及来自阿拉伯国家的犹太移民。米纽钦致力于对整个家庭的治疗可以追溯到这一时期他个人的职业经历。

在第二次前往以色列后,米纽钦再次回到了美国,1960 年开始在纽约威尔特维克男童学校工作。在那里他接触到了男性少年犯,其中有很多是来自纽约市的黑人或波多黎各人。也就是从这时起,米纽钦开始关注低收入和贫民区的家庭,并发展适合这类群体的治疗技巧。最终,他和蒙塔尔沃(Montalvo)、格尔尼(Guerney)、罗斯曼(Rosman)、舒默(Schumer)合作出版了《贫民窟家庭》(*Families of the Slums*,1967)一书。可以说,这是他在威尔特维克男童学校工作时期的重要成果。

1965 年,米纽钦成为费城儿童指导诊所的主任。这家诊所最早是一个位于黑人贫民中心区的小型机构,在米纽钦的领导下,它成为有史以来最大的此类中心之一。现在这所现代化医学综合大楼附属于宾州大学儿童医院,成为全美第一家病人中贫困家庭占大多数的诊所。

当米纽钦来到费城时,与他同来的有蒙塔尔沃(Montalvo)和罗斯曼

（Rosman），1967 年杰·黑利也加入这个队伍，其他属于这个团体的家庭治疗师还有哈利·阿彭特（Harry Aponte）、斯蒂芬·格林斯坦（Stephen Greenstein）和玛丽安·沃尔特斯（Marianne Walters）。费城儿童指导诊所之所以如此卓越，不仅仅取决于它提供的治疗服务，还在于它成为家庭治疗的培训中心，尤其突出的是其结构派疗法。

◆ 其他进展

在 20 世纪 60 年代，纽约市的家庭研究所在内森·艾克曼的领导下不断成长扩展，1966 年他出版了《治疗问题家庭》（*Treating the Troubled Family*）；里兹在耶鲁大学；怀恩在美国国立精神卫生中心；伯恩在乔治敦大学；惠特克去了威斯康星大学；贝尔出版了《家庭团体治疗》（*Family Group Therapy*，1961）；博斯佐尔梅尼-纳吉和弗拉莫出版了《强化家庭治疗》（1965）；1967 年玛拉·塞尔维尼·帕拉佐利（Mara Selvini Palazzoli）在米兰建立了家庭研究中心。此外，1968 年路德维希·冯·伯特兰菲出版了《一般系统论》（*General System Theory*），这本书在阐述控制论革命或者之前提到过的源于生物科学的范式转变上也许是最清晰和最全面的。

尽管一般系统论没有控制论那么机械化，但它同样关注了反馈机制和递归；事实上，我们认为这两种方法不存在多大区别。作为生物学家的伯特兰菲在1945 年首次发表一般系统论后，"表明了该理论如何可以被应用于精神病学领域"（Foley，1974，p.40）。与库恩的观点一致，在非常态科学时期，类似的想法诞生于不同的实验室中，控制论和系统论都源于 20 世纪 40 年代，前者出现在工程学领域，后者出现在生物学领域。就如第 1 章所说，在美国，常用的术语是系统论而非控制论，伯特兰菲在其书中就这个事件的来龙去脉提供了详细的解答。这场运动内外之间所发生的事件，清楚地标志着家庭治疗的繁荣兴盛时代已经到来。

四、20 世纪 70 年代：盛放

20 世纪 70 年代，新创建的家庭治疗方法发展为成熟的流派，在某些情况下，有些形成了复杂的理论模式。同时，各个流派创始人的学术出版也达到了顶峰。学生们开始纷纷涌向不同的家庭治疗中心以获得大师们的培训,几个主要流派之间的边界变得比以往更加清晰。下面是这十年中有关家庭治疗的主要创始人所创建的流派及其主要观点摘要。但要注意的是,这个回顾并不代表对工作在这个领域的所有人的全面评述,我们的目的是概述至20世纪70年代已经演变成熟的主要治疗流派的代表人物的工作。在后面的几个章节中我们会详细探讨这些治疗手段。

◆ 精神动力学疗法(Psychodynamic Approaches)

精神动力学疗法的主要代表人物是伊凡·博斯佐尔梅尼-纳吉,他关注家庭的代际情境。他认为症状的形成是上一代人未解决的问题在这一代人身上体现出来的过程。治疗的目标是帮助家庭成员意识到这些隐形的忠诚,帮助他们取得责任和义务上的平衡,以实现健康的个体和健全的家庭功能。治疗师会邀请父母与祖父母一代的成员参加治疗,从而鼓励他们建立更为成熟的家庭关系。

谈到精神动力学疗法,我们还必须提及内森·艾克曼。如前所述,他于1971年离世,从而无法继续为这一领域作出更多直接的贡献,但在萨尔瓦多·米纽钦和伊斯雷尔·泽维林(Israel Zwerling)的临床技艺上仍然可以看到艾克曼的影子。

从20世纪70年代末开始,家庭治疗中的客体关系方法的代表人物开始尝试融合精神动力学理论和系统思维的概念,他们包括大卫·萨夫(David Scharff)、吉尔·萨维格·萨夫(Jill Savege Scharff)和塞缪尔·斯利普(Samuel Slipp)。

◆ 自然系统论(Natural Systems Theory)

尽管默里·鲍温的内在心理源头很容易被识别,但他和他的一些追随者们仍把他的理论描述成鲍温理论、自然系统论或家庭系统论。作为这一领域的主要理论家之一,鲍温认为发展基于合理和全面的理论的家庭治疗是非常重要的,他的理论框架为此目标作出了努力。在他于20世纪90年代过世之后,有人提出"鲍温在人类行为的新科学上的执着研究——包罗万象的自然系统论——让他从这个领域的其他开拓者中脱颖而出"(Wylie,1991,p.26)。鲍温的理论是在40多年的研究和临床工作的基础上逐步发展而来的,在此期间他写了大约50篇文章。1978年,他出版了《临床实践中的家庭治疗》(*Family Therapy in Clinical Practice*)

一书,详细阐述了他的理论立场以及与之相符的治疗技巧。

鲍温关心的基本内容是从原生家庭中的个体的自我分化,以及理智功能与情感功能之间的内在分离。鲍温式治疗涉及对个体或伴侣在避免三角化关系和情感纠缠上的训练,以及鼓励来访者去培养自身的认知过程。鲍温的理论由八个紧密相联的概念和策略组成,内容描述清晰明了,多年来吸引了无数学生。自1965年起乔治敦大学资助了一个家庭治疗的年度论坛,一开始只有40位参与者,目前每年已有1 000余人,鲍温因此成为家庭治疗实践中首屈一指的培训师,其学生与追随者包括伊丽莎白·卡特(Elizabeth Carter)、托马斯·福加蒂(Thomas Fogarty)、菲利普·盖林(Philip Guerin)、迈克·科尔(Michael Kerr)和莫妮卡·麦戈德里克(Monica McGoldrick)等人。

◆ 经验疗法(Experiential Approaches)

让我们来看一下经验治疗领域。1977年,大卫·基思(David Keith)和卡尔·惠特克在佩吉·帕普(Peggy Papp)的《家庭治疗:完整个案研究》(*Family Therapy: Full Length Case Studies*)一书中撰写了题为"离婚迷宫"的一个章节。1978年,纳皮尔(Napier)和惠特克出版了《家庭熔炉》(*The Family Crucible*)一书。在这两个例子中,对家庭治疗的描述都是基于详细的个案研究和个体对治疗过程的讲述与反应。与鲍温截然不同,此学派成员的治疗方法完全是非理论性的,特别是惠特克。在一篇题为《理论对临床工作的阻碍》(The Hindrance of Theory in Clinical Work)的文章中,惠特克写道,与其使用理论,他更偏向于使用累积和有组织的现存经验,让治疗师与来访者之间的关系得以自由发生,做好自己,从而去感受到最少的期待和最大的真实回应,这一过程凭借的是我们自己的成长冲动(Whitaker,1976b,p.163)。

基于此立场,惠特克的治疗方法就很难解释清楚,因此这一学派的成员主要是那些与他共事的合作治疗师们,比如纳皮尔和基思。

沃尔特·肯普勒(Walter Kempler)也是经验疗法的坚定拥护者,他指出了两个关键维度。他认为治疗师必须关注发生在当下的互动,它们才是干预的重点。他还重点强调治疗师要全身心地投入并参与治疗过程,而不光是依赖一套把戏。作为格式塔式治疗师,肯普勒的哲学与治疗取向就来自这一理论立场,所以他认为人们看到的不是孤立事件,而是格式塔或有意义的整体,所包含的是在事件的个体部分中没有呈现出来的特征。尽管这一方法常常让人联想到弗里茨·皮尔斯(Fritz Perls)和聚焦个体式治疗,但1961年在洛杉矶成立的肯普勒家庭发展中心开始了旨在为家庭提供心理帮助的格式塔式治疗。

在20世纪60年代末到70年代期间,肯普勒遍访美国和北欧,宣传他的治疗模型,在1973年他出版了《格式塔家庭治疗的原则》(*Principles of Gestalt Family Therapy*)。像惠特克一样,肯普勒提议的是通用方法,而非特定模式,其治疗目标是促进家庭成功帮助其成员发挥他们的全部潜在的能力。在这个过程中,治疗师扮演的是作为推动者的临时角色,他或她会运用自己所有可以恢复家庭生机的资源(Kempler,1982)。

◆ 结构疗法(Structural Approaches)

与经验主义者截然相反,结构疗法的支持者们创建了一种阐述明确的模式,相对来说,此模式较容易习得并应用。萨尔瓦多·米纽钦在1974年出版的《家庭与家庭治疗》(*Families and Family Therapy*)一书中对此方法作出了概述。这个模式所强调的是整个家庭的组织结构,或表征家庭结构的规则、边界和结盟等。

结构式家庭治疗在20世纪70年代占据了主导地位,影响了成百上千接受这种方法培训的学生。米纽钦本人在研究和治疗像糖尿病、哮喘和神经性厌食症这样的慢性疾病上尤其成功。在1978年,米纽钦、罗斯曼和贝克在他们合著的《心身症家庭:情境下的神经性厌食》(*Psychosomatic Families: Anorexia Nervosa in Context*)一书中记录了他们在这方面的工作。从根本上说,他们把这些紊乱看作是扎根于某一特定家庭情境的症状,如果想要解决问题,则需要改变这种家庭结构。因此,结构派家庭治疗师就把重点放在作为整体的家庭上,考虑的是它的等级组织结构及子系统功能的影响。在改变的过程中,治疗师扮演的主要角色是训练家庭成员和挑战他们目前的互动模式。

◆ 策略疗法(Strategic Approaches)

从1967年到1976年间,杰·黑利与米纽钦一起在费城儿童指导诊疗所工作,他们各自都对对方的工作产生了重大的影响。不过,黑利是以策略派家庭治疗的主要代言人而为人所知,其模式深受沟通理论和催眠大师弥尔顿·埃里克森的影响。1973 年,黑利出版了《非同一般的治疗》(*Uncommon Therapy*),书中他把埃里克森的方法放在一个家庭发展的框架内,并描述了埃里克森的催眠技巧。确实,策略派的治疗手段经常与悖论干预的使用画等号,黑利对埃里克森的治疗的描述为悖论干预提供了一些最清晰的例子。在费城期间,黑利继续发展他的治疗方法,他承认在这一过程中得到了米纽钦、蒙塔尔沃(Montalvo)和克洛伊·麦德尼斯(Cloe Madanes)的帮助。1976 年,他出版了《问题解决疗法》(*Problem-Solving Therapy*)。在该书的引言部分,黑利指出:"尽管本书聚焦于问题,但此方法不同于其他以症状为导向的治疗,因为它强调的是人类问题的社会情境。"(p.1)1976 年,黑利和麦德尼斯搬至华盛顿特区,在那里创建了家庭治疗中心。

其他几个策略疗法的主要支持者是最初的米兰小组,其中有玛拉·塞尔维尼·帕拉佐利(Mara Selvini Palazzoli)、路易吉·博斯科洛(Luigi Boscolo)、吉安弗兰克·切金(Gianfranco Cecchin)和朱丽安娜·普拉塔(Guiliana Prata)。他们吸收了黑利和其他策略派治疗师的理论与技巧,发展为一个独特的团队方法。1977 年,他们第一次访问了美国,第二年他们就出版了《悖论与反悖论》(*Paradox and Counterparadox*),在书中阐述了自己的治疗方法,描述了这一方法在米兰的家庭研究所的使用情况。在该书的前言部分,海尔姆·史第尔林(Helm Stierlin)指出了使用此方法需满足的条件:

1. 治疗师们要与所有家庭成员建立良好的关系。为了做到这一点,他们接受并"正面指出"家庭可以提供的任何东西,避免给出哪怕是最轻微的暗示,因为这有可能会被理解为道德说教或指责,或者引发焦虑、羞耻或内疚。

2. 治疗师的目标是彻底改变运作在这些家庭中的关系力量:他们把家庭从破坏性的僵局中解脱出来,试图提供给所有家庭成员追求自主和独立的新机会。(p.ix)

由于最初的小组成员在治疗性质和继续发展的恰当方式上存有分歧,米兰小组在 20 世纪 80 年代初解体。

◆ 沟通疗法（Communication Approaches）

尽管心智研究院的成员在治疗方法上也属于策略派,但他们的基本理论和问题解决技巧关注的是沟通层面间的重要差异和现实创建中的语言功能。因此,我们会在第 10 章的"沟通疗法"中详细讨论瓦兹拉维克、威克兰德和菲什。在此,值得一提的是这些理论家为这一领域中最重要的书籍之一《改变:问题形成和问题解决的原则》(*Change: Principles of Problem Formation and Problem Resolution*,1974)作出了重大的贡献。此书描述了一阶和二阶改变的过程,所基于的假设和诠释是罗素的逻辑类型理论。

1977 年,瓦兹拉维克和威克兰德主编了《互动观点:心智研究院的研究成果,帕拉阿托,1965—1974》(*The Interactional View: Studies at the Mental Research Institute*,*Palo Alto*,*1965 - 1974*)。瓦兹拉维克还分别在 1976 年和 1978 年出版了《真实究竟有多真实?》(*How Real Is Real?*)和《变化的语言》(*The Language of Change*)两本书。此外,心智研究院于 1967 年开始进行持续至今的短程家庭治疗,并因此而名声大振。它的治疗访谈次数被设限在十次以内,其目标是以最便捷有效的方式解决所呈现的问题。

尽管我们发现很难将弗吉尼亚·萨提亚归类为某种流派,但我们觉得把她与沟通派理论家放在一起是最合适不过的。考虑到她对过程的强调,她的模式也可以与经验派方法相提并论。萨提亚的《联合家庭治疗》(*Conjoint Family Therapy*,1964)和《家庭如何塑造人》(*Peoplemaking*,1972)显然是这一领域内最具可读性的两本书了。萨提亚还在 1975 年与斯塔乔威克(Stachowiak)和塔什曼(Taschman)合著了《帮助家庭改变》(*Helping Families to Change*),1976 年与班德勒(Bandle)和格林德(Grinder)合著了《与家庭一起改变》(*Changing with Families*)。然而,萨提亚的最深远的影响体现于她在私人治疗和公开培训中直接与家庭和学生进行的合作。福利(Foley)在 1974 年写道,萨提亚在她的沟通理论和治疗实践中融合了强烈的情感维度和坚实的理论基础,因此与家庭治疗领域的其他先驱者相比,她与来访者的情感有着更深的联结。

萨提亚于 1988 年逝世,弗雷德·达尔(Fred Duhl)在悼词中写道:"她才华横溢,无论在理论上还是在技术上都具有创造性,比起我们时代的其他任何非宗教人士,她教会了更多的人去成为真实和有人情味的个体。"(Pittman,1989,p.32)

◆ 行为疗法(Behavioral Approaches)

将学习理论的原理应用于家庭治疗临床实践的是那些遵循行为疗法的执业者。这一理论发展于20世纪60年代中后期,涌现出的著名代表人物包括:罗伯特·韦斯(Robert Weiss)和他的俄勒冈婚姻研究项目,理查德·斯图尔特(Richard Stuart),俄勒冈社会学习中心的杰拉德·帕特森(Gerald Patterson)和约翰·里德(John Reid),尼尔·雅各布森(Neil Jacobson),加约拉·马戈林(Gayola Margolin),罗伯特·利伯曼(Robert Liberman),亚瑟·霍恩(Arthur Horne),以及在性治疗领域的威廉·马斯特斯(William Masters)、弗吉尼亚·约翰逊(Virginia Johnson)和海伦·辛格·卡普兰(Helen Singer Kaplan)。霍恩说,此模式的目标是提供推进旧行为和学习新行为的情境,以及掌握可以创建成功关系的技能。该过程涉及临床实践的教学与模仿,这种实践方法是从通用行为科学,尤其是心理学中发展起来的。

与个体取向治疗一样,行为家庭治疗的侧重点同样是研究与评估。尽管此方法是在较晚的时期才进入家庭治疗领域,但它也是获得最细致研究的方法之一。在行为婚姻治疗、行为家长培训以及联合性治疗领域,这一模式的影响直接体现在行为疗法倡导者的实践工作中。对其他方法的倡导者所应用的原理,诸如条件反射、强化、塑造和消亡等,特别是米纽钦和黑利,行为疗法同样产生了间接的影响。

因为意识到认知影响行为,所以这种理念也被融入行为疗法。认知行为治疗的发展部分源于班杜拉(Bandura)的社会学习理论,它展示了人们在象征性思维上的能力和在行为调节上的情感的重要性。这个方法关注的是思维方式对情感、行为和个体的世界观的影响。此外,由于认知行为治疗认为人们会创建他们自己的现实(Granvold,1994),所以这个方法带有明显的后现代色彩。

◆ 格里高利·贝特森

最后,20世纪70年代,人们见证了格里高利·贝特森的两部主要作品的发

表：学术论文《"自我"控制论：酗酒的理论》(The Cybernetics of 'Self'： A Theory of Alcoholism, 1971）和《通向思维生态之路》一书。贝特森在这本书的前言部分指出，除了他的书、书评、笔记和研究报告之外，该书包含了他的其他所有著述。应当指出的是，虽说他不是一位临床师，却有大量的拥护者，其中不仅包括那些参与家庭治疗运动的人，还包括那些参与越战示威、学生动乱和日益关切生态环境的人。贝特森的工作被这些群体所接受并不奇怪。海姆斯（ Heims, 1977）从贝特森的整体性观点、对概念和理论的富有逻辑性的阐述以及超越传统思维方式的能力这几个方面阐释了该书对这些群体的吸引力。贝特森同样支持后来的生态保护运动，该运动的主题是"联结模式"，这一主题正好带我们进入20世纪80年代。

五、20 世纪 80 年代：联结和一体化

在本书作者 1985 年参加的一个工作坊中，萨尔瓦多·米纽钦指出，20 世纪 80 年代将是个一体化的时期：如果要成为更有效的家庭治疗师，他们需要了解并能采纳不同的疗法。这就是我们 1988 年最初出版此书的本意。20 世纪 80 年代出现的各种其他出版物也都预示着对一体化疗法的重视，这似乎代表了 90 年代的主旋律。尽管了解家庭治疗的各方面和不同疗法及学科之间的互动是至关重要的，但我们认为意识到各位前辈对本领域所作出的贡献同样重要。我们提到的是，许多理论家和治疗师确实走在他们时代的前端，但从另一方面来看他们则是永恒的。因此，对我们来说，这是一种恰当的递归性操作方法。通过回到过去，思考我们的一些根基。我们的起点是回顾近几个年代，同时展望未来。

◆ 其他声音

正如本章的开头所指，以 20 世纪 40 年代为分水岭，选择并强调某些理论家和某些事件确实有些武断。既然我们已经接近完成对家庭治疗运动早期的一连串关键事件的概括梳理，那么我们还想再谈谈另一些不容忽视的重要人士，他们的学术影响了家庭治疗成形的背景。

弗洛伊德

虽然西格蒙德·弗洛伊德（Sigmund Freud）选择把治疗重点放在个体和内

在心理，而不是家庭和互动，但他仍然意识到了症状发展的互动背景。弗洛伊德（1856—1939）是人格理论之父，他对现代心理学的发展作出了巨大的贡献。对弗洛伊德来说，一个未被解决的或是没有得到很好解决的俄狄浦斯情结是所有神经症的根源。始于婴儿期的这一情结的动力学包括一种杀死同性父/母并与异性父/母结合的欲望。此外，"某种无意识的思想表达了对于外部事物的愿望，但由于它们的敌对的和/或性的本质而无法被公开表达。而父母和其他家庭成员则是这些在文化上无法被接受的愿望的首要对象"（Rychlak，1981，p.108）。而且，对于成长中的孩子来说，要想成功地跨越不同的性心理阶段，就需要得到来自父母的恰如其分的反应。弗洛伊德意识到了家庭关系在精神分裂症和其他疾病的发展中所扮演的角色，并且他严格禁止在治疗中会见病人以外的任何人的做法正是基于他的这一认识。的确，他的注意力集中在发现无意识中被内化了的家庭关系，同时把真实的家庭排除在治疗之外（Nichols and Schwartz，2001）。

然而，至少在一个经典的案例中，弗洛伊德打破了他自己的规矩：通过在治疗中会见男孩的父亲来最终达到治愈"小汉斯"的效果。因此，正是因为他与不止一个家庭成员共事，弗洛伊德也许是第一个开展家庭治疗的人。他意识到家庭的影响力，尽管他的治疗重点始终是个体和内在心理冲突的解决。因此，从他对情境的意识以及不背离对连贯性框架的遵循来看，他显然是家庭治疗运动的先驱。

荣格

卡尔·古斯塔夫·荣格（Carl Gustav Jung）正是选择反抗严格的弗洛伊德式的立场并与之分道扬镳的理论家之一。弗洛伊德逝世的时候正好是控制论时代序幕拉开的时候，与他相反，荣格（1875—1961）不仅亲历了精神分析时期，也见证了家庭治疗的出现。尽管荣格明显是与前者有着更紧密的联系，但"他提出的基本概念明显超越了经典心理学的机械式模型，并使他的学说比其他任何心理学流派都更接近现代物理学的概念框架"（Capra，1983，pp.186－187）。也就是说，荣格关心的是整体思维与更广泛的情境之间的联系。他的理论是辩证的，在两种相反的极端情况之间波动，并走向两者的整合或综合。这种立场和观点与现代物理学相近，也与系统论的思想家和家庭治疗师的观点相似。关于心理治疗，荣格曾指出，"治疗只可能是互相影响的结果，病人和医生的整个身心都参与其中"（Jung,1928,p.71）。因此,荣格的想法在许多方面都与支撑家庭治疗实践的假设一致,尽管人们很难在家庭治疗的文献中找到他的思想的踪迹。

阿德勒

另一个弗洛伊德思想的反叛者是阿尔弗雷德·阿德勒（Alfred Adler, 1870—1937）,其对家庭治疗的影响得到更广泛的认可。阿德勒的理论之所以叫作"个体心理学",是因为"个体"这个词源于拉丁文 individuus,意思是"不可分割的"。他的目标是创建一个整体性的视角,并认识到要想理解某一特定行为,必须考虑该行为所处的情境。所以,阿德勒的心理学"通过考虑部分和整体之间的相互关联来寻求对所有问题的解释"（Nicholl,1989,p.3）。

阿德勒的思想逐步发展成应用于生活中的实用心理学,使用对象是那些对孩子成长负责的教师和家长们。到 1922 年,他在为教师创建儿童指导中心和创建整个家庭都参与进来的心理咨询诊所方面起到了重要作用。起初,他的儿童指导中心力求向教师们提供应对孩子的技巧,以帮助这些孩子战胜负面的家庭影响。之后的心理咨询诊所试图赋予家庭自主权,使家庭能够主动掌握自己和病人的命运。因此,为了促进积极的儿童发展过程,帮助儿童面对和处理自卑感,阿德勒把努力的重点放在了教师、学校和父母身上。

社会兴趣也许是阿德勒理论的最基本的概念（Lowe,1982）,它描述的是,在没有奖励或地位的保证或期待的情况下,人们要成为社区一员或要为社区作出贡献的内在渴望。这一概念带有归属感,并需要合作、参与和贡献。它承认所有人的平等,要求个体在解决个人问题的同时不违背所有人的福祉。第二个重要的概念是有关错误的生活方式,它指的是为了克服自卑感并建立实现个人成功的目标所作的努力。这两个概念是相互关联的,因为一个人的个人目标的达成可能与符合社会兴趣的目标的实现相冲突。

阿德勒的视角是乐观的,在其他人可能把某种行为视作变态反常时,他把这描述为无法解决的生活难题。当人们的目标不合适和/或他们用来实现这些目标的方法似乎令他们离自己想要的越来越远时,阿德勒认为人们变得灰心丧气是一种合理的反应。因为他相信这些人之所以有问题是由于泄气了,所以"鼓励"这一互补的概念就成了阿德勒的治疗体系的关键部分。

苏利文

哈利·斯塔克·苏利文（Harry Stack Sullivan, 1892—1949）是一位理论家，他的工作和兴趣与家庭治疗领域的许多早期思想家（比如唐·杰克逊）相似，并对后者产生了影响。苏利文本人受到社会学家和人类学家的影响，他的人格理论的框架是人际关系对"个体的独立人格这一错觉"提出了挑战。在苏利文看来，人格是与人际关系密不可分的，而且的确主要由人际行为构成。因此，人是人际场合的产物，而人格这一概念纯粹是种假设性的存在。与这一理论相一致，在20世纪20年代苏利文创立了一个治疗精神分裂症患者的项目，该项目所强调的是改变病人的社会环境。他还提出，治疗师不仅是观察者，还是人际场合的参与者。他把心理治疗视为类似于教育的一种过程，并非所谓的医疗治愈。

弗洛姆–赖克曼

福瑞达·弗洛姆–赖克曼（Frieda Fromm-Reichman）作为苏利文的追随者，把后者的工作重心直接扩大到了家庭上。她提出了"引起精神分裂症的母亲"（schizophrenogenic mother）这个术语，并清晰地阐明了苏利文学派对于精神分裂症的观点："精神分裂症患者对他人的极度的不信任和憎恶源于他在婴儿期和童年所接触到的重要人物，通常是一位会引发精神分裂症的母亲，从她那里遭受到严重的扭曲和拒绝。"（Fromm-Reichman, 1948, p.265）弗洛姆–赖克曼认为精神分裂症是在母亲与孩子的关系的背景中逐步发展而来的，并且她继承了苏利文的观点，相信没有一个发展阶段是个体独立于互相关联的人际关系之外的。为了利用在每一个精神分裂症患者身上仍旧存留着的正常的人际关系发展的残余，她进一步修改了精神分析的技术，开创了所谓清晰直接和积极的治疗步骤。舒尔茨（Schultz, 1984）指出："弗洛姆–赖克曼留给家庭治疗的不朽遗产也许在于她大胆地进行了技术上的改革，显示出她愿意牺牲精神分析的传统去适应病人的需求。"（p.11）

奥尔波特

戈登·奥尔波特（Gordon Allport, 1897—1967）的工作反映的是他和所有同时期的社会科学家们对于可供他们选择的理论选项的清楚意识。他不仅对当下的人格理论很有见识，而且对一般系统论也很在行。除此之外，他还意识到了他在世期间出现的心理科学与社会文化科学之间的剑拔弩张。前者的特点是把人格看作外皮（存在于皮层之下）；而后者侧重将社会互动、角色关系或物理学中的场论作为人格的基础。

尽管支持视人格为外皮的这个观点，并且无意解决这个问题，但奥尔波特（Allport, 1964）仍然指出：

> 我们的工作无法完成，除非我们承认每个人都拥有一系列的能力、态度和动机，这些会被他或她所遇到的不同的环境和情况所唤起。人格理论家应该在社会科学领域受过良好的训练，以至于他能把个人的行为看成是适应任何一个互动体系的。也就是说，他应该能够把这种行为恰当地放置在它所发生的文化中，放置在它所发生的情境中，并运用角色理论和场论去解释它。（p.159）

勒温

奥尔波特所提到的场论是库尔特·勒温（Kurt Lewin, 1890—1947）用来描述其理论框架的标签。当勒温于1933年从德国来到美国的时候，他所持的原理源于许多学科的运动，这个原理基本上所反对的观点是，自然事件是作用于无法改变的粒子之间的简单力量。相反，场论的支持者们相信除了受到内部特征的影响外，粒子的行为也反映了场的状态和其他粒子的存在或缺席。根据勒温的观点，行为是生命空间的因变量，是人和其所处环境作用的结果，随着两者的变化而变化。勒温的理论构想挑战了个体的、机械的、线性的因果论的观点，所以他参加了以控制论为主题的一些早期的梅西会议就不奇怪了。尽管他的工作并没有特别聚焦在家庭上，但他的那些运用于团体治疗的思想仍然影响了许多专业人士，由此他的理论开始被作为视整个家庭为来访者的治疗方法的基础。

杜威和本特利

约翰·杜威（John Dewey, 1859—1952）被普遍认为是一位教育哲学家，与"进步教育运动"相关，他同时还是一位心理学家，曾担任过美国心理学会的主席。亚瑟·本特利（Arthur Bentley）是一位哲学家、经济学家和记者，曾经是杜威的学生。从某种程度上，杜威似乎是从社会情境中看待自己及其职业，这与他同时代的人是有所不同的。的确,他对当时发展中的心理学领域的许多重要的趋势和立场提出过挑战。例如,与哲学分道扬镳,建立起心理学作为一门科学的合法地位,以及倾向于待在实验室而非对社会环境中的真实问题做实验。杜威注意到了心理学理论和政治意识形态之间的关系:"有关人类行为的理论,杜威宣称,不能独立于一个社会的意识形态基础和心理学家在这个社会秩序中的位置而存在。"(Sarason,1981,p.137)1949 年出版的《认知与所知》(*Knowing and the Known*)一书是杜威和本特利两人 11 年通信的结果(Plas,1986),在书中,他们讨论了观察者和被观察者之间的关系,或者说是由了解者和被了解者之间的互动所创造出的交易现实。根据他们的理解,这个现实的维度是与用来描述所被观察的事物的语言紧密相关的。杜威和本特利进一步指出,对任何事件的"正确"描述都不止一种,并且在交易性质询中,叙述不必提及因果关系的概念。

> 因此,他们的交易现实既非主观也非客观。在交易科学中,人的主观世界是对存在感或灵性的思考;客观现实是不可知的。可供探究的交易现实来自知者与其要知道的东西之间的互动。(Plas,1986,p.23)

正如我们将在第 3 章中更清楚地阐明的那样,这些概念当然与系统论/控制论的范例一致。

其他

此外,我们还要提到一些人。卡伦·霍尼(Karen Horney,1885—1952)是一名精神分析学家,她关注社会和文化因素在精神疾病发展中的重要性。心理学家威廉·詹姆斯(William James,1842—1910)是"对心理学的原子论和机械论倾向的强烈批评者,也是对身心互动与依赖的热情拥护者"(Capra,1983,p.171)。科特·戈德斯坦(Kurt Goldstein,1878—1965)的有机体方法试图帮助人们处理他们自己及其环境中出现的问题,"他认识到客观世界的重要性,它既是个体必须应对的干扰源,又是有机体实现生存的物资来源"(Hall and Lindzey,1978,pp.250-251)。最后是那些在心理学领域里被称为交易实用主义的人,如阿德尔伯特·埃姆斯(Adelbert Ames)、哈德利·坎特里尔(Hadley Cantril)、阿尔伯特·哈斯托夫(Albert Hastorf)和威廉·伊特尔森(William Ittelson)。像杜威和本特利一样,他们断言人们永远无法在任何绝对的意义上了解现实。相反,他们相信何处、何时以及如何感知事物会影响我们每个人对现实的定义。

◆ 历史的局限

尽管我们出于不同的原因选择性地介绍了一些人,但他们都有一个相似之处,那就是他们的理论都在某种程度上讨论了社会情境,而不是仅仅涉及个体。他们都阐明的是,出现于 20 世纪上半叶的整体性思维的普遍性,以及在家庭治疗运动的初期,存在于内在心理观点和系统观点之间的大量重叠理念。

然而,从最纯粹的意义上讲,这些人的声音都不是系统性的;这些人都没有向控制论的认识论作出范式转变。但是,要同意或不同意这一判断,我们则需了解一个系统体系的基本原则。此外,从这个角度来看,历史能告诉我们的是有限的。马图拉纳(Maturana,1978)指出,尽管历史描述了事物的发展历程,但它无法描述事物目前的运作方式。为了了解最近发生的事情,我们现在将翻开 20 世纪 90 年代这一页。

六、20 世纪 90 年代: 争议、冲突和其他

我们把 20 世纪的最后十年描述为挑战与创新并存的时期。家庭治疗作为一个领域,既注重保持深入的自我评估,又努力创建新的合作关系。后现代主义者(见第 4 章)和女权家庭治疗师对传统方法提出了批评,两方共同谈到的问题包括: 未考虑来访者所处的更大社会情境(请参阅第 5 章),以及许多流派所支持的治疗师风格都倾向于主要反映白人和父权制的文化。同时,医学家庭治疗的演变象征着对多层面整合的普遍关注,从而促进了家庭治疗理论和实践元框架的建立。最后,要真正了解 20 世纪 90 年代的状况,我们需要考虑管理型医疗对治疗过程的全方位影响。

◆ 女权主义者的批评

即便此领域还处于雏形阶段时,家庭治疗在 20 世纪 70 年代末和 80 年代初就开始受到女权主义者的批评。也就是说,正当许多家庭治疗师刚对他们的工作成果感到自信甚至自满时(Nichols and Schwartz,2001),有些人就对其缺乏关

注理论和治疗上的性别问题提出了抗议。从 1978 年雷切尔·哈雷-穆斯汀（Rachel Hare-Mustin）的开创性文章开始，女权主义者便从以下几个方面批评家庭治疗师：（1）在描述家庭功能障碍时没考虑更大的情境；（2）所秉承的理念是所有与问题有关的人都在问题形成上起了同样的作用，所以对问题要担当同样的责任；（3）继续将母亲视为家庭病理的根源；（4）对家庭采取中立态度。此外，许多女权主义者尤其针对系统论进行了批评。

系统论的运用在一定程度上被视为是有问题的，因为它鼓励治疗师用机械式隐喻去描述家庭功能障碍，使遵循此理论的实践者无法看到导致这种功能失调的社会、政治和经济的因素。鉴于系统论否认单向控制的概念，这个理论的拥护者也就因为没能承认代表父权社会的权力关系现实而大受谴责。因此，家庭治疗师在有意或无意地维持性别歧视的现状上也受到批评。同样，当把因果循环关系用在殴打、强奸和乱伦等诸如此类的问题上时，它会被视为一种令人非常反感的做法。其理由是家庭治疗师不是在寻找原因或针对应受指责的人，而是在"微妙地消除男性对其行为的责任，同时暗示女性也有责任，并在某种程度上助长了暴力和虐待的互动模式的产生"（Avis，1988，p.17）。

相对于以前的家庭系统论把一些议题隐藏起来，女权主义者倡议要公开讨论以下议题，包括治疗中的性别问题，治疗师偏见的自我披露，以及对女性优势的强调、其个体需求和赋予女权的方式（Avis，1988）。戈德纳（Goldner，1985b）认为，女权主义的批评挑战了家庭治疗师去接受"性别是不可或缺地隶属于临床观察和理论中的一个类别"这一理念（p.22）。惠勒（Wheeler，1985）进一步指出，女权主义的要求是治疗师要对自己的诚实、责任和正直进行不断的自我审视，并且要思考他们的临床工作是否"对妇女来说是最具伦理、有效和人道的治疗"（p.55）。就这一讨论，尼科尔斯（Nichols，1985）提出以下反思：

　　　　我认为性别政治是如此的个人化并存在必然性，以至于在讨论不平等的性别角色上，治疗师特别容易失去他们的客观性并变得具有指导性。我认为我们要始终牢记，我们的来访者可以选择与我们想的不一样的方式去平衡他们的关系。最后，我认为我们所有人，无论男女，都应该意识到拯救女性是种惹人反感的性别偏见形式，因为它在暗示女性是无助的受害者，需

要有人替她们做决定。(p.77)

我们同样认为有必要区分开理论和理论家。例如,尽管家庭治疗师也许忽略了更大的情境,也许以性别歧视的态度开展工作,甚至也许符合他们所隶属的被社会化的大环境,但这不是系统论在告知他们要这样做。正如吉尔曼(Germain,1991)所言:

> 如果一般系统论(general systems theory,GST)要忠实于其志向,它可以而且必须强调,家庭与其他所有的人类系统一样,是不可分割地隶属于历史、社会、文化、经济和政治的情境,并且理论构建和认识方式也是如此。(p.123)

因此,为了避免性别偏见,理论家、治疗师和研究人员理应意识到他们的个人价值观和信念,并认识到观察者对其所观察的事物的影响程度。不然的话,他们不仅参与维持了性别歧视,而且与系统论观点背道而驰。然而,理论的应用与理论本身常常被混为一谈。

经过多年的紧张和冲突后,弗吉尼亚·戈德纳(Virginia Goldner)在1991年的一次会议演讲中指出,在过去的两年中,家庭治疗师和女权主义者之间所展开的是一种更像同行的对话。尽管女权主义者同意激进建构主义者观点,即家庭不可能像一个活生生的有机体那么"真实",但是她们提醒道,人类和社会所生存和行事的方式就好像家庭一样。此外,尽管人们不再强调政治自由和社会选择,但我们必须认识到政治类别决定生活质量,并且我们的治疗谈话所产生的社会后果很容易被忽略。尽管辩论已不再那么激烈,但它仍在继续着,其中大部分围绕着家庭治疗理论的发展,特别是作为观点分支的社会建构主义。

例如,哈雷-穆斯汀(Hare-Mustin,1994)在她所称的后现代治疗分析中探讨了社会主导话语的影响,这种话语不可避免地影响了来访者与治疗师之间的互动。她指出,"我们的社会偏爱有关异性关系的话语,不太重视对女性欲望的谈论,推动的是女性受害的论调"(p.24),并提出,在一定程度上,治疗师不会自我反省地意识到自己对语言的使用,他们参与维护了主流意识形态。尽管努力视来访者为平等参与者,但这最多是种隐性等级,因为最终治疗师会被认为是掌握更多技能的专家,而来访者则要支付治疗费用。

西蒙(Simon,1993)谈到等级问题时认为,可以用"时间和发展的术语"去重构这个问题(p.154),而不是用权力术语。尽管他承认等级现象"对治疗过程本身起到重要的作用"(p.151),但他建议治疗师一定要避免采取评判性、病理化和控制性的立场,并且由于来访者在他们的社会文化环境中的某些方面具有不适应性经历,所以治疗师要为来访者提供可以帮助他们面对这些方面的情境。然而,戈德纳(Goldner,1993)将该建议视为一种"修辞手段",她表示"权力对家庭治疗来说之所以会是一个问题,是因为权力本身就是一个问题"(p.157)。她的解决方法是"对于更大的社会情境,要培养批判探究的态度",这不仅是为了对治疗谈话进行思考,也为了思考那些被排除在谈话以外的议题。像哈雷-穆斯汀一样,戈德纳提倡的立场是自我反省,以及意识到我们的个人真理并不代表真正的真理。

经历了一个世纪的发展,这类辩论逐渐减少。但在治疗中,这些辩论在社会文化因素的更普遍性认识上仍在产生影响。同样值得注意的是,系统论不再被作为组织框架来应用。现在,许多治疗师认为系统论过于机械化,他们会用其他隐喻(如叙事治疗、二阶家庭治疗)去描述其临床实践。然而我们要进一步指出,这种做法代表的是种非此即彼的选择,我们认为完全没有必要。

◆ 家庭治疗和家庭医学

为了响应医学领域内日益增长的专业化和简化主义的趋势,家庭医学在1969年作为一个独立的专业领域诞生了。然而很多年后,家庭医学从业者和家庭治疗师才开始互相承认,并建立正式工作关系。《家庭系统医学》(*Family Systems Medicine*;现称为《家庭、系统和健康》,*Families, Systems and Health*)期刊由唐·布洛赫(Don Bloch)于1982年创办。1983年,威廉·窦赫提博士(William Doherty,Ph. D.)和马卡兰·贝尔德博士(Macaran Baird,M.D.)出版了《家庭治疗和家庭医学:迈向家庭的初级保健》(*Family Therapy and Family Medicine: Toward the Primary Care of Families*)一书,首次将家庭治疗与家庭医学对接起来。

1990年春季,美国婚姻与家庭治疗协会(American Association for Marriage

and Family Therapy，AAMFT)和家庭医学教师学会(Society of Teachers of Family Medicine)成立了联合工作组,旨在确定共同的实践方式,以及合作开展家庭治疗师和家庭医生的教育与培训(Tilley,1990)。这项成功的尝试可以被视为是合作家庭保健向独特范式的演变(Nichols and Schwartz,2004),许多出版物、文章以及召开的全国年度大会都曾论及这个联合工作组。

尽管家庭治疗和家庭医学在培训、职业的社会化、理论取向和执业方式上存在差异,但它们在健康上所共享的都是基于系统性或整体性观点的方法。因此,两者的共享理念是强调思考情境的重要性——包括生物系统、心理系统、家庭系统和社会系统——以便于了解问题是如何出现、如何维持以及如何解决的。此外,身心的分离不再被认为是有效的做法,而康复不仅是指治疗疾病,还包括促进健康(Becvar,1997;Griffith and Griffith,1994)。在治病与保健上使用整体性的方法允许家庭医生"将家庭的部分护理转移给其他个体及组织,从而在个人参与和风险承担上设置了限度"(Doherty and Baird,1983,p.279)。因此,医生被视为社区网络的一部分,社区网络可以提供辅助资源,把患者联结起来,从而无人需要承担解决问题的唯一责任。

在医学领域,乔治·恩格尔(George Engel,1977,1992)是生物心理社会模式的大力拥护者。家庭治疗师被告诫要克服对疾病这一概念的矛盾心理,"概念化和相互区分开不同的疾病/痛苦,以便于阐明、巩固和扩大家庭治疗、理论和临床实践的范围"(Wynne,Shields,and Sirkin,1992,p.16)。随着家庭治疗师越来越注意与医疗保健专业人员的合作(Seaburn et al.,1993),各种各样的实践模式开始出现(Cohen and Milberg,1992;Larivaara,Vaisanen,and Kiuttu,1994;Leff and Walizer,1992;McDaniel,Hepworth,and Doherty,1992;Miller,1992;Rolland,1994;Stein,1992;Wright,Watson,and Bell,1996)。

◆ 整合与元框架

折中和整合的治疗方法始于 20 世纪 30 年代,在 60 年代演变为一场运动,并在 70 年代得到了相当程度的认可。勒博(Lebow,1997)指出,当时的"整合治疗方法已成为我们工作结构的一部分,所以在很大程度上我们不会意识到这是一种运动"(p.1)。各种方法的整合形式可分为赫尔德(Held,1995)所描述的三个类别：多元化、理论整合和技术/系统折中。多元化方法是一种和平共处的模式，它认为每种模式都能提供一些有意义和有用的东西。理论整合方法涉及的是一种总体理论或元理论，它会涵盖各种理论的核心内容。技术/系统折中方法注重使用技能，这些是已被证实能有效解决具体问题或帮助到来访者的技能。

勒博（1997，pp.3-4）认为，在家庭治疗中，以下因素在互动中支持了理论整合：（1）整合视角背后的完备逻辑；（2）我们年代的时代精神；（3）在更广阔的心理健康领域对家庭治疗的接受；（4）基于系统论；（5）在家庭治疗师的社区里对多元思想的尊重；（6）临床实践的务实性；（7）出现令人信服的研究；（8）家庭治疗与治疗最棘手的疾病之间的历史联系。整合的这个念头最初源自各种流派，家庭治疗师刚开始时关注的是各种模式的组合（如 Bischof，1993；Fraser，1982）。后来，学科和整合之间出现了交互，如个体方法和家庭方法（Braverman，1995；Pinsof，1994）。然而，婚姻和家庭治疗师作出的最大贡献也许是元框架的创建，它承认了个体与家庭是在更广阔的整体情境下生活着（如Breunlin，Schwartz，and MacKune-Karrer，1992；Rigazio-Digilio，1994）。

与后现代主义强调主流论述对理论、疗法和研究所产生的影响（有关详细说明，请参见第4章）相一致，专业人员被提醒要对"一药治百病"的解决方法保持谨慎的态度。元框架允许个体化的回应，尊重每个来访者情境的独特性。当治疗师在设计干预方法时，类似种族、性别、阶级和发展阶段等会是主要的考虑因素，并且在更大的组织理论的保护伞下，各种模式成为资源。鉴于这些方法的复杂性，它们所提供的是一个与管理型医疗背景的有趣对比，治疗师一般是在这种背景下工作的。

◆ 管理型医疗

当今家庭治疗实践的基础，以及20世纪90年代出现的其他发展，展示的正是管理型医疗的特征。管理型医疗的诞生是为了应对卫生服务提供成本的巨幅增长，因此治疗的种类和时长受到严格控制，对提供治疗服务的第三方的费用报销将由保险公司、健康维护组织或联邦政府（通过医保、医疗补助或社保）承担。家庭治疗师和医疗保健系统中的其他工作人员在试图成为首选提供者群体的成员时，发现他们自己深陷于商业世界中（Grane，1995）。为此，他们必须在治疗开始前作好准备,说明治疗的专长、诊断,提交治疗计划,以及证明其治疗程序的合理性(Goldenberg and Goldenberg,2000)。

因此,以前那种基于咨询者自费的私人执业模式已大体成为过去,以前属于治疗师权限范围内的事情现在也由个案经理或同行评审员决定。另一方面,治疗师花在文书工作上的时间会和与来访者见面的时间一样多。他们不仅在可报销性的问题类别上受限,而且还受治疗次数的限制。然而对寻求心理治疗的个体和家庭来说,短期治疗并非最有益的。十多年前的一项旨在了解治疗功效的调查结果揭示:"人们接受治疗的时间越长,他们的进步会越大。这表明心理健康保险的有限覆盖范围,以及强调短程治疗的健康保险计划的新趋势也许是错误的。"(*Does Therapy Help?* 1995,p.734)

尽管如此,管理型医疗的好坏还没有得到定论。当然,之前的体系确实需要纠正。不过,最终的结论很可能需要在管理型医疗上作出更多的调整,努力寻找一个既尊重成本控制又看重客户满意度的中间立场。虽然家庭治疗师和其他生理及心理健康专业人士可能永远无法重获他们曾经在照顾来访者时所拥有的自由,但毫无疑问,我们进入的这个新时代终将见证该领域的各个方面发生的巨大变化。与此同时,管理型医疗会继续保持其影响力,特别是涉及有关对当前循证治疗的关注。

◆ 21 世纪:持续的关切和新出现的趋势

当我们即将结束家庭治疗的历史之旅的时候,我们发现,我们进入的不仅是21 世纪,而且就更大的背景而言,很可能是一个全新的世界。确实,2001 年 9 月的恐怖主义袭击的余波仍在整个社会中回荡,在殃及成千上万无辜人们的生命的同时,它也使得我们原有的生活方式难以维系。随着之后的反恐战争的展开和持续,以及对伊拉克和阿富汗的入侵,整个国家陷于哀悼之中,既为死去的亲人悼念,也为丧失了安全感和免于恐惧的自由而伤感。对于婚姻和家庭治疗师而言,这一类事件将继续影响我们的从业方式,以及我们可能要面对的问题。大概有以下几个主要领域需要我们在未来予以重点关注。

毫无疑问,工作的重点将需要优先关注那些遭受重大创伤的幸存者(Landau,2012)和/或经历过亲人的死亡(无论是原因明确的还是不明原因的离世）（Boss,2006），而沉浸在悲痛中的人们（Becvar,2000b,2001；Boss,Beaulieu, Wieling,Turner,and LaCruz,2003）。同样，我们还要满足军人家庭日益增长的需求（Anderson, Amador-Boadu, Stith, and Foster, 2012；Baptist et al., 2011；Hollingsworth,2011），当然还包括恐怖主义和战争罪行受害者的需要。的确，暴力，不论其以何种形式存在，都是一个使人十分忧虑的问题，需要我们在预防和改善两方面予以关注（Lamb, 1996；Weingarten, 2004）。我们认为，在这一趋势下，了解法律体系并能够与之合作对于心理健康专业人士来说将变得尤为重要（Kaslow,2000）。此外，无论赞成何种观点，后现代主义强调理解来访者和治疗师生活和工作所处环境的影响，这可能继续需要具有文化和社会政治方面的敏感性和能力（Anderson, 1997；McDowell, Fang, Brownlee, Young, and Khanna, 2002）。鉴于人口日益老龄化，专业人员必须具备有效应对人们晚年生活所面临的问题和挑战的能力（Becvar, 2005；Van Amburg, Barber, and Zimmerman, 1996），包括临终事务和围绕其产生的相关决定（Becvar, 2000a）。我们预计，相对晚近出现的把道德因素（Doherty, 1995）以及人们生活中的精神和宗教层面纳入治疗中并给予考量和理解的趋势，也将持续发展。最后，在我们开展家庭治疗工作并处理类似上面所列的问题时，承担"从业者-科学家"（practitioner-scientist）的角色（Crane,Wampler,Sprenkle,Sandberg,and Hovestadt,2002），并响应以证据为本的实践（Patterson,Miller,Carnes,and Wilson,2004）的呼吁，可能会继续极大地影响家庭治疗领域。

◆ 总结

本章概述了参与系统论/控制论和家庭治疗的最初形成和兴起的众多声音和事件。我们还概述了随后几十年中所发生的变化和影响。我们始终强调社会历史背景，并提供了值得关注的事件表，作为理解和整合发生在家庭治疗运动内部和外部事件的框架。例如，第二次世界大战在建立跨学科研究团队和打开控制论领域的大门方面具有重大影响。

战后不久，独立的研究人员和临床医生在与整个家庭一起工作方面得出了类似的结论。在接下来的时期，研究人员和临床医生开始聚集到一起分享他们的发现。通过在期刊上发表文章和出版书籍，这些研究发现得以传播并受到全国范围的关注。最终,随着该领域走向成熟,逐渐形成了截然不同的学派或家庭治疗方法。

家庭治疗在20世纪80年代进入成年期,在这一时期,获得专业知识需要对所有不同方法和手段进行学习和培训,还需要对那些虽处在领域之外但仍为该领域的发展作出贡献的人们表示赞赏和感激。因此,我们总结了家庭治疗出现之前那个时代所听到的其他声音。然后,我们注意到在20世纪90年代女权主义对家庭治疗的批评的影响,以及医学家庭治疗领域的出现。在这一时期同样重要的是,在理论领域中,整合和创建元框架的趋势得以延续;在临床领域中,管理型医疗在发挥影响。最后,我们特别强调了我们认为在20世纪和21世纪都至关重要的几大主题和趋势:帮助那些因亲人过世而悲伤的人;向军人家庭以及恐怖主义和其他战争罪行的受害者提供治疗;暴力;与法律制度的相互联系;多元文化能力和对社会背景的意识;衰老和临终事务;道德、宗教和灵性;以及婚姻和家庭治疗师作为循证实践的"从业者-科学家"的角色。不过,有关这些问题的更多内容将在后面的章节中进一步讨论。

第 3 章

系统论的范式转换

在这段隐喻性的旅程中，我们要换一种交通工具了。你现在将会面对完全不同的环境，于是也会有很多不同的感受。在第 2 章中，我们平静地驶出了历史之谷，一路上风平浪静，气候宜人，看到的常常是岸边熟悉的风景，几乎没什么不安之感。然而，作为此次航班的飞行员，在仔细查看了系统世界之后，我们觉得有必要提出几点注意事项。我们会在高空飞行，或许不太熟悉周围的大气条件。虽然机舱具备足够的应对能力，但压力会不时改变。你的耳部也许会感到不适，还会有气流引起的颠簸。但我们向你保证，这架飞机的配置一定能保证你的安全，我们会尽可能保持这段旅程的舒适感。现在，请系好安全带，我们要起飞了。

一、控制论的认识论

当飞机离开地面穿越云层时，我们或许会往窗外看，发现熟悉的地标渐渐变得难以识别。从这个视角，世界看上去就不同了，我们对整体与部分之间如何关联就有了些感觉。我们看到的不再是孤立单元的汽车、公路、房屋、院子、河流和河岸，而是公路上的汽车、院子里的房子、被河流分割的堤岸。现在所有这些单元间的内在联系被视为更大整体的部分，如地区、乡镇或城市。我们所看到的下面的世界中的要素与居民之间的关系和相互依赖性，与简单控制论层的系统论观点是相同的。

此时，有必要进一步考虑我们所用的术语"系统论/控制论"和"系统论式/控制论式"。正如比尔（Beer, 1974）所指出的那样："有些人认为控制论和一般系统论是共存的，但同时有些人会视两者为彼此的分支。"（p.2）对于后一群体来说，这场辩论似乎主要集中在观点的应用上，而不是基本概念和理论立场。然而,系统论和控制论都是基于同一基本假设,这在第 1 章中已经讲过:关注"是什么"、循环因果关系、整体性、辩证性、主观性/感性、选择自由/积极主动、模式、当下、关系性、情境以及相对性等问题。此外,当明确了一阶或简单控制论和二阶或控制论之间的区别之后,在系统理念进化上的一场极为重要的事件就发生了。我们现在逐一讨论每个方面。

◆ 递归(recursion)

首先是处理递归组织问题,当从系统论/控制论的观点看世界时,我们不会问为什么,我们对特定的行为或状况的起因不感兴趣。基于递归或相互因果关系的假设,我们会从相互作用和相互影响的情境下去理解人和事。我们在乎的是他们的关系,以及他们之间是如何互动的,而不是孤立地看待个体和元素。我们视 A 行为是 B 行为的逻辑补充,就如 B 行为同是 A 行为的逻辑补充。例如,如果每人都要扮演一个特定行为角色的话,一个施虐狂就需要一个受虐狂,一个受虐狂同样需要一个施虐狂。同样,支配虽说看起来比顺从强大,但如果一方不愿意顺从另一方,另一方就不能支配,不管这是种多么含蓄的支配行为;如果支配方不合作,另一方也成不了顺从者,不管这种非合作行为是有意识的还是无意识的。从飞机窗口观望下面的世界,院子之所以有意义是因为有房子在,堤岸有意义是因为有河流在,高速公路有意义是因为有车子在,反之亦然。

从系统论/控制论的角度来看,意义取决于个体和元素之间相互定义的关系。只有当个体之间和系统之间在相互影响时,因果关系才具有互惠性。责任或权力只有在双向过程中才存在,其中每个个体和元素都要参与创建特定的行为现实。贝特森(Bateson,1970)指出:"影响复杂互动系统的任何复杂个体或机构都因此而成为该系统的一部分,部分永远控制不了整体。"(p.362)因此,我们每个人都在他人的生命中扮演了角色,布罗诺夫斯基(Bronowski,1978)说过,我们是一个日益相联的世界中的一分子。

通过递归观点,我们看到每个系统都影响其他系统,也同时被影响;在系统中,每个个体都影响其他个体,也同时被影响。我们意识到自己是地球村的一员,并且我们看到关联模式存在于系统的每个层面。确实,系统论/控制论的一个优点是提高对这一层次范围的意识能力,但这种意识也正是系统论/控制论的一个缺点。对整体的认识需要我们意识到自己只不过是整体中的一小部分。此外，"一个人所参与的生态系统很可能太过复杂，以至于他也许永远不能完全理解系统的内容与结构，所以无法预测很多他自己的行为会产生的结果"（Rappaport，1974，p.59）。总之，理解整体是不可能的，这需要具备布罗诺夫斯基（Bronowski，1978）所说的"上帝视角"。

传统上，我们的思维方式是线性因果式的。换句话说，我们孤立事件并断章取义地观察事件。通过系统论/控制论的观点，我们意识到一个孤立的因果事件只不过是一个更大的循环模式中的局部弧形。因此，我们明白"单线性聚焦于系统的一部分会扰乱和破坏生态系统的平衡多样性"（Keeney，1983，p.126）。

◆ 反馈（feedback）

控制论系统的第二个重要标准是反馈，或是涉及自我校正的递归因素。反馈指的是过去行为的信息以循环方式被输入系统的过程。事实上，反馈是一种行为，也就无所不在，因此"我们对自己的行为一无所知，除了自己输入的反馈效应"（Powers，1973，p.351）。

在一阶控制论层面，我们也许会谈论正反馈和负反馈，但一定要记住这些概念并不代表价值评判。相反，它们是指行为对系统的影响，以及系统对该行为所作出的反应。正反馈表明改变已经发生，并被系统接受；负反馈表明现状被维持。此外，两种反馈过程都可以是指好或坏的事情，对其好坏的评估只能基于情境。

鉴于我们常常用这些术语来指明特定的价值评判，负反馈和正反馈的概念会很难理解，所以源于医疗行业的类比或许可以帮助我们从系统论/控制论的观点来审视这些概念的应用。在尝试诊断某种疾病的过程中，医生可能会要求病人做一些化验。如果化验结果是阴性，这意味着身体功能没变，那么现状得以维持，这是一个好结果；如果相同的化验显示出某种疾病现象的存在，它们会被称为阳性，这种情况就属于不良结果。另一方面，试想一个想要孩子的年轻女子，她怀疑自己怀孕了，然后去看医生，医生给她做了些化验。如果化验结果是阳性，说明她怀孕了。阳性信息表明她的身体发生了某些变化，她有孩子了。在此情况下，结果会被认为是好的。如果化验的结果是阴性，表明她没有怀孕，身体没发生任何变化,结果会被认为是坏的。然而,对于不想要孩子的女性,阳性的妊娠化验结果会被视为坏的结果,诸如此类,不再列举。

因此,系统论/控制论中的好坏概念是相对的,只有在定义它们为这样或那样的特定情境下,才能定义好与坏。此外,一定要记住,不管是正反馈还是负反馈,它们都不会导致任何事情的发生。相反,两种反馈都是在给定系统中的特定时间点上的过程描述符(descriptors of processes)。了解反馈过程需要同时考虑行为和系统对该行为的反应。例如,想一下你家的供暖系统。你把恒温器设在21℃,然后开动锅炉,锅炉会持续运转,直到温度达到21℃。到了这个点,锅炉会停下来。只要恒温器始终显示21℃,锅炉就会一直处在关闭状态。这里诠释了现状被维持的负反馈过程。如果室内温度低于21℃,锅炉就会重新启动。在没达到21℃前,锅炉会持续运行。温度低于所设水准的信号和锅炉重新启动的反应是一个指示结合,这是个正反馈过程的例子;也就是说,系统意识到改变已经发生了,就会将之纳入其中并作出反馈。

如上所述,反馈过程是一种自我纠正的机制,它所显示的变化与波动有助于增加系统的存活率。变化和稳定是任何系统生存过程中的必要方面。正反馈是错误激活的过程,因为它所描述的过程是,当先前建立的标准出现偏差时,这个信息被反馈给系统,系统的反应方式是接纳偏差。因此,系统维护行为的发生是对变化的反应。事实上,系统中出现的新行为表明,系统为了有效地维持稳定,它可能需要改变。另一方面,负反馈过程表示,当波动或干扰不被接受时,特定层次的稳定性得以维持。有关这个稳定性的信息被反馈给系统,系统会作出反应。

例如,随着家庭成员的成长和发展,要想有效地维持稳定性,在家庭生命周期中的不同点需要允许变化产生。这种变化的启动可以来自父母或者孩子。存在于成长、演变家庭中的一个现实是,在父母与孩子的关系中,依赖与独立之间的平衡需要一个渐进性的转化。当孩子很小时,平衡点处在序列的依赖端。随着他们的成长,对独立的需求也随之增加。理想情况下,父母会预料到这种需求,允许孩子越来越独立,从而避免抵触行为。当意识到孩子日渐成熟,父母会相应地给予孩子更多的特权和责任。当孩子可以恰当地处理特权并承担责任时,正反馈过程开始运作。反之,也许一个父母还是像对10岁小孩那样去对待一个 15 岁的孩子,此时这个 15 岁的孩子就可能会选择违反某些家庭规则,在外面待得很晚,变得叛逆。无论父母是如何看待和承认这个 15 岁孩子的新行为——是接受变化的需求,还是抵触变化的需求——正反馈过程都在运作。一旦把接受与合作的模式或者抵触与叛逆的模式纳入系统,负反馈过程就开始运作。无论哪种情况,运转正常也好,功能失调也好,对于负反馈和正反馈的过程来说,系统的稳定性得以维持。

◆ 形态稳定/形态发生(morphostasis/morphogenesis)

形态稳定和形态发生的定义是,系统在变化的情境下保持稳定和在稳定的情境下改变的能力。形态稳定是系统向稳定发展的趋势,是一种动态平衡的状态。形态发生是指支持发展、创造、创新和变化的系统增强行为,所有这些都是功能系统的特征。在功能良好的系统中,形态发生和形态稳定都是必要的,它们不可分割,代表着一个硬币的两个面。也就是说,"控制论认为,没有稳定,就不存在变化;同样,稳定总是与潜在的变化过程有关"(Keeney,1983,p.70)。此外,处在形态发生/形态稳定序列的两个极端都可能属于功能失调。在功能良好的系统中,适当的平衡要保持在两端之间。当需要改变时,系统的规则将会在其体系中支持这样的改变。

为阐明这一点,我们试想一下家庭在成长过程中所走过的生命周期。当预料到每个新阶段的到来时,适当的变化会被并入系统,家庭在功能层面得到维持。反之,在那个 15 岁孩子的例子中,他的家庭不支持所需的变化,过分强调形态稳定,忽视形态发生,从而威胁系统健康。同理,如果允许太过频繁或太多的变化,之前建立的家庭或系统的正常运转状态也会受到威胁。然而,这两种情况,无论是发生改变或维持稳定,它们都需要发生在系统的规则层面。

◆ 规则与边界

系统运转所基于的规则是由系统内特有的关系模式组成的,这些规则体现了系统的价值观,并且符合系统内各种行为的角色。系统的规则表明一个系统与其他系统之间的区别,也可以说,规则构成系统的边界。肉眼看不见这些规则或边界,我们必须从系统重复发生的行为模式中推断规则。系统只存在于观察者眼中。换言之,只有当作为观察者的"我",选择去把它定义为系统时,系统才存在,即只有当"我"推断出系统内关系的规则和模式时,才能定义出一个系统并形成它的边界。在大多数情况下,系统规则是隐性的,存在于系统成员的意识之外。

为了帮助你理解规则与边界的概念,我们邀请你反思一下自己成长的家庭。在你家中,有些事情你可以做,因为这是被允许的,但有些事情你不可以做。没人明确告诉过你,你主要是在跨越了可接受行为的边界后,发现什么可以做,什么不可以做。也许在你家,晚饭总是在晚上 6 点开始,孩子们在吃饭时不许说话;也许要参加某些宗教活动或学校表演;也许在你家有些是属于男生的活,有些是女生的。从系统论/控制论的角度来讲,你家中的一系列的行为标准,我们都称之为规则。这些是特定于你家的规则,从而定义你的家庭,并能让他人识别出这是史密斯家还是琼斯家,这些规则是定义你的特定系统的边界。

边界的概念还暗示了系统的等级观点。任何系统或子整体(holon)(Anderson and Carter,1990)都是更大系统或超系统的一部分,并且任何系统或子整体都有其更小的子系统,相对于子系统,它就成了超系统。边界的概念表明系统与超系统是分开的,但同时又隶属于超系统。因此,家庭是一个系统,同时又是所有家庭系统中的一部分。同样,兄弟姐妹与父母之间的关系子系统存在于更大的家庭系统之中。一个系统的边界、规则充当信息进出的看门人。因此,维持家庭特质所涉及的过程是,边界对来自系统外的信息起到缓冲作用,并在符合家庭价值观的基础上,对信息进行筛选。例如,小时候,你可能听你的父亲或母亲说过:"这不是我们家做事的方式",或者"我不管苏茜可以做什么,在这个家中我们做……"意思是,来自系统外的信息不符合你家的价值观,因此你的家庭系统不会接受它。

系统的边界还描述信息在系统中的出口,这类信息不同于其他系统的输入,但发生在系统内部的事情还不止这些。相反,系统将外界信息进行转换,然后把它作为新信息发送给其他系统。例如,当一个孩子开始上学时,面对各种新信息,家庭应接不暇。约翰放学回家,感觉自己聪明多了,因为他学会了一些新单词,但他的父母认为这些都是粗口。在被告知骂人是不被接受的行为后,约翰不仅会带着新词汇回到学校,而且知道什么时候可以用、什么时候不可以用这些词汇。当下次出现此话题时,他会想一想要不要和他的朋友分享。

◆ 开放/封闭(openness/closedness)

我们把系统对新信息传入的屏蔽度或允许度称为系统的开放或封闭。在一定程度上,所有生命系统都是开放的,开放与封闭只是程度问题,健康的功能运转需要取得两者间的平衡。在给定条件下,只可以根据相关情境而决定更适合处于序列的哪个部分。当一个系统和其特征受到与自身截然不同的情境威胁时,如果要保持系统本身的特征,封闭是更可行的选择。例如,也许某个宗教团体发现自己在较大的文化系统中是少数派,为了保留他们的独特性,宗教团体的成员会筛选导致系统改变的信息和传入内容,边界对新信息必须是封闭多于开放。因此,为了维持某种宗教特征,父母通常坚持孩子要与同教徒结婚也就不足为奇了。另一方面,移民到一个新国家的人,一般对新的社会生活方式采取开放态度,吸收大量新信息,努力融入新的社会,接纳当地的规范和价值观。在这种情况下,处在序列的开放端会更合适。

◆ 熵/负熵(entropy/negentropy)

如果开放和封闭之间的平衡是合理的,那么反之,过于开放或过于封闭可能会造成功能失调。一方面,处在两个极端点,系统可以说是处在熵状态,或倾向于极度混乱和瓦解。如果系统放入过多的信息或不足的信息,这会危及它自己的特征,乃至自身的生存。另一方面,当开放和封闭之间维持了适当的平衡,我们可以说系统处在负熵或熵减状态;它倾向于极度有序。在合适的程度上,系统允许信息的进入和改变的发生,同时筛选和避免会威胁系统自身生存的信息和改变。

系统内的能量使用方式还有助于找到熵/负熵序列上的特定位置。有些能量需要用在系统的组织和维护上,有些需要用在任务的功能上。把能量过多集中在一方,而忽略另一方,就会产生问题。想一下,譬如在一个家庭中,大家都勤于做家务,但都以矛盾或混乱的方法做事,缺乏条理性或秩序感,似乎什么事情都完成不了。在这种情况下,相对缺乏组织,或者不注意维护系统,就可能削弱家庭成员成功完成任务的能力。在这个点,系统是熵增状态。

◆ 等效性/等势性(equifinality/equipotentiality)

无论形态发生与形态稳定之间、开放与封闭之间,或熵与负熵之间所处的特定平衡是什么,等效性概念都可以描述所有系统。即,系统的所在状态是它对它自己的最佳解释;因为无论从哪里开始,结果很可能都一样。等效性的字面意思是同样的结局,具体来说就是"倾向于从不同的初始状态达到特定的终止状态,通过动态互动,并以不同的方式在开放系统中取得稳态"(Bertalanffy, 1968, p.46)。

处在关系中的人们倾向于产生习惯性的互动行为和沟通方式,我们将这些习惯和特定过程称为互动冗余模式。系统由模式组成,这些模式偏向于重复。因此,无论何种主题,在给定的关系中,其成员争执、解决问题、商讨议题等方式一般都不变,这些相互作用的冗余模式是"等效性"所指的最终形态的特征。

相反,等势性是指相同的初始条件也许会达到不同的终止状态。不管是哪种情况,"这意味着不可能对发展过程作出确定性的预测"(Simon et al., 1985, p.115)。因此,等效性和等势性的概念把我们的注意力引到过程层面,关注"发生了什么"。同时,它不需要我们去了解历史,或问为什么事情是这样。我们关注的是此时此地,是系统中的特定组织和持续性互动,而不是这些独特模式和过程的起源。

从为什么到是什么、从过去到此时此地,这些转变是个体心理学与系统论观点之间的主要区别之一。在第三部分,我们会更全面地讨论改变,从系统论/控制论观点来看,获得洞察力不是解决问题的途径。相反,目标是要先了解问题的所处情境,识别维持问题的模式,然后从情境中促进改变。

虽然说历史框架可以帮助理解问题产生的背景,但我们不是在追究责任或寻找起因。我们关注的是尝试性解决方案和目前对问题的沟通,所有这些都已成为问题的一部分,而不是问题的解决方案。依照等效性的概念,我们也许可以相当确定,系统已陷入僵局,当前使用的过程已不再起作用,需要的是新的信息和新的沟通方式,这样新的行为才可以产生。

◆ 沟通与信息处理

当我们从生态整体的角度去思考时,我们意识到沟通与信息处理是问题的核心。无论我们谈论的是行为、边界、变化、封闭性、能量、熵状态、等效性、反馈、输入、开放性、输出、感知、关系、稳定性、结构,还是整体性,我们其实都在谈论沟通与信息处理。这个概念由三个基本原则组成：

原则一，个体不可能没有行为；

原则二，个体不可能不沟通；

原则三，一个给定行为的意义不是行为的真正意义，它是给予特定意义的那个人自己的真相。

按照原则一，我们永远不可能什么都不做。即使是所谓的无所事事，都是在做些事。只是为了好玩，试着不要做任何事，避免任何行为。如果那时有人正看着你，那人会看到什么呢？或者你会如何描述什么都不做？你的描述可能会是这样："我坐着一动不动，手没动，也不说话。"但这些都是行为，因此否定了可以什么都不做的信息，肯定了一个人不可能没有行为的原理。

原则二是原则一的延续，因为"在他人情境下的所有行为都具有信息价值"（Becvar and Becvar，1999，p.19）。即使是前面所描述的静坐和不动，它们也都在向观察者传递信息。你是否常听过或用过"我们根本不沟通"这句话？它的意思是，发生在口头层面的沟通也许不尽如人意；但至少在非口头层面，沟通仍在发生，即便是沉默的行为，这种行为还是包含了意义。

原则三是指，对特定信息或行为的解读有多种多样的方法，没有一种解读会比另一种更正确。现实是主观的，而不是客观的，我如何创造现实是对应了我自己的一套假设与价值观，它们被用来应对事件或体验。当然，这只是我的看法，也许符合你的看法，或者不符合你的看法，但是我们的每一种看法都对我们每一个人来说同样真实而有效。

除了这三个基本原则之外，我们会讨论三种不同模式的沟通：语言或数字模式、非语言模式和情境。非语言模式和情境的组合被称为模拟（analog）。语言或数字模式指的是口头语言，或信息的报告方面。然而，这只是信息的一部分，在定义信息是如何被接收上是最弱的。瓦兹拉维克等（Watzlawick et al.，1967）说道："当任何时候关系成为沟通的核心问题时，我们会发现数字（口头）语言几乎没有意义。"（p.63）

例如，如果母女俩聊天，母亲对她的女儿说，"这房间真是一团糟"，女儿是把这话听成只是对情况的评论,还是清理的命令,将取决于她和她的母亲所处的地点和这些话的表达方式。也就是说,如果听者要判断信息的意思,信息的明确内容必须受到非口头语言和语境模式的限定,因此模拟信息更有力量。非语言模式是信息的命令层,它涉及语音、语调、手势、面部表情等,告知信息是如何被接收的。因此,它是沟通的关系定义模式,其中它定义了信息发送者的意图。例如,在说"我爱你"时,一方面紧握拳头、粗声粗气,另一方面温柔细语、手捧鲜花,这里说明的便是两种不同的关系。

情境甚至会进一步修改信息的意思。我们在哪里、和谁在一起、什么时候,以及每个人在想什么,它们都是构成情境的要素。情境大过环境概念,但包括环境概念,情境定义的是我们如何彼此相联。因此,作为学生的你和作为老师的我,在教室里我们将以一种方式行事;如果我们一起去看电影的话,又会是另一种行为方式。事实上,语境的改变通常意味着关系规则的改变。我们如何看待彼此,就会如何互动,这都会受到环境的影响。

由于语言信息的意思受非语言模式的影响,而语境又修改了非语言模式,所以不难理解模拟为什么会在沟通中更有力量。回到母女俩这个例子上,我们现在可以看到,如果在朋友家惊讶地说"这房间真是一团糟"这句话,这仅仅是两个同辈人之间的对话;相反,如果在女儿的房间,母亲用严厉的口气说同样的话,这就意味着母亲处在掌控地位,女儿最好开始整理房间吧。

一致与非一致沟通(Congruent and Incongruent Communication)

沟通分两个层面,即内容与过程。内容层面指的是数字部分,过程层面指的是模拟部分。当这两个层面匹配时,关系中的成员会对彼此的立场非常清晰;系统论的范式转换就是这样在发送和接收直接或一致的信息。但当这两个层面不匹配时,问题就会出现。因为我们更倾向于关注模拟层面或过程层面,所以对混淆信息的回应通常会针对这部分沟通。例如,当听者回应对方紧握拳头、粗声粗气说出的"我爱你"时,不太可能说"我也爱你";相反,她可能会反问"你为什么生我的气?"或者"你怎么了?"从这里,你可以断定,随后的沟通将不会太有效。

避免沟通陷阱

有两种方法可以避免误入沟通陷阱。首先,每当你收到不一致的信息时,更安全的选择是回应信息的字面意思，也就是内容层面，而不是回应模拟或过程层面的信息，这种回应方式会把责任球扔回给对方。通过简单地说"我也爱你"，或者"我很高兴你有这种感觉"，同时忽视模拟层的信息，你可以促使对方道出他或她的想法。通过选择这样的方式回应，你就没有允许对方以非一致的信息在关系中插入负面评论。

避免这类陷阱的第二种方法是元沟通，或谈论你的沟通方式。因此，回答前面所讲的双重信息，你可能会说"我感到你口头表达的意思，似乎与你的声音、语调和身体不太一致，你可以说清楚些吗？"但元沟通的挑战之处在于，你们要在关系中设立规则，确保元沟通是可以被接受的。不然，这种回应可能会引发愤怒或防御，而你至少要负部分责任。

另一个沟通陷阱是读心术。你可能还记得我们前面讲过的等效性，在关系不断发展的过程中，规则会被建立起来，行为特质会得以发展，关系中的成员对彼此的模拟信息和互动的潜规则变得敏感。但是，关系中的每个成员仍然以其独特的方式感知事情，根本不可能进行读心术。无论他们觉得自己有多了解对方，他们还是按照个人的参照框架去理解事情的意义。因此，每个人都会以不同的形式获取信息，唯一可以弄清楚混淆的或双重的信息的方法是把隐藏的内容明确化。这样，我们就回到了前面所讲的两种解决方案。

现在，你可能比较清楚为什么我们会说，从系统论和控制论的角度来看，沟通和信息的处理才是问题的关键。事实上，信息流——内在、输入和输出——都是控制论系统的基本过程。在社会系统中，我们如何交流，或者如何共享和处理信息，为我们更全面地理解关系和整体的概念提供了关键要素。

◆ 关系与整体

如前所述，两个有关系的个体并不独立，他们相互影响。我们还说过，关系的特征是冗余的互动模式，但我们前面还未谈到系统论的基本规则，即整体大于各部分之和，或"1 + 1 = 3"。这个等式中的三个元素是，两个人外加上他们之间的互动。你现在知道，正是这种互动为关系提供了情境。在治疗中，即便我们会跟一个个体打交道，但此人并非一个孤立体。我们的观点是关系性，焦点是情境或整体，缺乏这种意识就不可能真正理解行为。

不仅"1+1=3",而且随着家庭规模或系统的壮大,系统的复杂性也在以几何级数增长。例如,在两人组中加个新成员,关系的数量从1变成3。进一步来复杂化这个情况,比方说3个人,这里就会出现三角关系的可能性。因此,我们有3个人,3个关系,及1个三角关系,总共7个单元。在5口之家中,我们有5个人,10个关系,以及27个三角关系,总单元达到42。整体的确是大于各部分的总和!

三角关系(Triangles)

三角关系是家庭治疗中的一个重要概念,尤其是在默里·鲍温的理论中。鲍温(Bowen,1976)认为,三角形也许是"最小的稳定关系系统"(p.76)。在风平浪静时,二元或两人的关系系统可能会相对稳定。但当出现问题时,通常会出现三角关系,因为第三者被关系中的某一个或另一个成员牵扯进来。例如,玛丽和汤姆·史密斯在吃早餐时因钱发生争执。汤姆上班后,玛丽就打电话给她最好的朋友,开始抱怨自己的丈夫吝啬。好朋友同意玛丽的看法,现在就出现了二比一的状态,玛丽的意见得到了第三方的支持,三角关系从而形成。面对这个难题,我们主张一个基本原则:关系只涉及两个人,争论只涉及两个人。也就是说,如果第三方不搅和问题,玛丽和汤姆会更有希望解决问题。同样,如果父母不对孩子们之间发生的争吵作出对与错的评判或叫停,最终孩子们自己也会停火。

关系模式(Relationship Style)

另一个重要的概念是关系模式。我们对关系的评估和标识是基于它们的互动模式的特点,而非评估个体,去贴上诸如支配、顺从、攻击性、被动性、残酷或友善等类型的标签。关系模式主要衍生于过程层面或模拟行为,此时整体再次成为焦点,这个整体是指行为存在和被维持的情境。三种关系模式分别为互补、对称和平行。

互补关系的特征是高频率的反向行为。譬如,一方的主动被另一方的被动所维持,反之亦然;或者是支配与服从、残忍与友善的模式。相反,在对称关系中,互动涉及高频率的相似行为。例如,她越喊叫,他越回以喊叫;或者面对她的冷漠,他回以更长久的冷漠,等等。第三种模式是平行关系,它是以上两种模式的组合。在这种关系中,互补和对称的互动都会发生。当在互补模式下互动时,成员在高人一头和低人一等的位置之间交替,关系内的角色具有灵活性,双方都能适当地承担责任。

虽然从系统论/控制论总体上来看,评判特定关系模式的好或坏只能从其情境着手,但比起另外两种关系,平行关系似乎属于更高的逻辑阶层(Harper, Scoresby, and Boyce, 1977)。涉及平行关系的人会表现出更多的行为变化,他们不会被一种交互形式束缚,似乎会跳过权力争夺问题,并且对存在于关系概念中的双向性质和相互责任有潜意识的认识。

最后,值得注意的是,鉴于系统的特征是整体性和相互依赖性,故部分的变化会影响到整体。成员之间的相互关联意味着,系统具有特定的连贯性或结构,任何成员的变化都会影响整体,这就与把石头扔进池塘所产生的涟漪效应是一样的。因此,与家庭中的某个成员开展工作可以在更大的情境下促进改变的发生。但如同池塘的水会很快又恢复到以前的平静状态一样,当家庭面对一个成员的变化时,它往往会努力争取回到之前的稳定状态。事实上,正是由于这种现象的出现,家庭治疗领域的一些创始人在未能成功治愈个体患者后,开始考虑与整个家庭合作。尤其是对于长期陷入问题的家庭,他们会围绕着问题组织起来,这种做法符合家庭所处的情境。因此,孤立地处理问题,视其为个体病理,就等于忽略了系统论/控制论的理念,没有意识到问题是系统功能失调的征兆,需要更大情境下的改变才能获得更持久的解决方案。另外,我们有必要全面性地思考问题。事实上,"当一个人把健康和病症仅仅视为关系隐喻时(沟通或关系系统生态的指示器),健康与病理之间的二元论就会得以修补"(Keeney and Sprenkle, 1982, p.9)。

◆ 目标与目的

在一阶控制论的概述中,我们还剩下的一个主题是目标或目的。不过,这个话题有点棘手。戴尔(Dell, 1982)认为:"无论是心理学还是哲学,用目的概念去诠释人类行为始终会存在许多问题,因为所有的目的归因都是观察者在诠释问题行为的过程中所下的定论。"(p.26)系统论/控制论也无法摆脱这个困扰,因为我们作为局外人,往往会基于自己的感知来创造和陈述系统的目的。

一方面,我们可以说,所有控制论系统的行为都似乎是以目标为导向(Pask,

1969）；另一方面，谈论目标或目的又不符合系统论/控制论的观点，因为这个概念暗示了像动机或意图这样的内在心理观念，属于因果或线性性质。如果系统本身是系统的最佳定义，那么唯一合乎逻辑的声明就是系统为了存在而存在，或者系统在做其所做。当然，这是重言式或循环推理，由此需要处理的问题又回到了目标或目的上。事实上，虽然我们可以推断出目标，但这需要系统外的某人去做，这个行为只有在一阶控制论层面才具有合理性。"当然本质上，观察者自己创建了系统目的，为了讨论系统，观察者通过自己的元语言把系统目的陈述出来。"（p.23）

学生常问的一个问题，或许也萦绕在你脑中的一个问题是："如果这不是种系统性的做法，那么为什么还要谈论目标或目的呢？"答案是，我们隶属于文化的一部分，通常会提出基于我们文化框架的问题。在美国社会中，我们具有的不是系统框架，而是新实证主义或牛顿式的框架，它的基本假设是线性、因果性和目的性。因此，我们几乎本能地会问"为什么"，试图指定动机，假设所有行为都是以目标为导向。系统概念在这点上也不例外。

尽管家庭治疗师在一阶或简单控制论层面进行工作就很有用了，但是作为把家庭或系统视为黑匣子的观察者们，治疗师也必须意识到系统中包含我们，并将我们定义为治疗情境的一部分。事实上，基尼（Keeney, 1983）认为："将简单控制论应用于人类现象的不足之处在于，未能意识到在治疗师或观察者与来访者或被观察者之间的联结上需要强调高一阶层。"（p.158）因此，现在是讨论二阶控制论或控制论的控制论的时候了，这个讨论可能会是我们飞行中最困难的一个部分，其中我们会体验到大量颠簸。我们建议，应付这段旅程的最好方法是飞过去，了解个大概，等着陆后再理顺思路。

二、控制论的控制论（Cybernetics of Cybernetics）

控制论的控制论把我们带入更高的抽象阶层，而不再只是作为黑匣子的观察者。你可能还记得，在简单控制论层，我们用黑匣子的比喻来描述系统。作为外部观察者，我们试图理解这个系统，分析输入和输出这个系统的信息。图3.1所展示的观点是有问题的，因为它将观察者放入另一个黑匣子里，未能考虑到共存于更大情境中的两个系统间的互动。

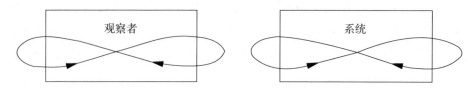

图 3.1　简单控制论

另一方面,在控制论的控制论层面,我们不再只从与其他系统的输入和输出或关系的情境下观察系统。更确切地说,我们进入包含了黑匣子和观察者的更大情境,如图 3.2 所示。在这个更高的抽象层,观察者成为被观察者的一部分或参与者,因此所发生的一切都被理解为完全的自我参照。换言之,你的所见和所说不光反映了你所观察的对象,同时也反映了你自己(Varela and Johnson,1976)。没有可以参照的外部环境;边界没有被打破,系统呈封闭状态。对整体的更精确猜测得以尝试。在该层面,我们主要讨论的是负反馈。

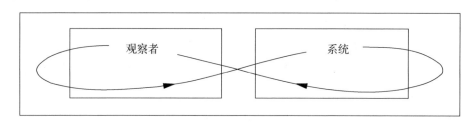

图 3.2　控制论的控制论

我们还定义了系统的自组织或组织闭合(organizational closure)。在控制论的控制论层面,焦点从基于强调环境的输入和输出的行为分析,转移到强调系统内部结构的递归分析,以及观察者与被观察者之间的相互关联性(Varela,1979)。

◆ 整体性与自我指涉

现在,这部分的介绍做完了,我们再回过头去看一下。你也许还记得我们说过,系统存在于观察者眼中,只有当我们选择这么去定义它们时,情况才是如此。我们基于自己的认知框架进行区分,并根据这些认识论的假设来强调现实。事实上,基尼(Keeney,1983)提醒我们,要想理解控制论系统,我们必须制定一系列特定的区别。同理,我们可以从不同的层面来强调系统,在简单控制论层,系统对来自其他系统的输入所持的是开放态度,而在控制论的控制论层则是封闭态度,因此系统具有自组织性。换言之,我们创建了我们自己的现实,它的存在对应的是观察者的行为或感知(Maturana,1978)。然而,本段中的所有断言都是自我指涉,它们都是我们基于自己的认识论而作出的假设。从某种意义上,这些断言都是悖论,因为我们无法以任何绝对的方式确定其真实性,并且只有当我们选择从控制论的控制论层面强调现实时,它们才具有真实性。

任何思维系统中都存在这种悖论,因为这种系统不可避免地包括思考者。梅(May,1967)将它描述为"人类困境",也就是说,我们可以把自己定义为既是主体又是客体,但我们无法超越自己去观察自我定义的过程。瓦雷拉和约翰逊(Varela and Johnson,1976)指出,整体具有这种封闭组织的现象意味着,为了描述它们,我们必须处理自我指涉性描述。你最终所具有的对应关系反映的是他们与自己之间的对应,或者所具有的互动关系是他们自己的互动,所具有的特征是描述他们自己,等等(p.27)。

正是这种具有互动相互性或互动同步性的自我指涉才给予了整体系统组织封闭感或自主性。的确,要理解系统的自主性就要排除对外界的指涉,而自组织性只能通过其对自身的指涉来描述(Keeney,1983)。因此,自组织是系统的递归或反馈过程的最高层次,所保持的偏差范围或稳定程度属于整体的组织。在此层级,系统的特征是特定统一体——例如细胞、生物、个体、家庭、动物群、经济,等等。

◆ 开放性与封闭性

谈到组织闭合的观点,我们需要重新考虑系统的开放或封闭的概念。记得在简单控制论层面,开放度和封闭度被定义为系统与其环境之间输入/输出的比率。在这个层面,我们是黑匣子的观察者,黑匣子被理解为一个在既定情境下互动的控制系统。另一方面,在控制论的控制论层面,系统和观察者被理解为在边界封闭的更大系统内互动,因此没有可参考的外部环境。从这个角度来看,系统的特性是由内部交互模式创建的,它的影响仍然保持在系统内部(Maturana and Varela,1987)。然而,这两种可能性并不相互抵触,它们只是具有不同的侧重点。每种观点都有其合理性和缺陷,每种观点都取决于我们想要强调的自我经验,或者是自我运作的观点以及希望创造的系统现实。

自组织系统具有互动性,变化在这个层面发生,但这种变化涉及结构或者维护整体组织的方式。因此,发生在自组织层面的系统互动必须被称为扰动(perturbations),而非输入。二阶控制论的观点认为,结构是指构成整体的各部分之间的关系和它们的特征。组织是指将系统定义为统一体并决定其属性的关系,且不涉及各部分的特性。事实上,部分可以是任何东西,只要它们满足将系统定义为特定统一体的特定关系的要求即可。因此,如果定义系统为统一体的关系是相同的,那么两个系统就具有相同的组织,这与如何获得这些关系无关,因此有相同组织的两个系统可以有不同的结构(Maturana,1974,p.467)。

例如,只要个体按照某种世代等级行事,并支持所有人的共同福祉和每个人的个体发展,我们就可以定义这个统一体为家庭。不管其结构被定义为是已婚父母和他们孩子之间的关系,还是未婚妈妈、她的孩子和孩子的奶奶之间的关系,对于这个特定组织来说,这种定义均成立。同样,如果前一个例子中的家庭成员离了婚,父母不再住一起,但他们仍是一个家庭。不论哪种情况,"系统特征由它的组织决定,只要组织不变,系统就不变,不管系统是处于静态还是动态,也不管系统的结构是否发生了变化"(Maturana,1974,pp.467-468)。

◆ 自创生(autopoiesis)

产生具有特定属性的统一体基于的是部分间的关联方式,而非部分的性质,这是定义统一体的方法,我们称这个自我生成的过程为"自创生"。马图拉纳和瓦雷拉(Maturana and Varela,1987)认为,"自创生系统最显著的特征是,在无外界帮助的情况下,系统通过它自身的努力提升自我;通过它自身的动力,从其环境中发展为有组织性的系统,这两者是缺一不可的"(pp.46-47)。换言之,要把家庭从更大的情境下区分出来,就需要边界。同时,要区分边界,成员间就需要存在互动的动力和特定的关系,这就是统一体,我们称它为"家庭"。边界不形成家庭,家庭也不形成边界;相反,双方都彼此需要,两者都是"自创生"的整体过程的一部分。

自创生系统的产物始终是它自身。也就是说,自创生系统这么做是为了让它自己做要做的事,"生产者与产品之间没有分别。自创生统一体中的实体与其行为是密不可分的,这是它们组织的特定模式"(Maturana and Varela, 1987,p.49)。因此,在控制论的控制论层级,我们主要讲负反馈。你应该记得,负反馈与现状的维持有关。要描述正反馈就等于要孤立地看待偏差或变化,而非考虑更大自主系统的所处情境。根据自创生的规则,在那个更大的情境下,系统是以维持自身的目的而运作的。因此,控制论的描述总是从负反馈的角度出发(Bateson,1972)。对正反馈的强调,或者偏差放大的描述,是"更大范围的负反馈过程中的部分弧线或序列"(Keeney,1983,p.72)。换言之,从控制论的控制论的角度来看,处在一个层面的正反馈是在为处在整体层面的负反馈服务的。

类似地,从黑匣子的角度观察家庭,以及采取相应行动,并不完全符合系统论/控制论的观点。尽管从简单控制论的观点来看,循环性和相互依赖性也许被接纳,但它们并没在更广泛的情境下被彻底理解,对于黑匣子只是观察者的建构缺乏意识(Glanville,2001)。一方面,在实用层面开展工作的治疗师,通常需要从黑匣子的角度去思考问题,只要认为正反馈和负反馈是一对互补的概念,谈论它们就有意义。从该意义上来说,正反馈是"高阶负反馈的近似值"(Keeney, 1983,p.72)。另一方面,如果治疗师未能意识到个体成员所处的情境就是家庭所在和问题所被定义的情境,从而只治疗家庭,那么这与把问题看作存在于个体的头脑中,从而治疗个体病人的治疗师是没有区别的。在二阶控制论层运作的系统治疗师意识到,他们无法脱离问题产生和尝试解决问题的情境;在一个层面看上去是不稳定的情况,在高阶递归层也许是稳定性的一部分;因此,他们也意识到,他们的干预可能会扰乱更大的生态平衡,他们这种干预的努力是有局限性的。

◆ **结构决定论**

在控制论的控制论层,我们会说,系统在自主性的层面取决于结构:

> 它们可以受独立事件的扰动,但由于这些扰动而产生的系统变化,以及由于这些变化而产生的自创生关系,都是通过系统的构造,在系统的内部状

态下发生的,所以与扰动的性质无关。(Maturana,1974,pp.460-461)

因此,在不失去系统自身特性的情况下,系统本身决定它可以接受的结构偏差范围。系统本身的结构决定它的局限性,决定什么能做、什么不能做。例如,一个橡皮球的滚动形式反映出球的各部分之间所对应的关系:球的重量、质量、组成元素等。尽管球和脚之间的互动造成了移动或变化的情境,但是移动方式——这里指滚动——对应的是橡胶球的构造,而不是踢的动作。因此,如果我们踢泡泡,它会破;如果我们踢金属球,就会伤到脚,虽然这些动作或许看起来都很相像。在这三个例子中,元素的特定组织定义了每个统一体为球体,但至于每个统一体会做什么,或可以做什么,这都取决于它的特定结构。因此,环境不能决定系统的所作所为,它作为扰动力量,最多在系统结构中决定它哪些能力可以被展现出来,可以提供情境或历史实例。

这种观点的转变极大影响了我们对有关有机体和环境之间互动的成长和变化的思考。根据消极诠释的观点(Bateson,1972),什么是可能的取决于有机体的结构和环境施加给有机体的限制之间所对应的关系。只要选择不受环境限制,有机体可以做任何在其结构允许下的事情。因此,"我们可以认为,不断改变的环境在不断为物种创造出更多可能的栖息之地,这些演变来自物种的内部压力、他们的'好奇心'和他们的丰富的可能性"(Hayward,1984,p.134)。

◆ 结构耦合与无目的漂移

另外,基于结构决定论的观点,系统无论做什么都是正确的,因为系统的结构决定系统可以做什么。只有从观察者的角度,我们才能把系统的行为定义为错误。然而,系统存在于包含其他系统和观察者的空间中,这些系统能够共存的程度被定义为结构耦合(structural coupling)。按照这个概念,有机体的生存取决于彼此间的适应,以及与他们情境的其他方面的适应度,如果适应度不够,有机体就会死亡。

你怎么处理系统封闭其实是我们一直都在做的事情,比如,我们有很多与系统互动的方式,会戳它、会向它扔东西、会对它吼以及类似这种行为,它们的复杂程度都不同。这是对系统稳定性的扰动,系统会补偿或不补偿(因此瓦解)。如果它补偿了,那么在这个互动中,我们就感知到稳定性。(Varela and Johnson,1976,p.28)

因此,改变是在组织不变的情境下的结构转型过程。

系统所存在的情境不是决定性的。就如我们讲过,线性因果关系是不存在的。相反,系统的生命是一个在媒质中无目的漂移的过程。尽管它可能会存在内部和外部的连续性扰动/补偿的互动,因此是在不断变化,但这种互动无法被决定,并且一直会持续下去,直至随时会发生瓦解。

> 学习,对于有机体所处的环境来说,似乎是有机体的持续性发展的结构耦合,它是个定向过程,这个方向取决于施加在有机体的结构改变上的选择,这种结构改变是由于行为的实施而产生,这种行为产生于有机体已经选好的结构,这种选择受有机体以前的弹性互动决定。(Maturana,1978,p.45)

换言之,系统在给定的情境下互动。至于它们如何在此情境下互动,这是个在一定范围内的相互影响/反馈/适应的递归过程,这个过程由它们各自的系统结构决定。不论什么结构,系统的存在对应了以前的结构耦合事例中相互影响/反馈/适应的互动。因此,所产生的变化反映了情境的改变,两个系统都要对它们的创建负责。作为治疗师或任何其他人,我们不是在改变系统,或治疗家庭;相反,我们在改变自己的行为,从新行为所产生的反应中,观察此新行为所产生的影响,然后在一个持续性的调整过程中,对反应作出反应。如果这里所描述的互动被形容为系统的变化,那么我们可以说反馈已成立,情境改变已发生。其策略是创造一种情境,在这种情境中,期望的结果——行为的改变——是合乎逻辑的反应。

◆ 参与认识论

在我们如何看待现实上,结构耦合的观点起到重大的作用。例如,当我们试图理解我们所生活的世界,我们不再能够把追求更大的准确性和/或真理定义为"进步"。我们最多可以说,我们"创造了新的不同的方式来协调我们与他人的行为"(Efran and Lukens,1985,p.25)。我们不能把自己看成是能够更精确描述真实再现的观察者,必须再次回到观察者和被观察者之间密不可分的观点上去,并且我们通常所理解的那种客观性是不存在的,我们称这种思维方式为参与认识论(epistemology of participation)。由此,人类与自然世界被视为是相联的:

> 知识是自主单元在驶过冰冻历史的交织网的过程中形成的,就如纸牌城堡,虽具结构性,但仍要从其内部,通过自身努力,齐心协力而获得内容。反之,知识视自然为人类史,每个事实陈述都包含了获得知识和可能成为知识的诠释理论。客观主义的后继者不是主观主义,即它的反义词,而是对参与的完全认识,这个认识超越了它们两种中的任何一种。(Varela,1979,p.276)

"对参与的透彻理解"需要聚焦观察者与被观察者是如何被联系在一起的。具体来说,无论我们是试图质询、描述,还是赋予意义,这些都是涉及情境中的扰动和补偿的互动过程。例如,马图拉纳(Maturana,1974)指出:

> 一个问题就是一个提问,一个提问就是一种扰动,被质询的系统必须要产生补偿行为,此种行为要满足与扰动所同在的范畴内的某种标准。因此,解决问题等于回答了在同一范畴内所提出的问题。(p.469)

所以,从所谓的客观局外人的角度来看,相对于理解整体而言,这样的过程不具有解释力。相反,只有从提问、描述或解释的主体的角度来看,理解整体才可能发生。

◆ 多重世界的现实

的确,作为生命系统,我们在共识领域里运作,这种共识领域是在共同语言系统的情境下,通过结构耦合而产生的。一阶共识领域是我们研究的领域,二阶共识领域是我们作为其中一部分的领域。我们作为观察者的所为是,好像我们处在情况之外,在观察该情况(一阶),以及观察我们自己(二阶)在做观察。然而,在观察的过程中,我们不可避免地与我们试图观察的共识领域产生互动,从而帮助创造了共识领域的现实:

> 由于描述总是意味着互动,又由于描述系统对其部分所进行的描述是通过部分之间的互动进行的,故而在描述、一般性行为,以及系统所描述的系统的运作之间存在着结构性同态。因此,我们通过生活创造了我们所生活的世界。(Maturana,1978,p.61)

由于我们各自具有独特的遗传、体验、假设,乃至感知,所以我们每个人都以略微不同的方式在生活和创造现实。回顾一下沟通的第三条规则,对我们每个人来说,这个现实既真实又合理。根据马图拉纳(转引自 Simon,1985),当我们从简单控制论转向控制论的控制论时,这个观点的重要性便如下所述:

> 系统论首先帮助我们认识到,家庭中的不同成员会持有不同的观点,所有观点都有一定的逻辑性。但是,系统论暗示了这些都是同一系统的不同观点。我说的是不同,我并不是在说系统成员的不同描述就是同一系统的不同观点。我说的是系统不止有一种存在形式;绝对、客观的家庭是不存在的;我说的是对于每个成员来说,他们都有一个不同的家庭,而且每种都完全符合逻辑。(p.36)

由此看来,我们不再能谈论一个世界;相反,我们必须承认,我们生活在一个多重世界中,它包括了许多同样合理的依赖于观察者的现实。从这个角度来看,客观性就不存在了,不存在客观性就谈不上主观性(你可以参考第 1 章中所讨论的黑暗来自光明)。我们可以提的是"加了括号的客观性"(Simon,1985),或者对观察者与被观察者之间相互联系的承认。

此外,感知现在已成为一个建构过程。在感知/建构环境的同时,我们创建了我们所生活的环境。通过感知结构或个人的世界观,我们同化并调和了信息,从而创建了我们的现实和世界。因此,极为重要的是,对预设和假定的理解要基于我们对现实的认知/建构。我们被引向对心理过程的思考。治疗师面临的任务是,帮助来访者通过他们的感知创造一个能够更有效运作的现实,从而可以建构出更支持他们提升效率的现实。我们在第 4 章中谈到,对创造和建构的强调符合后现代理念对家庭治疗的影响。在结束以上内容之前,让我们回顾(即使我们的飞机正在低空盘旋并准备降落)并总结系统论/控制论框架里一些关键的方面。

三、总结

从一阶或简单控制论出发,我们围绕着递归与反馈、形态稳定与形态发生、规则与边界、开放与封闭、熵与负熵、等效性与等势性、沟通与信息处理,以及关系与整体等概念来思考。作为信息输入和输出家庭(黑匣子)的观察者,我们的立场是把现实视为"在外面",能够被观察到,但又不受观察过程的影响。因此,治疗师"发现"和"治疗"问题,并从系统外指导改变。

相反,从控制论的控制论角度来看,我们必须考虑:

1. 观察者外加黑匣子;

2. 观察者是被观察者的一部分;

3. 现实是自我指涉的;

4. 不涉及外部环境;

5. 边界完整的封闭系统;

6. 负反馈;

7. 自治体或组织封闭性;

8. 强调内部结构;

9. 作为递归性的扰动/补偿过程的互动;

10. 自创生或自我生成;

11. 结构决定论;

12. 结构耦合;

13. 无目的漂移;

14. 新的协调而非进步；

15. 参与认识论；

16. 共识领域；

17. 作为个人感知/建构的多重世界的现实；

18. 聚焦心理过程。

因此,治疗师意识到,他们在和感知与建构打交道,这些感知与建构不仅来自他们自己,还来自他们的来访者;他们承认,每个人的感知都是一个故事现实,它们永远不能被完全或绝对地理解;他们意识到,他们的观察会影响所看到的是什么,以及在看待同一现象上,存在许多其他同样有效的方法;并且他们认同,治疗过程发生在更大的社会情境下,其中所涉及的每个人的故事都会产生影响与被影响。

第二部分讲了家庭治疗的基本方法,在讨论完每个模式之后,都有一段会谈到系统一致性和来自后现代观点的反思。因此我们回到了这些概念上,相对于一阶或简单控制论和二阶或控制论的控制论,它们构成我们的系统一致性的分析基础。

尽管我们所体验到的很大一部分控制论的控制论世界,即便算不上让人苦恼,也绝对称得上让人摸不着头脑,但值得欣慰的是它具有包容性。我们不必选择不是/就是,而只需考虑既/又。例如,光明与黑暗、线性与递归、简单控制论与控制论的控制论,每种情况都被理解为构成更大整体所不可分割的互补部分。

当然,我们可能会失去法制世界观念所提供的安全感,以及掌握绝对真理的可能性,但我们可以从积极主动的角度获得自由,知道每个人都是现实的共创者。由此,凭借对我们所在的世界和所隶属的更大国际社区的共同责任感,我们还赢得了一些掌控力。

从心理治疗的角度来看,这个世界观中存在一些发人深省的方面,同时存在一些解放性的方面。一方面,我们被告知,在如何治疗家庭上,我们可以从过程层面进行谈论,但在内容层面上,我们的具体操作需要因情境而异。尝试去提供家庭治疗的烹饪书,等于在犯基于线性认识论的认识论错误。系统观点中的规则改变是差异性,行为改变所需要的是在那个情境下不符合逻辑的行为。因此,治疗没有它一定要采取的特定形式，也不应该有。可接受的治疗师行为的基本底线是，其具有不超出道德实践范围的职责。

另一方面，只有当治疗师与家庭中的不同成员产生互动时，治疗师才能治疗、参与和了解这个家庭，他们才可以放手与家庭成员进行工作，去共同漂游，去帮助定义出新的和更满意的行事方式。这同样符合后现代理念对家庭治疗的影响，它是我们接下来要讨论的内容。

我们的飞行到此结束了。虽然我们知道，这或许不是你经历过的最舒适的一次体验，但我们猜想，你不会很快遗忘这段旅程。

第4章

后现代主义与家庭治疗

当我们的旅程结束时,这部分的行程将让你对可能遇到的地形有一些感知,因为它为影响当前家庭治疗领域的一个主要动力提供了简要的背景和诠释。我们认为后现代观点及它所引发的争论,至少部分反映了存在于两种临床执业者之间的持续紧张状态,一方面是那些以一阶控制论为理论基础进行临床实践的人,另一方面是那些基于二阶控制论进行临床实践的人。发生在控制论领域之外的矛盾还激发了其他争论,即存在于提倡现代主义立场的学者和支持后现代主义假设的学者之间的争论。即使对于后现代主义者来说,在建构主义和社会建构主义之间的区别以及这个理念在治疗中的应用上,也存在诸多讨论。总之,这个话题"被形容为我们这个时代的主要思维议题"(Lowe,1991,p.41)。的确,后现代主义被定义为一种评论而非一个时代,安德森(Anderson,1997)将其视为质询,是许多学科的代言人的不同观点。这些理论家和学者质疑了现代主义范式的不同方面,其中包括社会的元叙事、主流科学从业者所宣传的确定性,以及在艺术、社会科学、历史和文学这些领域的传统理解方式。

如第3章所述,基于一阶控制论的观点,治疗师/理论家是站在系统外部去描述系统内部所发生的事情。因此,与现代主义立场一致,他们所评估和试图改变的行为是相对于更多情境内所被接受的规范标准和准则。基于这种观点,问题被定义为存在于真实和可知的现实"之中"。在二阶控制论层,基于后现代主义观点,观察者被理解为是被观察者的一部分,因此他们只是系统的观察者。现实被建构并对应于信仰体系,而信仰体系是一个人对特定情形的独立看法,并且个人会按照该信仰体系行事。此外,我们不光要关注问题,还要关注情境,它是来访者和治疗师所表达的意图的所属情境。我们不是在发现行为,而是在创建行为;所信即所见,因此我们如何用"语言"或措辞去描述事情就变得极为重要。

基于这些区别,"新认识论"的支持者对个体责任、稳态、阻力、病理和客观性这些术语的使用提出了质疑(Piercy and Sprenkle,1990)。同样,基于客观可能性的理念和聚焦还原论的研究逻辑,实证主义及经验主义传统也成了"嫌疑犯",取而代之的是更为定性的方法(Atkinson,Heath,and Chenail,1991),并且其接纳度逐渐上升(Faulkner,Klock,and Gale,2002)。

确实,后现代主义所带来的是对高阶意识或具有自我明确意识的认识论的更多接纳(Keeney,1983)。这种意识促使我们对组织我们社会的总体对话进行审视,该审视显示这些对话会倾向于聚焦缺陷,并且在规范性社会科学和心理健康实践中所基于的判断标准是病理学。此外,对知识的意识被看作是与框架有关,这挑战了具有特权信息的所谓专家的等级,乃至权力。因此,所有人都重获发展他们自己的个人生活专长的权利。例如,在治疗中,来访者是内容的专家,治疗师是过程的专家(Anderson,1997)。此外,与系统论/控制论理念相符的关联性概念被认为是非常重要的。所有这些对变化所做的假设帮助建立了更具伦理性的观点,视来访者与治疗师为共享现实的共创者,并具有同等参与度。

随着转向对伦理和治疗师取向的关注,后现代主义扩展了许多新的方法,我们会在第13章中进行更详细的讨论。一些理论家(尽管我们不同意)认为,这种转移必然代表了系统论和控制论以外的观点。不管事实是否如此,其中存在的意识是"整个治疗行业基本上是一种伦理活动;它涉及创建、塑造和重新制定共同生活的准则"(Efran,Lukens,and Lukens,1988,p.27)。治疗从而被理解为对话,其目的是创造一种所有参与者的需求都可以得到满足的情境。这种治疗被认为是符合后现代立场的。

为了弄清对后现代的批判的重要性,我们觉得有必要从历史的角度来理解近来的发展。在这个讨论之后,我们接着会审视语言角色和个人角色的影响,并进一步具体思考前面所提到的辩论。

一、以历史视野看后现代主义

格根(Gergen,1991)把18世纪晚期和19世纪归类为浪漫主义的开花时期,这个观点主要是强调人的最深层面。这种力量是看不见的,或许是神圣的,它被认为是生命与人际关系的重要性的源泉。浪漫主义注重内心深处(deep interior),它隐藏在意识思维表层下,替代了对理智和观察的强调。激情、目的、深度和个体重要性的语言被用来表达英雄主义、天才、灵感和爱,生活中的道德价值观和终极目的感被用来形容世界观,它至今仍在持续影响我们对人类及其行为的描述。

19世纪末和20世纪初,更具实际性看法的现代主义取代了浪漫主义观点,其对真理的追求来自"生态性观察和严谨性推理"(Gergen,1991,p.29)。通过科学方法向更伟大的目标迈进所取得的发展展示了社会的"宏大叙事",并且对原发的和不可再分的本质的追寻弥漫于所有研究领域。也就在同一时期,机器的比喻出现了,人类行为被认为是由环境条件所决定。此外,独立、自治的个体被视为成熟的理想模式。

尽管有些人仍然渴望浪漫主义的美好过去,但也有很多人崇拜现代主义的新世界。格根(Gergen,1991)认为,比起有点神秘和不切实际的浪漫主义者,现代人更能被理解、更可靠、更诚信。与其受灵感或激情支配,现代主义者的行为倾向于受理性指导,其话语"清晰且真诚"(p.47)。民主思想在这个思潮中盛行,社会问题可以在科学领域中得到解答。因此,在现代社会中,我们学会依赖于科学的力量和专家客观的知识,因为这些人士理应掌握存在于"外面"的现实真相,理应可以正确地代表真相,理应可以通过可信赖的研究数据知道真相。此外,通过发明更重要的进步的技术,我们相信人类在向更美好的前景发展。与此传统一致,治疗师和社会科学家的角色变成了社会工程师。

后现代主义是较近的观点,它质疑了现代主义理念中客观知识的可能性,以及在许多方面的绝对真理。此理念所面对的主要挑战是,我们的"现实"不可避免地具有主观性,并且我们生活在由观察行为构成的多元世界中。观点取代事实,并且这个转变挑战了以前隶属于"知识"拥有者的权力和权益——因此,等级和主导权的问题占据了大部分有关治疗师伦理行为的辩论。也就是说,如果我们要遵循后现代世界观的基本假设,来访者就必须被看成持有同样合理观点的人,以及我们必须意识到"超越标准的正确"是不存在的(Gergen,1991,p.111)。还有那些存在于现代主义范式中的不适之处,它所包含的假设是,绝对真理可以被获取,它是知识的基础,被定义为外在的或存在于外界,分离于假设了客观立场的知者(Lowe,1991)。相信事实转变为对理念的意识,或许在一定程度上,该转变的最重要的方面是开始把我们的注意力聚焦在对话和语言角色上。但在更仔细地研究语言问题之前,我们希望指出存在于后现代主义内的两个重要区别:建构主义与社会建构主义。

二、建构主义与社会建构主义

建构主义观点的假设是,在感知和描述体验的过程中,无论是对我们自己还是对他人,我们不仅建构我们个人对现实的知识基础,而且还建构我们的自我现实。因此,我们对事情是怎么回事的观察对应了我们的理念。从这个角度来看,我们不能以任何客观的方式观察或了解人类真相(或世界中的其他现象)。相反,这里的假设是我们所能知道的只是对人和其他世界现象所作出的建构。根据激进建构主义(von Glasersfeld,1988):

> 我们的关注点是作为活跃现象并在结构上受神经系统决定的个体认知,如何不断产生(通过同化与顺应)一个人对环境的适应力。尽管承认他人的重要性……以及语言的重要性……但激进建构主义者的隐喻基本单位是具有演变性和适应性的有机体的思维。(Gale and Long,1996,p.13)

在激进建构主义中,知识是由学习知识的个体积极建构的。虽然真实现实也许存在于外界的某个地方,但如实展现那个现实的可能性是不存在的。个体只能知道他或她对他人和世界的建构。因此,治疗所强调的是来访者的世界,是他或她对世界的体验和感知,即个体所建构的现实。

然而,来访者和治疗师的建构都是通过语言系统而得到表达,语言系统也可以被理解为一个独立体。对语言情境及它的创建与影响的考虑,把我们引入社会建构主义的世界。社会建构主义者认为,语言不是我们体验的报告仪器或表象主义;相反,它是个定义框架。因此,语言的变化等于体验的变化,因为现实只能被体验,被体验的"现实"与社会的现存思想或"领悟的前提结构"是密不可分的(McNamee and Gergen,1992,p.1)。

由此,侧重点从个体的思维和建构转向"主体间的共享意义建构"(Gale and Long,1996,p.17)。社会建构主义提出,家庭治疗师要更多地关注情境、个体和问题的社会建构,以及关注对叙事的创建,意识到我们的现实是个故事现实:

> 社会建构主义致力于理解人类及其行为的知识发展,并产生更多有关他们及其行为的生活故事。它促使我们去分析我们是如何建构和应用我们的专业知识的,其中包括询问的内容和方式——被审视和描述的是什么,被应用的是哪种方式,以及谁决定询问对象和谁进行询问。(p.3)

总之,尽管建构主义和社会建构主义有不同的侧重点——前者会更微观,后者会更宏观,但两种观点都对解构和语言的角色给予大量的关注。

三、解构和语言的角色

在后现代时代,语言的角色已经占据了舞台的中心位置;也就是说,"不仅在后现代思维上,而且在当代社会和文化理论的普遍领域里,对话成了一个中心概念"(Lowe,1991,p.42)。在哲学上,是维特根斯坦(Wittgenstein,1963)提出了社会实践让语言具有意义,而非参照基础;在扩展或压制上,是福柯(Foucault,1978,1979)探索了对话的力量或内含于文化中的语言(Gergen,1994b)。在后现代观点上,罗蒂(Rorty,1979)也作出了重大贡献,他劝告"哲学家们要放弃尝试对真理的超越,务实地参与更广泛的社会对话"(Gergen,1994a,p.413)。在过去的四十年中,在社会学、符号学、文学解构理论、传播理论和心理学的领域所进行的类似研究成为大部分知性探究的特点。这类探究结果包括,警告不要将社区的语言具体化为适合该区域成员以外所有人的语言,也不要因为当地语言存在没有被包括的内容而关注其局限性。

后现代主义者明白,语言是个体用来了解他们的世界并同时在他们的了解中建构世界的方式。在后现代主义中,作为独立现象的思维和客体的概念被解构,或者被看作自我指涉的不一致。也就是说,对事物本质的陈述表明的是被质疑的陈述所否定的假设(即无意识的"事实")。

法国理论家德里达(Derrida)为解构主义运动提供了很大的助力,他所反对的"假设是,当言语把周围的混乱转化为逻辑次序时,它反映了思维的运作"(Gergen,1991,p.107)。反之,我们被鼓励去思考,如果我们只能通过感知来了解现实,那么我们的感知对应的是我们的心理过程或思维,因此这两者是密不可分的。我们不再能把思维看成是受个体皮肤约束的东西,我们接受非局部性思维的概念,它对所有生物和事物来说具有普遍性和赋权性。此外,我们对知识的体验和表达是通过独立存在的语言系统进行的;同样,社会建构主义者的关注重点是过程,它被个体用来描述和理解他们自己和他们的世界,或者生活现实(Gergen,1985)。

在受文化创建的语言系统中,我们每个人都诞生并同化于已经存在的语言形式。在社会化的过程中,我们学会以公认的方式说话,并同时采纳我们语言系统中的共同价值观和意识形态。因此,我们的言语表达我们特定群体的习俗、象征、隐喻,而且我们所用的是符合我们社区特点的语言。格根(Gergen,1985)称这种理解世界的过程为社会遗产,它产生于处在特定历史情境下的人际交流。对于建构主义者而言,这种理解群体的方式源于人际关系,而非"自然的力量"(p.267);因此,探究的重点是历史和文化的根源,以及有关世界的不同建构。

后现代主义者的目标是解构"真相",解释它们所基于的假设、价值观和意识形态,思考我们自己和我们对人生的建构,以及带着质疑甚至幽默去生活。当把这个立场运用于治疗时,所倡导的就是"对所有老师和所教内容保持健康的不敬"(Keeney,1990,p.5),以及尊重来访者的独特性。例如:

> 在我们治疗的小世界里,"不敬"治疗师的工作是破坏来访者的现实中那些限制他们想要作出改变的方面。"不敬"治疗师对两极化持怀疑态度,因此可以把他自己从被动的立场解脱出来,即"我不能告诉人们如何改变"以及策略立场,或"我一定得想出个办法"。保持不敬态度的治疗师会引介想法,但不一定认为人们要遵循它。(Cecchin,Lane,and Ray,1992,p.10)

后现代主义者还必须认识到,自我不是孤立、自治的个体,而是关系的建构:"在后现代世界里,自我可以变成关系的表现形式,由此,在西方历史的过去几百年中,个体自我占据了关系的中心地位。"(Gergen,1991,p.147)此外,如果我们不能从任何客观的角度去掌握真理或现实,而只能基于某个观点去评估的话,传统逻辑实证主义科学就变成了嫌疑犯。我们不再认为实证研究的结果代表了"真实世界";相反,我们必须考虑研究者的主观意识,以及研究可能产生的仅仅是或多或少会有用的片面形象(Longino,1990;Newmark and Beels,1994)。后一个问题是第17章讨论的焦点,我们目前还是回到个体自我的议题上。

四、个体角色

格根(Gergen,1991)认为,在后现代时期,个体是多种关系中的参与者。此外,问题只被看成是对应于特定关系成员建构它们的方式。也就是说,只有在特定关系的情境下,个体也许体验到的"自我"与"问题"会成形和具有意义,并且从关系所发生的共识领域的语言中被表达出来。脱离情境的个体和问题是不存在的(Minuchin,1984),尽管我们同属的这个社会常常不这么认为(Watts,1972),从而造成一个双重束缚的境况。

在心理学中,史密斯(Smith,1994)强烈反对"关系中的自我"的观点和传统科学所遭到的破坏。他认为格根的立场代表了"19世纪末的绝望"(p.405)。作为回应,格根(Gergen,1994a)对此解释了他的理念,通过对"关联性的现实"这一说法的承认,后现代主义立场给自我充实带来潜力,而不是根除自我(p.415)。在家庭治疗中,通过聚焦于关系而造成的可能性个体损失一直是人们关注的问题,尼科尔斯(Nichols,1987)、尼科尔斯和施瓦茨(Nichols and Schwartz,1998)以及施瓦茨(Schwartz,1994)等人直接谈到了这点。例如,尼科尔斯(Nichols,1987)写道:

> 区别点在于,人类的互动是基于相互间有意识和无意识的期望。如果不考虑人际关系,我们就无法理解人类;如果我们只考虑外在行为而忽视内在现实的话,我们同样无法理解关系。人类体验的核心是一个中心自我,一个会感受、思考、行动和互动的"我"。(p.x)

然而,要与后现代主义思维保持一致,我们就必须了解瓦茨(Watts,1972)的论点,即"我们最私密的想法和情感其实不是我们自己的,因为我们用来思考的语言和形象不是我们发明的,而是社会赋予的"(p.64)。我们还要指出给定后现代主义观点对个体感知的重视,虽然它对自我的定义不同,但其重要性却上升了。或者,就如斯坦因格(Steinglass, 1991)对家庭治疗所表达的看法,"由于建构主义模式注重的是现实的不同个体观点,因此它所引发的治疗模式强调了对话、问题建构、解决方案的提议和尊重个体差异的重要性"(p.268)。尽管如此,我们估计这个辩论将会不断持续下去,包括那些一阶和二阶治疗之间的对比、后现代思维和控制论的契合度、理论应用的不一致性,以及家庭的角色。

五、辩论

随着许多理论家转向对建构主义的关注并创建了与后现代主义思维更一致的方法,随之而来的争论是有关层次、权力、治疗师的角色等内容,以及提倡一阶或二阶的方法是否需要排斥另一方。第二场辩论围绕的是,在控制论的范式下,后现代理念是否合适;如果不合适,那么它所代表的是否是处在范式之外的反常现象,从而会是一种新认识论。更近期的挑战集中在自我指涉的不一致性上,它也许源于后现代主义者的反现实主义立场,以及所出现的重心偏离家庭的转变。虽然近期内找不到解决这些问题的答案,但我们仍然认为有必要听一下这些辩论中最活跃的声音。我们还要提醒你,从系统论/控制论的角度来看,这些议题反对方的支持者提出了合理的论点,没有一方一定是对的或错的。反之,所有辩论参与者都在表达对一些复杂议题的看法。此外,对于演讲者/作者的临床实践所遵循的框架来说,每一个这种有争论性的观点都可以被理解为是正确的。

◆ 一阶与二阶的对比

霍夫曼(Hoffman)提及马图拉纳和瓦雷拉(Maturana and Varela, 1980)在生命系统上作出的区分:一阶,非自创生,控制模式;二阶,自创生,自组织模式。她(Hoffman, 1985)指出,当下盛行的家庭治疗方法符合前一种模式。这些方法是本书中第4—12章节的主题。并且,霍夫曼还具有先见之明地预测了未来所使用的方法会符合后一种模式,因此会具有以下特征:

1. "观察系统"的立场,包括治疗师自己的情境。

2. 是合作结构而非等级结构。

3. 目标是强调设置变化会发生的情境,而非指明变化。

4. 防范过于工具化的方法。

5. 问题的"循环性"评估。

6. 非贬义、非评判性的观点。(p.395)

霍夫曼认为,二阶方法——如最初米兰团队的两个成员博斯科洛(Boscolo)和切金(Cecchin)的方法——更具建构主义特征,它能使治疗师从权力与控制的位置上脱钩。但是,戈兰(Golann,1988a)对此的回应是:

> 尽管博斯科洛、切金和霍夫曼这些主要理论家持有良好的意愿,但建构主义和观察系统立场并没有产生具有较少侵扰性或等级性的家庭治疗实践……虽说建构主义在家庭实践和理论上被引入或许带来了一些积极影响,但一个主要的负面结果是,此理论所存在的潜在用途是合理化或掩饰了治疗师的无力感,把这个不真实或具误导性的概念引到了实践中。然而,被掩盖的权力终会现出其原形,那就是一只披着二阶羊皮的治疗狼(a therapentic wolf clad as a second-order sheep)。(p.56)

在霍夫曼(Hoffman,1988a)的回应中,她承认影响的必然性,但她同时倡导的立场是治疗的中心问题是消除控制,以及取消治疗师作为"专家系统"的资格。她认为治疗师的任务是为认识性变化创造情境,而非为行为变化提供策略、诠释或建议。她还指出,当她谈到二阶治疗时,指的不是二阶控制论,"说到'二阶',是指管理一些行为的前提变化,而不是行为本身的变化。我认为永远不可以直接强加这种变化"(p.66)。戈兰(Golann,1988b)的回答重申了他的担忧,即"建构主义的可能性滥用会合理化或掩藏不真实或幼稚的治疗师'无能为力'的立场(p.68)。我们注意到此说法'固然有理',但所有的理论都有被滥用的可能性,而不只限于建构主义"(Becvar and Becvar,1993,p.54)。

类似地,阿特金森和希思(Atkinson and Heath,1990a)写道:"任何现存的家庭治疗模式都可以被应用,它们不一定都要符合二阶控制论所倡导的理念。"(p.154)这些作者认为,治疗师继续采用更务实的一阶的模式是合适的,只要他们不过度沉浸于让来访者去接受他们的建议与干预。因此,治疗师在必须考虑来访者"意愿决定"的改变的同时,他们还必须考虑来自治疗师自己的"意愿决定"的改变。

西蒙(Simon,1992)批评了文献过分强调存在于一阶和二阶治疗之间的争论。他提出一种"既……又……"的辩证性观点,即一个人可以有二阶思维但同时进行一阶治疗。他总结说:

> 语言是社会组织的产物。因此,如果在未来的几年中,家庭治疗领域在不断往两极分化的一阶和二阶观点的方向发展的话,那是因为家庭治疗师选择了"不是……就是……"的语言,而非"既……又……"(p.386)

你现在知道,以"不是……就是……"的方式说话是不符合系统论/控制论观点的。此外,尽管我们作为系统论的"纯粹主义者"认为,二阶思维的运作是更受尊重和更恰当的选择,但我们认识到,一阶治疗的实用性不仅会有益于为我们的实践提供有用的信息,而且我们和大多数的来访者,以及许多其他专业人士都隶属于一阶世界。如果要在这个世界中有意义地展开工作,至少我们必须了解它,更好的选择是,我们可以保留那些在过去对我们产生过帮助的东西。同样,我们认为,后现代主义的观点与控制论的控制论世界观是一致的,尽管这也已经成为很多争论的对象。

◆ 后现代主义与控制论

一阶治疗与二阶治疗之间的争论还包括控制论观点的恰当性,以及它与后现代主义和社会建构主义之间的匹配性。安德森和古利施安(Anderson and Goolishian,1990)在回应阿特金森和希思(Atkinson and Heath,1990a)时说道:"当我们想起贝特森后来所做的,我们认为控制论语言不适合或不足以解决人类系统的问题,以及治疗师在这些问题上所要着手进行的工作。"(p.159)安德森和古利施安总结说,两极分化的问题包括权力的使用、干预,以及控制论的认识论所隐含的变化,它们都基于机械控制的假设。他们更倾向于"人类意义、叙事和故事中的'后控制论'兴趣点"(p.161),以弥补他们所认为的控制论的无能之处,即它不能帮助人们理解他们自己的文化和关系情境,或者描述不了人们诠释意义及采取相应行动的能力。

> 对我们来说,心理治疗隶属于对话的领域,心理治疗的艺术是对话的艺术,传达和开发理解治疗语句的理论基础应该反映出这一立场。我们的假设是,具有临床责任性和有效性的立场可以从叙事学和语义学中演化而来。(p.161)

阿特金森和希思(Atkinson and Heath,1990b)表示出异议,他们指出,鉴于自我指涉的必然性,控制论的认识论需要意识到确定性的限度,它要承认思想的交流和对话的适当程度,并对意识控制的使用提出挑战。

霍夫曼说,她(Hoffman,1990a)、安德森和古利施安都认为,系统论/控制论的范式已经走到尽头,指出"更被看好的是咨询师与询问者之间相互影响的过程"(1992,p.12)和对"参与伦理"的选择(p.22)。

我们的片面观点是,控制概念不符合控制论的控制论的理念,基于此理念,影响被理解为相互性,责任被视为共享或双边的过程。对我们而言,参与的伦理和参与的认识论都定义了非常类似的立场。此外,鉴于主观假设,以及现实被理解为永远是被建构或创建的,我们认为后现代主义者和社会建构主义者的立场在逻辑上符合系统论/控制论范式,同样相符合的还有情境的聚焦和沟通的重要性。要理解情境就需要探讨个体感知和意义,还要考虑观点的生态性和关系所处的更大的社会体系。在这里,关系性是重点;所有行为都具有沟通价值,并且沟通和信息处理是基本的生态系统过程。我们认为,在一定程度上,家庭治疗的方法未能符合这种假设,它们缺乏生态统一性。此外,尽管重点会转移,但我们视控制论的控制论为符合后现代主义(包括建构主义和社会建构主义)的世界观。

此时似乎是合适的时机来强调下面这一点,即:尽管我们认为后现代主义的假设和控制论的控制论的假设互相匹配,或者在很大程度上具有相互统一性,但它们是两种不同的观点。图4.1概述了浪漫主义、现代主义和后现代主义三个历史时期的时间框架和主要特征,同时还定位了与这些时代相关的系统论和家庭治疗的兴起,以及随后的理论发展。最后,我们认为同样重要的是要意识到,就如同控制论,后现代主义世界观同样面临各种挑战,尤其是在尝试把这个观点运用到临床实践的过程中。

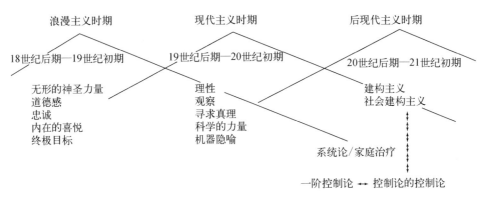

图4.1 三大历史时期的时间框架和主要特征

六、自我指涉的不一致与其他挑战

有观点认为,在后现代时期,治疗实践必须保持对话的敏感性,这不仅涉及持续性的对话,还涉及建立于文化上的言说形式(Lowe,1991)。因此,治疗师以自我评判的方式去关注语言的使用及其影响。其目的是,当一个人意识到对话具有或不具有特权性时,对家庭和治疗就会产生更人性化和更具社会与政治敏感度的理解。尽管有此期望,那些拥护这种立场的人仍会面临一些挑战。

作为临床理论,建构主义面对的挑战是(Held,1990;Held and Pols,1987)自我指涉的不一致性。也就是说,如果我们所描述的只是对现实的估量,那么来访者或治疗师都无法断言事情的"真相"。最近,阿蒙德森(Amundson,1994)写道,"有个危险的苗头,那就是后现代主义叙事的临床实践被抛入现代主义之流"(p.83),治疗师被告知,在创建有关治疗的新故事上,对确定性的假设要采取谨慎的态度。同样,洛维(Lowe,1991)提出警告,不要创建这样一种家庭治疗场景:

在这种场景下把治疗师当成后现代主义专家、解构大师、编辑、交谈者和说书人。各类和各层级的人类经验都可以被化简为"对话"和"论述"的抽象概念,它们都会成为新的普遍知识模式的"自然"基础术语。(p.41)

然而,在我们看来,这些似乎都属于应用问题,因为如果一个人假设了建构主义是本体论的立场,而不是从绝对的角度将其作为临床理论去描述所发生的事情,那么一个人意识到的任何理论充其量都只是个故事,它的最终事实无人可知。

赫尔德(Held,1995,p.4)在另一个评论中指出,"对根本上反现实主义的明确采纳"是后现代主义的核心定义特征。她之所以如此说是因为:

(a)"后现代主义"拒绝一般规律和真理,以及自身进步的概念,所倾向的是局部、独特、个体情境化的"真相"……(b)它声称文本/事件中存在不确定性,或多重性,或意义。(c)它声称主体/自我/个体的"死亡",即,它否认主体的真实本体状态或存在性。(p.10)

然后,赫尔德描述到,当个体以这种立场尝试治疗时,一些不一致性就会暴露出来。首先,从她的角度来看,尝试个体化实践是转向后现代主义观点的主要动力,她问道:"如果后现代理论否定了个体的概念,那么在心理治疗中使用后现代理论如何能够帮助解决保留每个来访者的独特个性?"(p.17)她还指出:"如果反现实主义的理论体系够完整的话,它也许可以确保所进行的临床治疗方法是一种具有高规则管理性或约束性和生态性的方法。"(p.104)此外,她指出,鉴于治疗师与来访者所处的工作和生活的沟通社会情境,以及该情境对所有人的影响,没有一种实践能够真正体现出独特性或个体性。最终,她提出以下问题:

如果叙事治疗师真的是反现实主义者(并不包含我自己称之为"自我欺骗"的反现实主义),那么让叙事治疗师帮助来访者去共建被治疗师认为是反现实主义的新叙事或故事,即便没有鼓励,但随后却允许来访者视这些为关于他们自己生活的客观真相或现实,这岂不是误人子弟的做法吗?(p.236)

类似这些质疑当然有其道理,它们点明了需要受到关注的一些方面,但它们似乎再次掉进了应用范畴。格根(Gergen,1994b)写道,问题不是在于这样的个体是否存在,而是在于作为信息处理者的个体或者作为参与者的个体,是否在人际关系的世界中占据中心舞台。此外,对于外界某处存在一个真正的现实,社会建构主义事实上对此并没有作出否定,它保持了沉默。然而可以肯定的是,当我们一旦试图描述现实,"我们便进入话语世界。从那一刻起,建构过程便开始了,这个行为与社会互换过程以及历史、文化密不可分"(p.72)。

这里的挑战是,给定来访者和治疗师的共享社会情境,治疗不可能具有真正的独特性或个体性,对此,我们会这样回答,与多元观点的多重性的看法一致,每个人都不可避免地会以独特的方式体验相同的现象。此外,就如一个人每次向新的听众重述他自己的故事时,故事都会改变;治疗师所运用的治疗过程永远不会以同样的方式发生两次,不同的治疗师也不会以完全相同的方式运用相同的治疗过程。最后,我们会认为具有不一致性的是,向来访者表明在治疗过程中他们所产生的新叙事,要比他们开始治疗时的叙事更接近"事实"。然而,我们的理解是,对叙事的强调不仅有助于来访者了解他们在多大程度上依赖于自己的故事,也有助于来访者了解他们是自己的作者的身份,从而能够改写故事或为自己创造新的、更令人满意的现实的能力。

格根(Gergen,1991,p.251)提出,治疗师也许会面临的另一个挑战是促进"问题"所处的蕴意系统(meaning system)的再协商。在与那些保持着问题定义的人进行积极对话上,治疗师不是先知,而是作为新现实建构中的共同参与者。重点或许要放在新叙事、理解一个人的生活的隐喻和提高蕴意协商的技巧上。

汤姆·安德森(Tom Andersen)是最早应用后现代主义理念进行临床工作的家庭治疗师之一,他是合作式对话方法的坚定拥护者。他说:"对我自己来说,很重要的但也最难的是努力倾听来访者在说什么,而不是编造来访者所要表达的意思,只是倾听他们所说的。"(Andersen,1993,p.321)如此,关注点回到了过程层面。

也就是说,在过程层面,我们必须观察发生了什么和我们的行为。至于治疗实践,我们一定要不断问自己,是否我们相信提供给来访者的是真相,以及我们必须防止受确定性的诱惑。我们必须思考我们的行为表现,它是否与我们所表达的理念一致,并避免把我们自己描绘成专家。我们还必须避免病理性语言,必须对多层面上的话语影响保持敏感。我们必须意识到更大的社会情境对我们的来访者和我们自己的影响。我们必须注意到我们在沟通,不管是我们所说的,还是没有说的;不管是我们所做的,还是没有做的。我们必须尊重来访者、其故事和故事的蕴意。我们必须意识到我们的认知的局限性,因为社会建构主义、建构主义和后现代主义所创建的现实是,我们无法确定地知道现实。或者,用瓦兹拉维克(Watzlawick,1984)的话来说:

> "建构主义本身建构了什么样的现实?"是个根本性的错误问题。但我们也看到,要暴露它本身的错误就必须犯这个错误。建构主义没有创建或诠释"外面的"现实;它提出的是内部和外部的不存在,客观世界与主观世界的对比的不存在。相反,它表明主体-客体是分离的,无数的"现实"资源并不存在,主体把世界建构为两个显然的对立体,以及悖论为自治开辟了道路。(p.330)

后现代主义所面对的另一个挑战是许多人都会担心的方面。那就是,如果采纳了这种立场,我们就会冒风险,会把理论和基本知识的孩子,连同我们对可能掌握现实真相的信仰的这盆给孩子洗澡的水一起泼出去。此外,赫尔德(Held,2000)指出,后现代主义利用自我指涉的不一致性,为它在治疗中的理论无用性开脱。针对这些顾虑,阿蒙德森(Amundson,1996,2000)建议,重点要放在尊重理论的实用性上,但利用的是其实用价值。

> 我们在存留的人工制品中可以发现常规原理,在日常生活中,我们办事需要用到这些好的、有用的、必要的主意。这种实用价值不等于放弃审美观,事实上,它主张美感。要做好工作,就需要好主意,我们有越多的好主意(即,观点/真理/人工制品),就越有可能把好的思路应用到实际操作中。这个概念没有否定本质论或基础理念,而是告诉人们要以汗水换取成果。(Amundson,1996,p.476)

换言之,治疗师要借鉴各种故事,意识到每个故事相对于情境都具有一定的价值。但也要明白,治疗师和理论都不会永远正确,甚至相互竞争的观点会产生好的作用。为了帮助治疗师以符合此立场的方式进行临床实践,阿蒙德森提供了以下"务实的临床师的誓言":

> 我不会在任何关于所有人应该遵守某种特定生活方式的信仰中找到安慰或最终安息。我感兴趣的是历程,而不是终点。我尤其不会跟你说,我会知道我们每个人的舞步,或会持有每人的密码本。世上不存在一个至上的原因或应有的存在方式,只能是意识到,某种方式或某些合理的实践也许相较其他的会更方便。我们在寻求更高级的"便利工具"(即理论/实践)的同时,还要接受我们可以期待的最佳结果或许是来自积极和有用对话的非强迫性共识。(1996,p.484)

七、家庭的角色

更近期的一个辩论聚焦的是在治疗中运用后现代方法所产生的有关家庭位置的问题。人们承认了叙事治疗师在以下这些方面所作的贡献:(1)多种描述和多种含义的可能性;(2)等级和权力的问题;(3)语言的作用与使用;(4)各种新的和有用的技术。但是米纽钦(Minuchin,1998)认为,在这个过程中,家庭被摆错了位置。因此,他对以下这些内容被忽略感到失望:(1)对家庭对话和关系模式的关注;(2)通过扮演,能够用新方法去看待和理解人际交往;(3)在促进康复上,承认治疗师的专业知识起到潜在作用;(4)治疗师自我的重要性;(5)意识到治疗师的偏见。汤姆(Tomm,1998)在这个辩论上保持了中立态度,他否认家庭情境的重要性被忽略,声称这个问题是涉及理念的一个问题:

> 家庭成员会用感知和观念习惯,以特定方式看待事情,这是产生和维持特定互动模式的一个主要组成部分。在观察的治疗师也是治疗观察系统的一部分,他或她必须审查他们自己的观察模式,并且必须努力理解不同的观看和察觉事物的方式,如何对他或她的行为以及对家庭成员之间的互动模式产生不同的影响。(p.410)

反之，安德森（Andersen，1999）同意许多后现代主义者的看法，即用"家庭"和"家庭治疗"来定义关系概念过于狭窄。她还认为，治疗师的专业知识是创造和参与对话的能力，而不是识别模式或为来访者作出如何生活的决定这一功能。

这个问题以及先前讨论的几个辩论议题引发出一些有趣的问题。例如，至何等程度算是达到自我指涉的一致性？后现代的影响必然否定早期理论和治疗师的研究吗？什么时候后现代方法不再隶属于家庭治疗的范畴？从系统论/控制论的观点来看，我们要意识到所有观点都有其意义和悖论之处，要按情境寻求实用性。确实，随着后现代主义思想对一些重要的治疗理论的影响，更丰富和更有影响力的成果可能会随之产生。

八、总结

在本章中，我们思考了一些最近的发展、受影响的议题、家庭治疗领域的特征，以及西方的知识传统。随着后现代主义的出现，一些社会最基本的价值观和假设受到质疑。致力于发掘和传播真理的科学和科学行为受到一个观点的批评，这个观点强调的是人的思维在所有蕴意形成过程中的角色。语言是重中之重，它被理解为社会建构系统，通过主导性和特权性的话语，在这个系统中，有些人获得权力，有些人受到压制。随着家庭治疗师受到这个观点的影响，接踵而来的争论涉及什么样的治疗会更恰当：是一阶、实用层，还是二阶、美学层，或是两者一起？继而谈到的争论是后现代主义与系统论/控制论范式的匹配性，以及对现代主义观点假设被运用到临床实践的挑战。最后的讨论是家庭在后现代方法治疗中的角色。治疗师被告知要避免凸显专家姿态，以更尊重和更具伦理性的立场进行治疗，并保持两方面的敏感度：第一，我们的所知是有限的；第二，临床行为要与他们的理论立场保持自我指涉的一致性。

第 5 章

家庭：过程、发展与情境

聚焦家庭的研究方法是个较新的现象，针对这个主题的多学科方法仍处在发展阶段。我们需要指出，以下的评论是近五十年才被提出来的：

> 当代社会学中存在的一个悖论是，对家庭的研究和对社会其他学科的研究一样多，可是比起探索社会的其他领域，在家庭研究上的理论组织和发展资料的大量积累是明显缺乏的。（Frankel，1963，p.3）

同样，从历史的角度来看，四十多年前曾经提到，"对家庭的研究仅在过去的十年中才流行起来，尤其是在阿里叶的《童年世纪》（*Centuries of Childhood*，1963）一书出版之后"（Hareven，1971，p.211）。

还值得一提的是，早期研究家庭功能使用的是缺陷模式，它注重结构而非过程（Billingsley，1968；Marotz-Baden，Adams，Bueche，Munro，and Munro，1979）。因此，研究者一般关注类似于父亲缺席的结构维度，或者像离婚或单亲的家庭类型。应用缺陷模式符合国家对家庭问题的关注，这种问题的存在几乎与美国的历史一样长久（Abbot，1981），因此预测家庭的即将破裂根本不算什么新现象（Becvar，1983）。近年来，这种世界末日的思维模式变得更加明显，它担心偏离传统双亲家庭的模式会不可避免地给儿童带来负面影响（Coontz，1992），并开始讨论关于"家庭价值观"的问题（Becvar，1998）。

在家庭研究及其研究方法上的变化对家庭治疗起到重要的作用，并且随着该领域的不断发展，有些改变已经产生。20世纪70年代开始，学者们逐步意识到，用消极和结构化的方法去研究家庭会存在局限性（Bronfenbrenner，1979；

Pedersen,1976）。例如,他们注意到单亲家庭有能力创造团结、温馨和有利于儿童成长的家庭氛围（Herzog and Sudia,1972）。因此,研究者开始研究健康家庭,他们不仅关注健康家庭内部的过程维度（Lewis,Beavers,Gossett,and Phillips,1976;Lewis and Looney,1983;Walsh,1998）,还会关注或支持有关成人及儿童正常成长与发展的各种家庭模式。近期研究的主要焦点是家庭的韧性和弹性,这种能力描述的是家庭在面对危机或其他挑战时,它们不仅能走出困境,而且还变得更坚强（Becvar,2008,2012;Walsh,1998,2007）。总之,随着对情境因素重要性的了解和人类发展生态性的逐渐形成（Bronfenbrenner,1979）,个体和家庭健康被认为是复杂的问题,并受到高度重视,人们意识到"从特征上来看,心理性事件……是受多种因素影响的,它们具模棱两可性、多形态性、情境化特征,或者是以复杂而多变的方式嵌入,具有不稳定性"（Koch,1981,p.258）。

在以下部分,我们的思考话题将集中在家庭健康与功能失调的主题上,总结功能良好的家庭及其各种过程维度和韧性家庭的特征,这些特征与家庭的特定结构无关。接下去,我们会讨论几种发展理论,它们为理解家庭提供了指南。最后,我们会谈到情境问题,还会谈到多样化的思考、文化敏感度和临床工作胜任力等方面的重要性,并且会就关于我们社会中的不同家庭群体谈下治疗方面的考虑。本章给你的感觉会有如漫步于博物馆或美术馆,让你感受到家庭的复杂性,了解不同的家庭和家庭生活。

一、过程维度

我们在健康和功能失调上的讨论注重过程而非内容,这符合家庭治疗概念的系统论/控制论的理念。我们会关注功能健康家庭的模式特点,从而间接地定义功能失调的家庭。我们的首要任务是试图定义这些术语,在此过程中,我们必须意识到我们不会试图暗示好或坏,因为在控制论的控制论层面,强调好坏违背了系统论。你回想一下,只有从一阶实用层或简单控制论的角度来看,我们作为观察者才可以审视系统,并判断其健康与否。基于结构决定论的概念（Maturana,1978）,我们知道系统会对各种扰动作出反应,其反应形式取决于系统的结构或要符合其结构。因此,所有系统都在做其所做,它们的行为都是非病理性的,除非我们把它们定义为病理行为。据此,在对任何健康或功能失调下定义时,都不能忽略被观察的家庭成员。我们同意沃尔什(Walsh,1982)的观点,即"主导问题在于,具有不同模式和要求的家庭是如何组织其资源和功能以达到目标的"(p.9)。

同样,我们更关注家庭如何做到最好和他们要做的是什么,而不是他们在做什么。按此立场,我们对健康的定义是,家庭有能力成功地达到它自己的目标。在此我们要强调,我们不是在定义家庭应该有什么样的结构或它应该有什么样的目标。同时,我们意识到,我们所生活的社会设有法律和传统所建立的一系列规范,这些是社会认为我们理应接受的。所以,在与家庭工作时,我们必须考虑到这些规范。但是我们认为,家庭运作成功与否必须基于情境来处理,并根据情境作出更恰当的评估。

在我们自己的家庭治疗实践中,这点在他处已经提及(Becvar and Becvar,1999),我们发现家庭健康的特征体现在几个过程维度上。尽管没有一个家庭会同时拥有所有这些特征,但较成功的家庭似乎至少具有以下大多数特征:

1. 建立并始终支持合理的权威。
2. 建立稳定的规则体系,并一贯按规则行事。
3. 稳定并始终如一的养育行为。
4. 稳定的育儿和维护婚姻/伴侣的行为。
5. 家庭和每个成员都共同向一系列目标努力。
6. 在处理正常发展过程中的挑战和意外危机上,具有足够的灵活性和适应性。(Becvar and Becvar,1999,p.103)

刘易斯等人(Lewis et al.,1976)也发现,功能良好的家庭的特征是各种过程之间会进行互动。在研究健康家庭的过程中,他们总结道:"家庭层次的健康不是条单线头,良好的功能必须被理解为整条挂毯,反映出多维度上不同程度的差异。"(p.206)

这些维度包括:(1)关怀友善的态度,而不是在人际交往中的对立态度;(2)尊重自己与他人的主观世界观、分歧和价值观,或者有接纳分歧的能力,而不是推行专制主义;(3)相信复杂动机的存在,能保持灵活性,并且能改变形态与结构以适应复杂环境，而不是以僵化的态度面对世界；（4）高度的主动性，它表现在高度的社区参与，而不是被动接受；（5）具有灵活的结构，其特点是牢固的父母/婚姻或配偶的联盟，清晰的个体和代际边界，不存在不恰当的内部或外部联盟，以及高度的互惠、合作与协商；（6）高度的个人自主性，这表现在清晰的沟通上，在乎他人的感受和想法，在感情、思维和行为上积极鼓励个体责任；（7）故事的一致性，家庭成员对他们自己的感知和他人对家庭成员的感知是一致的；（8）公开表达情感，普遍的温暖、亲切和关怀的情绪，发育良好的共情心，不怀恨在心；（9）高度的自发性和幽默感。

在此信息基础上，加上其他几位研究者和临床医生的调研结果，卡斯洛（Kaslow, 1982）发表了她的研究报告。报告中提到，健康家庭反映的是生态导向，具有亲密感，清晰和确定的结构，对成长与变化持开放态度，以及共享的角色和责任。在这种家庭中，边界既清晰又恰当，个体和关系隐私的需求受到尊重。功能良好的家庭展现出有效的沟通模式，权力问题通过等级制度处理。随着孩子日益长大，坚强、平等的父母领导权会逐渐被转移到孩子身上，孩子从而获得更多自由。在培养和支持，甚至促进自强和独立的情况下，自主性与主动性受到鼓励和发展。健康家庭会表现出各种情感，个体成员之间可以彼此生气，同时也玩得来。这种家庭充满幽默感并保持乐观态度，通过协商解决问题，而不是妥协或调解。最后，功能良好的家庭具有超越性价值体系，它代表的是在时间和空间上所体现的关联性与连续性。尽管卡斯洛（Kaslow, 1982）不确定是否要把宗教价值体系列为最后一个维度，但她指出：

> （自己）还未找到一个在比弗斯-廷伯劳互动量表上打了 1 分或 2 分的家庭（显示高功能度）会不相信和谐世界的存在，会不相信某种意义上的上帝或自然力量的存在，会不相信人文和道德价值体系的存在。（p.22）

此外，研究者发现，健康家庭的另一个重要方面是仪式感和共度传统庆典（Becvar, 1985; Otto, 1979; Sawin, 1979, 1982）。仪式有助于增强群体感，允许成员接受他们的成长、改变和丧失，同时可以保持基本的群体延续性。仪式可以是有形或无形的，但它们都必须涉及内容和过程。因此，它可以帮助增强整个家庭

的关系链接,并影响呈现家庭特征的结构——规则和边界:

> "仪式"一词意味着行动……仪式把无力感("我找不到生活的意义")
> 转换为一种效能感。它所指定的形式和可预测性是其力量的一部分,赋予
> 快乐以形体,赋予悲伤以模式,赋予未知以次序,从而抑制和减轻我们的焦
> 虑。(LaFarge,1982,p.64)

例如,在酗酒家庭的仪式角色上的研究显示,"对仪式感的极度破坏与酗酒行为的代际复发显著相关,而保留仪式感则会减少复发"(Wolin and Bennett,1984,p.403)。这项研究的作者认为,仪式与家庭的核心素质有关,即使家庭处在困难时期,仪式也会起到保护家庭基本特征的作用。他们认为,在生命周期的过程中,保持家庭的仪式感和灵活性是非常重要的。在转折点的预测上,传统与它们维持现状的能力或许同样有效。也许你还记得一部著名戏剧(《屋顶上的小提琴手》——译者)的开场白中的一个问题:"我们如何保持平衡?"回答是:"传统。"泰维亚(Tevye)总结说:"没有传统,我们的生活就如同屋顶上摇摇欲坠的小提琴手。"

健康家庭还倾向于在家庭外建立自然关系网。反过来讲,当一个家庭把它自己或当他人把这个家庭看成格格不入时,关系网就会中断。社会孤立会有损家庭功能,有虐待行为的家庭所具有的一个特征就是社会孤立。有虐待行为的家庭缺乏补给线,当他们经历特别重大的压力时,家庭没有可以求助的资源,不论是情感层面的还是物质层面的(Cochran and Brassard,1979)。

类似的过程维度还刻画了韧性家庭的特征。即使面对最有压力的情形,无论具有何种家庭结构,有些家庭还是能适应压力,重获平衡,并在变化的过程中继续鼓励和支持家庭成员。相反,有些家庭即便遇到的困难看起来并不严重,却会濒临崩溃。在前一类情况中,家庭的弹性和坚持下去的能力被称为韧性,或者是应对和成功处理挑战与危机、变化的能力。即便是在正常发展过程中,家庭也会遇到挑战和不可预料的危机与变化。沃尔什(Walsh,1998,2007)指出,从信仰体系的角度来看,在有韧性的家庭中,成员能够从逆境中找到生活的意义,保持或重获乐观的天性,在超脱或精神境界中找到慰藉。从组织上来看,它们具有灵

活性、联结性,并拥有社会和经济的资源;在沟通上,它们具有清晰、开放的情感表达和合作解决问题的能力。

确实,我们需要对沟通作更深的阐述,因为它是健康家庭功能的一个重要组成部分。功能良好家庭的谈话表现出清晰性与一致性,口头层面与非口头层面是匹配的。信息被接受,并得到直接的关注。讨论既不混乱,又不会在问题上采取僵化和不灵活的立场。个体能有自己的主张,但他们倾向于更多的赞同,而非反对。他们的环境是友善的、可信赖的和乐观的,并有着良好的幽默感。揣测和侵犯很少发生,冲突会很快被修复。鼓励并尊重个体之间的差异,当家庭成员在共同完成任务时,他们通常采取合作与协调的态度。鼓励每位个体的独特性,给予成功恰当的认可(Becvar, 1974, 2008; Becvar and Becvar, 1997; Riskin, 1982; Satir, 1982)。此外,有效沟通的实践有助于家庭成员去模仿,从而鼓励更多的健康互动。

与有效沟通紧密相关的是我们对幸福家庭所持的立场,即它是幸福事件发生的家庭。从生态角度来思考,所有行为都是沟通或信息,信息流是家庭等社会系统的基本过程。在正向过程中投入越多的正能量,负向过程就得到越少的负能量,反之亦然。此外,积极过程有助于恢复生机,消极过程往往破坏系统。在健康家庭中,成员间彼此欣赏,可以开心地玩耍。当然幸福不只是会玩,但这是个常被忽略的因素(Becvar and Becvar, 1994)。

例如,想一下一对年轻男女,经过惊天动地的恋爱后,结了婚,很快安定下来,走入老夫老妻的日常生活。随着岁月的流逝,他们发现彼此关系中的激情一去不复返,便开始抱怨。这并不奇怪:就算是魔术师,如果要保持熟练的技术,也需要不断地学习和练习新把戏。同样,浪漫需要爱的状态,保持家庭乐趣需要轻松的姿态,还要在关系的浪漫和情趣上,多一些想象力和多下些功夫。

因此,功能良好的家庭中的成员经常会相互赞美,不论作为个人还是家庭都能享受独立和团结。他们当然会争吵,但会和解,这种心照不宣的默契让他们能够有勇气面对不完美。比弗斯(Beavers, 1982)在他的总结中提到这点:在序列的健康端,家庭的特征是有能力协商、不存在威胁、尊重个人抉择,以及具有开放和清晰的沟通。序列的另一端是功能失调的家庭,特征是模糊或僵化的代际边界、混乱的沟通、缺乏交流。他总结道:

健康的家庭有能力维持和追寻亲密感。处在功能序列中端的较不幸的家庭会追求控制,家庭成员会不停地尝试获取权力优势,以及如何成功地威胁他人。功能严重失调的家庭无法试图达成合作,很难求助于他人。(p.66)

在同意比弗斯观点的同时,我们还是觉得有必要重申一下,健康、中端和功能失调都是人们作出的人为分类,所基于的是他们自己的价值观,他们所在社会的价值观,以及(更重要的)进行家庭治疗的人的价值观。如同戴尔(Dell,1983)的观点,获取客观知识是不可能的,因此"我们对病理的传统理解(即,它是一种客观、科学的现象)"是完全站不住脚的(p.29)。当家庭治疗师基于一阶控制论进行临床工作并/或意识到控制论的控制论时,相当重要的是他们要对定义家庭功能是否失调这件事负责,因为是他们认为这个家庭有病或糟糕,而不是这个家庭真的有病或糟糕。

临床认识论解构了病理学,使得我们生活在一个拥有价值观的世界中。于是一大堆问题被扔到我们面前:我们需要对自己的看法和反应负责吗? 我们会自证预言吗? 我们能够在没有"病理学"的辅助和安抚下生活吗?(Dell,1983,p.64)

在转向个体和家庭发展理论时,我们鼓励你带着同样的议题及相关问题的思路去思考。

二、发展框架

对于家庭治疗师来说,各种个体发展理论和家庭生命周期的模式都是极为有用的工具,特别是组合应用这些工具。它们可以被用来帮助理解过程和评估功能,并通过一系列考虑个体和家庭成长发展的准则,来制定治疗策略和干预措施。我们发现有些个体发展框架尤为有用,包括埃里克·埃里克森(Erik Erikson,1963)的心理模式、让·皮亚杰(Jean Piaget,1955)的认知发展模式、劳伦斯·科尔伯格(Lawrence Kohlberg,1981)和卡罗尔·吉利根(Carol Gilligan,1982)的道德发展模式,以及马乔里·菲斯克·洛文塔尔、大卫·奇里博戈

（Marjorie Fiske Lowenthal and David Chiriboga,1973）和伯尼斯·纽加顿（Bernice Neugarten,1976）的成人发展模型。最近的发展建构主义理论还把成熟过程包括在内,它所涉及的是制造意义或参与现实创建过程的能力（Kegan,1982,1994；Noam,1996）。对于生命周期中的家庭发展领域的资源,我们参考了鲁本·希尔和罗伊·罗杰斯（Reuben Hill and Roy Rodgers,1964）、伊芙琳·杜瓦尔（Evelyn Duvall,1962）、劳伦斯·巴恩希尔和戴安·隆戈（Lawrence Barnhill and Diane Longo,1978）以及伊丽莎白·卡特和莫妮卡·麦戈德里克（Elizabeth Carter and Monica McGoldrick,1980,1988）等学者的文献。

聚焦个体的模式具有线性特征,它是从个体心理学观点的角度来描述生命阶段的发展。但家庭发展的阶段模式往往也具有线性,这会给试图运用这些理论的系统治疗师带来困境。这种困境的一些特征是:（1）阶段模式描述的过程是孤立的或任意分割的,而系统论会认为这种过程是持续的和互动的;（2）它们所描述的传统家庭模式往往只代表当今一小部分美国家庭;（3）它们倾向于关注一个个体的重要发展阶段,通常是第一个孩子,在捕捉复杂性或反映多层面的家庭互动上没有显示出多大的能力;（4）虽然这些模式或许概括了每个阶段的总体特征,但在家庭与家庭之间,涉及整个生命周期的具体问题、任务和发展样式上会存在很大的区别;（5）他们一般无法捕捉到各种文化差异和细微区别;（6）与许多试图定义生命现象的理论一样,为了能在更大的社会变化中体现出个体和家庭发展的过程,这些模式需要被定期修改。

特定风格、文化相关性和性别偏见的问题也会与个人发展模式相关。此外,如果一个人对每个核心家庭发展的看法是,家庭生命周期的发展隶属于包括大家庭在内的一个更大的螺旋圈,那么一个人确实可以感知到循环性。但我们这里特别关注的是,提供可以体现出系统理念所定义的递归背景精髓的框架。由此,我们建议用家庭发展模式来称呼这个动态过程。但是,在具体诠释该模式之前,我们需要概述至少一个个体发展模式和一个家庭生命周期模式。

这里,我们选择的是埃里克·埃里克森（Erik Erikson,1963）的个人发展理论。此理论是埃里克森基于弗洛伊德的性心理发展模式而发展起来的,融入社会对个体影响的考虑,扩展了阶段的涵盖范围,把成人和儿童的发展囊括进来。大家可能已经熟悉这个模式,在此我们只简要地概述一下其内容。埃里克森认为,在生命周期中,每人的个体发展都会经历八个阶段。在每个阶段,个体都会面临特定的发展问题或危机的挑战,从而会产生"进步"或"倒退、融合和迟缓"的可能性(p.271)。每个阶段的任务完成程度会影响后面所有阶段,缺乏解决方案会阻碍后面所有的发展。埃里克森模式的前四个阶段定义有关婴儿期和儿童早期的问题,后四个阶段描述青春期至成年期。表5.1展示了这个模式的轮廓。

类似埃里克森模式的个体发展框架帮助我们及来访者预知和理解一些可预测性挑战,这些是我们在生活中也许会面临的问题(见表5.1)。这些框架帮助我们领悟到在特定时间段中个体内在挣扎的性质。但是,每个阶段框架只提供一部分人类发展的信息,并且只有当结合诠释其他方面的理论时,如感知和道德发展,它们才最有效。即便是把这些框架都叠加在一起,它们充其量只是可以起到地图或指南的作用;我们从中找不到类似"事情应该这样",或者"如果他们到某个年龄段还没这么做,那一定是出现了某些问题"的信息。实际上,在后现代时期,治疗师被提醒不要去使用发展理论,因为这些理论所存在的内在危险是这些理论会被视为行为的通用标准(Gergen,1982;Hoffman,1992)。我们要重申一点,描述家庭生命周期的理论同样存在这个问题。

表5.1 埃里克·埃里克森的人生发展八阶段

阶　　　段	发　展　任　务
1. 口腔-感觉期(婴儿期)	基本信任对不信任
2. 肌肉-肛门期(儿童期)	自主对羞耻和怀疑
3. 运动-生殖器期(学龄初期)	主动对内疚
4. 潜伏期(学龄期)	勤奋对自卑
5. 青春期	自我同一性对角色混乱
6. 青年期	亲密对孤独
7. 成年期	延续对停滞
8. 成熟期	自我完善感对绝望感

关键阶段的家庭生命周期图式为我们提供的是家庭情境模式,在这些模式中,个体会完成或不会完成任务,并且个体的自我发展问题关联于家庭生命周期的特定阶段。发展框架汇集的多方面概念包括:

> 田野社会学家的生命周期阶段的概念、儿童心理学家和人类发展研究者的发展需求和任务的概念、专业社会学的家庭作为一系列相互依赖的职业的概念,以及结构功能和互动理论家的概念,类似于年龄和性别角色、多元化模式、功能先决条件和其他视家庭为互动角色系统的概念。(Hill and Rodgers,1964,p.171)

表 5.2 提供了关键阶段的家庭生命周期框架,它结合和更新了源于巴恩希尔和隆戈(Barnhill and Longo,1978)、贝科沃夫妇(Becvar and Becvar,1999)、卡特和麦戈德里克(Carter and McGoldrick,1980)及杜瓦尔(Duvall,1962)的信息。

尽管这种家庭生命周期模式捕捉到一些家庭问题的复杂性,但它仍具有单一性。因此,在考虑家庭发展问题和关切的背景下,至少我们会建议结合个体和家庭的模式,以建立更全面理解个体发展的体系(Becvar and Becvar,1999)。

表 5.2 家庭生命周期的阶段

阶 段	情 感 问 题	关 键 阶 段 任 务
1. 单身期	接受亲子分离	a. 分化于原生家庭 b. 同龄关系的发展 c. 事业的开始
2. 新婚期	婚姻承诺	a. 建立婚姻制度 b. 为配偶的家人和朋友提供空间 c. 调整职业需求
3. 育儿期	接受加入系统的新成员	a. 调整婚姻以给予孩子空间 b. 承担父母角色 c. 为祖父母提供空间

阶　　段	情　感　问　题	关　键　阶　段　任　务
4. 学龄前期	接受新个性	a. 使家庭适应特定儿童的需求 b. 应对精力耗竭和隐私缺乏 c. 在二人世界上花时间
5. 学龄期	允许孩子建立家庭以外的关系	a. 扩大家庭/社会的互动 b. 鼓励孩子的教育进步 c. 应对增加的活动和时间需求
6. 青春期	增加家庭边界的灵活性以培养孩子的独立性	a. 亲子关系平衡点的转移 b. 重新关注中年职业与婚姻问题 c. 应对老一代的健康事宜
7. 空巢期	接受家庭中成员的进出	a. 支持成人孩子参加工作、上大学、结婚 b. 维持支持性家庭大本营 c. 支持成人孩子偶尔回家探亲
8. 中年父母期	接受孩子独立的现实,重新回到二人世界	a. 重建婚姻 b. 欢迎孩子的配偶、孙子辈进入家庭 c. 应对自己父母的衰老
9. 退休期	接受退休和老年的到来	a. 维持个体和伴侣的功能 b. 支持中间一代 c. 应对父母、配偶的丧失 d. 封闭自我或适应在家

　　同时,另一个问题是,家庭生命周期模式一般遵循的是个体和伴侣的婚姻与生儿育女的传统模式。在最初创建这类模式的时候,它是可行的,但自从 20 世纪 60 年代中期以来,不同的家庭生活方式得到发展,而且家庭的演变和改变在未来还可能会持续下去,因此可以诠释和描述这种转变的模式就变得很有必要了。为此,我们需要讨论家庭生命周期的动态过程模式。

　　家庭生命周期的动态过程模式能让我们更精确地反映和描绘每个家庭生命周期的具体特征。这个模式适用于治疗师所遇到的各种类型的伴侣与家庭,而不只是从有没有儿童和/或生活在传统家庭模式中的个体的特定发展里程碑的角度去定义每个阶段。动态过程模式融合了个体与家庭的模式,反映出来访者系统所属的代际和更大的家庭情境间的互动。要说明这个模式，我们还需要介绍描述婚姻关系阶段的框架。

对于描述婚姻关系阶段的框架，我们不仅采纳了家庭生命周期模式的相关部分，还采纳了来自临床实践的信息。如表5.3所示，我们有点武断地定义了婚姻关系的四个阶段。

表5.3　婚姻的不同阶段

阶　　段	情绪问题	关键阶段任务
1. 蜜月期(0—2 年)	婚姻承诺	a. 与原生家庭区别开 b. 与家人和朋友为配偶腾出空间 c. 调整职业需求
2. 早期婚姻(2—10 年)	关系成熟	a. 保持婚姻的浪漫 b. 平衡独立与团结 c. 更新婚姻承诺
3. 中期婚姻(10—25 年)	职业生涯规划	a. 适应中年变化 b. 形成谈判关系 c. 更新婚姻承诺
4. 长期婚姻(25+年)	回顾与离别	a. 维持夫妻功能 b. 关闭或调整家庭住所 c. 应对配偶的丧失

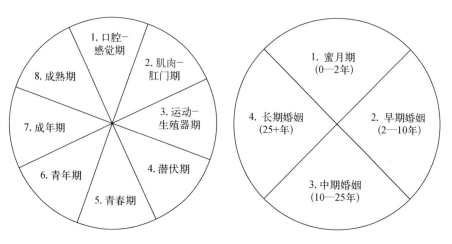

图5.1　埃里克·埃里克森的人生发展八阶段与婚姻发展四阶段

为了产生动态过程模式的视觉形象,在图 5.1 中,我们用圆形图来描述埃里克森的发展阶段理论和那些预先描述婚姻的部分。我们来说明一下结合这两种理论的模式的应用。试想一个传统的四口之家,玛丽和约翰·史密斯都是 25 岁左右,他们于 2000 年结婚,且都是初婚,已婚 5 年。他们生有两个孩子,3 岁的女儿和一个男婴。如果想仔细看一下他们的核心家庭,我们可以用动态过程模式来描绘这个家庭,如图 5.2 所示。

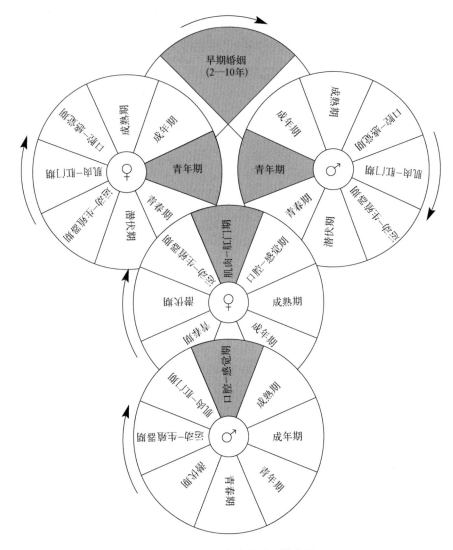

图 5.2　四口之家动态过程模式图

因此,我们有两个成人,他们都处于埃里克森理论的第六阶段(青年期),也许都会经历埃里克森理论所描述的个人问题。作为夫妻,他们处在婚姻的第二阶段,很有可能会面临婚姻早期的相关问题。家庭还会涉及的问题是来自家庭生命周期中的生育阶段和学龄前儿童阶段。此外,父母与孩子之间的关系也许会受到两种问题的影响:处在肌肉-肛门期的长女和处在口腔-感觉期的小儿子。

加上玛丽和约翰的父母及兄弟姐妹,我们还能从家庭等级上反映出其他几个层面的特征和问题,因此我们可以了解到几代人之间的互动和该核心家庭的更大家族的情境。例如,玛丽是她家的老四,她的父母简和比尔·琼斯已结婚40年,处在长期婚姻阶段,同时还处在家庭生命周期的退休期阶段。比尔65岁,简60岁,从个体发展的角度来看,两者都在从成年期转向成熟期。另一方面,约翰是独生子,他的父母要比玛丽的父母小得多,海伦和杰克·史密斯都是50岁,已结婚25年,正步入他们关系的长期婚姻阶段,面临的是一些成年期的问题,他们处在家庭生命周期的中年父母期阶段。因此,两组父母面对一系列不同的问题和挑战,他们与玛丽和约翰之间的互动会受到相应的影响。图5.3展示的是史密斯大家庭的动态过程。

了解几个代际层所涉及的典型问题和关注事项,会帮助治疗师定义家庭生命周期点,了解特定系统在哪个点卡住或出现问题,从而有助于识别相关的挑战。因此,动态过程模型能够融合多种理论和描绘家庭生命的各种情境,它可以被用来描述每个来访者家庭的独特特征和个体差异。它提供的是三维视角,假设持续性成长、变化及发展——如图5.3中的箭头所示。与控制论的认识论相符,其关注的是各个层次的家庭过程,而非内容。

三、情境问题

另一种图表展示的是家庭情境的阶段和发展挑战,它所强调的点是离婚、单身父母、再婚、继父母,或各种文化差异,用这种图表来说明婚姻阶段模式可以使我们更清晰地描述宽泛的家庭风格与类型。考虑到我们社会文化的复杂性和不间断的改变过程,意识到不同家庭模式的存在有助于我们更全面地了解个体及其家庭。我们还必须对更大的社会政治情境,以及在该情境下的系统间的联系保

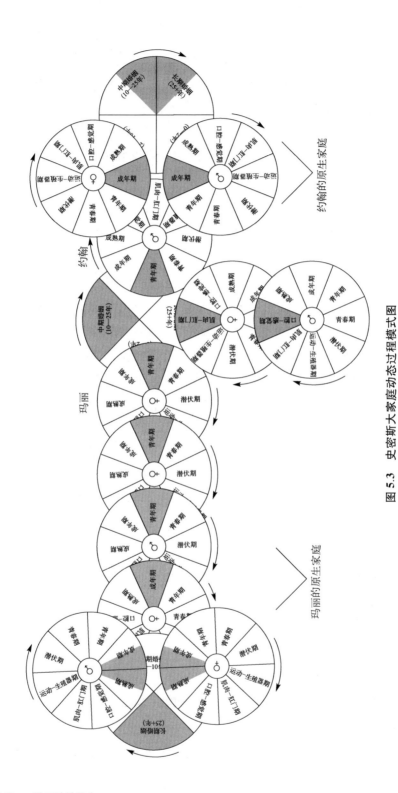

图 5.3 史密斯大家庭动态过程模式图

持敏感度。因此,我们简要地了解一下结构多样性、文化多样性、其他有关多样性和文化胜任力的问题以及生态问题。

◆ 结构多样性

随着离婚、单亲、继父母和再婚的比率不断上升(或即使它们保持不变),治疗师需要继续帮助来访者应对家庭生活重组的危机所带来的额外挑战。因此,发展观点变得更为重要,它可以帮助我们理解并预测离婚或再婚所必然产生的结构和情感的调整。家庭的单一模式难以提供足够的信息,取而代之的模式必须包括不同家庭类型所会面对的任务。例如,根据加菲尔德的观点(Garfield,1982),那些经历离婚和单亲挑战的人必须直面以下问题:

1. 每个婚姻伴侣的自我接受和丧失的解决;
2. 接受新的角色与职责;
3. 重新调节与家人及朋友的关系;
4. 与前配偶关系的转变。

另一方面,根据维舍尔夫妇(Visher and Visher,1982)的观点,要达到再婚家庭融合的必要任务是:

1. 哀悼过去的家庭;
2. 发展新的传统;
3. 建立新的人际关系;
4. 保持与孩子的亲生父母的关系;
5. 家庭之间的和谐互动。

当我们考虑这两组任务时,我们可以看到,在每一种情况下,一个主要的问题是新身份的形成,这必然包括作为家庭单位的每个系统如何看待它自己的合理性。这些任务的一部分困难在于,单身父母或继父母的家庭是在完全成年时与过去彻底断交,有如凤凰在前婚姻的废墟中浴火重生。父母和孩子所陷入的是他们之前很少或根本没有体验过的情境,因此,在丧失、扰动和变化中,所有成员都必须努力,共同创建出一种可以满足个体和家庭需求的情境。

为了说明这一点,还是用史密斯夫妇约翰和玛丽的例子。他们在结婚了15年后决定离婚,两人现在都快40岁了,必须开始处理与成年相关的个人议题,孩子们处在发展的青春期和发育期,家庭生命周期的问题就是那些青少年孩子所会碰到的问题。在离婚和单身父母的情境下,他们必须面对这些问题,会遇到前面提及的所有挑战。他们的情况还进一步受到玛丽的重病母亲的影响,她现在已是寡妇,同时约翰的父母准备退休,并打算搬到气候温暖的地方去住,这让这个家庭得不到更多的大家庭的支持。我们可以继续用动态过程模式来说明这个家庭,如图5.4所示。

在抚养问题上的部分挑战不仅涉及离异和单身的家庭,还涉及继父母或混合家庭。前一种情况,提供健康环境的关键往往牵涉到监护父母的健康(Tessman,1978)。也就是说,当与孩子同住的单亲父母能以负责的方式处理这些压力和变化时,孩子就可以更好地承受和适应单亲家庭生活所造成的压力和变化。这并不是说监护家长不能表现出他或她处于压力之下,而是说尽管面对痛苦,但他们仍然继续生活下去;不会去依赖孩子获得情感支柱,或置他们于不恰当的父母角色;不会在孩子面前诋毁无监护权的家长;不会试图既做母亲又做父亲;以及在他或她的能力范围内,做最好的父亲或母亲(Becvar,1986)

在混合家庭中,亲生父/母会面对的挑战是承担主要的抚养责任,继父/母担任配偶角色,成为他或她的伴侣的支持系统,并成为他或她的伴侣的子女的朋友。另一方面,如果亲生监护父母没有能力引导和担任合适的父母角色,希望通过再婚去确保有个管教孩子的人,那问题就可能出现。孩子们需要看到他们的父母是有用的成人,如果孩子把继父母视为"凶的人"或"坏人",这会不利于建立孩子与继父母之间的关系。如果继父母假设的是朋友角色,但他或她某天却担当了管教角色,继子女就有可能会生气地说:"你不要对我指指点点;你不是我的母亲/父亲!"的确,无论非监护父母住在哪里,也无论他或她的参与度如何,孩子都知道亲生父母的存在,且不希望得到否定其存在的明示或暗示。

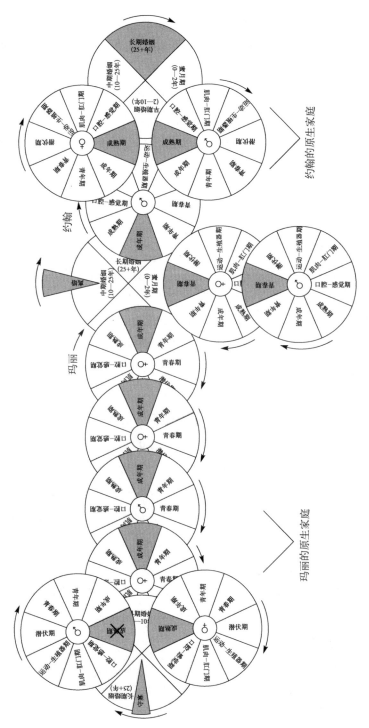

图 5.4 史密斯离异家庭动态过程模式图

在混合家庭的"即时再适应"和"重建核心家庭"(Jacobsen,1979)上所存有的迷思同样需要引起注意。如果约翰·史密斯和玛丽·史密斯决定再婚,两人都要意识到再婚一般不是一个容易的转折。相反,再婚会带来涉及婚姻模式阶段中的蜜月期问题(如表5.3所示)和几个额外的问题。它们包括:(1)家庭成员具有不同的忠诚度和不同程度的过去与历史;(2)缺少没有孩子的适应期;(3)产生于新婚夫妻关系中的性紧张,以及缺乏继父/母与继子女之间的乱伦禁忌(Kleinman,Rosenberg,and Whiteside,1979)。这里存在的迷思是,所有成员自然就组成一个像以前那样的家庭。事实上,新家庭永远不可能与原来的家庭一样。

◆ 文化差异/文化胜任力

结构差异只是家庭发展情境中的一个方面,另一个同样重要的方面是文化差异。因此,我们会希望提出以下问题:当你在读关于史密斯家庭的描述,并考虑他们的系统处于两个交叉的时间点时,你是否想过他们的种族或者所隶属的文化群体? 我们猜你会认为这是个白人中产阶级家庭。这个假设合情合理,因为在家庭文献中通常展现的是家庭生命模式,它当然会符合前面的模式。一方面,我们自然需要意识到文化对家庭生命的影响;另一方面,我们可以概括种族群体的特性来提高我们的意识层次,提醒我们行为层面上可能存在的正常差异,使得我们不会把这种正常差异病理化(Becvar,2008)。我们从来不能假设种族群体的特征可以精确地描述坐在我们治疗室里的家庭。

例如,我们大致考察一下美国非裔家庭。1965年3月,美国劳工部的政策规划与研究办公室发布了《黑人家庭:全国性行动需求的倡导》研究报告,其作者是丹尼尔·帕特里克·莫伊尼汉(Daniel Patrick Moynihan),后来此研究被称为"莫伊尼汉报告"。这个研究把黑人家庭描述为"病态缠身",这个现象被视为美国黑人在国内所面临的巨大困难的主要根源。由于被标记为偏离性家庭模式,政府继而制定了相应计划,以解决所谓的对非裔美国人的文化剥夺,并"增强"对美国非裔家庭的支持。

然而,在莫伊尼汉报告发表几年后,收集的相关信息显示,美国非裔家庭现象被认为是一种文化差异,它体现了独特的非洲文化遗产(Allen,1978;Ladner,1973;Lewis,1975;Mathis,1978;Nobles,1978),其家庭特点是广泛的家族网,这种家族网为其成员提供经济和情感的支持。也就是说,美国非裔大家族网会横跨地理区域,一般不止一个家庭(Martin and Martin,1978),还常常包括非亲属或"虚构亲属"成员(Billingsley,1968)。大家庭成员之间的支持呈现多种方式,其中包括叠加家庭(Hill,1980)和非正式收养(Martin and Martin,1978)。在家族网中,经济援助也是主要的支持机制(McAdoo,1980)。

就像对美国非裔家庭的研究一样,对墨西哥裔美国人或奇卡诺(Chicano)家庭的研究同样揭示了新旧观点之间的差异。但斯特普尔斯和米兰德(Staples and Mirande,1980)认为,支持这两种观点的学者都一致同意至少四个特征,它们包括:(1)受性别支配——男性支配女性;(2)受年龄支配——年长者支配年轻者;(3)支持体系具有家庭成员间相互支持的特点;(4)家族主义或者家庭需求高于个体需求。同时,哈姆纳和特纳(Hamner and Turner,1985)指出奇卡诺家庭研究的几个重要方面,其内容如下:

> (1)认为奇卡诺家庭是僵化、父权和伤害儿童的传统观点,缺乏实验数据的支持;(2)因为缺乏对研究社会经济状况和教育层次变量的控制,文化价值常常被混淆为社会条件;(3)倾向于泛化,即认为所有奇卡诺家庭的家庭互动和育儿模式都是一样的,忽略了这些家庭的多样性和家庭结构的变量。(pp.149-150)

最近,贝穆德斯、柯克帕特里克、赫克和托里斯-罗伯斯(Bermudez, Kirkpatrick,Hecker,and Torres-Robles,2010)挑战的家庭治疗文献是偏向于用宿命论、家族主义、等级制度、个人主义和唯心主义去描述拉丁裔和拉丁裔家庭,并从负面角度描述他们的求助行为。尽管他们的研究结果显示,参与调查者认为对家族主义和等级制度特征的描述是准确的,但他们不同意其他三个特征假设。此外,虽然有关此类群体求助于精神卫生服务的数据一般会是混合的,但这个研究的参与者均寻求了此类服务。

确实,我们一定要尽量避免泛化任何群体。此外,用诸如拉丁美洲人或亚洲人的术语描述所谓的文化特征,否定了被纳入这种称谓下的文化多样性(Becvar,2008)。例如,拉丁美洲人可以是指来自古巴、墨西哥、秘鲁、波多黎各等地的那些人,他们都具有不同的种族和传统。同样,亚洲人可以来自中国、日本、韩国和菲律宾,每个种族也都有其独有的特征。

总之,对于多种族移民社会的成员来说,他们中的许多人继续在按他们自己的文化传统生活,我们要意识到文化差异和种族群体内必然会存在的差异。由此,我们必须彻底熟悉我们的来访者群体的特征,必须承认有色人种的个体与家庭发展中可能会面临的其他挑战(Hardy and Laszloffy,2000),还必须调整我们的干预措施以适应文化差异。当我们可以识别和理解这些差异,不再把它们看作偏差,而仅仅是另一种生活方式时,我们才可以采取相应的措施,从而给予更有效的帮助。我们尊重来访者,帮助他们达成目标,并以对他们最有用的方式促进他们的身心健康。

麦戈德里克和乔达诺(McGoldrick and Giordano,1996)认为,文化特征影响到家庭的定义、家庭生命循环周期、对不同传统和庆典的强调、职业选择、个性特质、解决问题的逻辑以及对治疗过程的态度。此外,意识到文化差异可以改变一个人对治疗的见解。这方面的冲突,不管是家庭内的,还是家庭与更大社会之间的,都会成为症状行为的潜在情境。在问题解决上,文化特征也需要关注,因此治疗师必须提高意识层次,"超越家庭层次,所持有的观点是有关所有价值系统的文化相对性"(McGoldrick,1982,p.23)。

◆ 其他文化多样性问题

我们会建议,对于各种其他因素,像社会经济地位、宗教/精神取向、体能挑战、职业选择和跨文化关系,具有类似的认知度也是相当重要的。此外,一些非传统性差异,如公社式家庭、多代同堂的家庭和有同性恋父母的家庭,会存在它们自己的要求和特殊挑战,对此,治疗师必须熟悉这些情况以提高治疗的有效性。例如,近年来,异性伴侣选择住在一起的情况越来越多,有的是婚前同居,有的是婚姻的一种替代方式(Becvar,2001)。尽管这些伴侣大多数不会生养孩子,但有些也会成为父母。在这种情况下,他们的行为就得不到已婚夫妻所拥有的法律、宗教、社会和文化的支持。

当然,在我们与来访者所生活和工作的更大环境下,女权主义者和后现代主义者提醒我们必须保持敏感度。

◆ **生态因素**

在社会工作行业里,关注家庭及其环境之间的互动有着悠久的传统。作为社会工作者和家庭治疗师,哈德曼和莱尔德(Hartman and Laird,1983)为我们提供了一个生态图。这个工具让我们可以绘制出各种系统以及它们之间的关系,以描述来访者的更大情境。如图5.5,该生态图示例包括了个体与人际的动态,以及社会、心理和精神的影响。

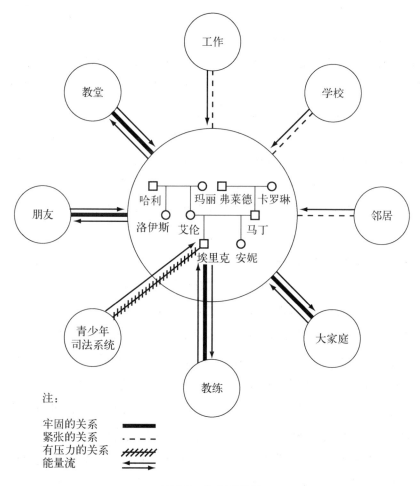

图 5.5　生态图示例

生态图描绘生活情境中的家庭;它识别并刻画家庭与世界之间重要的养育或充满冲突的联系,展示流入家庭系统的资源和能量,以及描述家庭能

量向外部系统的流出情况。（p.159）

社区谱图是一种类似生态思考的方法（Ivey，1995；Rigazio-DiGilio，Ivey，Kunkler-Peck，and Grady，2007），它包括绘图和一系列询问技巧，帮助专业人士与来访者共同探索来访者的发展历程和当前的社会支持系统。与生态图不同，社区谱图的形式可以多种多样，绘图的参与者可以创建任何主题。

不论使用何种工具，我们都会面对的挑战是，要考虑来访者系统的外在因素对发生在来访者系统和来访者/治疗师系统内的事件所产生的影响。从二阶控制论和后现代主义的观点来看，不仅承认我们创建了现实，而且很多因素都会影响到对现实的构建。至于当下情境，我们必须考虑来自类似学校、宗教机构、社会团体、大家庭、法律系统、社会服务系统、医疗系统和工作环境的直接影响；但也不能忽略间接因素的影响，诸如国民经济、社会政策、科学与科技、媒体（Hanson and Boyd，1996），以及语言和那些在特定情境中占主导或特权地位的叙述。当我们放宽视野，进行更深度的理解时，我们会意识到这种理解"并不是源于脑中的心理行为，而是发生在公共范畴内的社会产物"（Gergen，1994b，p.271）。尽管生态思考是个值得更多探讨的话题，但是鉴于时间与空间的限制，在此不能深入讲解。不过，我们会强烈建议你多去了解一些有关这方面的知识。

谈到时间与空间，此刻的博物馆之旅已近尾声，我们将进入下一阶段的学习，整个第一阶段的旅程就告一段落。在第一部分，我们对家庭和家庭疗法的基本框架作了概述。在第二部分，我们简单地了解了一些流派，其中的重点是家庭治疗的实用性。我们对这些流派的创始人有了更多的了解，讨论了每个模式所倡导的一些策略，还考虑了每种方法的演变过程，以及有关控制论框架的理论统一性问题。如果你对刚结束的旅行中某些方面仍感到困惑的话，我们会建议你在继续学习新内容之前，作一些回顾与反思。从我们自身的经验中，我们知道每次阅读都会带来新的见解，拼图的每个小片会慢慢地拼合起来，清晰度会逐渐增加。所以，在我们迂回向前的旅程中，后退确实会是向前迈进的一步。

四、总结

与理解家庭功能的传统、结构或聚焦内容的方法相反，本章考虑的是关于过程层面的健康、功能失调和韧性。我们描述了定义所谓健康家庭的特征,以及指出了所有行为或特征在控制论的控制论层面都具有合理性,所以,强调功能的健康或不健康是不合逻辑的做法。但从务实和文化的层面来看,我们发现在运作良好且具有韧性的家庭中,会存在以下一些因素:

- 建立并支持合法的权威;
- 始终遵循稳定的规则体系;
- 稳定一致的养育行为;
- 稳定的育儿和维护婚姻/伴侣的行为;
- 家庭"国籍"感和归属感;
- 尊重和鼓励个体差异;
- 在正常发展中的挑战和意外危机的处理上,具有足够的灵活性和适应性;
- 支持并鼓励主动性与创造力;
- 清晰的代际边界;
- 独立与连接之间的平衡;
- 清晰一致的沟通;
- 自发性与幽默感;
- 生态导向,具有连接性、协调性和合作性;
- 角色和责任的共享;
- 允许对各种情感的表达;
- 友好、善意、乐观的氛围;
- 相信某些更强大的力量和具有伦理意识的价值观;
- 在不断变化的环境中,具有增强家庭身份和促进连续性的共享仪式和庆典;
- 家庭之外的自然关系网;
- 家庭和每个成员都共同向一系列目标努力;
- 不含威胁的协商能力。

然后,我们考虑了应用动态过程模式去融合多种发展框架。从家庭的独特特征与情境的角度来看,这种模式可以被用来评估和理解家庭。此外,它注重过程聚焦以及家庭中的结构与文化差异。

接着,我们讨论了受结构差异定义的家庭模式,诸如离异、再婚或文化传统的区别,如我们所讲述的非裔美国人或美国墨西哥裔家庭。一方面,有效治疗师行为的重要性是意识到差异的影响;另一方面,在特定的结构或文化群体中,同样重要的是要意识到不把这些差异泛化于所有家庭。当考虑到其他的多样化问题时,类似的议题还是值得引起注意的,尤其需要关注的是异性和同性的同居伴侣会遇到的挑战。

本章的结尾是对各种生态因素的概述,当治疗师依照系统理念进行临床治疗时,他们必须考虑这些因素。我们建议用生态图和社区谱图去展示和提高对隶属于来访者情境部分的其他系统的认识,并且我们再次强调了语言的重要性和更大的社会对现实建构的影响。

第二部分
家庭治疗实务

现在让我们转向更熟悉的领域吧。很可能的情况是,你已经接触过人格理论和个体咨询/治疗。根据我们在本书中第一部分所概述的框架,这些理论与系统论/控制论都是基于不同但又互补的假设。大多数个体人格理论是在个体既是分析单元又是治疗对象的背景下发展起来的,大量丰富多彩的故事在这一传统中诞生。

在系统论/控制论的范式中,我们区分了简单控制论和控制论的控制论。当个体理论得到迅速发展的时候,许多家庭治疗的模式和方法也被创建起来。我们将把大多数重要的模式归入简单控制论的范畴内,因为在最纯粹的控制论意义上,它们所基于的不是系统论。也就是说,这些理论通常是以线性和非递归的方式来强调家庭组织和过程。尽管这种线性可以被认为是有问题的,但它也可以被视为是增加了这样一种可能性,即该方法所提供的诠释为已经被社会化并内化为线性、非递归、非系统范式的家庭和个体提供了一种新的意义。

在第一部分中,我们还描述了后现代世界观是如何从对机械主义和工具主义的不满中演变而来的。在这样做的过程中,我们在简单控制论和控制论的控制论/后现代视角之间建立了区别和桥梁。

在第二部分(第6—12章)中,我们会阐述几种实用的简单控制论家庭治疗方法,这些方法与人格和咨询理论相比,也符合个体心理学方法。当我们介绍每一种方法时,从控制论的角度来看,我们也提醒你注意一下它们的系统性程度。对于后一种考虑,我们指的是第3章末尾的概念总结。在讨论每种方法后,我们会从二阶控制论/后现代主义的视角提出一些思考和问题。这些问题和反思旨在使学生或治疗师能够以符合二阶控制论观点的方式思考和应用一阶控制论概念。在第 13 章中,我们还将介绍一些最近创建的家庭治疗方法,这些方法是针对后现代观点应运而生的。

对我们来说,第 6—12 章中介绍的方法与第 13 章中描述的方法相比,说明的是现代主义/简单控制论与控制论的控制论/后现代主义之间的区别。如第 4 章所述,现代主义出现于 20 世纪早期,并继续影响着我们当今的思维。窦赫提(Doherty,1991)认为,后现代主义的一个典型特征是,通过跨学科的努力"去识别所有人类语言、习俗和行为所基于和遵循的普遍规范和结构,无论所处的是何种特定文化背景"(p.40)。被称为结构主义的这一运动深受法国人类学家克劳德·列维-施特劳斯(Claude Lévi-Strauss)的影响,在 20 世纪中,该运动所代表的是现代主义的核心与精髓。

因此,结构主义的目标是发现、绘制和了解人类行为世界的客观真相,这与传统的实证科学是一致的。一般情况下,现代主义者/结构主义者对家庭治疗的影响可以被视为是寻找健康和不健康家庭的特征,结构派家庭治疗尤其如此。因此,家庭被假设为具有普遍性的组织模式,家庭治疗师的任务是识别出这些模式。凭借专业知识,治疗师负责治疗并设定目标。治疗师担任的角色是教练、编舞者和导演,其所秉持的理论决定治疗目标。治疗师所治疗的是看上去像真的问题,这是存在于该系统中的结构缺陷,所以必然会引发症状:

> 事实上,现代主义/结构主义理念建立在"症状"一词本身的基础上……它所表达的意思是症状源于一些潜在问题,是心理或结构的问题,诸如不一致的等级制度、隐蔽的父母冲突、低自尊、沟通偏差、"肮脏的游戏"等。(de Shazer,1991,pp.30-31)

因此,符合现代主义者/结构主义者理念的理论定义的是那种社会需要和/或重视的个人、婚姻和家庭,心理健康专业人员以及其他人则是社会工程师,他们被假设为是能为这种被需要/被重视的个体提供知识和技术的人。该传统的主导主题是"基于科学的隐喻"(Lowe,1991,p.41),以及世界和生活于其中的人都被理解为机器。这一取向的另一个贡献是"自然主义的神话",它建议诸如养育孩子的任务不能留给那些未经训练的人等。在这一传统中,语言代表现实,或是格根(Gergen,1994a)所说的"表现主义……假设词语与世界之间存在(或可以存在)决定性的(固定的或内在的)关系"(p.412)。

现代主义/结构主义世界观归拢了规范社会科学和心理健康实践,与后者相联系的是观察(从人或系统之外的一个位置)、诊断、治疗计划和治疗。治疗师被视为专家,因为他或她的工作是建立在源于科学"知识"的基础上。这个专家位置赋予了治疗师"一个特别通道,使其能够知道所发生的'真实'情况是低于还是超出这个家庭对其困境的表述,作为改变动因的治疗师会把后者评估为症状状态,或者是需要被诊断的原材料"(Lowe,1991,p.42)。因此,该治疗过程符合逻辑实证主义和经验主义的传统:

1. 进行无偏见的观察,并发现事实;
2. 形成一个理论或假设来解释事实;
3. 根据这个理论作出预测;
4. 通过进行另一个无偏见的观察来检验预测。(Hayward,1984,p.65)

相比之下,后现代主义者通常怀疑对终极真理的追求和对普遍理论的描述。他们关注的是理论发展的历史和价值背景,除此之外不可能存在有效的知识主张。事实上,文化历史学家米歇尔·福柯(Michel Foucault)甚至提出,"关于世界和人类的诠释理论,远远不能代表客观真理,其本质上是社会权力的工具,具有内在的帝国主义性质"(Doherty,1991,p.40)。

通过回顾，我们注意到后现代视角具有以下特征：

- 语言被视为调解甚至构成现实，而非反映或者代表现实；
- 直接获得经验或直接表达经验的可能性受到质疑；
- 总体话语受到批评，是因为在权力关系方面看到的是这些话语所忽略、遮蔽和表达的内容；
- 作为科学的治疗被作为对话、合作过程的治疗理念所取代；
- 治疗师意识到他们必须把自己纳入自己的理论中；
- 家庭困境的内容成为家庭所讲述的故事或叙事，这些故事或叙事为治疗对话提供了焦点。

以符合后现代传统的方式进行临床工作的家庭治疗师可以被形容为符合二阶控制论的参与者——观察者。他们是建构主义者，视治疗为治疗师与来访者之间的合作过程。治疗师与来访者一起参与解构来访者带来的有关普遍真理的故事，并合作建构出一个新的叙事，去解决在现有叙事中没能解决的问题。从某种意义上说，治疗师也许被视为更加以来访者为中心而非以理论为中心（即更关注来访者，而不是关注"真正"发生在个体身上、伴侣之间，和/或家庭成员之间的是什么）。治疗师不会试图强加一些个人、伴侣和家庭应该如何生活的规范思想（根据治疗师的理论），也不会让理论指使"真正"的问题。相反，治疗更像是治疗师与来访者之间的对话或来来回回的"舞步"。

我们认为，作为家庭治疗的学生和实践者，对这一部分介绍的经典的、开创性的理论和疗法有一个扎实的理解是至关重要的。尽管自它们被创立以来，很多方法已经发生演变，但从几乎所有最近发展出来的方法中仍然可以看到它们的影响。例如，萨提亚对情绪聚焦治疗的影响（Johnson，1996）和鲍温对性坩埚疗法（sexual crucible approach）的贡献（Schnarch，1991）都得到了认可。同样，焦点解决（de Shazer，1985）和解决导向（O'Hanlon and Wilk，1987）的方法都是从心智研究院治疗的基本理念发展而来的。随着你继续学习，对新疗法的彻底理解将要求你能够识别出和理解到它们是基本主题的变异。这个领域及其实践者站在了巨人先驱的肩膀上，为了感谢他们，本书的这一部分也许也应该被视为"每个家庭治疗学生都应该掌握的内容"。相应地，你将了解精神动力疗法、自然系统论、经验疗法、结构疗法、沟通疗法、策略疗法和行为疗法，以及反馈团队疗法、解决导向疗法、焦点解决疗法、叙事疗法和合作式语言系统疗法。你还将熟悉通常被归入这些类别的早期理论家和临床医生，同时会了解同一类别的治疗师之间可能存在的巨大差异，以及不同类别的治疗师之间会有的许多相似之处。在此过程中，我们会注意到某些改变似乎与早期模型最为相关。

最后，我们觉得有必要提醒大家，我们只是这些家庭治疗一般方法的诠释者。不仅我们所作的诠释属于二手来源，而且其他二手来源也可能会提供相同故事的不同版本。因此，尽管你在这本书中学到的东西会有用，但我们也鼓励你去追寻原始出处，亲身体验各种理论家/治疗师以及他们用自己的语言去描述的他们的方法。我们还建议，最终最重要的是你为自己发展一种既符合你个人假设又对每个来访者系统的独特性比较敏感的治疗理论。

第 6 章

精神动力疗法

家庭治疗的精神动力疗法融合了系统理念和精神动力心理学或精神分析心理学。这一取向通常被称为"跨代际治疗"或"扩展家庭治疗",这一称呼论及该取向的精神分析根源。默里·鲍温(Murray Bowen,1976)很多年前曾指出:

> 越来越多的使用各种不同理论和治疗方法的心理健康专家,仍然遵循精神分析的两个基本概念:一是情感疾病是在与他人的关系中出现的;二是治疗关系是情感疾病的普遍"治疗方法"。(p.44)

鲍温的观点至今看来似乎仍然正确,他认为在家庭成员同时接受治疗的情境下,情感障碍可以得到治疗,这意味着情感疾病的病因包含了人际维度,以及疾病是在他人的情境下得以存续的。甚至弗洛伊德的理论也可以被看作是用精神分析模式的丰富隐喻性语言来描述家庭关系动力。然而,精神动力家庭治疗存在一个悖论:精神分析聚焦的是个体,关注的是内在心理领域;而家庭治疗聚焦的是关系,关注的是社会系统领域。同时,这两个领域之间的缺口可以用客体关系理论来弥合(Nichols and Schwartz,2004)。也就是说,焦点在于过往的经验通过创建心理结构或自我和客体的形象,对当前的关系产生影响。区别在于,从精神分析的角度来看,幻想客体的内部世界受到更多的强调,而家庭治疗更侧重于外部世界和产生这种幻想的对象。

尽管没有统一的客体关系理论,但许多理论家提出了他们各自独特的客体关系视角,这些视角都大致符合弗洛伊德的理论。这些理论家应用了弗洛伊德提出的概念和结构,同时也创造了新的概念和建构,以充实客体关系理论。此外,许多家庭治疗运动的先驱,包括艾克曼、阿尔杰、博斯佐尔梅尼-纳吉、鲍温、杰克逊、利兹、米纽钦、惠特克和兹韦林等人,都接受过精神分析理论的训练。无疑,许多人在创造他们自己的模式时,至少保留了他们早期受训的一些风格。此外,最近新进入该领域的客体关系家庭治疗公开承认其精神动力取向。

精神动力家庭治疗的假设是,要解决来访者当前家庭或生活中的问题,就一定要进行内心探索,以及解决内化于早期亲子关系的那些无意识的客体关系。它的进一步假设是,这些早期作用会影响并诠释当前人际关系问题的本质。因此,精神动力家庭治疗通常是对个体进行治疗,并聚焦于帮助来访者处理他们从原生家庭带来的问题。它所关注的是助力个人的成长和成熟,专注于个体而不是家庭本身。此外,治疗中的解读通常应用了弗洛伊德心理学的各种建构。

多种不同的模型都可以用来诠释家庭治疗的精神动力疗法,这里我们选择了伊凡·博斯佐尔梅尼-纳吉提出的重要模式。作为家庭治疗领域的先驱理论家,纳吉虽然保留了精神分析理论中对代际传递的关注,但他提出了与之不同的涉及人际和关系性的概念和建构。除了介绍纳吉的情境式家庭治疗之外,我们还简要概述了客体关系家庭治疗,这是融合个体和系统观点的一种直接尝试。

一、伊凡·博斯佐尔梅尼-纳吉

伊凡·博斯佐尔梅尼-纳吉于 2007 年去世,他的情境式家庭治疗融合了人际过程和内心因素。纳吉的理论显示出他的精神分析背景,然而他的治疗方法要比精神分析方法更为积极主动。纳吉试图通过代代相传的传统让我们意识到生命的延续,并同时处理内心和人际的问题。他的理论用一种有趣的方式将个体情境化,并建议治疗师要帮助来访者,不仅要关注来访者自己和他人脱离情境的个性,还要从情境中去理解人们的行为,这样才被认为是更全面、合理的理解。亦即:

> 我们认为关系伦理是一种基础的动力,可靠性和可信赖性将家庭与社会关系连接起来。根据多边逻辑,人与人之间的公正平衡是关系现象中最具意义和最具包容性的"集群","情境式治疗"一词指的就是这种情境。
> (Boszormenyi-Nagy,Grunebaum,and Ulrich,1991,p.204)

对于纳吉而言,脱离情境去评判一个人是不公平的。相反,他认为人并不是我们所想的那样不是好就是坏,不是圣徒就是罪人。人只是利用他们从原生家庭继承过来的东西,在各自的情境中尽其所能地生活。这并非是我们通常所说的宽恕,即针对被视为有悖常理或恶意的个体,并要求他们对其全部乖张行为负责。这里是指一种聚焦于道德和情境化判断的理解。

◆ 基本概念/理论建构

在情境家庭治疗中,纳吉提醒道,一个新家庭并不是一张单纯的白纸——拥有清白的历史。每个配偶都带着新婚之前几代家庭的传承。事实上,纳吉认为,我们不可能脱离自己的"生根"的情境。新家庭的关系将建立在贯穿世代的无形忠诚之上。这些无形忠诚往往是无意识的,是每个配偶与其原生家庭及其父母、祖父母等的原生家庭的一种联结。因此,"先前无数代的斗争在核心家庭的结构中存活下来"(Boszormenyi-Nagy and Ulrich,1981,p.162)。

纳吉假设的是人对关系公平性的基本存在的关注,即关系伦理建立在公平感的基础上。因此,在对每个人都公平的情况下,个体有权期望他们的福祉会得到考虑与尊重。因此,如果在他们的原生家庭中,配偶双方都经历了高度公平,在新婚"账本"中,他们各自带来的是平衡的债务与权益。他们能够在考虑每个家庭成员利益的基础上建立起自己的新家庭。现实中,"债务"分类账会记录所付出的是些什么、至何种程度以及赋予谁,这是本人际/关系账。

分类账中包含两个道德部分。第一部分是遗产,孩子通过出生以及担任源于他们的家庭经验的社会角色(我们的术语)而获得遗产。例如:

> 根据这个家庭遗产,儿子有权享受称赞,女儿只能感到羞愧。因此,两人所继承的遗产是非常不公平的……孩子们多多少少要按照他们的遗产,在道德上受约束以顺应他们的生活。(Boszormenyi-Nagy and Ulrich,1981,p.163)

遗产是一种命运,一个人在新家庭中会继续扮演从原生家庭中获得的角色。遗产决定特定的债务与权益,并且"欠债还钱的方式一般是被教会的"(Piercy,

Sprenkle, Wetchler, and Associates, 1996, p.35）。例如，遭受殴打的孩子也会打她自己的孩子。

分类账的第二个道德部分是个体功劳累积记录。这个账记录的是"对他人的福祉所做的贡献"（Boszormenyi-Nagy and Ulrich, 1981, p.163）。此记录结合了作为父母或孩子，他们所要付出的或所应得的东西。

我们每个人都有本原生家庭账；我们不是生活在真空中，也不是空手而来。事实上，尝试重新开始表明的是账上存在不平衡的负债与权益。不管是有意识还是无意识，权益和债务的问题都是被假设存在的。平衡的分类账可以让人们在没有过度忠诚问题的情况下自由地建立新家庭，可以考虑相互需求，可以获取价值，并可以收取债务。

当家庭可以有效地面对和处理权益与债务问题时，关系才变得有信赖性。关系中的相互信任是家庭和社会关系的基石。因此，关系伦理与有没有治疗师强加的一系列伦理标准或道德规范无关，它们与家庭的动态，以及对家庭中他人的福祉的考虑和关注度有关。

每个家庭成员都有本权益与债务账。一个人收取价值就会欠债，也就是说，一个人的福祉得到他人的关心，这笔债务只能由欠债人偿还。因此，"关系伦理不允许合理性替代"（Boszormenyi-Nagy and Ulrich, 1981, p.160）。如果一个人有了功劳并要收取这笔债，它只能向欠债人要。这个特点是此理论一个非常重要的方面，因为如果新婚中的伴侣各自欠了原生家庭的债，那么企图向新配偶收取债务是不公平的。例如，如果丈夫试图偿还岳父母所欠的善良债，不仅债务得不到满足，而且丈夫可能会感到他理应获得功劳，可妻子并不认为他有此资格。由此，关系中的权益与债务的分类账变得不平衡。丈夫在试图收这笔债时可能会遇到阻力（即"什么债务？"）。在这一情形中，丈夫试图要还的债来自妻子的功劳，而不是他的债务。

纳吉和乌尔里希（Boszormenyi-Nagy and Ulrich, 1981）指出，对相对平衡的权益和债务的感受是非常主观的，总账是否平衡不可以由任何成员或家庭来判断。相反，经过多方审议的公平的"客观"平衡必须通过协商达成（p.164）。

此理论的另一个重要部分涉及家庭中的儿童角色。纳吉认为，亲子关系是不对称的关系。例如，年幼的孩子通常有更多的权益而非负债。这是必要的不平衡,描述了父母的职责是获得功劳,但他们不会期望孩子在其早年期间就要还债。然而,随着孩子接近成年,权益和债务之间的道德平衡变得越来越合理。

然而,父母期望年幼的孩子偿还其早期欠下的童年债务是不公平的,即使父母可能已经获取了这份功劳。此外,尝试从青少年和青年身上利用这一早期功劳会出现问题。只有对应于发展阶段(我们的术语)和责任能力,儿童才可以被期望保持平衡的权益和债务账。随着孩子的长大,父母会期望权益与成熟度的提高保持一致,这既合理也重要。

因此,有关儿童的权益与债务账与他们的偿还能力密切相关。让儿童过早陷入债务会影响他们的发展,这种做法就有如从没有存款的账户里取钱。这些尝试会呈现多种形式,要求孩子比他们的实际年龄成熟,或者把他人所欠的债投射在孩子身上,这个债要么源于原生家庭,要么源于婚姻关系。这些做法的危险性在于它们耗尽了孩子的信任资源。诚信与权益和债务账,以及他人对一个人的福祉考虑的感受是连在一起的。因此,症状行为会在这些情况下出现,并会成为持久性遗产。

纳吉认为,家庭中最棘手的问题之一是一方家长要求孩子对其忠诚,孩子为此所付出的代价是牺牲对另一方家长的忠诚。这种要求通常会造成所谓的分裂性孝顺忠诚(split filial loyalty)。简单地讲,母亲也许向孩子抱怨父亲,父母也许向孩子抱怨对方,在父母之间缺乏性关系的情况下,孩子也许会成为性欲的替代品。当一方父母和祖父母期待孩子加入他们的阵营,去对立、应付另一方父母时,家庭中会呈现更严重的分裂性孝顺忠诚。孩子放弃不了对任何一方的忠诚,因此可能会表现出似乎漠不关心的态度,这种姿态是平衡忠诚的一个方法,它是三角化的体验。此外,"我不在乎"的态度可能成为成年子女的遗产的一部分,并转移到他/她自己的新家庭。孝顺忠诚是无形的忠诚,它具有普遍性,并且是"核心关系动态"(Boszormenyi-Nagy and Ulrich,1981,p.166)。

纳吉的旋转石板(revolving slate)概念描述的是遗产,或好或坏,这种"模式会被重复,面对徒劳的斗争,它从一代被传到下一代"(Boszormenyi-Nagy and Ulrich,1981,p.166)。如前所述,因为一个人"不这样做,此人就会走出其'生根'的情境"(p.167)。在某种程度的认知意识层,个体可能会跟他们的遗产作斗争,但无意识遗产的约束始终存在。按照这些遗产,个人也许感觉不到真正的内疚,因为他们实际上是在效忠。有意识地超越这一无意识遗产的满足感,可能是一个人基于对自己作为配偶或母亲或父亲是否称职的存在感的内疚,这种内疚感是从孝顺忠诚演变而来的。纳吉认为旋转石板是失调婚姻和家庭的核心问题;也就是说,一个从停滞家庭中长大的成人是脱节的,在他或她的关系中,包括在与配偶、孩子或重要他人的关系上,不注重考虑公平维度。

因此,根据情境式家庭治疗所基于的理论,当一个人脱节或无法处理多向的关心和责任时,关系中的诚信就会出现崩溃,从而导致症状的出现(Boszormenyi-Nagy and Ulrich,1981)。症状有许多形式,它们都表现在确认患者身上,但并不一定都局限于"疯的"或"坏的"类别;反之,孩子也可以表现出过于乖巧,过于付出,过于上心,或者担起做父母的职责。事实上,忠诚、遗产和平衡账的问题影响到每个人。

◆ 健康/正常理论

从前面描述的基本概念中,我们可以推断出纳吉理念中的功能良好的家庭所具有的关键特征是公平性、灵活性、多边关注、协商不平衡的能力,以及活力感和非停滞性。关键点在于父母对过程负责,在平衡分类账和识别失衡情形上会试图付出努力。只有当个体需求相对于增加的个体职责受到关注时,关系才会存在诚信。换言之,权益与个体要对自己的行为负责是相辅相成的。任何家庭成员都不可以被剥夺其权益或放纵其自由,这会削弱每个人成为独立个体的能力。因此,遗产允许自主;同时,自主和分离与亲密并不相互矛盾,因为没有关系伦理,就没有真正的自主。

此外,家庭生命周期的过渡是通过协商达成的,家庭成员对忠诚承诺的需求变化受到认可和尊重,他们在平衡账上作出公开、诚实的努力。确实,"情境式家庭治疗的基本原则是,如果不对平衡账作出诚实的努力,就不能保持爱、温暖、亲近等能力"(Boszormenyi-Nagy and Ulrich,1981,p.171)。如果父母是公平和负责的,他们孩子的忠诚就会得到发展,因此孩子所继承的是公平和责任心的遗产。

◆ 治疗策略和干预

情境式家庭治疗旨在帮助家庭成员采取重合(重新加入)行动,走向关系完整、关系承诺和公正平衡。理想情况下,在治疗过程中,家庭成员表现出各自的真实反应,彼此开始信任。家庭动力来自自我利益姿态向多边利益姿态的转变。只有通过多边利益,个体的福祉才能得到保障。这里的目标是伦理融合。

治疗师强调每个人都要以多边视角看问题。每个家庭成员都有自己的观点,但每个人也都有责任理解家庭中他人的观点。每个人都倾向于坚持自己的看法。对于每一个有关他人的信息,如果那个人不在场,治疗师会倡导去理解他人的视角。如果那个人在场,他或她的观点应得以充分表达。

要关注原生历史情境,即当前家庭的关系根源。来访者必须看到每个问题的另一面和每个人的观点。诚实的表述是必要的,理解他人观点的最初努力被视为基于信任输入的开始。治疗师支持每个人的利己尝试,以及那些具有关系价值的重合努力。

治疗任务是家庭成员的责任,每个人都需要建立多边视角。纳吉称此为"自我和他人的'责任实践'"(Boszormenyi-Nagy and Ulrich, 1981, p.174)。每个人逐渐形成的画面包括他或她的整个生活情形的困难。虽然这个画面并不能免除个人的责任,但它会帮助他人看到此人并非一个怪物。伦理融合的任务需要明确性、挑战、兴趣和好奇心。实际上,每个家庭成员都需要学会抛弃对其他家庭成员的偏见,以开放的态度来处理每种关系。

这种努力会发生在核心家庭内部,通常涉及再回到原生家庭,以重新探索关系。但并非所有对核心家庭或原生家庭成员所提的建议都会成功,可能需要尝试多种不同的方法。治疗师需要支持这种建议的失败。治疗师的工作也许是帮助来访者找到储备力量,在失败后站起来,并可以作出新的行动抉择。

治疗师的初期努力也许是温和的,多边观点的探索是基于好奇心和兴趣。一旦信任关系建立后,治疗师也许会变得比较具有冲突性。治疗师对情境家庭疗法的基本规则具有信心,这种对治疗过程的信心也许会激发来访者更积极的态度。来访者也许会看到再参与和重合的价值,而非停滞中的分离和利己的升级。

情境式家庭治疗不受时间的限制,它也许会持续几周或者一两年。家庭在重合目标上以它自己的节奏前行。理论上,理想结束点的出现是当家庭开始建立起足够的信任,他们自己可以努力继续再平衡时,但此决定还得取决于家庭。

有些家庭在症状消失后会停止治疗,但有些家庭在症状消失后也许会选择继续治疗。这个理论偏见针对的是孩子的未来家庭。意思是,在理想情况下,家庭已经在利己和利他上恢复了系统平衡。换言之,重合努力已经发展到的程度是,家庭中的下一代已经具有不同的忠诚、遗产和分类账。

考虑到孩子的利益,治疗师希望孩子会加入治疗,即使所呈现的是婚姻问题,因为育儿被视为所有夫妻婚姻关系的一个重要部分。对于这一点,治疗师会清晰地表达出其期望。孩子们不可能不受婚姻问题的影响,很有可能他们的分类账是不平衡的,因为在婚姻冲突的情形下,分裂性忠诚是常见的问题。治疗师要优先考虑孩子以及伴侣未出生的孩子的利益,这涉及治疗师所需要遵循的伦理准则。当孩子参与治疗,并开始体验到情感的公开表达和多方观点时,他们开始信任家庭中的关系。此外,当孩子看到父母得到帮助时,也许会松口气,不再感到要对父母的婚姻状况负责。

从情境式治疗的角度来看,个体与家庭治疗之间不存在冲突:个体治疗是在与家庭治疗相同的概念框架下进行的。无论是对一个人还是多个人进行治疗,治疗任务都是"采用多方结盟,灵活有序地支持每个人的权益及其责任"(Boszormenyi-Nagy and Ulrich,1981,p.176)。

因此,情境家庭治疗师意识到所有家庭成员都受到其他成员的态度和行为的影响。对于治疗师来说,意识到这些影响是他们的伦理义务。治疗师是所有处在关系情境中的人的倡导者,包括多代大家庭和逝世者。治疗师不是公正的,而是"多方结盟",他们以同样的同理心和兴趣倾听每个成员的诉求,与每个人站队,试图让每个人对他人负责。

治疗师不担当指令性的、重组的角色,他们也不做重构。重构通常是试图将他人置于好的滤镜下,这样做会被看成是指令。反之,治疗师会试图引导家庭成员反思他人和自己的观点。深感受到伤害并责怪他人造成了这种伤害,会很难让来访者考虑到他人的利益和情境。因此,治疗师会仔细权衡"站队",使人们——甚至那些受到严重伤害的——可以取得进步。

在情境家庭治疗中,"阻抗"(resistance)这词传递的不是传统意义上的阻抗。在这个模式中,阻抗表明了无形的忠诚、保留的遗产和分裂的孝顺性忠诚。这种阻抗不会被解读或回避,而是会被视为一个伦理问题。治疗师运用多向结盟,支持来访者,并仍旧指导来访者去面对这些问题。焦虑的出现是正常且是预料之中的,来访者焦虑的背后可能是发展和恢复信任的第一步。

◆ 系统一致性

纳吉的情境家庭治疗具有明显的关系性聚焦和意识,但它在系统一致性上存在不足。如同其精神动力学根源,线性模式定义了病理的病因,尽管它们被解读为嵌于家庭情境中的症状。

对跨代际的重复模式的意识和在公平性、灵活性、孝顺忠诚度及父母责任上的家庭描述,是与关注过程的系统视角相一致的。然而,对于家庭应该或者不应该有哪些做法,以及在忽视描述者角色的基础上描述家庭的病理,是不符合二阶控制论理念的。同样,只有在简单控制论的层面上,治疗家庭的概念才是可行的。因此,在这两种情况下用"黑匣子"外加"观察者"去形容纳吉的模式是合适的。

由于纳吉没有直接或间接地谈论控制论基本特点的递归和反馈,所以情境家庭治疗不能被认为是符合控制论的控制论观点。但作为一阶控制论,当在实施这种方法的时候,如果可以意识到它也许提供的是有用的地图,而不是对版图的定义的话,这一务实方法便可以为治疗提供成功的指南。

二、客体关系家庭治疗

客体关系家庭治疗旨在建立个体内在与人际关系理论和治疗之间的桥梁(Slipp,1984,1988)。虽然缺少整体的综合理论,但这种方法根源于精神分析学原理:倾听,回应无意识的内容,解读,发展洞察力,以及在移情和反移情的过程中理解和成长。然而,"家庭"和"一群人"的概念是不同的。它是一个包含多组关系的系统,这些关系以其独有的方式运作(Scharff and Scharff,1987,p.3)。

客体关系家庭治疗的代表人物包括塞缪尔·斯利普、大卫·萨夫(David Scharff)和吉尔·萨维格·萨夫(Jill Savege Scharff)。

客体关系理论源于弗洛伊德的学术工作,它描述了个体持续向已经"失去"的人寻求满足感的方式,内化和联系"失去"的人的形象,并将其视为真人(Hamilton,1989)。费伦齐、克莱因、费尔拜恩、巴林特、比昂、温尼科特、甘特里普、迪克、克恩伯特、马勒、科胡特和沙利文等理论家在精神分析领域内提出并强化了客体关系的概念（Friedman，1980；Hamilton，1989；Kilpatrick and Kilpatrick，1991）。在客体关系视角下，人们要寻找"当前关系问题中的动力和个人历史原因"（Friedman，1980，p.63）。因此，客体关系理论关注的是个体如何与周围事物发展关系（Hamilton，1989）。

客体关系家庭治疗假设个体内部和人际之间处于持续的动态互动中。然而，当前关系问题的解决需要聚焦于个体内部客体关系，这一关系基于父母与孩子之间的早期互动。这种来自过去的影响为现在经历的问题提供了答案（Kilpatrick and Kilpatrick，1991）。因此，理解和使用这种方法的关键在于熟悉客体关系理论的原则。

◆ **基本概念/理论建构**

分裂（splitting）作为一种主要的发展和心理机制，是现代客体关系理论的基础。随着分裂的消解，完整客体关系的实现是正常心理发展过程中成熟功能的核心（Hamilton，1989）。根据这一概念，儿童在与其年龄或发展阶段一致的成长过程中，将其内部世界分为好的和坏的两个方面。分裂起源于婴儿时期，婴儿通过把自己与其母亲关系中被禁止的或危险激动的方面区分开，同时与不同的部分客体形成单独的内在联系去维系婴儿与母亲之间的满意关系。

自闭症（autism）描述了婴儿出生时相对的但并非彻底的心理隔绝。在大约8周后，婴儿开始走向共生，共生指的是婴儿与母亲处于二元一体的共生关系的体验。分离/个体化过程始于约6个月大的时候。这个过程分四个阶段：分化、实践、和解和客体关系恒定。当孩子有了探索母亲和他人的身体和心理的能力时，就会产生分化。实践（第10—16个月）是孩子们对行动感到兴奋并开始探索他们的世界的阶段。和解发生在第16—24个月之间，此时孩子更加意识到自身的脆弱性和分离性，导致他们回到母亲身边"再充电"（Mahler，Pine，and Bergman，1975）。这一时期儿童会试图将世界加倍理解为全好或全坏，被爱或被弃，分裂成为儿童主导的防御机制和分离/个体化过程的重要方面（Hamilton，1989；Mahler et al.，1975）。客体关系恒定性大约出现在第24—36个月之间，孩子意识到与父母的关系是分离的，并且意识到关系主要是"好的"，但也存在一些不良的特质（Hamilton，1989）。最终，爱和破坏的冲动是自发的而非投射的，自我和客体被理解为既分离又相关,完整的客体关联由此得以实现。

内向投射(introjection)是指自我和他人之间关系的内化过程。就好像父母与孩子之间的互动被整个吞没了一样。内向投射被视为"最早、最原始的客体关系内化形式,它从一个相对幼稚的层面开始,随着孩子的成长逐渐变得复杂"(Kilpatrick and Kilpatrick,1991,p.216)。

投射性认同(projective identification)是指"个体将自我的一个方面归因于客体,并重新识别他人中的投射元素,试图借此控制客体"(Hamilton,1989,p.1554)。虽然投射性认同是一种无意识的防御机制,但它涉及互动过程,这是指当另一个人受到影响时,此人以与投射到他或她身上的感受和态度相一致的方式行事。共谋(collusion)是指他人在这个过程中的参与——他人倾向于按照投射行事。移情、替罪羊、共生和家庭投射过程都是投射性认同和共谋的变体(Kilpatrick and Kilpatrick,1991)。

温尼科特(Winnicott)介绍了抱持性环境(holding environment)和过渡客体的概念(Hamilton,1989)。抱持性环境与"足够好的母亲"这一概念相关,强调既亲密又分离的需求,以促进完整客体关系的成功。也就是说,最终孩子将内化抱持性功能,抚慰自己,并接受与父母的分离。此过程的一个重要部分是过渡客体的发展,它既不是自我也不是客体,但可以被视为既是心爱的父母又是自我。儿童的过渡性客体通常是泰迪熊玩具和毯子(Cohenand Clark,1984);对于成年人来说,它可以是任何投入精力并希望其承担养护角色的客体。

客体关系理论侧重于心理结构的发展和自我同一性的实现方式。科恩伯格(Kernberg,1976)提出,一个人的内化客体代表的是家庭、朋友、社会群体和文化认同,当内化客体的内心世界为个体提供和谐的支持,并为他或她当前的互动提供深度时,自我同一性就达到了最高水平。因此,"在危机时期,例如丧失、抛弃、分离、失败和孤独时,个体可以暂时回归他的内心世界:这样,内心世界和人际关系世界可以相互联系并相互促进"(Kernberg,1976,p.73)。

移情(transference)是指个体早期经历的一部分,以及表明处在目前关系中的人也许是与所涉及的实际他人的改型版有关。也就是说:

人们不仅会对实际他人,而且还会对内在他人,作出反应并与之互动。

内在他人是一个人的心理表征，其本身具有影响个体的情感状态及其公开性行为反应的能力。（Greenberg and Mitchell，1983，p.10）

例如，鉴于来访者与其母亲的动态关系经历，他或她也许会觉得与女性治疗师更容易沟通。因此，该个体对关系的期望基于的是主导家庭成员在提供抱持性环境上的内在模式。反移情（countertransference）是他人面对移情时所产生的互惠性互动，并由此可见，内在表征在关系中被呈现出来。所以，在一个平行的过程中，每个人都会把自己的内化客体关系模式从以前的关系中带到目前的关系中，如此做的目的是获得满足感。

◆ 健康／正常理论

内向投射和认同的过程最终决定人格、心理过程的组织以及个体相互关联的方式。从婴儿与母亲的关系开始，心理发展在任何时间段都会受到损害，因此这不仅对一个人建立成熟关系的能力，而且对感知、认知和自我意识等方面的发展都会产生深远的影响。然而，个体在实现独立自主之前，可能体会不到这种损害所造成的影响。客体关系理论家认为，发展的关键问题包括：（1）关系的内化和外化；（2）依恋和分离；（3）内向投射和外向投射；（4）内化的转变（Hamilton，1989）。基于婴儿及其看护者之间互动的复杂理论，拥有独特禀赋的父母和孩子被认为在这种关系中都担任着重要的角色（Blanck and Blanck，1986）。

客体关系家庭治疗师除了寻求从早期亲子二元关系的情境下去理解个体人格发展之外，还试图"让家庭为其成员在抱持功能的实施上挖掘潜力，以及挖掘成员为彼此提供抱持的潜力"（Scharff and Scharff，1987，p.62）。因此，家庭健康等同于家庭成员相互间充分联系的能力，充分联系（fully relating）是指对真正的理解和同情心的表达能力。

◆ 治疗策略／干预

客体关系理论描述的是用新的和不同的方式，从内心和彼此之间去协调行为，其形式为：（1）识别支离破碎和／或不合格的内化客体，并具有洞察力地将它们"改造"为合格和完整的内化客体；以及（2）以类似的方式识别、感化和具有洞察力地"改造"投射对象（Ryle，1985）。这发生在允许早期自我功能显现的治疗联盟过程当中,治疗师和来访者从而可以了解组成部分的发展过程,以及掌握整体运作方式的逻辑(Blanck and Blanck,1986)。

在客体关系家庭治疗中,双方之间的相互依赖性,以及内心与人际动态之间的互惠性和多层性得到认同。因此,治疗师的角色是提供滋养环境,使干扰当前关系的无意识客体关系得到理解和解决。治疗的一般目标包括:

1. 识别和改造家庭以前需要的防御性投射认同。

2. 处理家庭为其成员提供情境抱持的能力,以满足他们的依恋需求和成长条件。

3. 从整体上恢复或构建每个成员之间的一系列中心抱持关系,以支持他们对依恋、个性化和成长的需求,足以让每个人"开始接管自我的发展"。

4. 根据家庭的喜好及其成员的需求,促进家庭恢复与其任务相适应的整体发展水平。

5. 厘清家庭成员的其他个体需求,以便他们能够从家庭中获得尽可能多的支持。谈到这点,我们特别包括了个体心理治疗的需求,以及其他成长行为所需要的更普遍性的需求。(Scharff and Scharff,1987,p.448)

促进这一过程的具体技能包括处理家庭的情境化移情,消化、理解和诠释家庭成员所共有的焦虑。治疗师可以关注个体和/或子群体,但他们始终需要意识到这种互动对整个家庭所产生的影响(Scharff and Scharff,1987)。最后,治疗师和家庭会共同制定特定的目标和评估治疗的效果。

◆ 系统一致性

客体关系家庭治疗在系统一致性上成功取得了重大进展。尽管该方法使用的是因果术语,特别是在"问题"的定义上,但斯利普(Slipp,1984)认为,捕捉循环性的尝试在内化与外化关系、依恋与分离、内向投射与外向投射和内化转变的舞步中得到展示,反馈和递归得到处理。我们还可以推断出的是相互扰动过程和参与认识论的某些方面,这是因为家庭成员共同负责了具体治疗目标的制定和治疗终止的决定,并且许多倡导这种疗法的治疗师视自己为参与者-观察者

（Nichols and Schwartz，2001）。类似地，在意识到每个人的发展过程和关联能力的过程中，个体感知和建构的多元宇宙的现实得到隐性接纳。

另一方面，在某种程度上，治疗师的临床工作遵循的是一般目标或已规定的治疗情境，但同时所要达到的是家庭制定的具体目标，因此这个方法呈现出不一致性。还存在的不一致性是，框架的运用是基于被定义和被描述的病理及健康功能，这样做违反了无目的漂移和实现新协调的理念，而非进步。最后，至少在理论上，自我指涉的概念似乎很少被强调。但鉴于其不同的起源，这不足为奇，我们可以将客体关系家庭治疗描述为一种务实、一阶的方法。尽管缺乏一定的系统一致性，但在弥合个体心理学与家庭治疗世界之间的缺口上，它作出了巨大的努力。

第7章

自然系统论

　　自然系统论(或称家庭系统论、鲍温理论)是由默里·鲍温创建的,它拥有大量的追随者,并建立了精神动力理论与家庭治疗之间的另一座桥梁。在以追求创建人类行为科学为目标的过程中(Bowen,1978),鲍温"专门为了匹配进化原理和进化的人类"而创建了此理论(Kerr and Bowen,1988,p.360)。随着这个理论的不断发展,其名声也随之扩大。在鲍温的职业生涯后期,他把他的观点称为鲍温理论,而不再是自然系统论或家庭系统论,这是因为他意识到除了他的理论取向外,家庭治疗领域广泛采纳并引用了这些术语及概念(Papero,1991)。尽管鲍温疗法是许多崇拜者的主要关注点,但对于始终是科学家的鲍温来说,最重要的是建立一种对后代有用的严谨的理论,他的学术遗产对家庭治疗领域的发展作出了极为重要的贡献。

默里·鲍温

　　当默里·鲍温在1990年10月逝世时,家庭治疗领域失去的不仅是一位伟大的大师,还失去了一位严厉的批评家。鲍温说过,大多数家庭治疗师都没有真正理解他的理念,因为他们把关注点都放在了他的技术上,而非理论上(Wylie,1991)。对鲍温而言,家庭治疗中的理论是至关重要的。他的基本信念之一是,如果治疗行动有理论作指南,治疗师的个人问题就不太可能会影响治疗,特别是当治疗建立在没有统一框架的技术和过程中时。他把有问题的家庭描述为情感沼泽,并有可能把治疗师拉入其中。他认为理论以及与该理论相一致的治疗实践对于帮助治疗师保持情感分离至关重要。事实上,当我们深入学下去时,我们会明白这种情感过程脱离于理智的情感分离形式是健康家庭的重要特征之一,也是治疗的一个基本目标。按鲍温(Bowen,1976)的说法,缺乏明确的理论导致"家庭治疗中出现了'混乱的非结构状态'"(p.51)。因此,不同于许多其他家庭治疗方法,鲍温模式或许是这个领域里唯一完善的、真正的理论。它提供给我们组织和归类事件的方法,帮助我们预测未来事件,解释历史事件,了解事件起因,并让我们有可能控制事件。这种控制事件的潜在能力是鲍温家庭治疗的重要特征。

有趣的是,虽然许多家庭治疗师采纳了鲍温的自然系统论,但家庭治疗本身并不是鲍温的主要关注点;相反,家庭治疗是他一生实践的副产品。对他来说,家庭是许多随着时间而进化的生命系统中的一个,它所反映的是从其他自然系统中可以找到的过程。同时,他意识到家庭的特殊性,家庭的情感系统是他工作的一个重要关注点(Goldenberg and Goldenberg,2000)。

一、基本概念/理论建构

鲍温根据治疗过程中所使用的概念模型来定义家庭治疗,而不是根据前来寻求治疗的是谁。因此,治疗师考虑的是家庭系统,其本身就是一个实体,而不是考虑个体成员的动态,不管谁在治疗室,治疗师进行的都是家庭治疗。

根据鲍温理论,家庭应被理解为一个由核心家庭组成的情感系统——所有住在家中的成员——以及大家庭,不管是活着的还是死去的,也不管他们居住在何处。所有这些活着的或去世的、在或不在的成员,都"生活"在核心家庭情感系统中,"生活"在此时此刻,"生活"在定义家庭独特构造的过程中。也就是说,作为情感系统的家庭是种普遍和跨代际的现象,这是鲍温理论中的关键概念。因此,核心家庭或许是治疗师进行治疗的群体,但家庭中前几代人的情感系统仍然活生生地存在着,他们同样是家庭和治疗过程的一部分。

这个理论中的另一个关键概念是"自我分化"(differentiation of self)。鲍温认为,分化过程由两个方面组成:(1)自我与他人的分化;(2)情感过程与理智过程的分化。相关的一个建构是"未分化的家庭自我团"(undifferentiated family ego mass)或纠缠(fusion),此建构描述了家庭的情感一体化[在后来的研究中,鲍温更偏爱用后一个术语(Nichols,1984)]。该理论对纠缠和分化的人作了区分。分化是首选特性,这是个体寻求超越自我情感和家庭系统的一个过程。这种人不会陷入情感纠缠,分化的人还具有灵活性、适应性,以及更自立。鲍温认为不具分化性的问题在于，这种个体在自我健康上倾向于更僵硬化，在情感上更依赖他人。事实上，分化的人是那些可以感知到自我情感的人，他们同时也会意识到周围人的情感，能保持一定程度的客观性和情感距离。因此，分化的人对他们周围的情感动态保持清醒的(理性)意识，并能超越这一层次的互动。

鲍温还区分了他提出的真自我(solid-self)和假自我(pseudo-self)。当然，这种区别是与理智超越情感的评估密切相关的。也就是说，真自我的人的行事标准是建立在清晰定义的信念、观点、决心和生活原则的基础上，这些标准的形成是一个从知性推理到抉择方案的思考过程。反之，与情感融合的观点一致，假自我的特点是一个人的抉择基于的是情感压力，而不是理性原则。对于这样的人，他们在不同时间点所作出的决定和抉择也许会存在不一致性，但他们意识不到这种不一致性。鲍温(Bowen,1976)将假自我描述为假装的自我，对于假装的自我的人，他们也许会认为自己的感觉是真实的。

分化和纠缠的概念也是鲍温代际假设的重要方面。他认为那些离开原生家庭的假自我，或纠缠于原生家庭的人，往往也会倾向于跟他们可以形成纠缠关系的人结婚。因此，两个未分化的人往往会找到对方，其结果是与原生家庭的情感切割和随后的伴侣纠缠。此外，上一代低效的家庭过程会通过这样的婚姻被传递到下一代。

在伴侣纠缠的婚姻中，每一个假自我都试图从另一个假自我的身上找到他们各自缺乏的自给自足和情感稳定性，或者分化。结果是两个假装分化的未分化的人在一起，他们同时会向对方寻找情感回应和个人抉择的答案。这是一个相对不稳定的情境，夫妻双方会依赖对方去解决问题。

这种纠缠婚姻的不稳定性造成的问题有：（1）伴侣间反应性的情感距离，因为彼此无法从对方那里获取稳定感；（2）伴侣一方的身体或情绪障碍；（3）公开的婚姻冲突；（4）将问题投射到一个或多个孩子身上。然而，缺乏分化的程度与问题的严重性、从原生家庭的情感切断程度，以及家庭的压力程度有关(Nichols,1984)。

将问题投射到一个或多个孩子身上的想法把我们带到鲍温理论中的另一个重要概念——三角关系，或三角化、三角缠。对于鲍温来说，当二元体或两人系统是平静状态时，它是稳定的。如果该系统遇到的任何压力或焦虑是暂时的或非长期的,二元体可以保持相对的稳定。此外,造成系统不稳定的焦虑或压力程度与配偶的未分化程度有某种关系。长期压力几乎会破坏任何二元体的稳定状态,除了分化最好的二元体以外;即使是这种二元体,在某些情况下仍会受到挑战。

当情境或长期焦虑超出了二元体可承受的范围时,脆弱的他人可能会被三角化。也就是说,二元体中的一方会寻求第三方为盟友,以支持他或她在与另一成员发生冲突时的立场。当这个三人组的焦虑超负荷时,他人会被牵扯进来,形成一系列相互关联的三角形。尽管此类三角关系的出现通常代表了解决问题的尝试,但三角关系却恰恰妨碍了问题的解决;不稳定仍然存在,而且越来越多的家庭成员参与到这个不断升级和越来越不稳定的情感环境中。因此,我们发现自己回到了起点,原生家庭的情感纠缠的传递仍然持续。

正是通过家庭投射过程,父母将分化的缺乏性传递给了孩子。伴侣之间的情感纠缠会产生焦虑,这在婚姻的冲突和紧张关系中显而易见。涉及孩子的投射过程表现为,父母试图从孩子那里寻求稳定和保证,而孩子也需要父母的稳定和保证。鲍温认为比较典型的三角化模式是,孩子对母亲的不稳定与她对自己作为母亲的不够自信产生共鸣,母亲将其解释为孩子的问题。因此,母亲增加对孩子的关注和过度保护,从而导致孩子变得更脆弱。父亲作为三角中的第三条腿,其作用是试图使母亲平静下来,担当与孩子打交道的支持角色。夫妻俩在孩子的问题上配合并稳定下来,此时的三角关系便是个稳定的环境(Singleton,1982)。

这一序列建立在母子二元关系的基础上,但必须要指出,投射过程的程度是直接与配偶双方的未分化程度成正比的。序列的分割点被描述为母子二元关系,然而投射过程和三角关系的发展还需要夫妻双方的合作。我们已经提到但未定义鲍温的情感切断的概念。这个概念指的是人们在分离时如何处理与他们的父母或原生家庭的依恋模式。在纠缠的家庭中,三角化是一种常见的模式,处在三角关系中就暗示了某种程度的未分化。也就是说,三角化越大,分化程度越低;与原生家庭的关系越密切,分离过程就越具挑战性。确实,离开原生家庭并不一定意味着一个人已经分化。

鲍温把离开原生家庭时的分化缺乏问题称为未解决的情感依附。未解决的情感依附可以表现为对自我的否认或孤立和发展假自我,这些都是情感切断的模式。未分化的个体也许与父母住在一起,也许远离父母,也许在情感上与父母疏远,或者同时包括情感的疏远和距离的隔绝。当然,这种试图切断情感的尝试不会成功。鲍温提出,个体切断过去的尝试越强烈,在与其配偶生育孩子的家庭中,就越有可能形成他们父母家庭的夸张版本。此外,这类个体的孩子更有可能在他们自己的家庭中尝试情感切断。当然,情感切断的强度会有很大程度的不同,但它会发生(Bowen,1978)。

先前在有关两代人间的情感传递过程的讨论中,我们已经介绍了鲍温理论中的另一个重要概念,即代际传递。但必须注意,跨代际传递的未分化或纠缠不是一成不变的。相反,每下一代都往往走向更低程度的分化(Singleton,1982)。鲍温(1976)写道:"我们不可能用卡方值去检测情感,并使情感符合科学事实。"(p.45)但出于理解的目的,如果我们把一个家庭的分化定为 10 分,按鲍温理论,我们可以预测出下一代的分数将分别为 9、8、7 等,依此类推。也就是说,在每下一代中,缺乏分化和情感纠缠的情况都有所增强。因此,情感问题是人际关系问题的基础,是多代际顺序发展的结果,其中的所有成员都是参与者与回应者(Nichols,1984)。多代际传递过程将会持续下去,直到情感依附和切断得到成功解决。

手足位置(sibling position)是鲍温理论中的另一个重要概念,鲍温将托曼(Toman,1976)所创建的十种基本手足特征融入其中。这一概念的假设是,孩子们在家庭中按手足位置排列而形成某些固定的个性特征。这些包括兄弟之间的长子、中间的孩子、双胞胎等。鲍温指出,手足位置概念能够帮助治疗师预测孩子在家庭情感过程中所扮演的角色,以及哪些家庭模式会被延续到下一代。

社会过程(process of society)的概念也是鲍温模型中的关键概念。通过这个概念,鲍温扩展了家庭情感动力的原理,它被用来假设在家庭中被观察到的功能障碍过程会同样呈现在较大的社会环境中。就如前面提到的二元关系,人类能够很好地应对急性、情境压力,但面对长期压力就不行了。在长期压力的情况下,家庭和社会都将与受理智决定的原则脱离关系,而诉诸基于感性决定以提供短期性的缓解。这种做法的困境在于,带情感色彩的方案对一些较基本的问题,往往只是起了创可贴的作用。尽管这个方案很可能会提供短期的帮助,但这种处理方法在总体上维持了问题的长期性。对于任何社会层面上的良好意愿,如果缺乏了适当的距离,就不能客观地看到家庭或社会的整体格局,往往不仅无益,还会助长无助感(Bowen,1976)。

二、健康/正常理论

从某种意义上说,鲍温理论改变了我们通常情况下对正常概念的理解。正常一般相对于异常而出现,它通常指症状或行为超出了所谓的正常范围。相比之下,鲍温所谈的最佳功能是基于个体的分化和思维发展的程度。他把正常、神经症和精神分裂症看成是处在连续量表中的不同点,按最高功能或分化到最低功能排列。当然,这种对功能程度的评估会受到出现在给定时间点的压力度的影响。即使是具有最高分化度的人,在长期压力的情况下,从另一角度看也可能会显示所谓的症状或反常。一个分化良好的人会因压力而功能失调。不过,分化程度高的人往往会恢复得更快,因为他们积累了更多的应对机制。鲍温珍视高度分化的人和社会,因为他们能够根据理性的原则作出回应,而不是屈服于短期、情绪化的决定。同时,他承认这个程度的分化只是理论的理想化,可能无法完全实现。

类似地,根据自然系统论,理想的婚姻是伴侣之间达到了高度的分化,并在不失自主的情况下能保持亲密的情感。作为父母,配偶在投资抚养孩子上,是要把他们培养成具有自我的人,而不是给他们施加压力去成为父母的缩影。在这个理想的家庭中,每个成员都是自力更生的,成与败取决于他或她的自身努力。这不是个冷漠的家庭,但其成员不会为了他们自己的情绪把责任投射到其他家庭成员身上。情境和长期压力将影响到功能良好的家庭,但通过经历每个不顺的处境,成员能学会应对更大范围内的人际问题。长期、持续性的焦虑会在一定程度上激活家庭投射过程,即使在父母高度分化的家庭中也是如此。然而,这类事件不会造成太大的影响。尽管三角化可能会发生,但投射过程也许会分散开,而不是固定在一个家庭成员身上。同时,即使在最好的家庭中,某一个孩子看起来也会比其他的孩子更容易被三角化,因此,往往有一个孩子会在适应生活上不太成功。

总之,鲍温理论重视的是分化而非纠缠。在理想的情况下,家庭投射过程会促进这种分化——情感功能和理智功能的分开,对他人的情感问题保持相对的自主,并且能以理智的原则采取行动。当然,所有情况都是与所承受的压力程度和种类相关。一般情况下,可以根据个体从原生家庭带来的个人特性相对于日常生活中所承受的压力程度来假设和判定。

最后,理想的个体是具有内在导向的,会建立他们自己的目标,并对自己的生活承担责任。这些人与他人建立联系是出于自我驱力而非自我需要。尽管任何人都不太可能达到完全分化,但这样的个体是理性的、客观的,并具有自我性。他们把思维与情感分开,与核心和大家庭保持独立,却不一定会脱离联系。鲍温将自我分化的过程看作是对内心解放的终生追求,从而获得美满的人际关系。

三、治疗策略/干预

在鲍温的自然系统论的形成过程中,他采用了自然主义的研究设计来观察家庭的情感过程。遵循这个研究范式,他认为自己是从一个中立的位置进行观察。在研究过程中,鲍温发现有些家庭的情感功能得到改善,有些保持不变,另一些的情况则变得更差。鲍温还注意到,对家庭的治疗保持中立的研究姿态,家庭状况的改善要比那些获得较多直接帮助的家庭更佳。鲍温指出,这显示出不恰当的帮助会助长无助感(Bowen,1976)。

因此,在鲍温家庭治疗中,治疗师的基本立场是一个观察者或研究者的立场,他们从系统的角度思考问题,而不是从家庭单元的情感或情感过程的内容出发。当然,这种立场要求治疗师具备与他或她自己的原生家庭的高度分化,类似于我们所描述的完美个体。治疗师的分化程度越高,他或她在治疗个体、夫妻或家庭上就越成功,治疗师也就越好奇、友善、合群和放松,并可能成为冷静与客观的典范。此外,治疗师要意识到何时他或她会被卷入来访者系统的情感中,这是他们的工作。鉴于来访者的自我分化的进展与治疗师的自我分化程度相关,因此治疗师本身是主要的治疗工具,而非治疗师所掌握的某些技能。家庭治疗可以说是一种研究;该发生的,让其自然发生。

治疗师还必须从系统的角度思考问题,观察模式,而不是停留在具体问题上。如果治疗师处理的是情绪高涨的问题的内容层面,那么家庭投射过程就成功启动,治疗师就被三角化了。另外,治疗师必须牢记,每个配偶在所呈现的问题中担任了同等角色,治疗师不能有所偏袒。通过不被三角化以及保持冷静、自信的态度,治疗师从而能帮助来访者分化和去三角化。

提高自我分化是治疗的目标。按鲍温的说法,它必须是自发,而不是靠治疗师来启动的。治疗师充当的角色是顾问、导师或教练,并将来访者引向理智过程,而不陷入回应情绪基调的陷阱。由此,治疗师会教授给来访者有关系统和代际传递过程的知识。治疗师可能会用家谱图、提问或任何其他工具,把来访者引向理性层次。更重要的是,通过向治疗师打开心扉(以及有时通过治疗师向他人传递信息),治疗师设法鼓励来访者去思考并缓解紧张的情绪。在整个过程中,治疗师必须保持情感距离。也正是出于治疗师对家庭投射过程和三角化的了解,这种距离才得以维持。因此,理论的客观性是帮助治疗师不偏离正轨的盟友。治疗师讨论事实多于情感,始终保持冷静的姿态,将注意力聚焦在认知洞察力上,而非感情表达上。

鲍温疗法奠定了家谱图的地位,它成为协助治疗师和家庭在代际背景下审视家庭的工具。传统上,家谱图提供家庭的三代关系,还提供用来收集家庭信息的清晰构造和方式。与自然系统论相关的家谱图信息应该包括但不局限于以下家庭特征:文化和种族背景、社会经济地位、宗教信仰、地理位置(家庭成员的接近度),以及家庭成员间和与他们有接触的人或系统间联系的频率和类型。婚姻、死亡和其他重要事件提供有关家庭系统的更多信息。家庭系统中每个关系的开放性或封闭性的信息,可以为家庭系统中的情感提供信息和规则。

盖林和潘达加斯特(Guerin and Pendagast, 1976, p.452)提供了图 7.1 中所示的符号,这些符号可用于绘制家谱图。绘图法可以有许多不同的方式,图7.2 展示的是其中一种。在治疗过程中呈现出的信息也可以被描绘在图上。尽管家谱图提供的只是家庭的框架,但我们仔细看的话,它会带给我们很多信息。鲍温建议我们每个人都对自己的大家庭系统绘制一个家谱图,这是成为家庭治疗师所要作好的准备的一部分。

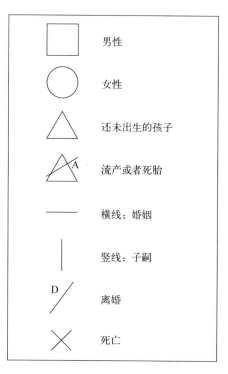

图 7.1　家谱图符号

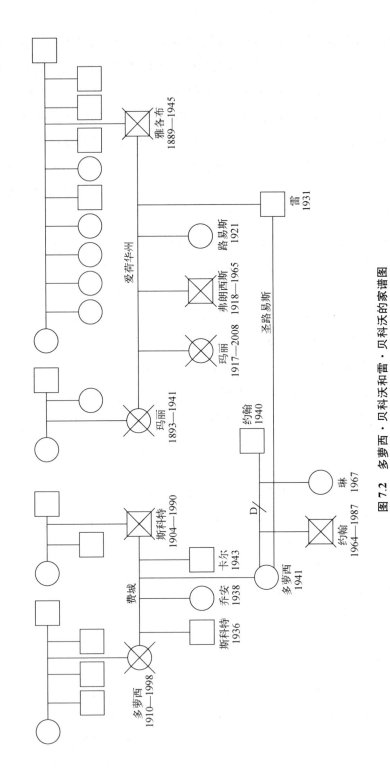

图7.2 多萝西·贝科沃和雷·贝科沃的家谱图

家谱图是个视觉地图,它可以帮助家庭成员用新眼光去理解彼此间的模式和关系。当个体能够从情境中看到整体,更可能作出客观的评估,而不是仅仅关注每个家庭成员对其家庭所持的狭窄见解的有限情感体验。

尽管鲍温理论表明,每个家庭的情感系统都建立在其多代际的根基上,但治疗的进行是通过个体或伴侣的改变来影响到家庭的其他成员。鲍温表示(Bowen, 1978):

> 当家庭的关注点放在原生家庭中的自我分化时,他们自然而然地会在与其配偶和孩子的关系系统方面取得最大或更多的进步,这一点在正式的家庭治疗中被证实,其关注点是婚姻中的相互依赖的关系。(p.545)

因此,治疗是由内(个体)向外(家庭)进行的。分化过程以个体的、独特的过程为起点,逐渐发展成整个家庭系统中的关系转变。这里所遵循的观点是,核心家庭的情感基调反映了在他或她的原生家庭的三角化过程中的情感基调和每个配偶所扮演的角色。作为独立观察者的治疗师,他或她的存在能稳定配偶间的关系,但与原生家庭的分化才被认为是持续分化的关键所在。

治疗目的是扭转假设的分化过程,其中祖父母一代的纠缠导致了核心家庭中的问题。当三角化问题被解决时,关系在重合阶段中产生良性转变,分化程度得以提高,从而问题得以解决。因此,鲍温疗法的重要组成部分是再回归家庭。但回家不是为了寻求冲突或和解,目的是鼓励人们了解彼此和家庭,而不是建立和平与融洽的关系(Bowen, 1976)。可以推测,有关系统的基本信息、家庭投射过程和三角化的知识也许可以被用来衡量自我分化。在原生家庭情境下所体验到的重要关系,外加对系统所掌握的信息,会让来访者意识到发生在他们的日常角色中的三角化意图,以及他们的原生核心家庭中的三角化与融合还产生了不同的、理性的认识。

这种回家过程可能涉及通过电话、探访或信件去重续被放弃的关系。治疗师也许会建议采取一些具体行动,也许会训练来访者去提升他们自己的分化程度。总之,目的是增强洞察力。由于减轻了焦虑,大家庭中的这种提高分化的努力,有助于来访者的核心家庭;就算在没有了症状之后,自我分化仍然持续。但是,通过来访者的回家过程和扮演家庭中的不同角色来试图分化,通常不但会受到原生家庭的抵触,而且还会在来访者原来的位置上去试图三角化他们。

鲍温家庭治疗不一定意味着治疗师必须与整个家庭展开治疗。实际上,鲍温模式和方法通常只涉及一个人的治疗,通过这个人,家庭系统也可以改变。当仅治疗一个人时,这个疗程被称为"教练"(coaching)。如麦戈德里克和卡特(McGoldrick and Carter,2001)所述:

> 教练的目的是帮助来访者在不采取情感切断或放弃的情况下,主动定义与其家人的关系。教练首先是培训来访者观察并研究他们在自己家中扮演的角色以及家庭行为模式。通过训练可以帮助他们去让自己的行为更匹配其最深层的信念,即使这意味着要违反"家规",而且会让家庭成员感到不安。(p.281)

同样,鲍温也不建议儿童参与治疗,而是从内向外展开治疗,他认为父母(配偶)要对他们自己的自我分化负责。按照这种逻辑,鲍温还会认为孩子的问题是父母的责任。因此,他称父母为负责的管理者,可以处理好他们自己的改变,能够学会处理孩子的症状(Singleton,1982)。由于孩子的问题是通过三角化机制而投射出来的,因此以孩子为中心的问题就成了以父母为中心的问题。

治疗师作为教练、导师和关心但中立的观察者,为治疗制定了基调;治疗师本身要具备一定程度的自我分化和与理论一致的客观性。有了这样的条件,来访者的自我分化得以启动,也许永无止境;同时也将这种分化投射向了核心家庭中的孩子。

尽管默里·鲍温1990年去世了,但他的理论及其应用在随后的多年中,通过众多的追随者得到持续发展。其中一些人包括菲利普·盖林(Philip Guerin)、托马斯·福加蒂(Thomas Fogarty)、莫妮卡·麦戈德里克(Monica McGoldrick)、伊丽莎白·卡特(Elizabeth Carter)、迈克·科尔(Michael Kerr)、丹尼尔·帕佩(Daniel Papero)、佩吉·帕普(Peggy Papp)和埃德温·弗里德曼(Edwin Friedman)。除了阅读鲍温的著作外,要想了解更新的概念,我们鼓励你去阅读由那些自然系统论和鲍温家庭治疗的学生们所撰写的书籍。

四、系统一致性

鲍温家庭治疗在系统一致性上的欠缺表现在几个方面。你可以回忆一下第3章的内容，在控制论的控制论层面，观察者是被观察者的一部分，这里涉及参与式认识论。鲍温家庭治疗师假设了观察者、研究者和导师的中立姿态，采取的行为方式更类似于简单控制论的观察者加黑匣子的模式。因此，尽管黑匣子或家庭被视为实体，并按照过程的维度和模式去进行理解，但治疗过程涉及治疗师对家庭展开治疗时采取的客观立场，而不是关注由治疗师和来访者所共同创建的系统。

同样，这个方法倡导的是理论指导实践。此理论的假设是它适合所有家庭，因此事先假定了适合个体、家庭和治疗师的正确方式。这种立场同好与坏、对与错只能依情境而定的观点相矛盾。从二阶控制论层的角度出发，作这样的判定是不合适的。

此外，鲍温家庭治疗所定义的病因和问题具有线性因果特征。该理论定义的是一个特定过程，即问题发展—多代传递—处理这些问题的特定疗法。根据此理论，三角化的处理代表了问题的减少，情感依附得到解决。进步不仅可以实现，而且在某一维度被视为分化的过程。因此，治疗是一个有目的的行动，旨在实现这种潜力。

最后，由于治疗/治疗师定义目标，而非来访者/家庭，于是结构决定论、相互干扰/影响和无目的漂移的概念被否决。虽然鲍温式方法寻求的是通过个人的改变而达到家庭的改变，但此理论的一元论观点排除了多种观点/现实的概念。尽管这是为家庭治疗提供的最完善的理论之一，但从系统一致性与这种完善性的对应上来看，鲍温方法还显得欠缺了些。当然，这并不意味着它不能有效地帮助家庭。

第 8 章

经 验 疗 法

　　家庭治疗的经验疗法(又称经验式家庭治疗——译者)根源于20世纪60年代中最流行的个体心理学的存在主义/人本主义取向。这是一个汇集会心团体(encounter group)、敏感性训练和强调个人潜能实现的时代。它关注的是此时此刻的体验,其目标是触及个人的感受以及能够表达个人的情感。人本主义观点支持的是一种有目的性、积极的人性模式,它反映了心理学家和家庭治疗师促进个人和家庭成长与发展的愿望。

　　个性、个人自由和自我实现因此成为经验式家庭治疗的标志。健康指的是促进正常改变的过程,其中自发性和创造性是重点。相反,功能障碍被认为是否定冲动和抑制情感的结果。因此,治疗的主要目标是成长,特别是在敏感性和情感分享的方面。

　　经验式家庭治疗的技巧是从艺术中自由汲取的,包括心理戏剧、雕塑和角色扮演等策略。事实上,几乎任何让治疗师感到舒服的行为都是可以接受的,重点在于关注治疗中的体验。因此,布置家庭作业不是一种硬性规则,而是例外。

　　毫不奇怪,经验疗法会倾向于非理论性,主要取决于治疗师本人以及他或她以一种相当自由和自发的方式对手头问题作出反应的能力。因此,治疗师的策略是基于他或她的个人认识论。然而,撇开这一立场不谈,大家一致认为这种取向主要是针对家庭成员中的个体及其自我发展。

　　我们选择了卡尔·惠特克和沃尔特·肯普勒作为经验式家庭治疗的代表人物。这两个理论家/治疗师在他们的基本认识论方面提供了一个丰富的对比,然而正是这个对比可以帮助我们理解什么是家庭治疗的经验疗法。惠特克的理论根源是精神动力学,而肯普勒的基本世界观则源于格式塔心理学。同时,两者都强调治疗的经验性和人类互动对改变过程的重要性。

自经验式家庭治疗方法引入以来,其受欢迎程度逐年下降(Nichols,1984)。这种转变可能反映的是学习一种潜意识里并非一种模式的模式所涉及的困难,而非该模式被证明缺乏有效性。事实上,我们可以从这些方法中学到很多东西,而且,正如我们很快会谈到,它们能够为我们提供治疗过程的观点,该观点也许最能与控制论的控制论观点保持一致。

一、卡尔·惠特克

卡尔·惠特克,去世于1995年4月,他的治疗方法被称作经验式/象征性家庭治疗。他曾说道:

> 我们会假设改变家庭的是经验而非教育,大脑皮层的主要功能是抑制。因此,我们大部分的经验都发生在我们的意识之外。我们象征性地通过最好的途径获得经验。对我们来说,"象征性"意味着某些事物或过程具有的意义不止一种。虽然教育是非常有帮助的,但隐蔽的家庭过程是引发改变的最大力量。(Keith and Whitaker,1991,p.108)

尽管学习的是精神病学科,但惠特克将他的治疗方法的演变归因于"二战"对人员安置的影响,这导致其与标准精神病学培训程序产生了重大偏差(Keith and Whitaker,1991)。惠特克最初是学产科和妇科,后来因获得研究生津贴而转为精神病学专业,在此期间,他第一次接触到了精神分裂症患者,并立即被这个工作吸引住了(Simon,1985)。他的第一个精神病学工作(1938—1939)是担任一个小型诊断医院的住院管理员。与拥有大量患者的大型公立医院相比,这个职位的重要意义在于,该医院的工作模式是那种过时的监护制度,而且惠特克的前期受训既不包括精神分析也不包括精神动力性精神病学。

在这之后,他被安排在一个儿童指导诊所。在那里,惠特克的实践包括游戏疗法,他的督导师是一名社会工作者,这位督导师倡导的治疗传统是由不同的治疗师分开治疗母亲和孩子。其他的在职培训包括教医科学生做心理治疗(在一段时期内,他觉得自己对这个主题一无所知);与犯罪的青少年一起工作;以及

1944年至1946年在橡树岭医院担任精神病医生,当时医院人手非常匮乏,因此惠特克面临巨大的工作压力(Keith and Whitaker,1991)。

由于缺乏经验和较大的心理压力,惠特克使用并偏好联合治疗,这种治疗模式是他在橡树脊医院任职期间开始的。他还继续扩展了游戏疗法的应用,以及来访者的象征性母爱。后来,在爱默里大学(Emory University)医学院建立并主持第一个精神病学系(1946—1955)的同时,惠特克和他的同事还强调了治疗过程,并开始实施一种强化性游戏疗法以治疗精神分裂症。与此同时,惠特克和他的同事们的观点,即用精神分裂症的症状去解决人际冲突的策略,开始在全国范围内受到认可(Nichols,1984)。

惠特克1955年被爱默里大学解聘,这在很大程度上是由于他对精神分裂症所持的相当革命性的观点以及他所采取的治疗方法。从1955年到1965年,他在乔治亚州亚特兰大的一家私人诊所工作,在那里他继续专注于去病理化的人类经验,并对与家庭一起工作越来越感兴趣。因此,当1965年他作为精神病学教授进入威斯康星大学医学院时,他称自己为家庭治疗师(Keith and Whitaker,1991)。

◆ **基本概念/理论建构**

与他对于经验的强调一致,惠特克对于家庭治疗的处理方法属于务实性的,并特意非理论化。

> 我的理论是,除了初学者玩的游戏之外,所有的理论都是不好的,直到一个人有勇气放弃理论而只去生活。因为几个世代以来,我们已经得知,任何入迷、任何灌输都会具有狭隘性和阻碍性的倾向。(Whitaker,1976b,p.154)

事实上,正是由于他轻理论,并且故意拒绝建立一个系统的模型,才使得他的风格既难理解又难模仿。对惠特克来说,治疗是一门艺术,他建议用自己的经验和能力去取代理论信念,让治疗过程以一种真实和真诚的回应方式展开。此外,他还指出:

> 我们还必须承认,家庭的完整性必须被尊重,他们必须撰写自己的命

运。同理,个人有权自杀,家庭也有权自毁。而治疗师不可以按照自我意愿去塑造他们的系统。治疗师是家庭的教练,但他并不出场比赛(Whitaker, 1976b, p.163)。

因此,这种治疗是一个治疗师与来访者双方共享并共同从中受益的成长过程。它是一种具有亲密性、互动性和平行性的体验,双方都会变得同样脆弱,且都不会为对方承担责任。它是一种直觉性体验,目的是让焦虑在关怀性的环境中上升,并且它是以寓言、自由联想和幻想的方式进行的。它具有经验性、内在性和矛盾性。根据惠特克的观点,"好的治疗必须包括治疗师对深层个人互动系统的生理、身心、精神和内分泌的反应"(1976b, p.162)。《心理治疗的根源》(*The Roots of Psychotherapy*, Whitaker and Malone, 1953)这本经典书籍描述了通过经验找到解决方案的重要性。

对惠特克来说,治疗的目的不仅是帮助个体成长,还要帮助他们在家庭环境下做到这一点。因此,健康的家庭和健康的家庭关系被认为比洞察力或理解力更重要。家庭被看作是一个统一的整体,而正是通过一种隶属于整体的感觉,个体化和脱离家庭的自由才得以发展。因此,无论是消极的家庭力量还是积极的家庭力量都是个体成长和发展的关键。由此可见,健康和正常的议题在惠特克的家庭治疗方式中极为重要。

◆ 健康/正常理论

惠特克认为,自我实现的家庭才是健康的家庭,或者说是那些尽管遇到陷阱和问题但仍旧成长的家庭。虽然这类家庭的特征在很大程度上是隐蔽的和非语言的,但它们在本质上往往是相似的。通常情况下,每个人都被包括在内,并且有一种整体意识,"在支持家庭安全和引导变化方面起着领导者和控制者的作用"(Keith and Whitaker, 1991, p.112)。此外,健康的家庭能够理解时间和空间,成员能通过这些方面了解他们的进程。虽然保持了代际分离,但还是拥有角色的灵活性,在不同的时期,所有成员都可以担当某个角色。没有僵硬的三角化模式,只要合适就可以自由加入或分离。家庭有它自己的传奇、口述历史,或一系列故事——有它自己的内在心理维度。健康的家庭系统也是开放的,可以与其网络中的其他系统进行互动。没有任何一个成员需要永远对问题承担所有的责任，因此，在不同的时段，每个成员都可以"有需要解决的问题"。

健康的家庭并非没有症状，但问题可以通过协商过程成功解决。此外，"健康的家庭作为一个群体变得越来越强大，其自身及其组成部分的作用越来越具有治疗性，越来越灵活、随意和隐蔽"（Keith and Whitaker, 1982, p.49）。性、激情和嬉闹被认为是健康家庭的重要组成部分。事实上，惠特克认为，"如果涉及所有代际的人，性话题会更开放和有趣，一个最好的方法是开性话题玩笑"（Keith and Whitaker, 1982, p.50）。正是这种模式和过程的混合，允许了代际的分离，也建立了以适当的方式超越这种边界的能力。通过这种方式，健康的家庭促进的是个体自主和个体发展，提供的是支持个体成员及共享经验的情境。相反，功能失调的家庭往往以拒绝冲动、压抑情感的方式运作。无论是融合还是分离，功能失调的家庭可能是种"有过多的老茧，没有疯狂，但极度压抑的家庭，或者是家庭成员背靠背地生活在'没有人在'的家庭"（Keith and Whitaker, 1982, p.52）。

功能失调的家庭会自我保护，避免冒险。他们是死板的、机械的，而不是自发的、自由的。他们所相信的迷思是对抗和公开的冲突会毁掉家庭。因此，功能失调的家庭不会继续成长。相反，当某个生命周期阶段的需求或外部事件需要得到改变时，它可能会停滞不前。体验感的疏离所导致的自主性和亲密感的缺乏，是造成这种停滞的关键所在，并且停滞本身既表现在个体内在心理问题上，还表现在人际关系问题上。因此，治疗的目的在于使家庭成员既能体验到自己是一个系统，也能体验到自己是能够摆脱困境的个体。事实上，惠特克认为，家庭成员寻求治疗是因为他们无法彼此靠近，继而无法实现个体化。通过促进家庭成员去进行体验的潜力，治疗师可以帮助他们以释放最大潜力的方式去更好地照顾彼此。

功能失调也可能是因为夫妻间关于现有家庭的诞生到底应该按谁的原生家庭模式来运作而斗争。也就是说，"有一种看待病因的方法就是假设根本没有婚姻这回事；婚姻只不过是两个家庭的安排，其中两家都派出替罪羊去努力再造自己"（Keith and Whitaker, 1991, p.118）。在这种情况下，治疗的目的是使配偶学会包容彼此的差异。然而，旨在实现这些目标的治疗过程不仅完全不具有传统性，而且还经常被描述为是疯狂的。

◆ 治疗策略/干预

对惠特克来说,治疗的基本目标是平衡和促进个体自主性和集体归属感。他建议通过增强家庭内部的创造力或疯狂度来实现这个目标,这样所有人都可以自由地成长和改变。这个过程,正如我们已指出来的那样,是经验式的和象征式的,或是内在的,当然还具有悖论性。

在这种家庭治疗中,看似矛盾的经验、内在心理和悖论的三个元素之所以得以调和并舒适地共存在一起,是因为惠特克凭借对自我的独特运用,以至于后两个元素都被纳入第一个元素。因此,经验式/象征式家庭治疗是以序列和重叠的模式去发展治疗师-来访者之间的关系;这样的关系不仅包括直接移情和反移情,还包括生存连接,其中来访者和治疗师也许会彼此"相爱",就像在其他任何亲密关系中一样。这种治疗意味着参与;事实上,就是要加强来访者和治疗师之间的情绪和情感表达,并寻求真正的深度参与。这意味着,治疗师允许让自己的"一点点病理性"在关系情境下浮现出来,并加剧人类行为中的荒谬性,从而创建角色互换,这看起来很矛盾,但事实上是迫使家庭找到自己的生活方式和自身的对应方案——治疗师变得疯狂以至于病人能变得理智。

惠特克喜欢引用芭芭拉·贝兹(Barbara Betz)的一句话:"心理治疗的动力在于治疗师本人。"这一动力与惠特克的观点相比,其关键是惠特克认为"个人成长优势"是每种关系的中心目标,并且在家庭治疗中,治疗师自己的临床经验很大程度上决定了她或他的工作。如果经验式治疗针对的是治疗师自己的经验,那么治疗师为来访者所建立的榜样就变得具有真实性。

值得注意的是,象征式/经验式家庭治疗并不直接解决症状问题。惠特克认为这样做可能会加重家庭的痛苦(Whitaker and Keith,1981)。从他的角度来看,情感和行为的变化是从与治疗师的亲密的、个人的关系中演变而来的,并且始于洞察力的开发之前。家庭作为一个整体会体会到治疗师自身的成熟,这在治疗师的疯狂中得以表现出来(Goldenberg and Goldenberg,2000)。

治疗分为三个阶段:介入、参与和纠缠解除。在这三个阶段中,治疗师以一种关怀的方式增加他和家庭在治疗过程中产生的焦虑。通过使用悖论,他旨在增加压力以产生一种类似精神病性质的经历,迫使来访者以一种新的、更有意义的方式重新整合。在这个过程中,治疗师既属于家庭,又与家庭分离,在这种紧张、理性但又疯狂、共生的关系中进进出出，其内心反应是共享的，角色是颠倒的。当来访者能够同时调和自身的理智和疯狂元素，能够享受自己和家人的创造力，从而实现了个性化和重生，并能够与治疗师建立互为独立的伙伴关系，此刻治疗师的角色就变成了家庭顾问。因此，在经验式治疗的背景下，悖论和内在心理的因素会生发。

尤其是惠特克（Keith and Whitaker，1982）定义的七个技能，它们被认为是治疗过程的重要方面：

1. 将症状重新定义为在努力成长；
2. 模拟现实生活压力的幻想替代；
3. 将人际压力和内在压力区分开；
4. 增加一些具有实际性的干预措施；
5. 增强家庭成员的绝望感；
6. 利用情感对峙；
7. 将儿童视为儿童而非同辈。

通过这些策略，家庭也被纳入问题之中。家庭成员被教导如何利用幻想去扩大他们的情感储备，使他们学会冒险。家庭可以自由地接受或拒绝各种想法。家庭状况的荒谬性被加强和强调，并且当治疗师树立适当的养育行为榜样时，关系和代际的界限都将得到肯定和维护。

惠特克的风格既有力又富有诗意，通过选择将各种元素结合在一起——在另一种语境中，这些元素可能显得矛盾，但对他来说却有相关性——他创造了一种高度个性化的、成功的、最适合自己的治疗方式。他试图通过愿意冒险、参与、分享和成长来证明他对自己和职业的承诺。他同样意识到并暴露自己的长处、短处和局限性，这些都是他的这种治疗方法所要求的。也就是说，他需要一个联合治疗师。他将这种个人哲理转化为自己的治疗方法。

因此，该治疗过程的特点不仅是惠特克动用了联合治疗师，而且还包括大家庭成员。事实上，他要求全家都到场，见三代人是惯例："在第一次访谈之前，我很想在电话上说，'不带三代人来就不用来了'。"（Whitaker，1976a，p.183）惠特克认为,这种策略可以增强家庭的整体性、尊严感和历史延续性,还旨在增强治疗的力量。

> 当三代人的体系被建立起来时,无论是作为一种预防经验,一种治愈力量,一个沮丧治疗师的顾问,还是调解一场三代人的内战,其长期利益都可能会超过眼前利益。角色需求中的灵活性的增加几乎是自动的,忠诚债务和隐秘共谋常会被改变。参与改变的元游戏为个体和子群体带来新的视角,从而改变每个人的内心的家庭。意识到一个人隶属于整体且这种联结不可被否认,常常使一种新的自由归属感的产生成为可能,当然也因此产生一种新的个性化能力。(pp.191-192)

最后,尽管惠特克意识到治疗师会把他或她自己的一套个人价值观带到治疗中,但他的目的并不是把价值观强加于任何其他人,或者告诉他们应该如何行事。他意识到,家庭是一股不可忽视的强大力量,但他不避讳采用权力策略去促进改变,然而治疗最终是一种共同努力的过程,通过重组和整合去鼓励来访者打破旧模式,拓展自我,创造其他选择的可能性。尽管惠特克已经去世,但他的两位同事兼合作者戴维·基思(David Keith)和格斯·纳皮尔(Gus Napier)至今仍在教授和研究这些观点。

◆ 系统一致性

尽管语言在其起源和意义上明显具有精神动力学的特征,但惠特克的家庭治疗的象征/经验方法在许多方面与前面概述的系统认识论是一致的。着重强调整个系统的权力和作用是这种一致性的一个显而易见的元素。虽然对个体的关注不太明显,但这仍具有一致性。因此,惠特克不仅明确地关注了个体相对于系统的相互作用和影响(或递归性),而且含蓄地承认了马拉图纳关于个体人格的"多元宇宙",以及不可能将家庭作为一个共享感知现实的统一实体来工作。

同样,惠特克强调的是体验而不是教育,是自发性和直觉而不是"压缩和抑制"的模式,这也是与系统观点一致的。惠特克强调的是治疗师不应该"按照自己的意愿去雕塑家庭",不是去告知家庭应该做什么或成为什么。此外,他强调真实性和个体参与,并且认为治疗师和来访者共处于一个平行成长过程中,其中家庭必须"撰写自己命运",这与结构决定论、结构耦合和无目的漂移的概念非常接近。因此,惠特克不是治疗家庭;而是与家庭一起,通过重组和重整的过程,尝试创建出改变可以发生的情境。

此外,作为教练,惠特克还特别提到了不能成为队伍的一员、不能加入大家庭的问题。与此同时,他意识到所有人都参与其中的共同过程。他的头脑中有一个健康或正常的模型,但这个模型的元素都是过程维度,家庭的成长是由家庭来定义的,家庭最终被视为自身最好的治疗师。惠特克明确地否认他的角色是社会控制代理人。然而,在定义病理或功能障碍的过程中,惠特克的观点与控制论的控制论观点是不一致的,后者认为处于情境中的所有行为都是合乎逻辑的或正常的。

在职业生涯的大部分时间里,惠特克撰写了大量关于他的治疗风格的文章,但大多集中在他的临床实践的案例研究与案例分析上。晚年,从威斯康星大学退休后,他越来越注重解释他在治疗中所做的事情。在某种程度上,他对其方法的描述变得更加体系化,也增加了与系统论变得不那么一致的风险。另一方面,鉴于惠特克的创造性才华和多年的工作经验,他比大多数家庭治疗师更能避免这种困境。随着他的去世,家庭治疗领域失去了一位最具创新性和受人尊敬的先驱。基思(Keith,1995,p.7)这样说道:"卡尔是那种拥有天赋、勇敢、坚强的人,他在家庭治疗领域占据了一席之地。没有他,这个世界会暂时感觉不那么真实。"

二、沃尔特·肯普勒

尽管较少被谈及,但沃尔特·肯普勒仍称得上是家庭治疗领域的另一位先驱,他将自己的治疗模式称为格式塔式家庭治疗。肯普勒指出(Kempler,1982):

> 这种模式将注意力集中在当下——人们说了什么,他们怎么说,说的时候发生了什么,它如何与他们正在做的事情相对应,以及他们试图实现的目标是什么。不管不和谐存在于个体内部,还是展现在两人或多人之间,治疗

包括的都是将不和谐的因素带入相互自我披露的对抗中。对话的锚点是当前的冲突,以及可以采取什么方式来解决冲突,而非做更多的分析或理解(寻找原因)。(p.141)

肯普勒以全科医生的身份开始了医疗生涯,他于1948年获得得克萨斯大学医学博士学位,1959年在加利福尼亚大学的精神病学院完成了实习工作。1961年,在经历了数年的私人实践后,他开始对家庭工作产生兴趣,成立了肯普勒家庭发展研究所。肯普勒还撰写和发表了大量作品,并制作了几部与家庭有关的电影。他一直作为自由教师和培训师,在美国和北欧旅行,分享他的家庭治疗知识(Kempler,1981)。

与他的格式塔传统相一致,肯普勒的方法来源于存在主义心理学/哲学和现象学。治疗的重点是扩大意识,鼓励接受个体责任,并让个体看到自己是有指导能力和能活出自我的完整个体。如果个体要实现成熟,这种对个体责任的接受是必要的。继精神动力学和行为方法之后,格式塔心理学是与心理学中的所谓"第三种力量"一起发展起来的,它强调的是对自然或人类潜能的积极看法。格式塔心理学起源于一种关注观察者和被观察者之间关系的知觉理论,它通过实验揭示了个体是以有意义的整体或格式塔,而不是以不相关的孤立物去看待现实。因此,图形和背景的概念,以及这一理论的关键元素是,观察者是被观察的参与者。同时,它还强调此时此地,因为只有现在可以改变,过去的已经过去了,而未来还未到来。

肯普勒将这些观点转化为格式塔经验式家庭治疗,他认为最合适的治疗互动设置是涉及直系家庭,或者每个人都是其中一部分的整体。和惠特克一样,肯普勒相信家庭是个体成长和发展的关键。此外,治疗师和来访者之间当下的、面对面的、相互的接触和互动,在其中探索恐惧、期望、阻碍和阻抗的领域,就是改变发生的过程。

◆ 基本概念/理论建构

肯普勒的理论使我们能够重新组织经验,以便于将其与他人联系起来;它提供了一个能够描述行为的参考框架。但和惠特克一样,他其实对该理论的实用性是持怀疑态度的。

> 理论化而非理论,是靠不住的。理论最初由我们的幻想编织而成,它可以变成强大的、支配的、控制的枷锁……理论/孩子的影响将随治疗师/父母需求投射给理论/孩子上的力量而改变。通常,由于自我价值的降低,父母和治疗师会给予孩子和理论过度的控制权。(Kempler,1981,p.45)

由于理论的创建来自经验,它所反映的也许是一种非完整性体验,或者是一种自我披露的替代。人们可能会通过创建认知诠释去处理残留的不适,以及在个人层面上无法进行的互动,尽管这有助于积累数据,但同时也会导致个人停滞不前。因为理论的创建是源于过去的经验,它将不同于明天的新经验,因此需要一种新的参照框架。另一方面,当用于识别个人觉醒或个人分享时,理论化是可以接受的。此外,如果理论能够创造一种新的经验,从而促进个体发展,那么它们是有用的(Kempler,1970)。

与这种理论和理论化观点相一致,肯普勒支持的是种主动、自发、非历史的治疗风格。同时,他概述了其方法的几个基本概念。例如,他谈到的一种心理现实是经验和意识在此时此刻的独特汇集。根据这个概念,我们通过意识来感知自己和周围的世界,尽管这种感知可能准确,也可能会不准确地描述我们的经验。对我们感知准确性的验证是由我们赋予这个角色的人所提供的——我们各自所选择的验证者。然而,我们的感知通常与我们周围的人不同,因此治疗的基本目标之一是促进对个体差异的认识和意识。

治疗为亲密的个人经验提供了机会——这是成长的关键。与其谈论或接受不同意识的教育,不如鼓励家庭成员去更有效地互动,从而改变他们的看法。然而,第一优先的是个体成员,其次是整个家庭。因此,"经验式家庭心理治疗的目标是整合家庭中的每个家庭成员"(Kempler,1981,p.27)。整合被定义为对个人存在的认可、欣赏和表达。

对肯普勒来说,家庭由两个或两个以上互相关心的人组成。每个家庭都有支持个人发展的潜力。虽然人类有相互合作和取悦的动机,但障碍还是会发生。因此,治疗师的角色是引导人们进行更积极的人际互动,恢复家庭成员之间更多的互利的交流。

肯普勒认为,存在感由经验组成,同时经验为我们的存在感提供证据。体验是来自人们之间前后顺序的互动经验,并且好的体验是以一种排除不安感的形式完成的。因此,治疗的另一个基本目标是提供给来访者在人际和心理层面上可以体会到更有效经验的机会(Kempler,1967)。有效的治疗体验聚焦于此时此刻的行为过程,它满足以下四个要求:

1. 在任何时候对于"我是谁"有清晰的认知。

2. 对与自己在一起的人以及我们的体验情境有敏感的认知或评价。

3. 发展和使用自我的控制技能去尽可能有效地从体验中获取自我所需。这方面具有表达性。

4. 具有结束体验的能力。(Kempler,1981,p.38)

治疗师通过作出榜样,帮助来访者分享在有效经验中的体验。心理误解源于对非完整性经验的体验;也就是说,非完整性经验的特点是,在人际交往过程中所引发的情感无法被表达出来。它们会导致一种不安感,从而会扭曲当前的意识,进而抑制当前的体验。

通常可以通过试图理解、思考或谈论当前的体验来解决非完整性经验所造成的不适。然而,这种策略会让人从此时此刻转移到过去或未来,从而使人无法具有完整的体验。经验,而不是知识,被认为是最好的老师。事实上,"直接的、人际的经验是培养和恢复心理健康的关键"(Kempler,1982,p.142),它表达出一个人对此时此刻的体验,进而展示出负责性和反应性的行为。

◆ 健康/正常理论

对肯普勒来说,健康家庭提供的是一个支持性环境,它允许每个成员表达他们的个人身份和个人愿望,承认他们的自主性并接受与他人的差异,以及能够在当下发挥作用。也就是说,我们在家庭中所经历的体验对我们的能力和行为有着最大的影响。无论成功与否,一个人的重要他人提供了应对问题的最重要的经验。

在功能失调的家庭中,团结的压力和对整体的忠诚可能会干扰个人的责任和诚信。个体避免表达他们的感受,从而难以获得亲密关系(Nichols,1984)。因此,"症状被视为故障过程的信号,即:基于过程中的某个点或参与者,过程没有适当地演变"(Kempler,1982,p.148)。

不管症状具有何种性质,它总是表现为两个极端之间的冲突,一方是另一方的受害者,而患者不可避免地从受害者的角度描述自己。例如,来访者描述的可能是她患有抑郁症的问题,这阻碍了她参与所期望的活动。这种症状行为可以理解为来访者在说"哎哟!我的家庭有一个痛点"(Kempler,1973,p.19)。此外,这种"症状行为告诉我们,一个人的内心某处有个卡住的过程,阻碍了其整体流动;某些过程的波动流已经凝固,两极陷入僵局"(Kempler,1982,p.155)。

因此,家庭功能失调的出现在一定程度上是因为它没能调动资源去帮助有症状的个体松动被卡状态。治疗的基本目标是恢复家庭能力,让家庭成为能够提供基本资源的后盾,为其成员幸福和持续发展发挥助力。这一目标的实现需要刺激和释放家庭成员的"感知、协商和行动"的潜力(Kempler,1982,p.159)。

因此,家庭是格式塔经验式家庭治疗中的来访者,过程的艺术则被认为是对每个人自己所有的生活经验的一种"再思考"或醒悟(Kempler,1981)。肯普勒将治疗访谈定义为战场,家庭成员和治疗师都会站出来解决手头的问题。提出的第一个问题通常不是问题所在,相反,这是家庭痛苦的信号(Kempler,1973)。例如,一位男性来访者对解决他紧张情绪的请求,可能反映此人与上司之间的关系性质。这也可能表示他的妻子和孩子与他这个紧张的人相处所遇到的困难。的确,对肯普勒来说,家庭在制造痛苦或解决问题上的能力,最终是衡量其病理或健康的标准。

◆ 治疗策略/干预

格式塔经验式家庭治疗中的治疗师起的是催化剂的作用,鼓励个体以更开放和更直接的方式挑战彼此。因此,她对备选行为提出建议,提供个人观察,并给出指导和意见。如果她的建议被忽视,治疗师可能会变得失望,通过承认来访者的感受并要求被注意,她的角色转变为"热情的参与者"。因此,治疗师既可以引导家庭互动,又可以缓解个人不适。

治疗师的个性和生活经验被带入治疗体验中,这种积极的参与被视为一种关键的有效因素。肯普勒(Kempler,1968)写道,在治疗中"没有技术,只有人"(p.99)。治疗师努力使自己的感知为人所知,避免扭曲,并促进澄清独特个体身份的过程。此外,治疗不存在客观性,成功需要积极的态度。肯普勒认为,有几个典型的行为可能会促进治疗过程。治疗师需要扰动他人的生活,主张来访者要倾听其意见,要冒险,要有负责任的行为,容忍差异,理解他人,提出相反的意见,自我批评,富有勇气,并能够承认错误(Kempler,1981)。

此外,当治疗师能够完全专注于咨询当时的那一刻,并完全与家庭同在时,这种体验就变得有治疗性。当治疗师放弃各种心理学理论所倡导的降低体验策略时,治疗就变得更令人兴奋,因而更具体验性。也就是说,治疗师选择的方向应该基于即时的感知和关注,而不是基于预想的治疗模式。治疗师是一个有血有肉的人,创建的环境是鼓励每个人都完全参与并全然表达,而不是扮演治疗师的角色。除了身体暴力,任何行为或情绪在治疗中都被认为是适当的。

为了使治疗体验有效,该体验必须对参与者产生影响。这要么需要来访者的动力,要么治疗师要有能力影响来访者。治疗师必须表现出足够的强度去制造一个"可治疗的危机",从而与来访者建立有意义的连接(Kempler,1967)。因此,治疗师提供的是行为而非解释,并完全投注于当下。重要的是我们此刻是什么样子,以及我们如何互动。对于来访者而言,不同行为的当下体验等于来访者在自己生活中所发生的改变。历史信息只有在它们自发出现并提供有关来访者目前的运作信息时才具有关联性。

自发性的定义是允许次表层的信息从治疗师或家庭中呈现出来,它同样是有效治疗体验的特征。因此,情感在一个安全和关爱的环境中自由流动,一个人的所有方面都在此时此刻得到展现。当来访者和治疗师的需求都得到了解时,自发性会允许表达任何话题。通过用言语或非言语的回应方式,以及对这些需求所给予的积极关注,治疗得以保持活跃,"无论口头表达得多么少,只要有人提出抱怨,每个人每时每刻都会有所表现,看(或不看),动(或不动),以及有反应(或没反应)"(Kempler,1981,p.159)。治疗师还会通过评论去回应,或对有关事件的发生或不发生作出挑衅性陈述,或是分享有关治疗过程的个人反思。

治疗师使用她的整体人格和个性来建立一个支持有效体验的情境。最重要的是,她作为一个榜样,存在于当下,顺其自然,接受个人对情感、感知和行为的责任。有效的治疗师是合拍的和完全参与的,并使用她的所有经验和本领去激发或鼓励回应、探索和体验。再次重申:

> 不存在"有用"的技术,不存在一种具有治疗性的行为本身,所有的规则或行为都必须经过治疗师的过滤去适应情境,最有效的治疗干预要以真实和与当下相关的"我"的陈述表达出来,以便它可以被体验性地感受到。(Kempler,1981,p.227)

◆ 系统一致性

肯普勒对治疗过程的描述远比他对指导实践的理论绘制更具系统一致性。一方面,他认为治疗师是一个完全参与到治疗过程中的催化剂,不具有客观性,根据即时感知作出反应,不参照预想的或明确指定的技术。观察者是被观察的一部分,是封闭的系统,其中成员进行此时此刻的互动,不参照外界环境,但强调内部结构,并从多重感知的角度去理解现实——事实上,这就是参与认识论。

另一方面,通过定义病理的存在,以及病因和对解决方法的定义(好的和坏的,应该的和不应该的),肯普勒走出了控制论的控制论领域。他极力强调个体的病理位置和健康来源,几乎完全排除家庭动力,否认与控制论观点一致的整体维度的意识。因此,虽然关注关系,但在对情境的理解上,它只被认为是具有支持性的特点(内容),而不是作为一个家庭互动或治疗(过程)中的动态。实际上,我们觉得格式塔经验疗法是在家庭背景下的个体治疗,而不是最纯粹意义上的家庭治疗。

因此,对于倡导无理论的理论,经验模式的系统一致性的关键似乎是保持真正的经验性或自我指涉的程度。尽管惠特克和肯普勒的家庭治疗方法都建立在个体心理学的基础上,但衡量系统一致性程度的另一个标准是,在整体的背景下,每种方法都承认递归和反馈的维度的相对能力,因此就成了控制论的认识理论。比起肯普勒,惠特克的治疗方法更具有系统一致性。

第9章

结 构 疗 法

　　萨尔瓦多·米纽钦是公认的结构式家庭治疗方法（又称结构疗法——译者）的创始人。如第2章所指，他为该领域做出了巨大的贡献，且其影响力一直持续至今。从1965年到1976年，米纽钦担任费城儿童指导诊所的主任，负责那里的培训工作。1981年，他搬到纽约，开设了自己的治疗中心，该中心在他1996年退休时被更名为"米纽钦家庭中心"（Nichols and Schwartz, 2004）。至今，这个中心依旧继续着他的工作，仍使用结构式方法进行家庭治疗。

　　除了米纽钦，其他对结构疗法的发展作出贡献的理论家/治疗师还有哈利·阿彭特（Harry Aponte）、查尔斯·菲什曼（Charles Fishman）、斯蒂芬·格林斯坦（Stephen Greenstein）、杰·黑利，布劳略·蒙塔尔沃（Braulio Montalvo）、伯尼斯·罗斯曼（Bernice Rosman）和玛丽安·瓦尔特斯（Marianne Walters）。然而，因为无论治疗师是谁，其模式的基本原理都是一致的，所以我们选择一般性地探讨这一方法，并只关注米纽钦。

　　虽然米纽钦和他的同事并非家庭治疗的创始人，但结构式治疗可能是在家庭治疗普及过程中最具影响力的一个模式。它是一个阐述清晰的理论，提供了一个有用的工具，帮助人们意识到要把家庭的模式、过程和互动视为系统。你现在已经知道，正是这种观点支持了所有的家庭治疗运动。

　　结构疗法为实践者提供了概念地图，展示的是家庭如果要发挥功能应该发生什么；它还提供的地图是当家庭功能失调时会出现什么问题。关于治疗过程应该如何被展开，结构疗法为学生和从业实践者提供了明确的思路。然而，这些过程在实践中难免会有不同，它们反映了治疗师的个性和家庭的特定结构（Aponte and Van Deusen, 1981）。

结构式家庭治疗是研究最深入的模式之一,其有效性已得到各种通常被称为"困难家庭"案例的证实。因此,在治疗有少年犯的家庭、有厌食症成员的家庭、有药物成瘾成员的家庭、社会经济地位低的家庭以及酗酒的家庭上(Aponte and Van Deusen,1981),都取得了成功的效果。这种方法同样影响了其他家庭治疗模式,特别是策略派疗法。

一、基本概念/理论建构

米纽钦的观点是,家庭生活史代表了一系列的生活体验。结构式家庭治疗描述的是稳定与变化、开放与封闭之间的微妙平衡。虽然这种模式重视家庭系统的稳定性,但如果家庭想要为其成员提供正常运作的发展环境,这种稳定性则必须与结构中适当的转折和变化相配合。米纽钦为我们创造的画面是,家庭的生命中存在一系列的不同状况。

> 我们能确知的是每种状况都对应一种生活体验。因此,根据定义,它将在一个不稳定的环境中形成,充满可见和隐蔽的陷阱。唯一可以肯定的是,错误必然会发生,因此会出现冲突、解决方案和成长。(Minuchin,1984,p.45)

根据结构式家庭疗法,家庭被视为一个融合的整体——作为一个系统。同时它还是个子系统,因为其成员隶属于社区中的其他机构和组织,子系统是社区的一部分,并且社区会影响子系统的基本结构和组织模式。在该理论的语言中,有三个关键的理论概念/架构:结构、子系统和边界。

◆ 结构

结构式家庭治疗注重家庭内部的互动模式,它为系统的基本结构和组织提供线索。对于米纽钦(Minuchin,1974)来说,结构是指一组无形的功能性要求,它们组织家庭的互动方式,或者是指一致的、重复的、有组织的、可预测的家庭行为模式,这些模式让我们意识到家庭的结构具有功能意义。因此,观察家庭的互动模式所提供的信息是家庭如何通过组织或结构去维持自身。家庭的运作是通过调整家庭成员行为的反复性互动模式进行的。这种模式描述了家庭成员如何、何时以及与谁有关。因此,模式和结构的概念意味着一套家庭成员可能没有意识到的潜规则,但这些规则始终描述和定义他们的互动。

　　家庭的结构受两个普通约束系统控制。第一个约束系统被视为一般系统:所有家庭都有某种等级结构,根据这种结构,父母比孩子拥有更大的权力。这种一般结构的一个重要方面是互惠和互补功能的概念,通过给家庭成员贴上标签而识别结构,指明家庭成员的角色及其功能作用。例如,如果有一个过于称职的家长,另一位家长可能会被描述为不称职。如果有一个超级优秀的孩子,另一个孩子可能会被描述为差一些。同样,父母可以被描述为互补的过度参与和疏离,或者宠溺和严格。因此,在通用约束系统中,可以被观察到的、与结构相关的部分是互惠或互补的概念。家庭中所需要完成的事情使家庭能够履行其职能。家庭成员通过角色的演变(对他们自己的角色不存在有意识性的觉察)以保持家庭的平衡和持续运作,这些角色看起来是平衡的、合乎逻辑的互补。无论一个家庭成员用的是何种描述或隐喻(严厉、强硬、良好、健康等),我们仍然会观察到另一个成员在家庭中所扮演的是逻辑互补或相反的角色(温柔、心软、不好、生病等),家庭因而达到平衡。

　　第二个约束系统是特定家庭的独特现象。因此,每个家庭都有其独特的规则和模式:这种特征产生的过程及原因可能会消失在家庭的历史中,但规则和模式会成为家庭结构的一部分。家庭的结构控制家庭,因为是家庭定义在家庭内部所允许存在的角色、规则和模式。观察者通过在一定时间内观察家庭的进程,可以弄清楚家庭结构。的确,理解家庭结构的关键是观察子系统内部和子系统之间的互动,这些子系统定义了存在于家庭内部的边界。

◆ 子系统

　　结构理论定义了三个子系统:配偶子系统、父母子系统和手足子系统。对于功能良好的家庭来说,这些子系统之间的规则是等级制度。该理论强烈主张代际之间要保持适当的边界。与此规则一致,我们分别探讨每个子系统。

配偶子系统

　　正如米纽钦最初描述的那样,配偶子系统是在两人结婚并建立新家庭时形成的。配偶子系统的形成过程被称为适应,这意味着配偶之间的角色调整和协商。只有当配偶从其原生家庭获得一定程度的独立时,他们才能更好地实现这种适应。虽然每个人都带来源于原生家庭的作为配偶和父母的基本规则,但婚后仍与原生家庭保持纠缠关系的配偶会很难适应和协商伴侣之间的角色。事实上,源于原生家庭的经历没有为他们提供足够的自治力去成功地协商备选角色,以补充给他们的新伴侣。

如前所述,互补性意味的是每个行为都有一个逻辑补充。例如,传统婚姻的性别角色特征可能包括男主外、女主内。婚姻的早期阶段和配偶子系统的形成需要演变出这种互补角色。虽然其中一些角色可能是暂时的,而另一些可能是永久的,但作为一个家庭,成功为生活导航的关键是协商和适应,特别是当涉及的是规则和角色时。

互补概念所隐含的意思是某些职能必须被履行,家庭才能有效运作。因为每个人都对各种职能和角色有一定的期望,所以夫妻对他们自己的调整可能是困难和缓慢的。在调整的过程中,每个人都必须学会包容和适应以帮助满足对方的需求。这可能涉及一些细微的行为,比如一个人需要在早晨独处,另一人会单独留在厨房,或者各自有喜欢的打招呼的方式。更大的问题也会成为关注点,如住在哪里、如何布置房子。然而,无论是什么话题,配偶子系统的早期协商和适应的过程都是种重要的基础工具,它允许家庭在适应其一生的生活中发挥出作用。协商和调解所要达到的程度是每个伴侣都可以成为独立的个体,而不是过度地与其原生家庭中的规则、模式和角色联系在一起。

最后,配偶子系统的一个重要要求是,夫妻双方都要相互支持各自独特和潜在的专长与兴趣爱好。双方都不应该因为要完全迁就对方而失去自己的个性。在一个运作良好的配偶子系统中,双方都会付出和获得:每个人都是一个独立体;因为双方都包容对方的个性、资源和独特性,所以他们会和睦相处、互相尊重。

父母子系统

父母子系统(或执行子系统)是结构理论所描述的第二个子系统。孩子的出生会立即改变系统,如果在配偶子系统中成功发展适应和协商,这些技能在父母子系统的进化中会非常有用。如果家庭要成功地运作,涉及孩子的新问题就需要互补。例如,可能需要协商养育的方式和习惯方面的差异。此外,随着父母子系统的形成,必须继续存在的配偶子系统是不同于伴侣作为父母的角色的一个系统。配偶必须继续花时间单独在一起,争吵也好,玩耍或相爱也好。父母子系统的存在是围绕养育孩子的问题和功能,配偶子系统不涉及孩子和孩子的问题。

在父母子系统中,为了提供给孩子适当平衡的严厉和关爱,夫妻双方都会面临相互支持与包容的挑战。家长是负责人,一个重要的挑战是知道如何以及何时负责什么问题。父母需要针对与孩子的发展需求相关的变化进行协商和适应。例如,养育三岁孩子的方式和养育青春期孩子的方式是不同的。前者需要极大的关怀和帮助,后者需要更多的独立和责任。家庭的转型对现有的结构提出挑战,并且在演变新结构的过程中需要包容和协商。孩子们必须从父母子系统中获得父母是负责人的信息。家庭不是个民主政体,孩子不等同于父母或同辈。正是在这种权威的基础上,孩子学会如何应对权力,以及在权力不平等的情况下如何互动。

手足子系统

通过建立配偶子系统和父母子系统,结构理论还定义了手足子系统。手足子系统允许孩子成为孩子,并体验同伴关系。理想情况下,父母尊重手足间的协商、竞争、解决分歧和相互支持的能力。手足子系统是一个社会实验室,其中孩子可以在不需要承担成人责任的情况下去体验生活。孩子还学会在协商必要的发展变化的过程中团结起来挑战父母子系统。

家庭的子系统帮助家庭系统实现与其结构相关的功能。个体在子系统中被授予的权力是不同的,从而发展出适合其角色的技能。子系统之间和子系统内部的关系定义家庭的结构。在功能良好的家庭中,子系统之间的必要关系被描述为等级的概念/结构,或权力层次。子系统成员之间的必要关系被描述为联盟的概念/结构,或层次内的互动。一个人可以把这些配偶、父母和手足联盟视为每个人都在保护相对于他人的自我的地盘。每个人都知道自己相对于他人的位置,并且每个人都有不同的身份。子系统之间的联盟和子系统之间的清晰边界加强了家庭的安全感和幸福感。

◆ 边界

在讨论结构以及与其相关的子系统、等级、联盟、协商和适应等元素的过程中,我们已提及边界的概念/构造。边界是无形的,但它们仍然描述个体和子系统,并定义家庭成员之间所被允许的接触程度和类型。对于米纽钦来说,边界的概念意味着规则,或者家庭中子系统之间的某种优先关系。每个子系统都有它自己的标识、功能和关系模式。子系统内的标识、功能和关系模式受到子系统之间关系的影响。也就是说,子系统之间发生的事情会影响子系统内部发生的事情,反之亦然。我们知道这听起来有点复杂,在某种程度上确实如此,但当我们从互为因果关系的角度去思考时,就容易理解了。为了进一步解释这一想法,该理论将子系统之间的人际边界描述为三类:清晰的、僵硬的和模糊的。

清晰的边界

理想的子系统之间的关系的定义是清晰的边界。与清晰的边界相反,不理想的关系的定义是僵硬或模糊的边界。清晰的边界既牢固又灵活。当边界清晰时,家庭成员获得支持和培养,同时还被允许有一定程度的自主性。因此,该理论提出的是种理想的平衡,一方面是支持、培养和包容,另一方面是体验、个性化和做自我的自由。

清晰的边界还意味着可以跨越子系统去协商和包容家庭所面临的各种情况和发展挑战。因此,在演变新结构的过程中,出现结构、规则和角色的变化是合理的,这是家庭以此来应对家庭内部或家庭与外部系统之间关系的不断变化的环境,家庭生活中唯一不变的是其一直在改变的环境。事实上,"每个状况都是一种生活实验",家庭需要与新的结构进行一次又一次的协商、包容和试验,直至做"对",不料这时家庭环境又改变了。虽然米纽钦没有专门提出这一问题,但我们认为,这种协商、包容和试验最好是在一种平衡关切和欢笑的氛围中进行,并且要更注重后者。在谈到研究家庭的专业人士时,他指出:

> 答案存在于我们的提问方式中。当我们严肃地观察和衡量人们之间的互动,并用普遍标准来诠释我们的发现时,我们的结果可以引发担忧或欢笑。我自己会把生活看作是一系列未兑现的承诺,总的来说,我想我会更喜欢欢笑。(Minuchin,1984,p.45)

当我们提议说米纽钦也许对于家庭的自我探索会作出类似的声明时，我们不认为是在过度延伸这个理论。也就是说，专业人士在探索家庭以及家庭在自我探索上，他们也许把自己看得太重了。

最后，家庭中的清晰边界会允许子系统之间增加沟通的频率。因此，协商和适应可以成功进行，以促进变化，从而维持家庭的稳定。父母和孩子可以有归属感，但也可以有个性。在我们对结构理论的理解中，家庭通过允许和培养独立性和自主性去增进一致性的悖论是很明显的。

僵硬的边界

僵硬的边界意味着疏离，这种边界同样包括子系统内部和子系统之间的关系，以及家庭与外部系统的关系。处在这种状态下的家庭成员彼此孤立，并且也孤立于家庭所在社区的系统。疏离的个体和家庭是相对独立和隔离的：当处于极端状态时，功能可能会失调。在边界僵硬的情境下，孩子们确实会学会自己处理问题，会在没有父母保护他们的情况下自己协商。也就是说，父母是父母，孩子是孩子，有很少或没有协商和包容的空间，子系统之间的互通被限制。在极端疏离的情况下，只有严重的危机或压力才能启动支持，这是"自己处理"或"别烦我，我有我自己的问题要处理"的情况发展到了极限。在这种家庭中，配偶、父母和孩子总是忙着处理他们自己的问题，以至于当他人需要帮助时，他们往往注意不到或反应迟钝，这种状态可能是家庭特殊结构的一部分。之所以家庭成员不太能注意到这种状态，是因为"事情本应如此"。因此，这种家庭的成员往往依赖家庭外的系统去获得他们需要和渴望的支持与培养。

模糊的边界

被定义为边界模糊的家庭的特点是关系的纠缠性，这与边界僵硬的家庭截然相反。在这种情况下，每个人都介入他人的事务，甚至在不需要的时候也会提供过度的保护和支持。父母太容易被接近，子系统之间缺少必要的区分，存在太多的协商和妥协。发展中的孩子和父母为此所付出的代价是独立、自主和尝试的丧失。配偶子系统几乎完全聚焦在孩子的功能培养上，作为父母，配偶花太多时间和孩子在一起，为他们做了太多的事情。因此，孩子往往过多依赖父母，而过少靠自己的能力做事。

这样的孩子也许会害怕尝试——也许害怕成功，也许害怕失败。如果他们不接受父母的帮助,他们可能会感到对父母不忠。他们可能很难知道哪些是属于自己的情感,哪些是属于他人的。孩子们往往还会对自立感到不舒服,可能会难以与家庭以外的人建立关系。当这些孩子结婚和离开家时,他们可能会难以与新配偶进行协商和体谅新配偶,并共同发展互补关系。他们很可能会非常依恋自己的原生家庭,继续依靠原生家庭的支持和关怀,特别是如果新配偶提供的支持和关怀没有达到他们在原生家庭中所体验到的程度。来自这种家庭的孩子驻留在年幼状态上的时间太久。因此,这种家庭不仅缺乏孩子在成长过程中所必须发生的必要的发展转变,而且还缺乏必要的结构变化,以至于不能为成长中的孩子提供本应适当增加的责任和自主权。

在对边界的讨论中,我们希望讲明了该理论的理想模式,即清晰的边界结合了适当的僵硬和模糊的特点。当然,关键点在于平衡。同时,协商与包容也是平衡的。我们可以推断,在理想的家庭中,协商不仅存在而且受到重视,包容有时也受到重视。在边界模糊的家庭里,会有太多来自各方的协商、包容、培育和支持。在边界僵硬的家庭里,我们看到的是极端的独立和自治。在最后一种情况下,支持和培育是最少的,通常只发生在极端压力的情况下,而协商和包容显然不存在。

总之,家庭中预期的和意想不到的变化都需要结构的改变。边界清晰的家庭会更有能力处理和适应变化——家庭中的每个新状况都是"生活中的实验"。

◆ 随着时间推移的家庭

让我们花点时间来详细说明成员们作为家庭必须在他们的生活中所要作出的改变。正如你所记得的关于第 5 章的内容,各种家庭的发展理论都强调了预期转折点,在这些点上,家庭需要改变结构以保持其正常的运作。在这些发展过程中,不管发生的顺序如何,都会涉及结婚、孩子出生、孩子入学、青春期和孩子离开家等主题,这些都是在我们文化中发生的正常和预期的发展危机或挑战。

还有其他的挑战或意外危机也需要改变结构和调整角色,这种改变和调整可能是暂时的,也可能是永久的。一个家庭可能会面临的变化如下:赢得一大笔钱、家庭成员的死亡、婚姻恶化而导致离婚、家庭成员生病、祖父母或其他亲戚的加入、寄养儿童、主要挣钱养家的人失业、父母有外遇、家庭成员被逮捕、父母一方的军事调度或孩子就业等。

无论是预期的还是意外的,危机都是对以往家庭结构的挑战,从某种意义上来看,家庭如果要保持正常运作,结构就必须改变。的确,在危机时刻,家庭是最脆弱的,也最有可能寻求治疗,危机越严重,在治疗中就越可能产生变化。然而,米纽钦(Minuchin,1974)提醒到,我们不应该把正常的发展危机和成长的痛苦误认为病理。我们将在治疗的策略/干预部分进一步讨论这个问题。

◆ 家庭结构图

就如鲍温提供了绘制与他的理论相一致的延伸家庭关系的家谱图一样,结构理论也提供了绘制家庭结构的"地图"(Minuchin,1974)。与这一理论一致,绘图符号被用来强调边界,即为清晰、模糊、僵硬和具交易形式的纠缠或疏离。图9.1展示的是结构图会涉及的符号,接下来我们画几个不同家庭结构图的示例。

以下是功能良好的双亲家庭图,描述的是父母(执行)子系统和手足子系统之间的清晰边界。

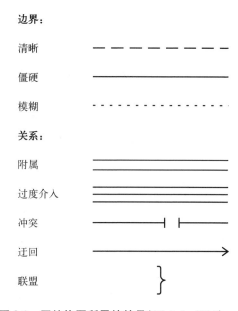

图 9.1 画结构图所需的符号(Nichols,2006)

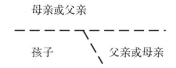

功能良好的单亲家庭可能会如下所示:

功能良好的继父母家庭可能会如下所示:

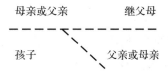

一个有青春期孩子和其他孩子的功能良好的双亲家庭可能会如下所示：

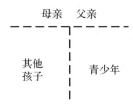

未牵涉孩子的冲突婚姻关系可能会如下所示：

牵涉孩子的冲突婚姻关系可能会如下所示：

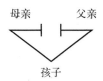

在冲突婚姻关系中，一方父母与孩子建立联盟，因此出现跨际破裂，从而削弱执行子系统，这种情况可能如下所示：

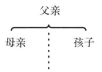

下面的结构图描述的是角色转变，当父亲失去工作时，母亲开始工作，父亲承担家务：

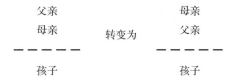

当祖父母在危机时参与帮助家庭并承担父母角色时,角色转变如下所示:

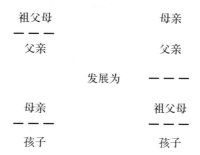

功能失调的继父母家庭可能如下所示:

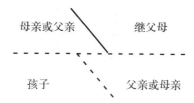

可以用来描述家庭内部人际关系的功能和性质的各种结构图不计其数,以上这些图仅仅显示了几种可能性。但无论何种情况,重要的是考虑与发展阶段有关的问题,要注意所有子系统,以及可能与家庭有关的其他家庭外部系统。

二、健康/正常理论

理想家庭的概念,不管具何种特定模式,都在结构理论中被明确和清晰地表达出来。然而,值得注意的是,米纽钦(Minuchin,1984)没有视双亲和亲生子女的传统家庭为唯一受接纳的必要形式。事实上,25 年前他就指出,把传统家庭当作理想典范,而同时视其他家庭模式——单亲、继父母或混合家庭——为异常和不理想的模式,有可能不利于帮助其他类型的家庭看到他们自己所处情境是对发展起到功能作用的。他建议,适当的立场是,"认识到变化是不可避免的,甚至是正常的,尽管'保卫核心家庭'的倾向挥之不去,但我们的任务是帮助家庭度过这些转折点"(pp.47-48)。

对于米纽钦来说,理想的家庭建立在配偶子系统的基础上,其中每个人都会适应、培养和支持他人的独特性,配偶已从其原生家庭获得了一定程度的自主权。理想的情况是,在原生家庭中,每个配偶都能感受到支持和培养,但同时还体验到一定程度的自主、独立和责任。同样,配偶需要能在亲近和距离之间保持微妙的平衡。在此基础上,伴侣协商出稳定但灵活的互补角色,通过协商和适应的过程,演变出不同的结构和角色补充,以应对不断变化的环境。即使面临孩子的出生,以及父母/执行子系统和手足子系统的出现,配偶子系统仍然要维持自身的存在。

正如我们注意到的,至于如何抚养孩子和组织家庭才可以使孩子获得权威和关爱的平衡,父母或执行子系统很可能会持有不同的见解。然而,在健康的家庭中,每个配偶和配偶子系统不会因为孩子的出生而在结构转变中丧失自主权,这反映了我们所说的"两者兼顾"而不是"非此即彼"的思考和协商方式。因此,儿童体验到来自父母/执行子系统的安全感,基于这种安全感,他们当然会得到支持和关爱,孩子被鼓励去尝试与其成长年龄相符的不断增加的独立与责任。

理想的家庭将通过识别和促进结构的必要变化去适当地处理预期和意外的危机,这种行为需要极大的耐心与智慧。正如在家庭成形的初期阶段,每当配偶"演变出一种新文化"(Minuchin,1984,p.57)时,每次危机的挑战也一定会演变出一种新文化(结构)。在许多情况下,这将是一个参与者不具备直接经验可以去引导的结构和转折过程。也就是说,"家庭是在不断的变化过程中试图保持不变的有机体"(p.71)。

对儿童来说,他们的独特家庭结构是他们唯一拥有的家庭经验,他们的安全感来自该结构。因此,对于孩子来说,无论什么结构都是正常的。由此,伴随离婚的常常是哀悼丧失原有的结构(Minuchin,1984)。当然,离婚后的家庭会产生不同的结构。然而,这种差异提供了以前的家庭结构所没有的其他成长的可能性。虽然核心家庭和离婚家庭是不同的,但并没有好坏之分,每种家庭结构都有可能是健康的或功能失调的。

在理想的家庭中,手足子系统感受到来自配偶子系统和父母子系统的安全和力量。这种力量为独立和责任的实验水平的提高提供了基础。孩子知道父母会提供支持和养育。事实上,孩子们的实验并非真实的,它没有体现出成人的所有责任。孩子们可以在失败后得到支持和鼓励,在成功后得到掌声。在失败的情况下,他们可以体验到停顿,在鼓励下,还能冒险去做新的尝试——失败或成功,或两者兼有。此外,手足子系统是孩子们体验发展同伴关系的第一个区域。同样,当兄弟姐妹通过清晰的边界与父母/执行子系统进行协商时,他们会学会有效地与权威人物打交道。因此,家庭是儿童学习技能的实验室,这些技能会被用于家庭以外的系统,并最终用于他们自己的配偶和家庭。

在结构理论的理想家庭中,随着孩子们逐渐长大,代沟慢慢地转变为类似于成人与成人之间的关系。孩子是一步步离开的,从他们第一天上学时就正式开始了。当孩子们最终离开家庭时,离开的前提是确信家庭没有他们是没问题的。他们见证和体验了配偶子系统中的互惠和包容,配偶子系统没有被父母子系统替代,并且在代内和代际间保持了适当的边界。

三、治疗策略/干预

如果理想的家庭意味着从来不发生问题,能顺利处理所有的挑战和转折阶段,没什么成长的烦恼,那么这种家庭是很少见的。事实上,所有家庭都会经历来自情境挑战和过渡点的压力。成功家庭的关键在于它有能力根据家庭环境和家庭成员的发展阶段,在结构上作出适当的改变。当家庭结构不灵活,并且没有作出适当的结构调整时,行为障碍就会出现,无论是纠缠还是脱离。

被指定为确认患者(identified patient,IP)的人,其症状或者行为障碍不只局限于 IP 与他人之间的关系。相反,IP 与他人之间的关系可能反映的是家庭中的其他关系——不直接涉及 IP 的关系。因此,问题反映了家庭的整体性,并且结构理论在评估过程和治疗过程中都会包括所有家庭成员。此外,在评估过程中,不属于直系家庭但影响到家庭的结构性质和关系的他人或系统必须被考虑在内(Elizur and Minuchin,1989)。这些压力可能来自工作、学校、福利系统、最近失去工作能力的祖父母或婚外恋中的情人。如果对于实现家庭结构的成功改变很重要的话,结构治疗师甚至可以与一些这类外部机构或人员进行合作。考虑到这些外来影响,局限于对家庭进行治疗可能无法成功地改变家庭结构。

结构疗法主要关注的是家庭结构,但结构理论强调治疗师也要警惕个人内部的问题。米纽钦、罗斯曼和贝克(Minuchin,Rosman,and Baker,1978)提醒道,治疗师要避免"在推崇系统的同时否定个体"(p.91)。米纽钦(Minuchin,1974)还指出,"病理也许存在于病人体内,也许存在于他的社会背景下,也许存在于他们之间的反馈中"(p.9)。当然,结构治疗师必须注意到个体可能具有的学习障碍或神经系统问题,并且必须能够提供适当的转介。然而,即使孩子内部存在问题(例如),在不损害其他兄弟姐妹和配偶子系统的发展需求的情况下,进化出一个可以接纳这个异样孩子的结构也是结构派治疗师所要思考的重要议题。

解决问题不是结构治疗的目的。症状行为被视为家庭结构的一个功能,也就是说,鉴于家庭的结构或组织方式,症状行为是合乎逻辑的反应。当结构得到适当的调整后,有效的问题解决方法自然就会出现。因此,解决问题是家庭的事;促使问题得以解决的结构变化的发生才是结构派家庭治疗师的工作。因此,从结构观点来看,不改变结构而仅消除症状是不成功的治疗。

◆ 结构疗法的目标

尽管人们认为,在给定的文化背景下,一些普遍的模式和结构会反复出现,但结构疗法的有些目标针对的是特定家庭的独特性。因此,在我们的社会中,指导结构治疗师的一般目标如下:

1. 必须存在有效的等级结构,父母必须具有掌控权。因此,在父母/行政的权威上,必须存在代沟。

2. 必须存在家长/行政的联盟,父母必须互相支持与包容,并要以一致的态度面对孩子。

3. 一旦形成父母/行政的联盟,手足子系统就成为同伴系统。

4. 如果家庭是疏离型的,治疗目标便是增加互动频率,向清晰而非僵硬的边界努力。通过这一转变,家庭以前的僵硬边界所造成的独立和自治的特征会受到削弱,关爱和支持得以增加。

5. 如果家庭是纠缠型的,一般的目标是促进个体和子系统的分化。这将反映在尊重孩子的不同发展阶段,允许孩子进行与年龄相符的独立活动实验。

6. 必须建立不同于父母子系统的独立性配偶子系统。

◆ 改变过程

米纽钦(Minuchin,1974)确定了结构疗法的三个阶段:(1)治疗师加入家庭并取得领导地位；（2）治疗师弄清楚家庭的基本结构；（3）治疗师改变家庭的结构。结构治疗师必须加入家庭，尊重家庭成员及其组织方式。这种加入和尊重的做法类似于人类学家在研究不同文化时所会采用的方式，他们试图从不同文化自身的观点去研究，而不是根据人类学家自己的文化观点。在治疗中，这种加入也是必要的，家庭必须接受治疗师，如果治疗师也相应地接受家庭，那么这种接受更有可能发生。因此，治疗师进入家庭并适应其通常的风格是试图重组家庭结构的必要前提。

结构治疗师同样尊重家庭的等级制度，他们会先询问父母对观察的想法；如果治疗师先询问孩子们的意见，父母可能会排斥治疗师。当治疗师倾听的时候，其会把家庭对事件的解释重构和改变为系统或结构的框架，家庭的解释通常基于的是个体病理或外部影响的模式，因此与家庭结构相关的问题被重新定义。在治疗技术中，重构是结构治疗的一个重要部分，结构治疗以行动为导向，旨在影响治疗过程中发生的事情。治疗师根据其在治疗过程中观察到的情况进行治疗，即使讨论的内容可能会涉及治疗过程外的事情。因此，治疗师在接受和观察的同时也在修正。

结构式家庭治疗关注两种现场的、此时此地的行为：演示和自发性行为序列。当治疗师要求演示时，他要看到的是家庭如何处理特种类型问题的示范，从中治疗师可以观察到行为序列。这为治疗师提供了有关家庭现有结构的线索。例如，父母可能被要求讨论有关处理孩子的问题。在讨论过程中，治疗师可能会观察到孩子偏向其中的一位家长，因此可能存在的问题是父母—孩子的联盟、代沟的桥梁、软弱的父母/执行联盟，一位家长和孩子之间的模糊边界（纠缠），孩子和另一位家长之间的僵硬边界（疏离）。在观察了演示过程中的互动后，治疗师建议家庭用不同的方法处理事情而非批评，并引导家庭去改变这种演示。因此，演示在治疗中所构成的过程是，治疗师让特种类型的互动行为发生，通过这个过程，治疗师可以着手调整结构。在我们的例子中，治疗师也许会建议父母坚定地告知孩子，正在讨论的问题是父母之间的问题，孩子不能打断。

自发性行为序列是发生在家庭中的互动，是家庭模式的自然组成部分。如果治疗师成功地加入家庭，家庭将通过互动暴露出结构迹象。就演示而言，治疗师不会特意要求行为序列，但它为治疗师提供了改变互动行为的类似的机会，从而调整家庭结构。

结构理论认为,治疗师应该观察家庭互动,了解家庭的模式和结构。治疗师应该避免对家庭结构作出全方位的先验假设。然而,家庭中似乎存在的某些结构特征是与涉及家庭成员的某种现存问题有关的。因此,治疗师在第一次访谈之前可以对现有结构的发展作出假设。有关家庭的关键问题的答案可以为了解结构和通常伴随特定结构的问题提供线索。可能会提出的问题包括:

1. 家里有几口人?
2. 家里有什么类型的成员?是孩子还是成人?
3. 家庭成员的年龄是多大?
4. 现在的问题是什么?
5. 家庭成员的性别是什么?
6. 家庭的信仰是什么?
7. 家庭的社会经济地位如何?

在下文中,我们将举几个例子,说明这些问题的不同答案所提供的各种线索。

一个孩子的单亲家庭

当有一个孩子的单亲父母请求治疗时,很可能这两个家庭成员之间的关系处于纠缠状态。家庭可能反映的是种成人与成人的关系,其中孩子担任与其年龄不符的成年角色。一个有效的假设是,孩子可能会花太多时间与成人在一起,而没有足够的时间与同龄人共处。同时,孩子可能受到过多的个人关注。事实上,家长和孩子可能都对相互的需求和情绪反应过度。一个关键的问题是这种家庭可能建立了相互间过度依赖的关系。

三代同堂的家庭

三代同堂的家庭通常包括外婆、妈妈和孩子。当这种家庭遇到问题时,关键的问题可能是:谁是孩子的父母?妈妈是外婆的"孩子"吗?因此在孩子的眼中,妈妈更多是同龄人而非母亲吗?妈妈住在外婆家和外婆住在妈妈家,可能会有不同的结构。她们是在争夺孩子的主要父母角色吗?外婆和孩子之间存在联盟吗？谁是主管家长？这个家庭的关键点是区分和分配三代人之间的适当的角色和边界。

大家庭

在功能失调的大家庭中,常见的是一个孩子(通常是最年长的儿子或最年长的女儿)很容易被赋予"家长性"孩子的责任。虽然该做法本身不是问题,但如果孩子没有能力承担所赋予的责任,或者如果孩子的权威没得到父母支持的话,可能就会出现问题。在后一种情况下,这样的孩子被要求成为"家长性"孩子,但当另一个孩子抱怨时,他的这一角色却没得到充分确认。更复杂的情况可能是,孩子在手足子系统中或在家庭外部没有足够的机会建立同伴关系。关键点在于执行权是如何被给予孩子的,孩子是如何被支持的,以及孩子的这种权力是如何被解除的。

混合家庭

在混合家庭中,两个单亲家庭或一个单亲家庭和一个无子女的配偶结合在一起。实际上,只在配偶关系层面,才称得上是两个结合在一起的家庭。当混合家庭出现症状时,重要的是要意识到,如果以前的单亲家庭太纠缠,那么加入两个新配偶和发展新结构的家庭就可能需要调整,这种调整将受到孩子和配偶双方的抵触。另一个关键的问题是与缺席亲生父母之间的关系性质以及他们与家庭的关系。

值得注意的是,这些例子所描述的都是建议性而非决定性的模式。治疗师不能硬性地遵循所建议的模式和结构,最有效的数据来自观察,所以治疗师在评估家庭时,必须依靠他的观察,这是诊断过程的一个重要方面。因此,治疗师对结构的假设是在后面的治疗中形成并得到修正的,因为治疗师会观察到未显示在初始家庭互动中的模式。再次强调,重点是观察家庭的行为,而不是依赖家庭成员对发生的事情所作的陈述,被观察的序列会揭示家庭结构。例如,频繁地打断表明纠缠,而父母或配偶对情绪危机的不感兴趣的反应则表明脱离。

一旦确定某一模式或结构,挑战就变成了要打破这种模式,但是具体如何操作并没有可以遵循的特定技术。事实上,特定技术可能会干扰新"家庭"的自然流动,新"家庭"既包括家庭成员,也包括作为领导的治疗师。治疗师必须知道他想要说什么,并且必须以一种能引起家庭注意的方式表达其想法。他通过调节模拟沟通的方式来引起家庭的注意;也就是说,他使用声调、节奏、音量、重复和词汇选择来传递强度。强度的传递方式能让家庭成员听到正在发生的事情的信息,从而为结构变化奠定基础。

的确,强度是结构家庭治疗的一个重要工具,而另一个是塑造能力。塑造能力指的是改变流动的方向,帮助家庭成员发展他们也许已经知道的积极的、有作用的替代方案。例如,对克服困难行为(相对于现有结构来说困难)的表现给予表扬,这可以帮助家庭成员树立自信心。结构疗法的一个重要部分是,治疗师坚定地认为家庭成员有能力并能够做需要做的事情。事实上,结构治疗师会在治疗过程中完成他希望家庭要做的事情,鼓励成员坚持下去,并大力赞扬他们的成功。

结构治疗师在治疗中可能会做的其他具体事情包括:

- 通过亲自改变家庭子系统之间的亲近程度或距离去重新调整边界。治疗师可以通过单独会见子系统或个体去实现这一点,以便牢固地建立或承认边界。
- 帮助疏离型家庭的成员增加他们之间的联系频率。
- 帮助特定的二元关系解决他们自己的问题,而不牵涉其他家庭成员——无论是手足之间、父母之间,还是父母和孩子之间。这些活动可以被描述为允许每种关系找到它自己的平衡点。
- 向家庭教授结构理论的内容,这样家庭可以有自己的认知地图,能更好地理解治疗师的目标和干预措施。
- 改变家庭成员之间的关联方式,从而改变他们对他人的看法。结构治疗师认为现实只是一种视角,家庭成员的行事方式基于的是每个人自认对他人的正确看法。治疗师还可以为家庭提供被称为语用虚构(pramatic fictions;Nichols,1984,p.500)的其他认知结构,从而为家庭成员的经验积累提供不同的世界观或家庭观。
- 使用悖论去迷惑家庭,从而帮助他们发展出不同的结构。

结构式家庭治疗的基本过程包括:

1. 学习和相信家庭的结构概念。

2. 观察互动和互动模式,从中也许能推断出结构。

3. 在给定的组成成员和环境下,对家庭的理想结构有明确的概念。

4. 治疗师通过加入、接受和尊重家庭,组织家庭去实现其目标,并同时担任领导角色。

5. 以尊重而坚定的方式干预家庭,在治疗过程中完成治疗师所希望发生的事情,这符合结构理论的描述,即结构图被认为是最有可能帮助家庭及其成员走向健康的模式。

6. 支持成员,在治疗中挑战他们去尝试新方法,慷慨地表扬他们的成功。

这些过程可能会也可能不会以米纽钦的动态和强有力的方式发生,但治疗师必须具有足以引起家庭成员注意的强度。"语气、音量、节奏和词语的选择可以用来提高陈述的情感强度。当然,如果你知道自己想说什么,就会产生更好的效果。"(Nichols,1984,p.494)对此我们补充道:如果你知道你希望发生的是什么。

四、系统一致性

一般而言,结构式家庭治疗,特别是米纽钦,提供了简单控制论与控制论的控制论的独特的融合视角。通过它的一致性对不一致性的平衡,该方法为在线性情境下实施非线性框架提供了一个可行模式。系统论被转化为一个具有实用性的模式,它不仅包含一阶控制论的元素,还包含二阶控制论的元素,这两者间的紧密连接使得在转化过程中几乎没有丢失任何东西。

例如,米纽钦所阐述的家庭理论和治疗清晰地定义了结构和行为的理想类型。也就是说,在强调相对性的理论语境下,存在着绝对的对与错。然而,这种不一致性通过关注作为健康和失调的要素的过程维度而获得平衡,如层次结构、边界、规则、角色、包容和协商。

同样,一方面米纽钦认为,在治疗过程中,治疗师必须尊重家庭组织,必须加入家庭,必须修正他们对家庭的假设,必须认识到成员之间的不同看法,必须注重改变问题被认为具有逻辑性的结构或情境。另一方面,治疗师同样扮演领导者角色,并优先考虑他们自己的观察。因此,治疗师必须既具有主观性又具有客观性,必须根据"黑匣子+观察者"模式和黑匣子模式进行临床工作。

该方法与控制论的控制论一致的其他方面还包括相互影响、反馈和对内在结构的关注。由于结构被理解为对功能的定义和决定,所以米纽钦的观点与马图拉纳的观点非常类似。然而,米纽钦的做法是通过有意性干预去打破隐含于这一过程中的模式和进步概念,这与马图拉纳的结构耦合和无目的漂移的意愿恰恰是相反的。

把一致性延伸至极端程度时,控制论的控制论情境就排除了病理,从而排除了对治疗的需求。然而,在定义病理和治疗的角色的文化背景下,结构式家庭治疗提供的是一种能在两种环境中轻松存在的方法,并在医学模式和系统模式之间架起了一座桥梁。这当然是对结构派家庭治疗的主要创始人、精神病学家和家庭治疗师萨尔瓦多·米纽钦的致敬和回应。

第10章

沟 通 疗 法

　　沟通疗法所基于的理论对于整个家庭治疗领域来说具有重大意义。事实上,这一理论的基本假设是结构派和策略派的基础,并且可能没有哪种方法会不承认有效沟通的重要性。因此,当下很难识别出能特别代表这一方法的具体模式或关键人物。

　　我们选择在本章中讨论的一些人物并非偶然,其中有的已经在其他主题下被讨论过(参见第2章)。我们首先关注的是加州帕洛阿尔托团队的早期成员,如唐·杰克逊、约翰·威克兰德和保罗·瓦兹拉维克。他们不仅与策略派方法有着密切的联系,而且还是这个流派的代表。本章的后半部分会专门介绍弗吉尼亚·萨提亚的工作,她通常也应被认为是经验派家庭治疗的一员。然而,在这两种情况下,与特定模式基础联系在一起的这些治疗师,都受到格雷戈里·贝特森及其研究团队在精神分裂症方面的工作的强烈影响。因此,这两种情况的核心思想都是基于沟通理论。

　　该理论/方法的重要关注点是系统内部和系统之间的沟通以及互动的冗余模式。这种模式被视为构成系统的规则,并可以被外部观察者推断出来。因此,强调的点是现在而不是过去,提问的关键点为"是什么"而非"为什么",这大致与系统论是一致的。同样,因果关系被理解为具有循环性和递归性,家庭被视为错误激活和目标导向的系统。

　　更具体地说,沟通理论家关注的是:(1)语法,或者传输和接收信息的风格或方式;(2)语义,或者沟通传输和接收的清晰度;(3)语用,或者沟通的行为影响,无论是语言的还是非语言的(Nichols,1984)。因此,贯穿本书的沟通主题及其重要性,与这个领域的早期研究对整个家庭治疗领域的发展所产生的影响是一致的。

一、早期研究人员

◆ 唐·杰克逊

沟通理论领域中最早的研究人员之一是唐·杰克逊。他于1954年加入贝特森的帕洛阿尔托研究团队,受聘为精神科医生,参与了早期成员杰·黑利、约翰·威克兰德和威廉姆·弗莱进行的精神分裂症沟通研究。他与贝特森、黑利和威克兰德于1956年共同撰写了具有里程碑意义的论文《对精神分裂症理论的探索》(Toward a Theory of Schizophrenia)。1959年,他在帕洛阿尔托成立了心智研究所,并邀请弗吉尼亚·萨提亚加入他们的机构。

杰克逊的主要贡献涉及人类互动的组织。他除了参与发展了双重束缚(double-bind)的概念外,还引入了稳态概念(homeostasis)。杰克逊的假设是,家庭为了维持其稳定而发展出反复性互动模式,在面对压力时尤其如此。因此,家庭可以被描述为受规则支配的系统。

杰克逊认为,系统是按照三种规则进行运作的,它们分别为隐性规范、显性价值观和元规则(或关于标准和价值观的规则)。定义规则的过程被称为校准,或者是确定一个家庭认为可以接受的行为。相应地,体验到症状的家庭表明需要重新校准和缺乏改变规则的规则。

杰克逊对人际关系的关注也帮助他描述了对称和互补的沟通模式,这两个概念最早是由贝特森提出来的。你肯定记得,对称关系被定义为相似行为的交换,互补关系为相反行为的交换。杰克逊还描述了婚姻交换的概念;也就是说,婚姻伴侣会建立"以这换那"的协议,通过合作的方式——通常是无意识的——去解决分歧和创建可行关系。

例如,弗雷德不喜欢参加聚会,也不喜欢四五个人以上的团体社交。他的妻子琳达则非常外向,几乎在任何社交场合都能谈笑风生。他们对婚姻初期的期望(隐性规范)是已婚夫妇应该一起外出。因此,最初双方都试图取悦对方,弗雷德虽不想出去但依旧会出去,或琳达虽想出去但仍会选择待在家中。然而历经多年,他们调整了这种安排,按照现行规则,弗雷德可以对某些社交邀请说"不";同样,如果琳达愿意,她也可以单独出去。这是一个功能良好的交换例子。

另一方面,如果弗雷德和琳达不能调整他们的期望,那么每一次社交活动都可能会出现这样一个场景:弗雷德总是迟迟准备不好,琳达总是事先唠叨,然后当弗雷德晚了,她就生气。虽然他们最终还是出去玩,但总归不会很开心。在这种情况下,"以这换那"的协议是:"我们会一起出去,但它永远都是件吃力的事情,我们肯定开心不了"。这种模式不断重复,当类似的交换形成更多的负面情绪时,这对夫妇的关系会变得越来越卡顿。正是因为这种消极交换,夫妻最终可能会走进咨询室。

对于杰克逊来说,治疗是个积极的过程,他的目标是指出和澄清那些我们所描述过的家庭规则。他希望打破旧的稳态,以促进家庭中新的关系平衡发展。他使用的是对当前互动模式的洞察力,以及类似重构和症状指令的悖论性干预措施。此外,在帮助创建更多功能良好的沟通模式的过程中,他认为治疗师同时是榜样和老师。

◆ 约翰·威克兰德

约翰·威克兰德在获得化学和化学工程学位之后,开始了他的工业研究和工厂设计的职业生涯。但在六年的工程实践之后,他开始对社会学和人类学产生兴趣,从而将注意力转向中国文化、家庭、人格和政治行为等领域的研究。1953年,他搬到了加州并参加了贝特森的帕洛阿尔托人类沟通的研究,这是缘于贝特森是威克兰德在纽约市新社会研究学院攻读研究生期间的第一位人类学教授。

作为贝特森团队(1954—1960)的成员,威克兰德跟弥尔顿·埃里克森学习了催眠和治疗实践。他与唐·杰克逊的合作还增加了他对精神病行为和家庭治疗的了解。此外,他还是精神分裂症研究项目的联合主任(1958—1962),并开始从事短程家庭治疗的兼职私人执业(1959)。

1962年至1968年,威克兰德担任斯坦福大学政治研究所的助理研究员。1965年至1970年,他担任心智研究院的中国政治主题项目的首席研究员。1965年至1971年,他为美国海军研究办公室分析中国故事影片。他还对纽约和旧金山的华人社区以及纳瓦霍人和普韦布洛印第安人进行了实地研究。多年来,他曾在斯坦福大学、加州专业心理学学院、伯克利莱特研究所和旧金山大学任教。

直至 1995 年 7 月去世,威克兰德一直是心智研究院的临床人类学家和家庭治疗师,同时还担任了研究助理和短程治疗中心的副主任。此外,他还是《家庭过程》和《家庭系统医学》(*Family Systems Medicine*)杂志的顾问编辑。在他杰出的职业生涯中,威克兰德共出版和发表了 5 本书籍及大量的论文。

贝特森团队最初的关注点是从总体上观察人类沟通,其后转向特别观察被诊断为精神分裂症的患者,这是因为他们注意到,在报告与指令层级之间,患者的沟通存在研究人员所感兴趣的悖论性或不一致性。他们了解到精神分裂症患者无法区分层级间的信息,从而对造成这种病症的根源进行推测。双重束缚的理论就由此诞生了,并且在学习和维持这种行为模式中,家庭的角色被引入贝特森团队的理论中(Watzlawick and Weakland,1977)。

基于家庭稳态的概念,这群研究者开始研究被诊断为精神分裂症的患者与其家庭的沟通。在这个项目中,团队的观点是互动和他们的人类学取向;他们将家庭视为一种特殊文化,其目标是描述这种文化中的正常和异常的行为模式。尽管对这些家庭进行心理治疗不是最初计划的一部分,但团队成员逐渐产生了要帮患者减轻痛苦和解决问题的兴趣。最终,这种关注结果促进了短程治疗概念的发展(Watzlawick and Weakland,1977)。

根据短程治疗模式的假设,只有那些被家庭定义为问题的问题才应该是改变的焦点。要用明确的行为术语对该类问题加以说明,正如所期望的治疗结果一样。在推断出维持问题行为的特定互动和沟通模式后,治疗师尝试使用悖论方法去打断这些模式。疗程最多被设为 10 次,在治疗终止后的几个月的回访研究中,会对家庭的进展进行评估。1974 年,瓦兹拉维克、威克兰德和菲什在他们的著作《变化:问题形成和问题解决的原则》(Watzlawick,Weakland,and Fisch,*Change: Principles of Problem Formation and Problem Resolution*)中,概述了这个模式的基本内容,其中包括对一阶和二阶变化的描述(第 15 章会详细讨论这个模式)。虽然很难单独指出威克兰德所作出的特殊贡献,但作为一个整体的帕洛阿尔托团队,在他们所描述的研究取向和理论发展上,威克兰德无疑起到了重要的作用。

◆ 保罗·瓦兹拉维克

保罗·瓦兹拉维克于 2007 年去世。他出生在奥地利维也纳,早期的兴趣是语言、沟通和文学。1949 年,他在意大利威尼斯的福斯卡里宫大学(Ca' Foscari University)获得了哲学和现代语言学博士学位,其后在瑞士苏黎世的卡尔·荣格研究院(C. G. Jung Institute)学习心理治疗。在以后的十年里,瓦兹拉维克担任过苏黎世的培训分析师、萨尔瓦多大学(University of El Salvador)的心理治疗教授,以及宾夕法尼亚州费城的天普大学医学中心(Temple University Medical Center)的研究助理。但在 1960 年,由于不满意传统方法的治疗效果,他加入心智研究院,成为研究助理和实验员(Bodin, 1981; Hansen and L'Abate, 1982; Kaslow, 1982)。

当短程治疗中心于 1967 年在心智研究院成立时,瓦兹拉维克、阿瑟·博丁(Arthur Bodin)、理查德·菲什和约翰·威克兰德开始携手研究行为改变,他们的关注点是存在于家庭和其他社会环境中的人际沟通和失调。该团体所倡导的短程治疗方法不仅成功地解决了来访者所呈现的问题,还发现了这种解决往往会促使来访者家庭的其他方面产生积极变化。尽管瓦兹拉维克在晚年正式退休,但他始终与心智研究院和短程治疗中心保持着联系,直至去世。

瓦兹拉维克的沟通理论的基本前提是,不审视现象所发生和存在的情境就无法完全理解现象。因此,通过沟通所表现出来的关系是适当的研究重点(Watzlawick, Beavin, and Jackson, 1967)。治疗主要关注的是语用学或沟通的行为效应,治疗目标是解决问题,问题被视为具有情境性,是由互动中出现的困难引起的。要解决问题,就需要改变来访者对现实的感知,要做到这点就需要改变用来沟通问题的语言。

瓦兹拉维克(Watzlawick, 1978)认为,变化的语言是模拟方式,它是大脑右半球的功能。治疗师通过使用同音异义词、同义词、歧义词和双关语来获得大脑右半球的信息,从而关闭大脑的合逻辑的左半球。此外,瓦兹拉维克认为,使用悖论、重构和让来访者想象最糟糕的情形是有效的。治疗师促进二阶改变的方法是公开隐蔽的信息、讲明而非隐瞒,以及使用阻抗(Watzlawick et al., 1974)。在每种情况中,解决问题的途径是提供来自系统外部的信息,这样使系统的规则得以改变,从而改变了情境。

此外,瓦兹拉维克(Watzlawick,1978)所强调的规则是影响的不可避免性,所以治疗师不可能不施加影响。治疗师是积极的,以及要对他们的道德评判负责。进一步说,他与威克兰德和菲什都认为,具有诸如幸福、个体化或自我实现等目标的心理治疗学派,是朝向乌托邦式的结果进行临床工作,这种目标是无法实现的。

> 类似这样的目标使心理治疗变成无限期过程,这或许具人性化,但就患者所承受的真实痛苦而言,这很可能是不人道的做法。鉴于这种做法的崇高程度,期待具体的快速变化是不切实际的……乌托邦的高不可攀是个假性问题,所带来的痛苦是真正的问题。(Watzlawick et al.,1974,pp.56-57)

因此,不切实际的期望会产生问题,瓦兹拉维克、威克兰德和菲什坚持认为,为了防止治疗成为其本身的病理,治疗师的工作应该基于痛苦的减轻。瓦兹拉维克把所有理论视为对现实的看法,他认为把一个人自己的观点看成是唯一的现实,不仅是错误的,而且是危险的。

二、回顾早期的研究

因为我们已在本章和其他章节中详细阐述了帕洛阿尔托理论家的沟通疗法所依据的基本假设,所以这里只在基本概念/理论结构、健康/正常理论和治疗策略/干预的常规主题下作出总结。在这些总结之后,我们会评估系统一致性,以及从二阶控制论/后现代的观点提出一些问题和反思。

◆ 基本概念/理论建构

沟通的基本规则(Watzlawick et al.,1967)包括以下内容:

1. 一个人不能没有行为,因此按此定义,一个人无法不沟通。在他人情境中的所有行为都是某种程度上的沟通。

2. 所有沟通都包括报告(数字)层和指令(模拟)层,指令层定义关系的性质。

3. 必须从情境中审视所有行为/沟通,如果缺乏对情境的意识,那么彻底地理解是不可能的。

4. 每个系统的特征是规则,根据规则,稳态平衡得以保持,系统得以维护。

5. 关系可以被描述为对称型或互补型。在前一种情况中,行为互动的情境是平等性;后者是一种相反的情况,或一上一下,并不是一种情况一定会比另一种更好或更稳定。

6. 我们每个人都以不同的方式来强调我们的现实;也就是说,对行为序列的理解和对意义的体验与观察者的认知论相关。

7. 问题在冗余沟通模式的递归反馈循环的情境下得以维持。

◆ 健康/正常理论

根据沟通疗法,正常等于功能良好;也就是说,即使在压力时期,正常家庭仍然能保持其基本的完好性,按需求进行改变,并以清晰且合乎逻辑的方式进行沟通。另一方面,功能失调家庭被认为出现了卡顿,症状行为维持着当前的平衡,但当需要改变时会规避改变。因此,问题是系统功能失调的症状,所以问题就是关于家庭中发生了什么和没有发生什么的沟通。

沟通在功能失调家庭中的典型例子是双重束缚。在双重束缚中,两个信息或禁令被同时发送——一个是语言的,一个是非语言的。这些信息中的每一个都拒绝或否定另一个。然而,信息接收者无法避免或评论这种悖论性信息。接收者最终因为不能区分信息的层级而"逃走",从而拒绝定义关系性质的所有尝试。

◆ 治疗策略/干预

对于帕洛阿尔托沟通理论家来说,治疗目标是改变维持问题的沟通冗余模式。应对和处理问题包括四个步骤(Watzlawick,1978):

1. 用清晰和具体的语言定义问题。

2. 调查所有之前尝试解决过问题的方案。

3. 以清晰和具体的语言定义需要实现的变化。

4. 制定并实施改变策略。

当你阅读至第 11 章时,你会识别出这些步骤,因为其所描述的是策略派家庭治疗。这种方法源于沟通理论,主要区别在于心智研究院团队更倾向于关注二元性(两人)而不是三元性(三人)的互动(Nichols,1984)。此外,近年来心智研究院团队转向只对系统中的一位成员进行治疗。

治疗的规则是通过改变沟通去改变行为。具体来说,隐蔽的信息被公开,管理错误或悖论性沟通的规则被改变。治疗关系是这一过程的核心,关键的干预措施包括悖论性禁令和治疗性双重束缚。

◆ 系统一致性

沟通理论家们显然创造了一种黑匣子方法来理解和治疗家庭。治疗师先对家庭进行一般性的推测,然后针对特定的行为模式进行推测。其后为了改变行为,治疗师对家庭进行治疗。因此,递归反馈循环是评估的焦点和改变的核心。此外,沟通理论家认为,功能失调或卡顿的家庭需要信息,从而需要纠正,而这些都只能来自系统外部。作为一种被宣称为务实的方法,它在一阶控制论层面非常具有系统一致性。

然而,任何对沟通理论在控制论的控制论层面具有一致性的宣称,几乎在所有方面都必须被否决。尽管现实被理解为是基于感知的,但观察者/治疗师没有被包括在被观察者——个体或家庭中。系统被定义为开放的,并且在输入和输出方面可以参考外部环境。事实上,治疗师的输入被视为来访者改变的必要条件。对于症状所处的情境来说,症状被描述为合逻辑性,但同时描述的也是健康—功能失调的两极性,并定义了一个理想模式。因此,该模式也可以说具有内在不一致性,因为在一些情况下实践与理论是有冲突的。当然,这一切都不能否认这种方法已被证明非常有用,并为大部分的家庭治疗领域提供了基础知识。

三、弗吉尼亚·萨提亚

弗吉尼亚·萨提亚发现做研究是件相当枯燥的事情,所以她通过教育和社会工作进入家庭治疗领域,并特别注重了解学生和来访者的家人。当唐·杰克逊邀请她一起加入心智研究院时,她已经做了好几年的家庭治疗,在芝加哥教授过家庭动力学,在华盛顿特区拜访过默里·鲍温,并将她的工作结果展示给帕洛阿尔托退伍军人管理医院的贝特森团队。在心智研究院成立后不久,萨提亚开始了可能是家庭治疗的第一个培训项目(Satir,1982)。

1964年,萨提亚出版了《联合家庭治疗》,这是该领域最早的重要书籍之一。同年,她还熟悉了伊沙兰成长中心(Esalen Growth Center),后来成为该中心住宿项目的主管。在伊沙兰成长中心,萨提亚接触到感官意识、按摩、会心团体、格式塔疗法、舞蹈疗法、身体疗法和其他非传统性疗法。因此,她开始转向整体性治疗方法。虽然她的模式基于的是沟通,但本质上也是经验式的,并且吸纳了许多她在伊沙兰成长中心接触到的非传统性疗法的内容。

在职业生涯晚期,当她对该领域的愿景与其他有影响力的领导人发生冲突时,她不再直接参与主流性家庭治疗,并逐渐退出(Pittman,1989)。萨提亚开始走自己的路,她非常活跃,周游世界并提倡更加人性化的家庭治疗。她变得致力于影响更大的系统,拯救人类和改善人们的生活成为她的主要关注点。她运用源于其语言风格的方法和模式(Bandler,Grinder,and Satir,1976)去提供成长经验和培训他人。1977年,萨提亚成立了阿凡达网络(Avanta Network),其成员来自许多受她在世界各地举行的研讨会影响的忠实追随者。阿凡达网络在过去和现在都是她对家庭治疗和更大范围内的社会的遗赠。西蒙(Simon,1989)认为,1988年去世的弗吉尼亚·萨提亚"比生命更伟大"(p.37),这不仅可以从字面上去理解(她是个高大的人),而且在比喻上也非常贴切。她是个极其敏感的人,能够以一种深切的关怀方式与周围的人建立联系。她成功的秘诀可以说是,她的模式与她的个人特征达成了一致。

◆ **基本概念/理论建构**

萨提亚(Satir,1982)将她的方法称为"治疗师与家庭共同携手促进健康"的过程模式(p.12)。该模式所基于的观点是,家庭是平衡的,受规则支配的系统通过沟通和自尊这些基本组成部分,为成长和发展提供了情境。这个模式具有潜在的四个基本假设。

第一，萨提亚认为，所有个体的自然运动都趋向于积极的成长和发展，因此症状展现的是成长过程中的僵局，这在某种程度上是与更大系统或家庭中的平衡需求相关。尽管不同的个体和家庭的具体情况看上去也许不同，但这个过程的普遍特征总是相同的。

第二，萨提亚的假设是，所有个体都拥有积极成长和发展所需的所有必要的资源，通过学会利用他们的身体、智力、情感、感官、互动、情境、营养和精神资源，人们可以增加自己的潜力以滋养自己。治疗的目标就是为了促进这一过程。

萨提亚（Satir,1982）的第三个假设侧重于相互影响和责任共享的必然性；也就是说，"每个人和每件事都会影响其他的每个人和每件事，并受其影响。因此，不存在责怪——只有多样刺激而产生多样结果"（p.13）。相应地，治疗师通过各种技能，帮助家庭意识到所有成员都参与特定的家庭模式，从而避免某一成员被当成替罪羊或受责怪。

第四个假设是，治疗是一个过程，它涉及来访者之间以及来访者与治疗师之间的互动。虽然治疗师可能会带头帮助和促进成长，但每个人都需要对自己负责。事实上，每个家庭成员都是在尽可能地完善自我，而治疗只是为这种发展提供支持性的情境。

以下是萨提亚（Satir,1982）对这个框架的创建过程及其持续演变的总结：

> 我所形成的一种深刻而不可动摇的信念是每个人都可以成长。……我的探索是学习如何感触到（这种信念）并将其展示给人们，以便他们能把它用在自己身上。这过去是，现在仍是我工作的主要目标。（p.16）

萨提亚模式的基石是她所说的基本生存三元体。这个三元体包括孩子和他或她的父母。萨提亚提出，每个孩子所获取的身份和自尊都与这个三元体的建构互动或破坏互动的特征相关。

第二个重要的三元体是身体、心智和感觉。萨提亚认为，身体部位可以成为心理意义的隐喻，所以躯体症状通常是情绪痛苦的表现。因此，雕塑或姿态是治疗的重要部分，因为它允许来访者在安全的环境中体验自己及感受，获得新认识，从而获得新解释。

对于沟通,或许萨提亚理论最著名的例子是讨好、指责、超理智、打岔和一致的姿态(Satir,1972)。萨提亚认为,身体姿态和语言行为会表达出这些沟通风格。因此,讨好型的人看上去以及说话的方式都是处在被动、软弱、自谦的个体角色中,他们总是同意他人的意见。相反,指责型的人通常是不管怎样都不同意,总挑剔别人的毛病,所呈现的形象是自以为是的指责者。而超理智型的人所采取的是如电脑般僵硬的姿态,缺乏感情,但相当有逻辑和智慧,至少在外表上是这样。打岔型的特征是无关和分心的行为,在沟通过程中似乎既不考虑自己,也不考虑他人。最后,一致型的个体发送的是在言语和情感上相匹配的同层级信息,不否认自我、他人和情境。事实上,萨提亚关注的主要部分是沟通和信息层级之间的差异:

> 差异形式表现在:(1) 一个人所感到的,但说不了的(抑制);(2) 一个人所感到的,但意识不到的(压制),而只是对另一个人的反应(投射);(3) 一个人有意识地感到的,但由于不符合规则,这个人就否认其存在(克制);(4) 一个人所感到的,但被忽略为不重要的(否认)。(Satir,1982, p.18)

对于萨提亚来说,所有行为都是沟通。因为沟通涉及发送和接收信息,所以,如果个体要生生不息,他们就必须在家庭中发送并接收清晰的信息。然而,保持清晰的沟通会存在困难,因为同一信息会有许多不同可能性的解释,以及非语言过程和语境接受言语的方式。因此,沟通是件复杂的事情,它是萨提亚观点在功能障碍上的核心概念。

◆ 健康/正常理论

对于萨提亚来说,家庭是个通过运作以实现和维持自身平衡的系统。因此,症状行为是一种反映家庭痛苦的稳态机制,所有家庭成员都会在某种程度上有这种体验。此外,有症状的孩子往往反映的是婚姻中的痛苦,这种痛苦表现在沟通不一致性和养育功能失调上。

萨提亚(Satir,1964)认为,当伴侣存在低自尊、高期望、对他们的成功潜力缺乏信任时,婚姻就会出现问题。例如,两个人结婚都为了得到一些东西,而没有意识到也需要给予一些东西。由于彼此期待的是完全一致,当发现彼此的不同时,他们面对的是各自最害怕发生的事,这立即被标记为坏现象。这一发现导致分歧,继而被理解为缺少爱。但是这种分歧从未被公开过,沟通就会变得越来越隐蔽和间接。

对婚姻的不满,导致夫妻双方都会越来越努力通过养育子女的过程去满足各自的需求,因此,他们可能会利用孩子以维护其自尊。那么孩子可能在婚姻关系中会被三角化,但功能失调的父母却很少会意识到孩子的问题行为与他们有关。事实上,由于他们缺乏自尊,他们意识不到自己的能力是一个重要的影响因素。相反,他们所想到的是遗传和化学在儿童情绪问题发展中的角色。

尽管萨提亚承认她对症状形成过程的理解是片面的和线性的,但她仍然强调父母在孩子自尊发展中的作用。她相信父母有能力肯定或否定孩子对作为人的掌控感和价值感。当然,父母不会故意失败,但正是这种失败导致孩子的偏差行为。

相应地,如果父母发送给彼此和孩子的信息是自相矛盾的,孩子学会的就是类似的沟通方式。此外,采用间接或不一致性沟通方式的父母也发送伤害孩子自尊的信息,这继而造成孩子功能失调的沟通模式的发展。因此,沟通不畅的低自尊父母培养出沟通不畅的低自尊孩子,从而构成循环。

由此,疾病是对功能失调情境的合逻辑的反应。当症状个体从情境中被移除或情境发生变化时,疾病就会得以解决。另一方面,健康的情境是指沟通具有一致性,情感的表达是以无偏见、非评判的方式进行的。此外,需要时会更新规则,适当时会放弃规则。其后,功能良好的家庭会提供一系列关系,其中成员可以说出他们的需求,其需求可以得到满足,并在他们发展个性和自我价值的过程中受到支持,从而在展现健康家庭特征的过程中,差异得到接纳,成长和发展得到促进。

◆ 治疗策略/干预

萨提亚使用家庭生活的事实年表来描述家庭生活中的重要事件。年表从最年长的祖父母的出生开始,它对家庭重建的过程至关重要。与家谱图类似,治疗师能够通过年表了解症状出现的所处情境,以及代际家庭模式的特征。

根据萨提亚的说法,我们都在影响我们现在如何思考、感受和行事的家庭中长大。此外,我们都在努力变得完整,因此治疗适合每个人:"我的观点是,我们在不断努力使我们成长过程中的不完整变得完整。"(Satir,1982,p.23)由此,适当的治疗目标是家庭,家庭具有治愈和伤害的相同潜力。治疗的目标是改变家庭的沟通方式,以实现其人文目标。治疗师的首要任务是与每个家庭成员建立关系;治疗师应该展示他或她自己的价值感,并平等地承认其他人的价值。此外,治疗师必须具备自发性并愿意尝试,以帮助来访者成长。萨提亚提倡时间、地点和风格的灵活性,并且对可能的治疗师行为没有限制。事实上,其关注点是当下,以及"在某个时刻"实施类似于隐喻、雕塑、游戏和幽默等技术"以进行干预,从而促进某些事情的发生"(p.25)。

在萨提亚的方法中,治疗师被视为促进者、资源拥有者、观察者、侦探和有效沟通的榜样。治疗师所创建的氛围是让来访者可以更大胆清楚地审视自身及其行为。治疗师看到来访者的担忧和绝望,因此会努力创造一种舒适和信任的氛围,这也被描述为目标性和行动感。

所有可参与的家庭成员都会包括在治疗中,尽管萨提亚通常更喜欢先见夫妻,最终可能会排除 4 岁以下的儿童。询问历史或家庭年表能够为治疗师提供信息,设置早期的访谈,以及帮助来访者降低焦虑。

萨提亚尝试通过直接干预去改变错误的沟通方式(Nichols,1984)。因此,她会指出有问题的模式,帮助个体了解自己的感受,并展示有用的沟通模式。她还向来访者介绍差异性,或"关于个性的所有方面,每个人都是如何生来就与众不同的"(Satir,1967,p.11)。

通过她的过程模式,萨提亚创建的是信任和养育的氛围,家庭成员在这种氛围下可以放下防备,大胆分享他们的感受,并学习新行为。她相信,一旦来访者学会利用处理问题所必需和可用的内在资源,治疗中最困难的家庭问题就会得以解决。因此,家庭可以开始改变并作出新的选择,而不是停滞在旧模式中。

一旦家庭学会更有效地沟通,系统就变得更开放,就更能支持其目的的实现。来访者能以更创新和更有效的方式应对危机和问题。家庭也会拥有一些强有力的长期资源去维持自己,并继续以健康的方式运作。

◆ 系统一致性

与本章前半部分讨论的沟通疗法一样,萨提亚的模式在系统一致性方面存在一些问题,但她对过程的强调似乎在一定程度上平衡了这些不一致性。一方面,萨提亚描述的是基于错误沟通和养育功能失调的症状的线性病因。类似地,她定义了一个理想模式,即健康的个体和家庭应该是何种模式。另一方面,她明白问题相对于其所处情境是合逻辑的,以及现实具有感知性和自我指涉性。在某种程度上,治疗师和来访者参与的是共享过程,他们在该过程中共同努力以促进成长和发展,从中可以推断出参与性认识论。因此,治疗师对当下所发生的事情作出反应,并看到系统的平衡性。

尽管萨提亚的家庭模式具系统性,但它最终还是属于黑匣子式的:治疗师是处在系统之外去观察模式特征和提供信息或输入,没有这些,改变是不可能的。进展被假设为既是一种可能性,也是一种目标。因此,这种方法并没有真正达到控制论的控制论的要求。

第 11 章

策略流派与米兰疗法的影响

与其他任何开创性流派相比,策略派家庭治疗更多地挑战了我们文化的公认观点,以及这种文化下的传统心理健康实践方法。在学习各种家庭治疗理论时,你也许在评估,哪种模式更符合你目前对人、改变和治疗过程所持的信仰体系。在你学习和了解策略家庭治疗的过程中,我们觉得这个评估过程会变得相当有趣。为什么这么说呢?因为我们公认的文化观点的不少重要方面都建立在精神动力学/深度心理学的假设基础上,即问题存在于人的内心,是根深蒂固的,想要解决问题,我们必须找到根源,任何达不到这一水准的治疗都被认为是徒有其表的和暂时的。基于此观点,策略派家庭治疗被看成是一种肤浅的和暂时的方法。但如同任何一种治疗方法,它符合自己的前提假设,并建立在自己的逻辑假设的基础上。

精神动力学/深度心理学的支持者对策略派家庭治疗提出的批评所基于的理念是他们的观点才描述了现实与真理。因此,我们就面临这样一个争论:一种理论思想的运行,基于符合和支持它自己的观点假设的正确性,批评另一种理论思想,而该理论的运行同样遵循了符合它自己但又完全不同的假设基础。从理论相对性的观点来看,评判每种学派的好坏要从学派本身的框架和与该框架相符的假设出发。

我们之所以提醒你注意这一现象,是因为策略派治疗方法(以及第 12 章中讨论的各种行为治疗)建立在与我们所公认的文化观点相当不同的假设基础上,我们预料到你会对两者产生的一些反应(更多的可能是抵触)。悖论是,通过预测你可能的反应,我们同时提供给你一次体验策略派治疗的机会,即:(1) 基于我们的假设,我们期待的一个极可能的回应是,你是在西方文化环境下被社会化的个体,接纳的是精神动力学和深度心理学模式,该模式是文化所认可的观点的一部分;(2)通过指出你对策略派治疗抵触的原因,且告诉你抵触是一种合理的反应,我们把你对策略派治疗可能会产生的抗拒置于我们的控制之下。当然,通过解释我们在做什么,我们有效地否定了我们构成的悖论。或者我们真做到了吗?通过解释我们做了什么,我们与你共享了控制权。或者我们真做到了吗?是否有这种可能:我们提出的这个悖论,即预测你的抗拒,并将其置于我们的控制之下,随即我们(假定的)真诚地解释我们是如何试图控制你的思想,是否是我们在显然可见的诚实的诱惑下构成了一个更高阶的悖论?

如果讨论到这里,你彻底迷惑了,那我们已达到目的,并帮你体验了悖论。这与策略派家庭治疗的假设一样,是我们治疗师强加给来访者的。换种说法,起初我们在摆布你,接着我们对你以诚相待,然而我们显然可见的诚实是否也具有操纵性呢?我们继续试图向你作出解释的坦诚行为是否也是一种操纵呢?策略派治疗师的答案是肯定的:"对!一定是,不可能不是。"策略治疗基于的是该理论中对人与关系的性质的隐性假设,即操纵是不可避免的。这样做没有不道德——这通常是针对策略派治疗师的另一个批评。事实上,从这一观点来看,坚持认为一个人能够避免操纵是更不道德的。

认为操纵是不良行为是基于一个人能够"不操纵"的理念。相反,策略派治疗师的假设是建立在一个人"不能没有行为"与"不能不沟通"的基础上,它把一般所谓的操纵描述为处在关系中不可避免的结果,其中每个成员都试图控制或定义关系的性质。因此,操纵是一个人不可能不做的事情。尽管诚实表达一个人没有任何隐匿议程,也许代表的是种避免操纵他人的真实尝试,但这种诚实仍然是种影响的意图,因为定义关系的规则会是:没有隐匿议程。当然,这同样是种隐匿议程!明确表明个人目的或隐匿议程,只是显示出更高层面的隐匿议程。事实上,没有任何关系可以避免隐匿议程,没有任何关系可以避免操纵。

被誉为"无隐藏意图"典范的是卡尔·罗杰斯(Carl Rogers)的理论和疗法,其具有热情、同情、真诚、尊重和非评判性的导向。罗杰斯派治疗确实让人感到真心诚意,但从策略派治疗师的角度来看,这当然也是一种操纵。罗杰斯派治疗师不会让来访者知道,其治疗所遵循的理论藏有意图。比如,罗杰斯派治疗师在一开始时不会对来访者说,"我会带着积极的兴趣和共情去聆听你的述说,我会与你坦诚相待,我不会评判你,我不会对你的生活或决定负责。在我与你一起做这些事时,我相信你会'帮自己'达到自我实现,成为一个功能健全的人。我对你诚实、热情、接纳并有同理心,不然你将无法达到这个目标"。罗杰斯派治疗师难道不是在操纵吗?按照罗杰斯理论的观点,她没有;但从策略派治疗师的角度来看,她不可能不操纵,由此便出现悖论。

许多人被视为策略派理论家和治疗师。因此,我们先从整体上关注这个治疗方法,把对特定模式的讨论留在此章节的后面部分。策略派治疗俱乐部成员人数众多,包括弥尔顿·埃里克森、杰·黑利、克洛伊·麦德尼斯、佩吉·佩恩、理查德·拉比金、理查德·菲什、约翰·威克兰德、保罗·瓦兹拉维克和亚瑟·博丁。在这个章节里,还提到的有米兰团队的共事者,他们的理论演变也受到策略疗法的影响,当中一些成员有玛拉·塞尔维尼·帕拉佐利、路易吉·博斯科洛、杰安夫冉库·塞西奇和朱利安娜·普拉塔。然而,系统的隐喻可能更适合描述这个团队的早期工作和其中的个别成员后来所作的研究。策略派治疗还拥有其他一些称号,如问题解决疗法和系统疗法。

策略疗法诞生于家庭治疗运动,虽然悖论指令和症状处方这些基本概念通常会与策略派治疗联系在一起,但这些概念其实由来已久(Dunlap,1928,1946)。在家庭治疗领域,策略派治疗进入主流思想的标志,被认为是在瓦兹拉维克、比文和杰克逊(Watzlawick,Beavin,and Jackson,1967)共同撰写并出版的具有代表性的《人类沟通的语用学》(*Pragmatics of Human Communication*)一书之后。在更早期的工作中,在《心理治疗的策略》(*Strategies of Psychotherapy*)一书中,黑利(Haley,1963)通过研究弥尔顿·埃里克森,试图证明悖论是所有治疗方法中的共同因子。黑利(Haley,1973)在《非同寻常的治疗》(*Uncommon Therapy*)一书中进一步阐释了弥尔顿·埃里克森的催眠技术。

策略派治疗方法是从沟通理论(我们已在第10章探讨过)和一般系统论中演化而来。此外,许多有关干预的想法源于对弥尔顿·埃里克森的研究,而许多理论概念和建构是基于贝特森(1972)、萨提亚、杰克逊、瓦兹拉维克、威克兰德和黑利等人在加州帕洛阿尔托心智研究院共事时的研究成果。

一、基本概念/理论建构

策略派治疗师的模式建立在有关人的本质和问题的本质的假设与概念上。然而,不同策略派治疗师会强调不同方面,从而演变出许多不同的治疗方法。我们先讨论这些方法的共同点,随后讲解不同疗法的差异之处。

有趣的是,尽管策略派治疗师一般并不看重为来访者提供洞察去帮助他们改变,但了解来访者对概念框架所持的观点是理解策略治疗所基于的理论的基础。概念框架被定义为一种世界观,或者有关世界的一系列假设,按照这些假设,相同点和不同点被分割。概念框架定义什么样的行为被称为是有问题的。而且,一旦问题被概念框架定义为问题,框架会建议处理问题的某些方法,即问题的可行性解决方案局限于那些与该框架逻辑保持一致的方案。比如,如果一个人累了(被定义为问题),那么符合逻辑的解决方案就是睡觉。类似地,如果一个人观察另一个被认为是有问题行为的人,也许是大发脾气,在框架下合乎逻辑的解决方法也许是,用强迫性手段阻止这个行为。因此,根据这个理论,只有从定义问题的参照系来看时,所谓的问题才是问题。此外,问题被定义后,我们解决问题的方案是有限的,并且方案选择的规则是它们要在逻辑上符合被定义的问题。然而,换种参照系的话,在第一种观点中被认为是有问题的行为,也许不再是需要解决的问题。

策略派治疗师关注的是来访者的概念框架。他们意识到,来访者会用隐喻或建构的方式描述问题,这为治疗师提供了在来访者的概念框架和他们所尝试过的解决方案上的线索。因此,当家长形容小孩为"坏孩子"时,治疗师会假设来访者的行为表现,在逻辑上会符合坏孩子这个比喻,说不定家长也会反过来被贴上"强硬、惩罚性和严厉的父母"的标签。这是策略派治疗师的一个基本假设,即人们的行为表现在逻辑上是与他们的概念框架一致的。更深一层的假设是,来访者不会意识到"地图不是版图"(Bateson,1972;Chase,1938;Korzybski,1958),或他们的概念框架并不代表他们或者他人的真正的样子。来访者一般不会相信他们的框架仅仅强调的是同一经验的无数可能性解释中的一个。

因此,来访者(人们)受两方面限制。第一,受限于他们的意识思维,因为理性的解决方案是在概念和建构的框架范畴内产生的,如此他们得以体验意义。

第二,受限于他们接触不到其他框架。来访者意识不到他们所谓的问题可以被重新定义而消失,即可以在一个没有问题的框架中被重新看待,这是因为他们对"地图不是版图"这一元视角所提供的替代方案缺乏意识。反之,持有高阶观点的个体碰到解决不了的问题时,他们会对情境假设发问,从而能从另一个框架去看问题。

认为地图就是版图的来访者选择不了可为同一现象提供同样合理解释的替代方案——悖论是,一旦他们能以不同的视角看问题,问题就不再是问题了。也就是说,从这个观点来看,现实基于感知。策略派治疗师认为事情并非它所呈现的状态;反之,事情似乎如此,是因为我们如此去感知和概念化它们。因此,策略派治疗师保持与这一理念一致的行事方式,以引导人们可以用不同的视角去看待同一情况。

本书作者在 1979 年与弥尔顿·埃里克森进行的一次谈话中,后者这么解释他的行为:"人们来咨询是因为他们碰到了无法解决的问题,我提供给他们的是他们能够解决的问题。"他继续谈道:"理性思维是种又傻又笨的思维,它被自己认为的正确想法所局限,以及被什么样的行为才符合逻辑性所局限。"因此,他用催眠去阻止逻辑性、局限性的选择框架和意识思维的狭隘性。他确信来访者是具有创造力的,具有广阔强大的潜意识,解决方案是处在理性思维的意识感知之外的,通过催眠诱导,这些潜能经过催眠诱导被激发出来。

地图不是版图和任何现象都存有无数种备选的、同样合理的解释的观点还描述了重构的本质,它是策略派治疗的一个重要干预措施。但如果一个人认为地图就是版图,"我称它什么,它就是什么",那么重构作为干预措施就是不合逻辑的选择。这个讨论中的重要概念是框架和逻辑。有了逻辑,自然会出现非逻辑概念。在讨论的过程中,我们不断提到那些合逻辑的行为被定义为合乎情理,那些不合逻辑的行为被定义为不合情理,这因此而具有悖论性。我们现在先把逻辑—非逻辑的两个极端概念搁置一旁。为此,保罗·戴尔(Paul Dell,1986c)提出以下问题:"为什么我们仍然称它们为'悖论'?"这是个有用的问题,从事实来看,把什么看作不合逻辑或悖论,只有在不合情理的参照框架下,才可以得出这样的结论。把在其他框架中被认为是不合逻辑的事情,放到该事情所处的框架中就完全合情理,并且合逻辑。换言之,把事情看成不合逻辑或悖论,等于没有从情境的角度去理解事情。系统论者假设,在某些框架内,所有事情都有意义并合乎情理。

譬如,一个来访者说他有"抑郁"问题,一种被我们的社会看成是有问题的情感状况。为了符合文化逻辑,来访者有意识地多次尝试摆脱抑郁。他也许会去看医生,医生会给他配制治疗抑郁的药,这肯定了来访者的认知,即抑郁是不好的,他要尽一切可能摆脱抑郁。家人和朋友也试着帮助来访者,对被称为"抑郁"的所谓问题提出常识性建议。遗憾的是,所有的努力都失败了,来访者的抑郁问题不但没减轻,反倒更严重了。然而,在要努力摆脱抑郁症的情况下,所有尝试性解决方案所表明的有效程度的数据,都没能让我们的来访者或整个行业的治疗师气馁,不管是非专业人士,还是专业人士。

在这时,出现了策略派治疗师。治疗师认为来访者的抑郁症是合情理的,它是与来访者所属的社会情境相关的行为。事实上,抑郁症被看成是家庭紊乱的征兆。治疗师在情境中看到了正常,认为抑郁症状在功能失调的情境中是正常的。此外,抑郁在系统中被看成是对关系的一种沟通。如果这个症状一直持续,这一信息表明,在逻辑上,该情境与保持来访者试图改变的行为相符合。

策略派治疗师还坚信我们先前所提过的一个现象,即"具自发性"的悖论。那就是,有意识地去尝试控制类似抑郁症的行为只会维持该行为,因为这种行为不受理性和逻辑方式的支配。此外,这样做还会加重问题,因为一个人"理应"能摆脱抑郁症却做不到,从而增加另一层次的更高阶的感受(如愤怒或内疚)。

策略派治疗师建议,来访者不仅应该维持他的抑郁,还应强化它。治疗师会就这个建议提出一系列复杂的解释或重构,或者她也许不提供任何理由。不管哪种情况,她开出了症状处方。在抑郁症被认为是不好和需要被消除的框架下,这个方法是不合逻辑的,因为来访者不会把症状看成是与功能失调家庭的一种沟通或表现。通过症状处方疗法,治疗师可以在基于以下两方面的框架下去看待问题:(1)症状在其情境下合乎情理;(2)在之前失败的尝试性解决方案和"具自发性"悖论概念的情况下,症状的加重也合乎情理。事实上,症状一定会在某些框架中合乎情理。如果没有,这是因为治疗师在决定合理与不合理上,没能走出她所用的概念"框框"。

在策略理论和治疗中,症状被视为人际策略,或对定义关系性质的尝试

（Haley，1963）。他们存在于家庭的关系网中，在家庭中起着重要作用。因此，症状维持与系统内和系统间复杂的交互反馈机制是联系在一起的。

因此，症状不是一个分开或孤立的行为，它是家庭的社会背景的一个重要组成部分，逻辑性补充症状的互惠角色也是如此。症状不是被造成的（线性观点）；相反，它们是为了维系家庭而演化成一个必要和合乎逻辑的角色。因此，策略派治疗师不担心病因。按照等效性/等势性的概念，重点是要关注模式，特别是三元关系或是一系列连锁性三角关系，这是大多数策略派治疗师以及鲍温和米纽钦都强调的观点。

典型的三元模式组合如：一个不太管事的父亲，一个无能、过度参与、主事的母亲，以及一个被宠坏的孩子。被宠坏的孩子与其母亲的关系激化，到一定程度后父亲介入。然而，父亲的干预方式有些过头（从母亲的角度来看），为了弥补父亲的严厉性，母亲会对孩子过分迁就，从而削弱她自己的主控力。因此，母亲继续她的无能行为，父亲则回到外围角色。

注意一下，我们是以线性来强调这个事情序列。从系统理念来看，这里没有起因，没有序列的开始，我们强调的是出于实用、理论或治疗的目的。这个序列是一个循环模式，其中三角关系中的每个人都同时是因和果。

这个序列还描述了一种"无结局游戏"模式，其他三角关系可以被编入此情节中。父亲也许有婚外恋，除了目前的父亲、母亲和被宠坏孩子的三角关系之外，还出现了母亲、父亲和情人的三角关系。或者母亲会三角化她的妈妈，形成另一种三角关系。黑利（Haley，1976）、塞尔维尼·帕拉佐利、博斯科洛、切金和普拉塔（Selvini Palazzoli, Boscolo, Cecchin, and Prata, 1978），以及霍夫曼（Hoffman，1981）等人所作的假设是，夫妻之间的关系通过第三者的介入会得到稳定，不管介入者是来自直系家庭的内部还是外部。

病理恶化模式的家庭的特征是在稳定与变化之间徘徊。改变的尝试通常针对被认为是"造成"问题的那个人，而其他人保持不变。这种一阶改变的努力在逻辑上也符合它的概念框架，即孩子被描述为"差劲"，父亲为"不介入和不关心"，妈妈为"过分介入和无能"。这个序列是典型的"因为你叨唠，所以我什么都不管"和"因为你什么都不管，我就唠叨"。在这里，个体把问题的责任映射到他人身上，而为自己的行为开脱。由此，在逻辑上，一个人只能试图改变他人。

这种尝试肯定会失败,因为他们是在单向改变与自己有关系的他人,而关系是双向的。这里的病理性认知是,个体没能意识到自己的行为是家庭中病理和三角模式的一部分——看不到序列的逻辑性,即宠坏的孩子、边缘化的父亲和过分卷入的母亲;或者,如另一例子所示,没能把唠叨和退缩看成是强化问题升级的互动舞步。如果意识不到家庭病理模式中的逻辑和相互关系,那么任何的改变尝试代表的只是一阶改变。这种改变有时会成功,但当失败不断发生时,我们就要考虑二阶改变。

二阶改变是指打破"无结局游戏"模式的过程。但从事件的线性分割和将问题起因怪罪于一个人的观点来看,二阶改变策略在这里没有意义。要求父亲更少参与、母亲更多介入、孩子更被宠坏,对基于在一阶改变上的持续努力是合理的这种家庭思维框架来说,是不合逻辑的。尽管不合逻辑只是针对这个家庭的参考框架而言,但这种要求仍被视为悖论。"无结局游戏"或升级的自我挫败循环的观点是,每个家庭成员都与其他家庭成员相互关联,并且他们都在错误的认知论的基础上行事。以此理念为出发点,指令他们继续做他们所在做的事情完全合理。从备选框架的逻辑思维来看,它们不是悖论。

因此,策略派治疗是从情境中观察人和症状。并且,大多数这个流派的支持者把三人关系视为家庭组织和维持功能失调模式的基础。从理论上讲,如果家庭成员所拥有的世界观是,他们把自己与他人的联系看成是相互的,如果他们不会把他人的行为分割为独立于自己的行为,以及如果在自己没有作出相应改变时,不会试图改变他人,那么这种家庭就不具病理性。但是,不具病理性的家庭就是正常的家庭吗?这是一个重要的问题,可以提供的只是一个非常笼统的答案。

二、健康/正常理论

从策略派家庭治疗的角度讨论健康与功能失调是很矛盾的。策略派治疗师从任何家庭模式中都会看到正常、连贯性和匹配度,这与家庭形式和家庭成员是否有被家庭外的观点所定义的问题行为无关。在家庭系统中,所有行为都完全合乎逻辑,所有家庭成员都被视为功能良好,而非正常或异常。

当一个家庭来拜访治疗师时,它不会意识到它所制造出的"成功"产物,比如,一个叛逆青少年、一个抑郁的母亲、一个被宠坏的孩子,或者一个不参与的父亲。但这个家庭在做它所做的事情上,具有良好的组织结构。这也许反映的是对什么构成病理的文化共识。我们还能推测,试图让家庭成员成为文化所倡导的"应该"版本的单向和合乎逻辑的尝试,也许是其"病理"的一部分。家庭组织反映的是它自己的正常状态。

笼统地说,策略派理论家对家庭模式的描述也许是它与演变有关,即文化共识对功能失调或病理的诠释。因此,一个人同样能从模式的角度推断什么被认为是正常的,而不太会联系到症状行为。系统论坚持认为,对于健康与正常的强调只能从文化共识的角度出发;也就是说,它与家庭的逻辑和连贯性无关。因此,策略派治疗师不可能在为家庭贴上功能失调或异常的标签的同时,在逻辑上还能符合他们实践所遵循的理论基础。

另一方面,黑利(Haley,1976)重视家庭组织的等级性,并支持生命发展周期的思维框架(Haley,1973),这个理念与我们第 5 章中讨论过的内容很类似。此外,塞尔维尼·帕拉佐利等人(Selvini Palazzoli et al.,1978)提出,无症状家庭倾向于较少秘密的联盟和结盟现象。在健康的家庭中可能会出现联盟和结盟,但这些行为一般都是公开的。在无症状家庭的明确规则和稳定与灵活的平衡性中,我们可以看到一些沟通理论的特征。

鉴于策略派理论家的观点是家庭就其本身而言保持了独特的正常状态,因此治疗不是一个合逻辑的角色。只要策略派治疗师进行治疗,他们就会违反基于其工作的理论假设。治疗环境和治疗师的隐喻,暗示了对正常与反常家庭的假设。不顾理论去担任治疗师的角色,等于加入文化共识的行列,认为一些个体和家庭是正常的,而另一些则是反常的。接下去的部分将会讨论策略派治疗师如何把他们自己从这个困境中解脱出来。(继续关注,葆拉会发现西蒙是个两面派吗?策略派治疗师会保持清醒的头脑,在处理和治愈所谓的正常家庭上,找到这个悖论的答案吗?)

三、治疗策略/干预

在上一段中,我们停顿在策略派治疗师所面临的悖论上。她被要求去改变一个家庭,但按她的理论,家庭的行为在它自己内部是合逻辑的并具有连贯性。

文化怎么说,家庭就怎么做,即不可以接受叛逆者、抑郁者和坏孩子的产生。除了黑利的等级结构和发展框架以外,我们的策略派治疗师没有关于家庭应该是怎样的具体模式。没有具体模式,我们的治疗师就无法推进具体的组织。事实上,治疗师的价值基础是一种对不同模式组织其家庭成员特征的尊重与接纳。

因此,我们的治疗师看到每个家庭的独特性,拥有定义它自己的组织和身份的规则与模式。她会观察这些模式,从成员相互间所用的标签中,推断家庭的概念框架。由于无法强加价值观,我们的治疗师专注于务实的干预方式,以阻止现有模式并促进新模式的演化。新模式将适合家庭的独特性,治疗师希望它更起作用。

我们的治疗师对从历史角度看待家庭为何如此并不感兴趣。相反,家庭中正在发生的事情被认为足以解释家庭为何如此这个问题。我们的治疗师相信,如果她提供给家庭"发生了什么"的解释,从而解释的是与洞察力产生变化相一致的目标,那么家庭也许就会把这个新信息运用到它目前的互动模式中,而不是演变出新的组织模式。

我们的治疗师不关心传统意义上的寻找根源的病因学。她所相信的是,家庭是它所呈现的样子,因为那就是它的样子。瓦兹拉维克、威克兰德和菲什(Watzlawick, Weakland, and Fisch, 1974)更务实的建议是,家庭成员要么试图解决一个不是问题的问题(当要约翰尼把垃圾带出去时,他没有微笑和欢呼);要么试图在错误的层面解决问题(如果没有父母的支持,玛莎无法担任她的兄弟姐妹的家长角色);要么否认问题的存在,以至于不采取必要的行动(莎莉害怕放学后一个人在家,家庭所作出的回应是,"她慢慢会习惯的")。

我们的治疗师不认为她是从家庭外部向内观察,并且她也不会说家庭具有阻抗性或者缺乏动力,因为这些概念和建构不符合系统论。如果治疗结果不理想,那是治疗师没能尽责,责怪家庭意味着家庭也必须对它自己问题的解决方案负责。

我们的治疗师只寻求打破恶性循环的反馈机制。在识别具体问题和表明目标后,治疗的关注点是改变维持现存问题的模式。明确的目标也许是,要"约翰尼成为一个行为有所改善的孩子,不再情绪失控",而按照系统论,治疗师所定的目标是打破有问题的稳态模式。不管哪种情况,家庭和其成员不被视为病态;

相反,他们只是卡顿了。

卡顿的程度在某种程度上决定具体的干预形式。对那种能运用认知信息的不太卡顿的家庭,治疗师可以用比较直接的方式与家庭打交道;即,治疗师可以把她观察到的模式描述给家庭,所有家庭成员都能了解整个状况,他们对如何改变相互间的行为作出自己的推断。然而,策略派治疗师知道,对有些家庭,他们是无法采取这种直接的方式的,因为家庭成员会把治疗师的分析拿去相互对质,导致他们的基本模式将保持不变。

在这种情况下,拿出那些让策略家庭治疗师声名远播的似乎不合逻辑的悖论方法,就再合适不过了。悖论(paradox)或者悖论禁令(paradoxical injunction)是种用于治疗的指令,治疗师知道有意识地试图采取不同行为的做法存在局限性,尤其是涉及长期存在和情绪化的家庭模式。对家庭来说,悖论禁令看上去会不合逻辑,尤其是因为治疗的情境所暗示的是改变。但对于给定的理论假设,这是个具有逻辑性的干预方法。

基本上,悖论禁令是种"配"什么都可以的策略,没有试图公开改变任何家庭成员。它意识到所发生的事情是正常的,并正常化正在发生的事情。例如,告诉苏珊,当她经过努力后考试失败时,感到气愤、失望和难堪是很正常的。愤怒、失望和难堪是正常的感受,如果没有这些感受的话,那反倒不正常,试图控制这些感受,会加重她的焦虑。

悖论禁令的假设基础是,从长远角度来讲,有意识地试图去除存在于长期关系情境下的习惯性、自发性的行为模式,也许不会很有效。此外,给症状行为开处方(让不听话的孩子更不听话)是要求来访者去有意识地从事这种行为,从而消除其自发性。

罗尔博等人(Rohrbaugh et al.,1977)还描述了另两种形式的悖论策略。其中之一是限制(restraining),治疗师不但支持她所意识到的在其他框架下会被视为抗拒的行为,而且甚至不鼓励个人或家庭发生可能性的改变。这个策略看到,症状在个人或家庭的生活中也许以某种奇怪的方式起着作用,说不定应该被保持下来。另一种悖论策略被称为定位(positioning),是一种处理极端抗拒的方法,它把抗拒行为夸张到无药可救的地步。这些策略中的每种方法都在表明,咨访关系不仅仅是关于治疗师说服来访者或家庭成员去做改变的一种关系。

大多数策略派治疗师的工作会涉及发出指令。有些指令是在咨询当中给出的,但大多数指令是要在疗程间隔期间完成的。指令的设定,悖论与否,都是为了匹配家庭系统的独特性。我们想重申的是,虽然治疗师也许会使用被称为悖论的干预方法,但从系统论的框架来看,它们不仅不具悖论性,而且还是对家庭现存互动和组织模式的尊重。我们意识到,当你初次涉足悖论干预时,你可能会随便去操作——"我忽悠他们一下。"当你开始在文化共识所称的病理中看到常态时,你不仅意识到悖论技巧完全合乎情理,你还会认真对待它的运用,因此这将帮助家庭在打破它们当前的互动模式上提高成功率。

治疗师在布置悖论任务时可以并常常不作解释。然而,如果个体了解其家庭成员、他们的价值观和他们目前的组织模式,个体能从显然不合逻辑的任务中体会到悖论这个说法所暗含的意义,此时这个任务对家庭成员来说就不再不合逻辑。这种干预方式被认为是完全合理的,这个合理性源于对家庭成员的概念框架的理解。事实上,如果你可以撇开正常/异常和功能正常/功能失调这些对立观点,在每个家庭及其独特组织中看到常态,重构就会容易多了。也就是说,正确或错误的概念化问题和模式的某种方式,不在于外在正确性的任何标准,而在于它是否对家庭成员有用。基尼(Keeney,1983)称之为"有意义的噪声"。

一个情境重构的例子可能是:"我知道你想改变,想提高自信心,这听起来简单,但我希望你意识到,你与你了解的和了解你的他人有着长期关系,他们习惯的是现在的你。你可以改变,但这可能意味着在某些情况下你会失去一些重要的关系,你要慎重考虑。这不等于你不应该改变,我们仅仅是指出你的改变有可能会产生许多你我都无法预料的结果。在你尝试任何改变前,我认为你应该与这些人谈一下,一起分析当你开始改变时会产生的后果。而在此之前,我希望你先不要改变。"

黑利(Haley,1976)指出,一旦我们从整体上开始思考问题,我们不仅对来访者,还对所有可能受治疗影响的人具有道德义务。我们所描述的干预措施是控制改变,但它所传达的理由对来访者来说也许是有道理的,并且还解决了黑利提出的道德问题。因此,有了新的合理解释,悖论指令就不再具有悖论性。现在来回答戴尔的问题,"我们为什么仍称之为'悖论'?"(Dell,1986c)即:我们也许不应该,如果这么称呼,是因为我们没有看到其意义所在。

四、两个例子

我们前面提过,所有策略派治疗师都采用类似的总体框架。他们都与来访者打交道、注重症状、清晰定义问题和明确制定治疗目标;都设法让每个家庭成员积极地参与治疗;都会接纳家庭所处的状态以及他们对问题的关注和定义;在家庭试图弄明白它自己的同时,(治疗师)都会努力去了解家庭,不会加以挑战或质询;都会布置在治疗访谈之外家庭需要完成的任务。其中,有些指令也许会涉及有意识的改变尝试。大多数任务可能具有悖论性,但不同的治疗师在运用这个理论框架时,会设置不同的治疗模式。我们选择杰·黑利和米兰小组的早期工作来作具体说明。

◆ **杰·黑利**

杰·黑利被公认为家庭治疗的先驱之一,与大多数其他前辈不同,他的学历背景是艺术和传播专业,而不是精神病学或精神分析专业。在与格雷戈里·贝特森共同从事精神分裂症研究项目时,黑利开始了他的家庭治疗职业生涯。他的特别关注点是家庭中的沟通模式。心智研究院的其他成员同样对这个议题感兴趣。

离开心智研究院之后,1967 年,黑利成为费城儿童指导诊所的家庭治疗研究主任,在那里他与萨尔瓦多·米纽钦、布劳略·蒙塔尔沃(Braulio Montalvo)和伯尼斯·罗斯曼(Bernice Rosman)共事到 1976 年。在费城儿童指导诊所工作期间,黑利开始训练家庭治疗师。值得一提的是,他和米纽钦都试图培养没有在这个领域工作过的治疗师。他们认为,这样的人员能更好地把系统思想融入他们的实践中,因为他们还没被社会化为个体病理学和治疗的模式。1976 年离开费城后,黑利与克洛伊·麦德尼斯(Cloe Madanese)一起创立了华盛顿家庭治疗研究院。直至 2007 年去世时,黑利还担任了马里兰大学、霍华德大学、宾夕法尼亚大学、美国国际大学和阿莱恩特国际大学的教学职位。

黑利理论的演变体现在他的写作中。在心智研究院期间,他从个体治疗转向短程家庭治疗和系统理念,与米纽钦的多年合作也留下了他们的印记,这反映在黑利的理念中,即家庭等级结构的重要性和注重维持家庭稳定的三人单元。黑利理论中最突出的观点是,家庭治疗所代表的不是针对个人问题的不同治疗方式,而是对于变化与稳定的概念的不同观点。

黑利一直视自己为一名策略派治疗师,这个称号是他在撰写对弥尔顿·埃里克森的研究工作时给自己起的。与其他策略派治疗师一样,黑利注重行为序列、沟通模式和此时此地。他运用指令和行动计划去改变行为,制定适合家庭特征的策略。他的治疗方式是以方法为导向、以问题为中心,很少或根本不试图向来访者灌输治疗师的观点。与其他策略派治疗师不同,他的模式还融入家庭等级结构的重要性。

黑利在描述家庭模式上还运用权力与控制的概念,认为沟通序列和症状的目的是企图控制或影响。强调所有关系中都存在控制动机是黑利和格雷戈里·贝特森之间的争议。贝特森承认控制概念的存在,但在他看来,认为控制是可能的,不管从实用主义还是认识论的角度去看,都是个病理性概念。贝特森就此作出解释:"想控制是种病态,个体不可能得到控制,因为这永远行不通。"(Brand,1974, p.16)由此,贝特森要去除控制概念,控制是可能的这种错觉(按系统论它是行不通的),只会使我们不断试图做出生态性和人际性的破坏行为。

另一方面,黑利把控制概念运用到语用学上,他发现在描述模式上这是个有用的隐喻,似乎形容了所有系统和家庭。根据黑利(Haley, 1963)的观点,人们不可避免地会通过语言和非语言的沟通进行互动尝试,以控制他们的关系性质:

> 任何两个人都会碰到相互性的问题:(a)在这个关系中传递的是什么信息,或发生的是什么行为;(b)谁控制关系中所发生的事情,那么谁就控制关系的定义……这里必须强调,没有人能避免被牵扯进定义自己与他人的关系的斗争中。(p.9)

因此,黑利把人不能没有行为的行为悖论和人不能不沟通的沟通悖论的理念更推进了一步,他补充说,人不可能不试图去影响关系的定义或性质。他还指出,"尝试控制关系不是病理,我们都在做;但当一个人试图控制关系而同时不承认此行为时,这种人就呈现了症状行为"(p.16)。

与此理念相同,黑利指出了症状所产生的控制力量。症状,从其定义以及符合传统心理与生理健康的实践来看,被假设为是超出个人控制范围之外的行为。

然而,就与症状携带者有关系的他人可有的其他选择而言,症状具有很强的控制力。由于症状是一个人无能为力的状态或行为,它还不会被视为控制。但关系中的无症状者会处在相对无力的位置:试图让一个人停止做他或她无能为力的事情是不合适的。因此,黑利把某些症状定义为手段,被用来维系关系或家庭中的特种设置。反之,试图控制虽说无法避免,但在好的关系中,一方可以评论另一方的行为,并且这种做法被认为是合适的。

认为在关系中争夺控制权是无法避免的,也促使黑利对家庭控制权的性质进行推测。在这里,我们看到了米纽钦结构模式的影响,因为黑利认为,当不同等级层次之间出现联盟现象时,组织会产生问题。譬如,父母和手足子系统的成员之间的关系。此外,二对一的联盟被认为是不健康的行为,当必要的代沟边界被打破时,这种联盟尤其具有破坏性。当这种联盟是隐蔽的,并且在该现象被指出后却受到否定时,就更成问题了。

当家庭中的稳定组织模式涉及跨代联盟时,家庭会陷入一种混乱或模糊的状态。在这种情况下,很有可能一个或多个家庭成员会呈现症状行为。事实上,症状是征兆,表明家庭的等级结构处于混乱状态而需要重组,因此要从病态的三元体或三角关系去看待问题。

黑利认为,治疗师必须视自己为包含问题的社会单元的一部分。事实上,他认为专业人士参与定义了家庭经常寻求咨询而希望改变的问题。另外,治疗师的任何行为,如给问题贴标签、识别或定义问题,都把治疗师与家庭联系在一起,因此成为一个单元体。

这里必须指出几个重点。黑利(Haley,1976)把结构定义为"人与人之间的重复行为",治疗性改变是"自我调节系统中重复行为的变化——最好是向更大的多样化系统发展",以及病理是"狭窄范围内的僵硬、冗余的序列"(p.105)。在黑利的治疗中,他认为,问为什么会存在问题没用,关键的是要问做了些什么而维持了问题。他认为告诉人们他们做错了什么,不仅没用,还常常会引起家庭的阻抗。此外,他认为行为的变化会改变情感与认知,但反之并不亦然。

黑利的基本治疗策略所涉及的干预方式是,让冗余行为序列所呈现出来的潜在等级结构无法维持。这种关注家庭结构的变化是黑利与其他策略派治疗师之间的一个重要区别。此外,他还寻求改变症状的隐喻,以便于允许形成更多具有适应性的隐喻。以下基本程序描述了黑利模式的治疗过程：

1. 应该访谈整个家庭。通过观察整个单元体,治疗师能更好地控制治疗,可以看到模式、推测结构,并让所有成员参与治疗,把一个属于症状携带者的问题转化为一个属于家庭系统的问题。

2. 基于权力隐喻,只有一位治疗师是在治疗家庭。这使她能更直接、更果断地引导治疗的发展方向,从而建立掌控权。

3. 第二位治疗师(或治疗团队)是从单面镜后面观察家庭并担任顾问。加入家庭固然重要,但在还没建立好有效控制的情况下,这会产生问题。观察者可以协助治疗师保持控制,提供有关家庭结构的见解并建议干预方法。

4. 虽然在技巧、作业布置等方面可以有灵活性,但初次访谈的重要性是不可忽视的。要取得成功的结果,治疗必须有成功的开始。初次访谈必须包括以下五个阶段:

a. 与家庭的社交:治疗师会特意与每个家庭成员打交道,帮助他们放松。大多数家庭成员可能会觉得"这是约翰尼的问题",也许会对他们为何要见治疗师感到困惑,因此社交是一种铺垫,是为了让每个家庭成员都意识到各自的重要性、把问题重新定义为整体性问题,以及建立控制。主持人这个比喻,对治疗师在此阶段所扮演的角色来说是个恰当的描述。

b. 问题的定义:治疗师会花时间介绍自己及其角色,分享他对家庭的了解,以及解释为什么他要所有家庭成员都参与治疗。家庭成员通常被看成是宝贵见解和意见的来源,他们被要求讲述自己对问题的看法。所有谈话都是向治疗师讲,治疗师会认真倾听,重视和肯定每个家庭成员的意见,避免家庭成员间的相互讨论。在仔细听完所有陈述后,治疗师把"约翰尼的问题"重新定义为一个与其他家庭成员相关的问题。

c. 互动阶段:重点是让家庭成员就问题进行相互间的讨论,治疗师控制整个场景,拒绝被卷入讨论之中。在家庭成员进行相对公开的讨论中,治疗师和观察者从中可以发现家庭的模式与结构(权力、控制、联盟等)。

d. 定义预期的改变:治疗目标是以解决当前问题为出发点,说明需要改变的具体行为,譬如停止发怒。因此,关键在于解决具体的问题,而非类似见解或改善沟通这些更广泛的目标。

  e. 在访谈结束前给出指令,并预约下一次面谈时间:并非所有初次访谈都以指令收尾,但如果整个初次访谈是成功的,治疗师会在访谈过程中安排指令。如给出最终指令,它们也许以悖论禁令或直接布置任务的形式去达成改变的目的。

指令是黑利的策略治疗模式的一个重要部分。虽然指令通常被视为家庭在治疗访谈之外所要执行的任务,但黑利的看法是,所有在疗程中的治疗师行为都是指令。他认为指令起三个作用:(1)它们促进改变并让事情发生;(2)它们涉及在治疗访谈以外的时间继续把治疗师留在家庭中——当然,这是种比喻;(3)它们提供的是一种刺激,所激发的反应为治疗师提供了有关家庭的结构、规则、界限等方面的信息。因此,治疗师在布置作业时,应该给所有家庭成员都安排一个角色,当然这可以是个非常简单的角色,如提醒其他成员去做作业。

从开症状处方或开抵抗处方的角度来讲,只是有些才是悖论指令,而不是所有的都是。不管哪种情况,通过预测家庭成员对治疗所作出的反应,治疗师掌握了控制权。治疗师也可以采用操作指令,例如,建议家庭成员对具体事情也许可以采取不同的做法。除非是些较轻的问题,不然这些方法都没有太大效果。因此,在给出操作指令时,治疗师会预料到失败的可能性,也许指出"这可能没法做到"。操作建议和抵抗预测构成治疗的双重束缚,无论家庭怎么做(服从或不服从),治疗师仍处在掌控地位。此外,即使家庭成功实施了改变,治疗师也可能会悖论性地质疑变化的持久性,甚至可能会开复发处方。

一般而言,不改变的悖论指令目的是引发家庭成员的反抗。例如,治疗师也许会重构从而诱发家庭成员的反抗,类似的建议如"如果约翰尼停止要脾气了,家庭就可能会出现其他问题,这种情况可能是他们要避免的"。

另一种指令形式是隐喻任务。在疗程中,治疗师可能将家庭不会谈到的问题或争论用隐喻方式提出来,治疗师从而间接地播下改变可能性的种子,治疗师的这种做法与弥尔顿·埃里克森的大部分工作很类似。不管是访谈中还是访谈外的指令,治疗师可能会让家庭成员谈论与问题无关的话题,虽说这与问题本身并不相关,但从任务和任务内容的象征意义来看,它们也许会间接地促进改变。

比如有这样一个指令,它要父母讨论,在有两个指挥家的管弦乐团中,每个指挥家对音乐和如何指挥演奏都有各自独到的见解,他们如何能一起成功地指挥演奏。

如果家庭存在模糊的等级制度,改变家庭的结构是非常重要的。为此,治疗师也许会建议组成新联盟去推动所需的等级设置。治疗师也可能使用悖论指令去阻止跨代结盟,重新调整权力结构。例如,在与父亲讨论问题前,先让母亲去咨询她的儿子,暴露出母子的结盟现象,从而排除自发性。

黑利(Haley,1984)所使用的另一个指令是再次与弥尔顿·埃里克森的一些工作相类似的考验治疗,这并非巧合。这个方法的关键在于所开的考验处方要大于或等于症状痛苦程度,使来访者难以维系问题从而被迫放弃问题。选择的所谓考验一定要对来访者有好处,例如做家务或健身。考验还必须是来访者能做到的,且不能合理地拒绝去做,也不可以伤害到来访者或任何其他人。当症状出现时,治疗师会要求来访者做对其自身有益且又难做到的事情。例如,指令来访者善待爱挑剔的婆婆,这个考验可能足以让来访者放弃她的症状。在这个例子中,考验涉及达到所期望的社会情境。正如黑利所述,文化传统表明,任何值得拥有的东西都是通过牺牲和痛苦换来的。

黑利观点中的改变概念的基本点是,在来访者所属的社会单元中,互动模式的变化是必要的。事实上,这是系统本身的变化。黑利指出,尽管指令可能会缓解症状,但改变是需要支持和维护的。改变系统中的一方面会涉及系统中其他部分的变化,这些变化同样需要调整。

◆ 米兰派系统/策略治疗(Milan Systemic/Strategic Therapy)

以贝特森的循环认识论的传统为基点,米兰家庭疗法被称为系统家庭治疗(MacKinnon,1983)。但在最初的雏形期,它给人的感觉非常具有策略性,至少原始团队成员,如玛拉·塞尔维尼·帕拉佐利、路易吉·博斯科洛、吉安弗兰科·切金和朱利安娜·普拉塔(Mara Selvini Palazzoli, Luigi Boscolo, Gianfranco Cecchin, and Guiliana Prata, 1978)是这么描述的。正因如此,我们在本章中包含了米兰模式,之所以称它为"模式(多个模式)",是因为米兰团队在1980年分为两派,每派都选择走他们自己的略微不同的路线。帕拉佐利和普拉塔专注于研究单一、持续、恒定的干预方式所会产生的影响;帕拉佐利和切金则专注于开发新的培训方法(Tomm,1984a)。1982 年之后,帕拉佐利和普拉塔不再共事。因此,我们会展示米兰团队的初期治疗方法,以及原始团队的不同成员的后续工作。

原始米兰团队声称,在意大利,他们是最早开始进行家庭和伴侣治疗的心理工作者。最初的治疗建立在精神分析模式的基础上,不久后,团队开始尝试心智研究院模式(Bodin,1981)。在从精神分析向系统思维的转变过程中,他们研究了黑利(Haley,1963)、瓦兹拉维克、比文和杰克逊(Watzlawick,Beavin,and Jackson,1967),以及其他代表心智研究院的系统/沟通理念的研究工作。渐渐地,米兰团队发展出自己的理论基础和实践技术,并力求在他们自己的理论框架内保持统一性与连贯性。他们出版的第一本重要书籍是《悖论和反悖论》(*Paradox and Counterparadox*,Selvini Palazzoli et al.,1978)。这本书讲述了在寻找功能失调家庭的"病理节点"(pathological nodal point)(Tomm,1984a,p.115)的过程中,他们经历的一系列尝试与挫折,如果能改变这些节点,将有助于家庭自我进化到不同的形式。这本书还代表了他们对家庭治疗领域所作出的杰出贡献。因此,我们会介绍米兰团队的原始团队治疗方法,它至今仍是一个有用的治疗模式。

米兰团队注重克服"语言暴政",这种暴政的本质就是让治疗师和来访者以内在、线性的方式思考问题。因此,他们在试图从不同角度去理解家庭时,强迫自己使用一种不同的语言。在这个过程中,他们迫使自己用"似乎"这类非确定性词语去进行提问或探讨(Selvini Palazzoli et al.,1978)。他们逐渐转向另一种观点,即在精神分裂症家庭中,"似乎精神分裂性互动中的所有家庭行为和态度,都仅仅是为了维系他们的家庭游戏"(p.27)。这些家庭被描述为悖论家庭,他们为了改变而去见治疗师,但系统中每个成员的行为却都是试图阻止改变的发生。常听到的说法有,"我们有个(一定要改变的有问题的成员)……但作为家庭,我们没问题……(想要保持不变)"(Tomm,1984a,p.115)。慢慢地,米兰团队意识到,如果整体缺乏互补性的改变,那么家庭系统的主导部分就无法改变。

在所有家庭成员都明白互补性改变的必要性之后,团队会制定出干预措施,试图打破的僵局是家庭不仅要稳定还同时要改变的悖论要求。这种干预采取了反悖论形式,从而有效地控制住家庭所构成的悖论:"(虽然我们作为治疗师,在社会上被看成改变动因,)但我们认为你不应该改变,因为这是件好事……"(Tomm,1984a,p.115)。由此,他们会给在稳态模式中的所有行为赋予正面含义,在变化情境方面(治疗)不会建议作任何变化,把家庭置于治疗性的双重束缚的状态中(Selvini Palazzoli et al.,1978)。

贝特森的《迈向心灵生态之路》(*Steps to an Ecology of Mind*,1972)一书对这个团队产生了很深的影响,使他们意识到系统是个不断演变的过程,就算看上去处在被困状态,系统仍在演变。米兰理论家还开始把他们与贝特森所称的认识论错误点强调为过时的现实地图,由此开始在"意义层级和行为层级之间"作出区分,并视治疗干预为"把新关联或新差异引进思想或行为中"(Tomm,1984a,p.115)。相应地,治疗中信息被引进,这要么直接通过重构,要么间接通过开家庭仪式处方。不管哪种方式,治疗师的角色都是催化剂,其目的在于启动一个变化过程,其中家庭可以创建出支持更多新模式出现的新的行为和理念的模式(Tomm,1984a)。

最初的米兰团队(Selvini Palazzoli et al.,1978)的治疗过程是建立在系统论/控制论和信息理论的基础上,这些理论家主要从模式和信息的视角去认知世界,而非质量与能量的视角。这是一种递归方法,其中理论和临床实践的反馈来自治疗,他们不仅参与而且是家庭治疗过程的一个组成部分。

米兰团队成员认为,心理现象反映社会现象,所谓的心理问题实际上是社会互动问题。这个想法对临床实践很有用,它把治疗引向推测性互动模式,而非个体或内在心理问题。这个模式基于循环认识论,观察者关注家庭各部分间的互动和整体模式之间的递归性。治疗师意识到家庭成员陷入递归模式,同情他们的处境,不会谴责他们的行为所产生的严重后果。在对循环认识论的倡导下,道德立场被阻止,需要的是中立立场,这才可以让家庭在寻找其他改变途径上获得更多自由。同样,系统理念允许治疗师有更多的自由和创造力(Tomm,1984a)。

尽管米兰团队指出线性思维也许具有误导性,因为它只强调更大整体的一部分,但他们不认为它是错的。他们认为循环观点是更为完整和连贯的理念。米兰团队成员还坚决认为,治疗师必须把自己看作他们所在观察的模式的一部分。

如上所述,米兰观点的一个重要部分是,让我们注意到蔡斯(Chase,1938)所描述的"语言暴政"和尚兹(Shands,1971)所描述的"语言性条件作用的暴政"(Selvini Palazzoli et al.,1978,p.51)。我们倾向于理所当然地按我们给人们或其行为贴上的标签去区分他们。米兰观点建议,与其说孩子是好斗的,不如说孩子的行为是好斗的。此外,我们的语言和语法结构偏向于强调线性思维和线性描述说明。我们常会说"父亲抑郁了",而不太会说"父亲表现出抑郁症状"。前者,父亲与其所处的情境脱节;后者,暗示了行为是情境的一部分,并提醒我们去思考出现的抑郁症状在家庭关系中会产生怎样的影响。虽然我们不能完全摆脱语言暴政,但我们可以通过有意识的努力,创建循环的表象。语言同样可以成为我们的盟友,因为它通过比喻和讲故事可以促发对形象的联想。

家庭的改变可以从意义或行动的改变着手,但是对于做出的行动,我们没有办法直接进行干预。而另一方面,意义是可以获得的;通过意义的改变,行动的改变也许会发生。因此,治疗师引入新含义的方法有两种,即直接通过重构或间接通过开仪式处方,它们是米兰团队的两大干预方法。

治疗的整个过程都经过精心策划,以符合其所依据的理论模型。来访者的电话预约通常是治疗师和来访者之间的首次接触,治疗师从一开始就会试图保持中立,以避免与预约者产生联盟。在获取信息时,治疗师提出的问题是经过仔细思考的。例如,"你和你儿子之间的问题是什么时候开始的"这种问法,要比"你的儿子是什么时候开始出现问题的"问法好,其中的区别在于前一个问法强调问题的社会性而非个体性。

汤姆(Tomm,1984a)把米兰方法看成"长期性短程治疗"(p.122)。虽然该方法只设 10 次访谈,但每次的间隔时间是一个月,治疗师会告诉来访者,基于他们的干预模式,取得治疗性改变需要一定的时间。

如果治疗师在疗程中接到家庭成员的来电,他会小心地继续保持中立的治疗态度,避免形成联盟。如果所提出的问题不属于紧急情况,治疗师会建议来电者在下次面谈中提出此问题。如果属于紧急情况,类似出现自杀或他杀的可能性,治疗师就要脱离"治疗师"这个角色,而成为社会控制代理人。然而,类似紧急情况下的角色转变,这种差异不会改变主要的治疗模式。

如果治疗没有进展,治疗师也许会扩大治疗范围,让其他人介入治疗。而且,治疗师还可能扩大自身的资源,通过督导或咨询让其他团队成员参与治疗并获取额外信息。事实上,米兰方法是一种团队方法,通常会遵循一个流程,小组把他们自己看成团队。流程分为五部分:在治疗开始前的 5—20 分钟,团队成员讨论家庭;在治疗师与家庭进行 50—90 分钟的访谈时,其他团队成员观察;在

15—40分钟的间歇期间,团队成员就家庭和访谈内容作讨论;在5—15分钟的干预时间内,治疗师传达团队的讨论结果,其他成员同时观察;在治疗结束后的5—15分钟内,团队进行总结讨论(Tomm,1984a)。集体性"系统思维"被用来形容这种团队方法,团队所采纳的原则被归结为假设性、循环性、中立性和积极赋义。

在治疗前的讨论中,团队开始形成有关家庭的假设。其背后的理念是,除非治疗师备有这些假设,否则自己也许会被家庭说服,从而接纳家庭对问题的定义和如何去处理问题的看法。这些假设可以被描述为隐喻性解释,它们涉及症状在家庭中起什么作用和家庭如何围绕症状组织自己。从这个起点出发,治疗师通过在访谈中收集信息和观察去了解家庭,以此肯定或否定自己的假设。假设可以被搁置或修改,直至家庭动态支持了来访者的症状,团队能够形成最佳理解的假设(解释)。

可能性假设仅限于那些描述循环性的假设。因此,问题的思考是以互动和关系为出发点,而非有关一个人的内部症状。治疗师在收集信息时,所提的问题是为了弄清楚家庭内部的关系。比如,治疗师可能会让孩子描述他的妈妈和爸爸之间的关系,以及他的妈妈和另一个孩子之间的关系。这个信息为家庭的三角关系提供了视角。按照循环理念,治疗师要获取的是有关家庭成员如何应对症状的信息,而非对症状本身的描述。对症状的反应会提供更多有关家庭是如何组织和揭示其仪式性舞步的信息。也就是说,行为的意义存在于它的情境和与其他行为的关联中。

米兰团队在关系上所使用的具有特定风格的循环提问是一种可以改变意义的方法,让家庭成员能从不同的角度去理解其他家庭成员的行为,而不是直接说"以这种方式去思考你的家庭"。它可以被理解为间接重构,还可以改变受我们的语用法支配的语言暴政和线性强调。这种系统性重构的结果是,家庭成员也许会开始质疑潜藏在其信仰中的某些会影响其行为的假设。

佩恩(Penn,1982)指出了循环提问和贝特森的双重描述原则之间存在的相似之处。引用基尼的话,她说:

从一个描述层级到达另一个描述层级需要双重描述行为,或者必须把关系的每个方面合放在一起,才可以看到关系的整体状况。贝特森认为,双重描述就是关系(p.267)。

循环提问的过程是米兰模式的一个重要概念。博斯科洛、切金、霍夫曼和佩恩(Boscolo,Cecchin,Hoffman,and Penn,1987)认为:

> 最常用的一些问题隶属几个类别:对关系的不同看法的问题("谁更亲近父亲,你的女儿或儿子?");程度差异的问题("以 1—10 分为衡量标准,你认为本周的吵架严重程度是几分?");现在和以前的差异("她是在姐姐上大学之前还是之后开始变瘦的?");假设和未来的差异("如果她没出生,今天你的婚姻会有什么不同? 如果你离婚,孩子会跟哪个家长?")。这类问题包含一系列互为因果的反馈链,建立的是复杂的和非线性的双向沟通途径(p.11)。

这个过程可以被理解为是帮助家庭成员从自主、独立和线性因果的观点向互惠和相互依存的观点转化。这种新观点可能不同于特征或属性存在于个体内部的观点。它还帮助家庭成员意识到认知差异的存在,以及这些差异的有效性。在共同演变的过程中,循环提问过程加入了症状、干预、家庭和治疗师的队伍。当家庭模式随着对一个事件的自然适应而发生转变时,循环提问会关注人们之间的联系与区别,以及在分割时间的同时会关注随着时间而推移的关系的性质(Feinberg,1990)。

基于循环提问的重要假设是,"在健康关系中,关系的双方都必须进化"(Penn,1982,p.271)。大多数寻求治疗的家庭都试图单向控制被定义为双向的关系,而单向控制双向关系的任何尝试都必定失败。循环提问的作用是指出任何关系中的互惠性和共同定义,从而促进共同进化的发生。

对循环提问的回答能让治疗师注意到"入口"(如竞争、嫉妒、固定联盟),从而能引向有用(不一定正确)的假设,这些假设可以在更多的循环提问中被跟进。我们可以把这个过程理解为一棵需要"中立"的"非时间顺序性和非线性的决策树"(Boscolo et al.,1987,p.11)。这个模式中的中立指的是,治疗师保持非道德观的立场,让家庭成员感到他或她不与任何人结盟,同时也与所有人结盟。因此,中立是"多立场的",而非"无立场的"。除了需要系统性假设外,它所基于的观点是问题在家庭的情境下是合理的。中立还意味着不与任何特定治疗模式结盟,不会指令家庭应该采纳何种形式(Cecchin,Lane,and Ray,1994)。

在保持中立的同时,团体成员通过治疗师,与家庭成员保持一致并给予支持。这个态度所反映的观点是,家庭是一个有机整体,不是独立部分的组合。不分好人与坏人,家庭就是家庭,这是它当前唯一能够具有的状态。

对症状行为和其他所有家庭成员的行为所给予的积极赋义,会立刻具有悖论性,而让家庭成员感到困惑。症状完全不会受到批评或被定义为不可取的。症状以及家庭中所有成员的行为,都被强调为与家庭及其每一位成员的健康和团结一样重要。通过这个过程,所有家庭成员的行为也被联系在一起,治疗师不会批评家庭系统,因此不会被视为威胁该系统的局外人。

从变化的情境(治疗)来看,仪式处方和现状保持当然具有悖论性。此外,治疗师真心视自己为家庭系统的一部分。当治疗不成功时,他们不会把责任归咎于家庭,但也不会承担改变的责任。指令无效的新信息会被用来调整假设并为家庭生成新指令。由此,治疗师负责的是治疗,而不是改变,并可以把成功的缺乏(指令无效)看成是家庭比团队更聪明的迹象。另一方面,这也许证明家庭最清楚什么最适合它自己。强调尊重外加战术策略是这个方法的一部分。我们觉得,如果中立和积极赋义的态度源于对家庭本质的尊重,而不是一种诱导家庭改变的伎俩,那么治疗才更有可能成功。实际上,治疗师认为家庭不可能是任何其他样子,只能是此时所呈现的状态。它是什么和它做什么,对这个家庭来说都是正常的。对症状者和辅助症状的他人行为,(治疗师可以)指令他们继续按现有模式行事,并给予积极赋义,或许再添加个也许某天改变就会发生的提醒。因此,治疗师可能会说,"你决定暂时不吃东西可能是件好事,因为这会促进你的父母进行有意义的相互对话。就目前来讲,这是一个帮助你的家庭的好办法"。

开仪式处方要非常仔细和精确,操作说明包括由谁、在何处、于何时、以何种顺序去完成什么任务。值得注意的是,仪式的目的不是为了让它永远存在于家庭成员的共同生活中;相反,它被定义为一个实验。基于米兰团队的理论,不能因为家庭未能成功履行仪式指令,就认为家庭不服从命令而与之对峙。反之,失败更可能被看成是治疗师的责任。最后,仪式旨在澄清家庭中的重要关系,并且突出代际边界。

以下是两个可以使用的仪式处方的例子:(1)妈妈和爸爸一起外出,不把他们的去向告诉家中任何人,对他们去了哪儿还要保持神神秘秘的态度。(2)核心四口之家把门关起来,一概不接电话,每晚孤立他们自己一个小时。每个家庭成员可以用 15 分钟谈论家庭或不谈论家庭,由成员自己选择,这是属于他或她的 15 分钟,其他成员不能在此时间段发表意见。桌上的时钟也可以是仪式处方的一部分,并可以设置闹钟,指明哪位该发言。

仪式处方可以针对行为,或针对没有具体内容的过程或结构,就如刚提到的例子。其他处方也许会注重内容,团队成员甚至会为每个家庭成员准备一份书面陈述,让他们互相对读。这些信息可能会揭示家庭成员正面临的矛盾、双重束缚和其他困难。

最后谈一下治疗的终止,这似乎是挺合适的,因为它说明了干预的性质及其"非觉察性"。汤姆(Tomm,1984b)就这种非觉察性作出如下阐述:

> 当重大转变发生时,家庭通常不认为这是治疗的结果。他们偏向将改变与非治疗性事件联系在一起,一般都不会记得引发改变的干预。有趣的是,当改变没有发生时,家庭往往倾向于更清晰地记得干预。向家庭指出他们所作出的改变理应归功于治疗本身是个治疗错误,因为这么做忽略了家庭的努力。如果家庭内确实发生了实质性改变,那一定是家庭成员自己作出了这些改变。(p.269)

终止可以是双方同意,也可以是治疗师或家庭的单方意见。团队始终尊重并同意家庭的终止决定。基于这个模式,治疗师会提醒家庭复发的可能性,或怀疑所发生的变化的持久性。预测复发可能性的目的是,告诉家庭小挫折是正常的并且在预料之中。

如前所述,原始米兰团队于 1980 年解散。之后,于 2004 年去世的博斯科洛和切金扩展并完善了许多原始团队的思想。与二阶控制论的观点一致,治疗单元成为一种"思想生态"（Boscolo et al.，1987），而非家庭。博斯科洛和切金赞同马图拉纳（Maturana）的想法并开始认为"不能存在'指导性互动'，只有通过扰动系统，系统才会对自身结构作出反应"（p.18）。他们把积极赋义的概念，从需要症状的暗示转变为具逻辑性症状的赋义。同样与二阶控制论一致，他们倡导的理念是，"问题不独立存在于'观察系统'，因为'观察系统'是在相互性和共同性地定义问题"，所以"问题创造了系统"（p.14）。他们把自己的研究工作理解成"为学而学"，并以此为出发点，发展了"向许多不同情境扩张，并同时保持其各自独特性"的团队网络（p.28）。所以，他们所设想的模式只是团队与家庭共同进化和团队作为观察系统的过程，而不是成为获取一定地位的流派。切金在这个领域作出了许多贡献，其中包括他所撰写的《不敬：治疗师生存的一个策略》一书（*Irreverence: A Strategy for Therapists' Survival*，Cecchin et al.，1992），试图帮助治疗师摆脱整体理论和心理实践的"真理"，鼓励他们尝试可能对来访者有用的选择；此外还有《心理治疗实践中的偏见控制论》（*The Cybernetics of Prejudices in the Practice of Psychotherapy*，Cecchin et al.，1994）一书。在博斯科洛和贝特兰多（Boscolo and Bertrando，1993）共同撰写的《时间的时代》（*The Times of Time*）一书中，他们探讨了时间主题的各种变化，以及它在人们的生活和治疗过程中所扮演的角色。

直至1982年，塞尔维尼·帕拉佐利和普拉塔继续从事家庭系统的研究工作。1982年之后，帕拉佐利（Selvini，1988；Selvini Palazzoli，1986）与同事组成了新的团队，对精神分裂症患者和厌食症患者家庭进行心理临床工作，直到1999年她去世为止。存在于这些家庭中的过程被描述为家庭游戏，其中孩子观察到挑衅的家长战胜被动的家长，当然这是孩子的单方面的错误评估。在站在失败/被动家长一边后，孩子发现失败/被动家长却没和她/他站在一起，而是加入挑衅家长的队伍，孩子感觉被出卖，而回以升级的失常行为。由此，失常行为被看成是展示如何让失败/被动家长去打败获胜/挑衅家长的尝试。每个成员都求助于"精神病式家庭游戏"，试图从此情境中获利，于是家庭围绕失常行为而变得稳定。

为了打破精神病式家庭游戏的模式，治疗师最初会访谈整个家庭，在接下来的访谈中会单独会见父母。从第二次访谈开始，父母需要遵循以下治疗师所提供的不变的处方指令，它的设置是为了建立代际间明确和稳定的边界。

在家里要对这次访谈的所有内容绝对保密,时不时在晚餐前开始外出,但事先不能告诉任何人,只留张字条说,"我们今晚不在家"。如果当你们回来时,你们的一个(女儿)问你们去了哪里,冷静地回答,"这些是我们两人的事"。而且,你们各自都要准备一本笔记本,藏好,不能让孩子们看到。在各自的笔记本中,分别记录下日期,以及描述每个孩子或其他家庭成员的口头及非口头行为,这些行为似乎与你所在执行的处方指令有关。我们建议要认真作好笔记,因为不忘记或不遗漏任何细节是很重要的。当你们下次单独来时,带上各自的笔记本,并大声朗读在此期间发生的所有事情。(Selvini Palazzoli,1986,pp.341-342)

不变处方指令旨在打破联盟与结盟,以及加强父母联盟,促进几代人之间的边界。

五、系统一致性

策略派方法提供的是一些与控制论最一致的家庭治疗模式。治疗师和家庭被看成一个系统的组合。系统包括观察者和黑匣子,观察者是被观察的一部分。此外,现实被理解为基于感知和自我指涉。关键的问题在于"是什么"而非"为什么",以及负反馈、交互影响和递归定义了系统及其互动的模式特征。症状对于情境来说是符合逻辑的,以及假设了任何家庭模式都是正常的、连贯的和合适的。因此,症状形成的逻辑符合结构决定论的理念。类似地,试图阻止旧模式去产生新模式的策略,与扰动概念并无二致。

另一方面,控制论的统一性由于治疗模式所基于的理论而受到破坏。也就是说,一旦问题被定义,解决问题的策略被制定,一个人就会相信自己有病,从而会得出什么才是健康的结论。尽管作出像"卡顿"家庭的这类强调并无大碍,但从控制论的控制论层面来看,失调和健康的称谓是不存在的;相反,任何事情都是在以它自己的方式运作。反之,黑利认为等级结构很重要,并定义病理为僵化的功能。类似地,米兰团队重视明确的规则和公开表现的联盟,并关注家庭中的"病理节点"和现实的"过时地图"。尽管所有治疗模式都不可避免地会面对这个悖论,但策略派方法试图带头处理这个问题,通过意识到它的存在,从而把价值评判降到最低限度。

第 12 章

行为/认知疗法

在定义一般什么是伴侣和家庭治疗的行为/认知方法的概念时,从治疗和科学方法两个角度去思考会比较有用,因为它们是紧密相联的;也就是说,治疗程序与行为科学研究程序相类似,它们都符合研究的逻辑实证经验传统。这种传统的研究是基于感官体验——什么是能被观察到的、看到的、听到的、闻到的、尝到的,或触摸到的。行为治疗严格地遵循科学方法,在应用科学中,这些程序必须具有可测试性和可证伪性。因此,从事行为治疗是在实证主义的传统下做科学研究。这个模式的要素包括:

1. 一个可测试的、明确的概念框架。
2. 治疗源于并符合实验心理学的内容和方法。
3. 描述足够精确、可客观测量和复制的治疗技术。
4. 得到严谨实验评估的治疗方法和概念。

行为主义是从约翰·B.沃森(John B. Watson)在20世纪初领导的运动中发展起来的,他严厉批评了主观主义和唯心主义,追寻的是"客观"行为研究的根基。沃森提出,唯一能为心理科学提供合法数据的是外显行为。B. F.斯金纳(B. F. Skinner)的观点覆盖面会更广一些,他认为行为心理学的主题是关于人们做了什么,它与事件的公开或秘密的性质无关。早在1938年,斯金纳就认为行为包括思维、情感、梦和记忆等现象(B. Thyer, 1992)。在俄国,伊万·巴甫洛夫(Ivan Pavlov)为所谓的经典条件反射奠定了基础。E. L.桑代克(E. L. Thorndike)的研究让奖励与惩罚行为的后果受到关注。聚焦条件反射和建立学习原理的研究诞生于动物研究实验室,并成为实验心理学的基础。

许多人在当前一般被称为行为治疗的发展方面作出了贡献。1924 年,玛丽·克沃·琼斯(Mary Cover Jones)应用行为程序去治疗儿童恐惧症并取得成效。1938 年,莫瑞尔(Mowrer)夫妇使用条件反射原理去治疗遗尿症(Ross, 1981)。然而,早期尝试运用源于实验室研究的原理未能赢得精神治疗师的青睐,因为精神治疗师的研究工作是建立在传统精神动力学理论上,该理论符合美国文化的普遍观点。事实上,在实验和临床心理学家之间存有根本性的分歧。行为主义挑战了现状,尽管其在弥补两种取向的差异上也有所尝试。一个显而易见的例子是多拉德和米勒(Dollard and Miller, 1950)的研究工作,他们将精神动力学概念转化为学习理论。

尽管受到来自精神动力学的心理学家的批评,行为主义仍然继续发展。约瑟夫·沃尔普(Joseph Wolpe, 1958)开发了以经典条件反射原理为基础的治疗程序去治疗成人神经症,这种治疗在很大程度上基于玛丽·克沃·琼斯的工作成果,此外还源于减少实验室动物的恐惧感的研究。沃尔普的程序被称为系统脱敏,它通过诱导同步性矛盾反应,即放松,从而降低焦虑(自主神经系统的反应)。艾森克(Eysenck, 1959)将行为治疗视为一门应用科学,通过创建《行为、研究与治疗》(*Behavior, Research and Therapy*)期刊来推动这一运动。斯金纳的《科学与人类行为》(*Science and Human Behavior*, Skinner, 1953)一书从行为角度描述心理治疗。1968 年创立的应用行为分析杂志也很重要,以及已成为当今经典著作的乌尔曼和克拉斯纳的《行为矫正案例研究》(*Case Studies in Behavior Modification*, Ullman and Krasner, 1965)一书也对这个领域作出了重大的贡献,为治疗同一问题的医学和心理方法提供了不同的见解。

在行为疗法的演化和发展过程中,对科学方法的遵循和其方法的精确性,以及对我们文化的公认观点所提出的挑战,成为该模式的重要特征。然而,当今的行为疗法与其过去已不再相同,但对精确性和科学方法的坚信仍然得以保存,并在现代运动的推动下转向循证治疗(Dattilio, 2006b)。这个治疗模式还继续扩大范畴,融入班杜拉(Bandura, 1969)的社会学习理论,该理论强调替代学习(模仿)、象征/认知过程和自我调节。此外,中介变量的认知过程越来越受到重视(Beck, 1976;Mahoney, 1974;Meichenbaum, 1977)。而且,在较近期的婚姻行为治疗中,刺激—反应—强化序列也有所调整。虽说班杜拉(Bandura,1982)的"交互决定论"本身并不具有系统性,但它的某些方面对描述关系动态还是有用的。当今的行为家庭治疗师对雅各布森和马戈林(Jacobson and Margolin,1979)所描述的家庭关系的互动过程看法如下:

> 由于每个配偶都持续性地为另一方提供后果,并且由于每个伴侣都对另一方的行为施加重要的控制性影响,因此婚姻关系最好被理解为行为和后果的循环与交互序列的过程,其中每个人的行为都会影响他人,同时受他人影响。(p.13)

同样,蒂鲍尔特和凯利(Thibault and Kelley,1959)的社会交换理论促进了行为治疗师对家庭互动的重视。按照社会交换的观点,互动的分析是基于人们在关系中预期回报和成本的相对量来进行的。这里的假设是人们在关系中寻求用最低的成本去获取最高的回报。随着时间的推移,所存在的互惠性促进了平衡点的建立。因此,积极行为产生积极行为,消极行为导致消极行为。蒂鲍尔特和凯利所描述的基本方法影响了行为婚姻治疗的发展,本章稍后部分将对此进行更详细的讨论。

虽然行为疗法在时间推移的过程中不断发展,但在很大程度上,它仍然与逻辑实证主义-实证研究的传统,以及行为更多取决于后果而非前因的基本理念紧密相联。这个方法多少仍具有个人主义特性,也就是说行为疗法的目标是通过改变被认为有问题的人的不良行为的后果,从而改变行为。这个是线性方法,因为它强调的是先行事件(行为前的事件)和后续事件(行为后的事件)之间的差异。

同时,行为治疗同样承认治疗关系的重要性,布拉迪(Brady,1980)这样说道:

> 治疗师-来访者的关系质量毫无疑问能极大地影响到治疗过程的好坏。一般而言,如果来访者与治疗师的关系基于来访者对治疗师胜任力(知识、老练和受训练)的信任,并认为治疗师是一位诚实可信和具有良好社会与道德价值观的人士(基于他自己对事物的认知),那么来访者就更趋向于投入治疗。(p.285)

此外,行为疗法倾向于具确定性与乐观性。问题行为和正常行为都被视为生活中的非病理性问题,这种行为是习得的,从而能够改变。类似地,新行为也能够被习得。这种方法是非历史性的,其评估只关注当前行为的决定因素和分析问题的组成部分,关注"如何""何时""何地"和"什么",而非精神动力学的"为什么"的特点。治疗建立在这种评估的基础上,并针对特定的组成部分或子部分。然而,心理治疗的基本原则针对的是改变行为的后果,治疗的设置基点是基于适合特定个体的不同问题。事实上,对于个体,什么被定义为奖励或惩罚只有事后才能确定,要在衡量行为频率是增加还是减少之后。如果行为频率增加了,其结果被定义为正强化;如果减少了,则被定义为惩罚。

来访者决定行为治疗的目标,而非定义个体或关系应该如何的某种先验概念框架。治疗师决定如何进行治疗。对于行为治疗师而言,决定论是准则,社会参与的所有形式都涉及社会影响。行为治疗师意识到这个影响过程,并用它来决定治疗该如何进行。事实上,影响力是行为治疗师所要面临的一个重要伦理问题,为此他们制定了程序去保护人权与尊严(Stolz,1978;Wilson and O'Leary,1980)。

对传统行为疗法的批评之一是,它对认知和情绪过程缺乏关注,以及在伴侣和家庭治疗动态的过程中对循环性没有任何意识(Dattilio,2010;Dattilio, Epstein,and Baucom,1998)。因此,行为疗法的一个重要发展是,在调解家庭成员之间的关系时识别出认知和情绪的规则(Baucom and Epstein,1990;Dattilio, 2010;Dattilio et al.,1998;Falloon,1991;Jacobson,1991)。除了前面提到的班杜拉所作出的贡献,理性情绪疗法的 A—B—C 理论(Ellis,1977;Ellis and Harper, 1961)认为,伴侣痛苦是与配偶对婚姻关系和相互之间所抱有的不现实的期望(理念)直接相关的。事实上,埃利斯是最早提出对伴侣关系的认知进行研究的人之一(Dattilio et al.,1998)。此外,伴侣双方的感受如何不仅取决于他或她所体验到的行为,还取决于他或她如何诠释另一方的行为(Ellis,Sichel,DiMattia, and DiGuisepppe,1989)。根据达迪里奥等人(Dattilio et al.,1998)的说法,"重要的原则是,家庭成员对彼此行为的评价和诠释影响到他们对彼此的情绪和行为反应的性质与程度"(p.5)。

由此可见,尽管行为改变很重要,但态度、想法和期望才是影响行为的因素。

认知行为治疗试图调整个体如何看待其自身环境和他人（Beck，1976；Mahoney，1974；Meichenbaum，1977）。鲍科姆和爱泼斯坦（Baucom and Epstein，1990）这样描述这个过程：

> 因为行为、认知和情感在婚姻的互动中交织在一起，所以对伴侣问题的评估要包括对所有三种因素的考核，这些因素相互影响的方式是非常重要的。此外，行为、认知和情感之间的复杂作用对伴侣的婚姻满意度的影响表明，治疗干预必须关注到这三个方面中的每一点。（p.16）

行为观点的另一个新概念是伴侣接受度（Christensen，Jacobson，and Babcock，1995；Cordova and Jacobson，1993；Jacobson，1991，1992）。这个概念提出，并非关系中的所有问题都能得到解决。除了伴侣可能做出的任何行为改变外，同样重要的改变是学会接受那些可能改变不了的行为。有趣的是，这虽然不是行为框架的一部分，但此方法的这一观点与瓦兹拉维克等人（Watzlawick et al.，1974）的观点一致，即问题出在试图解决问题上，所以不去尝试解决问题也许会悖论性地把伴侣引向学会包容生活中的差异。

总之，行为治疗诞生于实验室的研究，与此传统相一致，其最终目标是理解、预测和控制行为。它属于应用科学，旨在通过精心设计的治疗程序去推进其科学性。

一、基本概念/理论建构

对家庭治疗来说，行为疗法起初更多的是技术，而非一个连贯性理论。在本章节中，我们会定义行为调节的主要概念和原理。在本章后面部分，我们会把重点放在分析此模式如何演变成更现代的治疗方法。

◆ 定义

经典条件反射

经典条件反射是关联于非条件反应（口水）的非条件刺激（食物）与条件刺激（铃铛）相匹配的过程。铃铛和食物的同时出现引发口水，经过食物和铃铛的反复配对,在没有食物的情况下,铃铛也会逐渐引发口水。这个过程与自主神经系统紧密相联,因此不受意识的控制。

操作条件反射

操作条件反射是主体主动参与行为(反应)的过程。其反应频率受行为后果控制,操作者是起因,积极结果是正强化并促进先前行为发生频率的增加。如果主体行为后所伴随的是惩罚,或者是厌恶反应,如打屁股或手掌(反应取决于惩罚者的出现),或者伴随的是撤回积极事物,如关禁闭(反应取决于正强化的中断)或受忽略,该行为频率会减少,直至停止发生,这被称为消除(不存在)。

负强化

负强化是与避免厌恶刺激相关的行为频率增加的过程。为了避免听丈夫唠叨而离开家就是一个例子。

辨别学习

辨别学习是通过训练使反应在一个情境而非另一个情境下发生,这个概念对于在某个场合下所期望获得的选择性行为来说是很重要的。不同情形下的强化和惩罚的先决条件是影响辨别学习的因素。譬如,孩子在操场上跑跳会得到奖励,但在教室里就不行。

泛化

泛化是与辨别学习相关的过程。把行为泛化的个体不会区别对待不同情形,而是在各种情境下展示同一行为,除非该行为是被要求的。比如,把在治疗中进行的模拟工作面试转换或运用到现实生活面试中。

社会学习理论

社会学习理论指出,来访者意识到与其行为后果相关的规则和先决条件是很重要的。这个概念承认了认知过程,也与替代学习和模仿有关。也就是说,人们能通过观察他人或事件去学习新行为。为了改变,来访者不一定要亲自参与到行为中,可能也体验不到任何直接的奖励或惩罚的后果,但他们可以猜想或预测积极的强化。从强化的先决条件来看,环境的影响还是很重要的。因此,直接或间接地观察他人(如通过录像)也许可以达到学习或行为改变的目的。

一级和二级的强化与惩罚

一级和二级的强化与惩罚的概念区分了哪些事物被认为是具有生物性或自

然性的,哪些是习得的。一级强化可以是食物,一级惩罚可以是打屁股或手掌。二级强化可以是轻拍后背,二级惩罚可以是谴责。二级强化和惩罚的影响被认为是通过社会而习得的。

强化计划

强化计划为行为强化的先决条件设置不同的基础,以及建立行为与其后果之间的关系。持续性积极强化计划是每次在所期望的行为发生时给予奖励的过程。间歇性强化计划(固定比率与变量,或固定间隔与变量)是在不固定的日程安排下给出积极反应,强化足以维持行为,但间隔期不能太久而不会让个体产生不再会有奖励的想法。

塑造

塑造的过程是,复杂的期望行为被分成子部分,并且这些子部分被给予奖励或惩罚的先决条件,直至组成整体的所有行为被诱发出来。因此,如果要孩子静静地坐在桌前、集中精力看着老师、举手、被点名后才可以发言是目标行为,那么最初也许要奖励整体的第一个子部分"坐"。此过程也被称为逐次逼近(successive approximation)。

应急协议

应急协议是双方协商出所期望的行为的过程。定义明确的互动规则,在非强制性、公开的协商后制定协议。协议规定在什么情况下,谁来执行哪些行为,以及给予每方具体奖励的先决条件。协议一般会说明双方同意互相交换的是积极、有益的行为。

自动思维

自动思维与伴侣和家庭关系相关,是针对当前经历而引发的自发性与持续性的思维和心理画面。据达迪里奥等人(Dattilio et al.,1998)的说法,许多认知治疗师指出大多数人倾向于毫无疑问地接受并认可这些观念。自动思维被描述为日常、瞬间的想法,是个体图式(schemas)架构的子集。

图式

图式被定义为个体对世界的基本假设,它不易改变并包罗万象。它们是"一个人一生用来对其经历进行编码、分类和评估的基础"(Dattilio et al.,1998,p.7)。认知行为家庭治疗师假设这种核心理念存在于家庭成员彼此之间和整个家庭之中。尽管图式通常运作于意识之外,但它会影响家庭成员之间的互动方式,包括认知、情感和行为组成部分(Dattillio,2005,2010)。

认知重组

认知重组是一种治疗过程,它旨在帮助个体培养监测他们的信念有效性的技能,以调整思维和观念,从而促进行为改变。这里所作出的假设是人们存在认知扭曲——对他人及环境的不切实际的诠释——这些不切实际的诠释或非理性想法是维持问题行为的原因。苏格拉底式提问方法是认知行为治疗的基础(Beck,1995)。

我们还可以在本章中定义许多其他的概念;在行为矫正原则的演变过程中,出现了大量的不同术语,它们被应用于父母培训、伴侣治疗和性治疗。这些将在本章节的后面部分以适当的标题加以介绍。

二、健康/正常理论

在本章的开头,我们提到来访者决定治疗的内容,治疗师决定如何治疗。然而,行为治疗对一个人应该做什么或怎么做几乎没有谈及。实际上,行为方法在这方面受到许多批评;它没有内在价值,理论上可以被用来促进任何行为。斯金纳(Skinner,1948)的《瓦尔登湖第二》(Walden II)一书就因为基于这个理念而遭贬低,奥威尔(Orwell,1949)的《一九八四》(1984)一书同遭此运。谁来决定? 正如我们先前所提到的,行为治疗师意识到这个技术被滥用的可能性,从而制定了保护人权和尊严的原则(Stolz,1978;Wilson and O'Leary,1980)。

虽然在行为疗法的文献中没有表明明确的价值观,但对于什么可以被称为"好"的关系、"好"的婚姻或"好"的家庭,该领域的数据提供了线索。基于蒂鲍尔特和凯利(Thibault and Kelley,1959)的社会交换理论,我们能推断,好的关系是收益大于付出。此外,在这种关系中双方的利益是平衡的,其中一方的收益或付出不会高于另一方的收益或付出,关键在于平衡。

威尔斯、韦斯和帕特森(Wills,Weiss,and Patterson,1974)的研究表明,良好的关系存在高频率的悦人行为和最低频率的不悦行为。实际上,该研究结果证明了这样的观点,即积极强化越多,关系就越好。戈特曼、马克曼和诺特尼尔斯(Gottman,Markman,and Notarius,1977)提出,良好和清晰的沟通很重要,虽然不一定要达成一致性,但认真倾听是很必要的,因为相互理解的行为会受到奖励。

雅各布森和马戈林(Jacobson and Margolin,1979)认为,良好的关系不是不存在问题,而是他们的成员具有可行的解决问题的能力。此外,他们沟通有效,成员能够讨论问题,并考虑彼此的观点。与行为模式一致,良好的关系所需的技能是习得的,好的沟通和问题解决的能力是可以被教会的。这些技能构成了不断演变的家庭的基础,它们必须具有灵活性,并能够适应不断变化的环境。

行为/认知方法所倡导的另一个重要目标是,来访者对他们的自动思维、认知扭曲和图式会形成有意识的认知,这种认知将为其他理念的可能性提供空间,从而促进情感和行为的改变,各种认知重组技能都是以此为目标而设计。对我们来说,这似乎与贝特森(Bateson,1972)和基尼(Keeney,1983)的观点相似,即人们应该具有自我意识觉知的认识论。

三、治疗策略/干预

在这里,我们把传统行为和认知行为的策略与干预措施划分开。尽管来自两个领域的技能常常被融入那些把他们自己看作认知行为治疗师的工作中,但有些人支持的是纯粹的行为治疗方法,也许根本不会去使用认知技术(Forgatch and Patterson,1998)。

◆ 传统行为策略/干预

来访者定义行为治疗的目标,它仅限于调整当前的行为模式。症状缓解是理想结果,不会对潜在的或所谓"真正的"问题作假设,这与有关症状治疗的医疗或疾病模式是一致的。其目标是用期望行为代替被定义为非期望的行为。因此,从这个角度来看,"症状替代"既非概念也非关注点。同时,应该指出的是行为家庭治疗的主要支持者之一、已故的伊恩·法隆(Ian Faloon,1998)鼓励伴侣和家庭行为治疗师去采纳开放系统方法,以观察可能在家庭中起作用的多向动力。因此,他倡导更具情境化的方法,即应该考虑到每个潜在的因果因素都是与其他因素相联系的。

适应不良行为与适应行为都受相同的学习和矫正原则的支配,重点是"纠正学习经验,其中来访者获取各种新的应对技能和改进沟通的能力,或者学习如何打破适应不良的习惯,克服自我挫败的情感冲突"(Wilson,1984,p.253)。

作为一般原则,行为方法的基本假设是行为的改变对应于强化的先决条件(Nichols,1984)。治疗的第一步是定义问题和针对要改变的行为进行功能分析,即评估其前因和后果。治疗师/科学家进行的是仔细观察,行为治疗师不会将他的工作称为艺术,因为他的行为衍生于学习理论的基本原则。所以,治疗师进行这个功能分析是为了建立目标行为频率的基线,并同时记录行为之前和之后的状况。

行为治疗通常是一种行动导向的治疗,注重操作性(自愿)行为,布置治疗外的作业很常见,可能包含的练习有:放松训练,给定行为频率的自我监督(制图),使用新学到的沟通方式或自信训练技能,以及应对引发焦虑的情况。在操作模型中,新的行为很重要,只有参与新的行为,它才能被强化。来访者能够学会监控,从而改变他们自己的强化先决条件。实际上,行为改变发生在感觉或态度的改变之前。

行为治疗的一个重要方面是对行为后果的关注,而不是目标行为本身。即使后果似乎没有呈现积极强化,频繁行为的后果仍会被假设为对行为的强化。因此,向焦虑的母亲提出的问题可能是,"当约翰尼在做某件事时,你会做什么?"

行为治疗强调积极行为的增加,而不是消极行为的减少(Nichols,1984)。强调好的一面往往具有阻止负面或强迫行为出现的效果。与该模型一致,行为治疗师还强化来访者的行为改变。虽然强化最初可能具有持续性和初级性,但最终治疗师会希望步入间歇性次级(通常是社会)强化。实事求是地说,治疗师更可能被称为教育者而非治疗师,因为她试图让来访者掌握监控自己行为的知识和技能。

此外,与科学观察模型一致,要仔细地观察和衡量治疗的进度,重点要放在被精确定义的外显行为上。这里值得一提的是,阻抗(resistance)是另一个在行为治疗中不会使用的概念。如果在另一个框架中会被称为阻抗的行为出现时,在行为治疗中,它会被看成是与科学家/治疗师设计实验不够仔细有关,治疗师可能需要通过重新定义和评估行为的前因后果去再次设计实验/治疗。所以,治疗是一种行为改变的实验(Liberman,1972)。

◆ 认知行为策略/干预

如前所述,任何认知行为方法的干预都被假设为对认知、行为、情感和生理过程的体验。此原则也适用于上一节所描述的传统行为疗法。然而,认知行为方法的区别点在于它的实施是在系统框架的情境下进行的;也就是说,这个框架把家庭成员之间的互动以及他们对思维、行为和情感的影响考虑在内(Dattilio and Epstein,2005;Watts,2001)。达迪里奥(Dattilio,2010)大幅度地扩展了这个模式,重视神经生物学、情感和认知之间的相互作用,以及伴侣和家庭功能中的图式如何受代际模式的影响,并如何在家庭互动中得以维持。

认知行为观点为传统行为治疗提供了许多新的策略和干预方式。认知的评估过程涉及自我报告问卷,类似于关系信念清单(Eidelsonand Epstein,1982)、特定关系标准清单(Baucom,Epstein,Ranken,and Burnett,1996)或家庭信念清单(Vincent-Roehling and Robins,1986)。当治疗师询问家庭成员有关"思维链"时,认知评估就可以在这种访谈中完成(Dattilio et al.,1998)。苏格拉底提问法或从问答中寻求理解,是这个过程中的另一项重要技术(Dattilio and Padesky,1990)。

如上所述,我们常常对家庭互动做功能分析,这可能包括治疗师对事件前因后果的观察。评估不是一次性行为,随着新情况在治疗中和治疗之间不断出现,这也许是个持续性过程。

认知重组的干预是以信仰和态度为根基的干预。这些干预包括协助个体识别自动思维、挑战负面归因,帮助来访者学习用"新的或替代的方式去处理他们的想法"(Dattilio et al.,1998,p.23)。

四、四个例子

家庭治疗的行为/认知方法在持续发展,这里有必要重申认知、情感和行为之间是互相关联的。因此,其中任何一个方面的变化都会不可避免地影响到其他两个方面。然而,对于存在极端和长期冲突的婚姻或家庭,使用这种方法的治疗师认为,单单的行为改变不足以产生持久的改变(Dattilio,1994;Epstein and Baucom,1989)。他们指出,扭曲的信念和消极的图式必须改变,关系中的所有成员都要对他们所经历的痛苦负责。认知干预聚焦于归因,即自动思维、基于自动思维的基本假设与图式(Dattilio and Padesky,1990),以及改变不合理信念或认知扭曲。此外,治疗师会尝试把家庭成员的思维方式从投射消极信念(懒惰,缺乏动力),转变成包含其他家庭成员行为的观点。这使得家庭成员更可以感到他们会影响其他成员的生活(Barton and Alexander,1981;Morris,Alexander,and Waldron,1988)。系统思维的某些方面在一些认知行为的文献中显而易见(Birchler and Spinks,1980;Spinks and Birchler,1982),并且在认知行为家庭治疗的更近代的版本中变得更为突出(Dattilio,2001a,2010)。

虽然认知行为的家庭治疗生根于线性观点,但最近达迪里奥(Dattilio,2001a,2005,2006b,2010)极具说服力地阐述了认知行为方法通常会融入系统性思维(在一阶控制论的层级),并把这个现象称为认知行为家庭治疗。他指出:

> 把家庭关系、认知、情感和行为看作相互影响的关系,那么认知推理就能唤起情感和行为,情感和行为同样能影响认知。一旦家庭成员之间的这种循环被启动,功能失调的认知、行为或情感就会导致冲突。(Dattilio,2001a,p.7)

相应地,认知行为家庭治疗师也许会谈到每个家庭成员的图式、源于原生家庭的"家庭图式"和家庭成员一般对家庭生活所持有的图式。后面的两个领域最具改变的潜能。

在接下来的段落中,我们会展示家庭或家庭子集的四个行为干预模式。具体而言,我们要描述父母行为训练、婚姻行为治疗、家庭功能治疗和联合式性治疗的观点及流程。

◆ 父母行为训练

父母行为训练作为一个新兴领域,与婚姻和家庭行为治疗师的技术相吻合。俄勒冈州社会学习中心的杰拉德·帕特森(Gerald Patterson)和约翰·里德(John Reid)在这个领域里被公认为领军人物(Forgatch and Patterson,1998;Patterson,Reid,Jones,and Conger,1975),他们的学术工作是行为主义和微观分析研究的代表。也就是说,在治疗与孩子问题相关的家庭时,治疗团体主要是针对来访者的阻抗与治疗的成功结果之间的过程变量展开治疗(Chamberlain,Patterson,Reid,Kavanaugh,and Forgatch,1984)。

父母行为训练的目标是帮助家长学会更有效地管控孩子的行为。从本质上看,其焦点在于管理儿童与调节不良行为。与系统治疗师不同,行为治疗师最初会接受父母对孩子的定义,即孩子有问题。治疗师通过更正式的观察和/或按检查表作出评估之后,纠正父母对问题的定义。同时也会评估父母的自动思维、认知扭曲,以及与孩子和育儿相关的图式。虽然父母行为训练主要是线性的,它强调父母是改变孩子行为的工具,但帕特森和里德(Patterson and Reid,1967)认为,关注与修复具有相互破坏性的亲子关系也是非常重要的。

无论是以治疗还是工作坊的形式,治疗师都担当了社会学习教育者的角色。他是家长的顾问,家长要按照学习理论和社会学习理论的原则对孩子进行直接干预。治疗师/教育者/实验者的程序非常精确。以下流程是培训过程中的典型范例:

1. 解释父母需要了解的社会学习理论原则。

2. 准确定义目标问题行为。

3. 分析围绕问题行为的前因后果。

4. 用一些图表方式,仔细监控目标行为的发生率,建立基线,或统计干预前的发生率。

5. 训练父母改变目标行为的具体步骤,这会涉及:

a. 准确定义孩子需要遵循的规矩和对孩子的期望。

b. 改变问题行为发生的先决条件。

c. 制定积极强化服从的确切步骤,如强化类型、强化计划和强化时间点(立刻或延缓的满足感)。

d. 制定处罚的确切步骤,如禁闭或撤销特权。在此阶段,教导并鼓励父母尽可能多地利用自然性后果。

评估旨在找到被认为存在于家长与孩子关系中类似法律的规则,家长可能会被要求描述家庭中典型的一天,还可能会被要求完成类似路易斯维尔行为检查表(Louisville Behavior Checklist)(Miller,1979)或沃克问题行为识别检查表(Walker Problem Behavior Identification Checklist)(Walker,1976)的问卷。

评估流程的一个重要部分是弄清楚父母对其子女的一系列期望是否切合实际。因此,在治疗或工作坊的早期,对家长的教育是帮他们制定切合实际、匹配年龄的期望,这些期望可能与自我陈述(认知、行为)以及家庭传统有关。

在评估阶段,治疗师/教育者/实验者对妨碍父母训练成功的其他的家庭二元关系问题会保持敏感态度。但这个模式并不会自动地假设:如果家里有个不听话的孩子,就一定会有婚姻问题。由此,治疗师开始训练父母(如果没观察到其他显著的二元关系间的问题),并只有在父母训练不成功时才会关注其他的二元关系。如果治疗师认为合适的话,可以用婚姻调节问卷去补充访谈和观察数据。

事件前因后果的分析需要父母识别和定位他们试图改变的确切行为。因此,识别训练就很重要,并包括孩子和家长对各自行为的描述。事实上,当父母观察到行为时,他们必须辨别出恰当与不恰当的行为,从而采取相应措施(强化或惩罚)。

戈登和戴维森(Gordon and Davidson,1981)指出,治疗师在决定实施父母行为训练前,应该考虑到四个因素:

1. "首先,评估环境控制可行性的程度"(p.526)。也就是说,要影响一个人所能改变的前因后果,前提必须是对环境有足够的控制力。戈登和戴维森引用三个"职业怪物"的例子来形容压力超负荷的单身家长。

2. "第二,父母间的人际问题可能会妨碍他们合作共事"(p.526),这不等于关系良好的夫妻自然就是成功的父母。相反,在一些婚姻不美满的家庭中,父母出于对孩子的关爱,能撇开家长间的分歧。也就是说,如果父母彼此间可以达到合作共事的程度,父母行为训练会更有效果。

3. "第三,……心理干预因素,类似抑郁和焦虑,可能会严重降低家长在父母行为训练中的受益程度"(p.527)。因此,系统脱敏、认知重组,和/或父母行为的前因和后果的改变,也许是父母训练的必要辅助。

4. "最后,孩子的资源和动机可能会需要不同的干预方式"(p.527)。也就是说,关注如何帮助特别的孩子培养自控力是至关重要的。

在父母行为训练中,持续性评估和观察很重要。在这个模式中,评估和治疗之间的区别是比较模糊的,因为对父母来说,显示已取得的进展的持续性观测图是个重要的强化,尤其是对于那些立刻要"完美孩子"的父母。观察数据还提供了以下信息:步骤是否得到正确应用,以及是否适合特定情况,或者是否有重新制定治疗/试验方案的需要。为了避免家长半途而废,并能从治疗中取得好的效果,治疗师也许会对父母进行积极强化,甚至付钱给他们(Hansen and L'Abate,1982)。

具体的家长训练步骤可以是语言和/或演示的方法。语言方法可以是口头指导和书面材料。演示方法会涉及角色扮演、模仿、行为排练和提示,录像的使用也可以是基于演示方法的一部分。因此,父母和孩子被置于一个情境中,受到观察、培训、提示和鼓励。此外,在某些情况下可能会建议家长咨询,家长咨询的目的是帮助父母识别和解决那些干扰父母训练成功的因素。父母和孩子一样,要成为成功的家长,需要最佳的社会学习环境。由此,如果希望父母技能训练产生有效的结果,他们也许在生活中的其他角色上需要积累一些成功的经验。

由理查德·斯图尔特(Richard Stuart,1969,1980)在治疗伴侣的工作中开发出的后效契约(contingency contracting),也可用在父母行为训练上。后效契约是一种正式的书面协议,它明确了关系中的成员同意交换积极行为。这是一个交换协议,或是关系中每个成员都作出"我将在这些条件下,在此地,及在(或到)此时,做到这点"的声明。合同是双方公开协商的,因为如果是被强迫,或是单方而不是双方同意的,合同就不太可能被履行。同时需要意识到的是,每个亲子契约都会含有强迫的因素,因为在接受或拒绝参与其父母的后效契约上,孩子处于很低的权力地位,但后效契约也可能对青少年特别有用。当父母与"难搞"的青少年发生冲突时,他们通常会再度采用适用孩子小时候的育儿方式。因为青少年正在发展和磨炼他们自己的意见和思想,所以更适合偏向于平等主义的方式。后效契约试图建立的是协商关系,而不是基于威胁,后者对青少年很少起作用。此外,协商契约的过程打开了沟通渠道,这跟契约本身也许同样重要,该契约是具体化双方行动细节的协议。

◆ 行为婚姻治疗

与父母行为训练一样,认知和社会学习理论在行为婚姻治疗中也变得非常重要。尽管许多早期模型（Liberman, 1970; Liberman, Wheeler, deVisser, Kuehnel, and Kuehnel, 1980; Stuart, 1969）几乎完全依赖于操作原理和可观察行为，但近期的模型（Dattilio, 2010; Dattilio and Padesky, 1990; Holtzworth-Munroe and Jacobson, 1991）却意识到了态度和信仰体系变化的重要性，以及行为改变的必要性。因此，认知行为治疗师在整个行为婚姻治疗过程中注重图式、消极核心信念和认知扭曲。他们相信包括改变不切实际的期望在内的认知重组，是帮助伴侣建立更幸福和更持久的婚姻不可或缺的一部分。正如我们前面所提及的，一个重要的态度变化是"对伴侣的接纳"（Dattilio, 2010; Dattilio and Padesky, 1990; Holtzworth-Munroe and Jacobson, 1991）。

事实上，接纳帮助伴侣达到关系的亲密层面，这是因为在一起生活的过程中，伴侣意识到彼此之间存在区别，而非完全一致，从而学会接纳这些区别，放弃对彼此的不切实际的期望。长期以来，沟通和解决问题技能的培训一直是行为婚姻治疗的一部分，马克曼的研究（Markman, 1992; Markman, Renick, Floyd, Stanley, and Clements, 1993）强调了它的重要性。功能性较强的伴侣具有更积极的沟通技术，功能性较弱的伴侣则表现出更多的消极沟通，出现更多的婚姻暴力。

我们已经简要介绍过的另一种方法是蒂鲍尔特和凯利（Thibault and Kelley, 1959）的社会交换理论。此理论用成本和收益的比喻来评估关系中的满意度。我们可以假设，当一对伴侣结婚时，他们会预计收益与成本成正比。当每个配偶的付出程度超过收益程度时，他们会经历婚姻上的摩擦。因此，交换理论认为，个体都在寻求最高收益（满意）和最低成本（不满意），它假设的是配偶双方对对方的满意或不满意都具有控制力。

它进一步假设，如果给出的收益被另一方视为收益，那它会有更大的价值。每个关系都是由其成员按付出/收益率进行判断的，这是一个比较层级，但这个比较层级不是凭空出现的。相反，相对的付出/收益率与个人的期望和可替代关系的存在是密切相关的。这些比较可能会被美化，但它们是每个配偶评估当前关系中很现实的一部分。

由此，两人在步入一段关系时，就带着对付出和回报的某些倾向与期望。每个配偶都将付出一些才会得到一些回报。如果回报超过付出，且回报符合预期，那么配偶会体验到高层次的满足感。反之,付出/回报率从来不是一成不变的,而是受关系的内外经验的调整。因此,稳定的关系意味着满意度。但满意度因每个配偶的个人经验而异,受到任何持续关系中固有的一系列不同挑战的影响。婚姻第五年的某种行为也许不会像第一年的同样的行为那么重要。在婚姻早期,相对于付出,可能会有不成比例的回报。久而久之,随着新鲜感和新奇性的逐步消失,成本将会改变,多年来的持续妥协会有它的代价和收益。

认知和社会学习理论在行为婚姻治疗中,可能比在父母技能训练中更为显著。按照这个模型,重点是放在行为的改变上。然而,调整过的思想(认知)和情感同样被认为是行为改变的前因和后果。这种方法的治疗顺序似乎是认知—行为—认知,其中治疗师扮演的是教育者的角色。来访者能够并切实运用认知信息,这些信息能够被他们在特定行为下的经验所强化,继而又会反过来影响和强化行为与理解。行为婚姻治疗的社会学习理论肯定了关系中人们的相互决定性。由此,个人、行为和情境要素构成了人类互动。如果要了解关系的动态和这些关系的潜在变化,评估这些要素是必不可少的。

婚姻行为治疗的目标包括:(1)增加积极(奖励)行为频率和减少消极(惩罚)行为频率;(2)提高沟通技能;(3)提高解决问题的技能。符合这三类目标的行为是治疗初始和持续评估的重要组成部分。

这三个目标突出了内容与过程之间的差异,强调的是具体行为和具体内容的任务,以及对积极行为比率的增加和对消极行为比率的减少的关注。此外,沟通和问题解决的技能培训注重的是过程,并训练伴侣如何处理将来可能出现的问题。沟通和解决问题的技能被视为夫妇继续一起成功生活的工具。技能训练可能是行为婚姻治疗的重点(Nichols,1984)。

行为婚姻治疗的初始访谈,被视为关系发展史和目前婚姻问题的历史前因的重要数据来源。虽然可能会用到配偶的自我报告,但治疗师偏向于先考虑对配偶互动的观察。在识别和明确定义目标行为的过程中,治疗师帮助伴侣说出他们所期望的行为,而不是令他们不快的行为。伴侣通常很擅长描述他们所不喜欢的行为,却不太会描述他们所期望的行为。从"我希望她不要对我唠叨"到"我希望她多给些爱"的目标转变非常重要。尽管这是积极的目标,但它仍过于笼统。除非它的描述能引发它要表现的一个具体行为的形象,否则就没有定义出目标。例如,可接受的陈述是"他每天都会告诉我一次他爱我",或"她会每周两次给我按摩背部"。定义的精度很重要,因为行为描述越具体,执行可能性就越大,一旦执行,就将获得相应的回报。

婚姻行为治疗师还掌握了许多评估婚姻的工具。其中包含:改变领域问卷（A—C）（Weiss, Hops, and Patterson, 1973）、婚姻状况清单（MSI, Weiss and Cerreto, 1975）、洛克-华莱士婚姻调整测试（MAT, Locke and Wallace, 1959）、二元关系调整量表（DAS, Spanier, 1976）。除了完成这些正式测验以外,伴侣可能还要记录在一周内彼此经历的愉快和不愉快行为的频率。

婚姻行为治疗师的假设是,增加悦人行为的频率比减少非悦人行为的频率要容易。实际上,人不能没有行为,行为的空缺不等于行为的未发生;相反,行为必须要被某事所替代。所以,关注点在于取代非悦人行为的行为,评估关注的是关系的优势。治疗师帮助伴侣将重点从他们不喜欢的行为转移到他们喜欢的行为上;在布置作业时,可能会要求配偶记录伴侣在一周内所做的令人高兴的事情（Azrin, Naster, and Jones, 1973）。期望的转变是脱离惩罚性控制方式,运用积极性控制方式。当然,治疗师意识到不能在治疗早期使用这一干预,因为如果伴侣还没有对改变作好准备,这种做法可能会适得其反。

治疗的一个特色是协助伴侣减少"读心术",明确表达个人所不喜欢的和所期望的是什么。这些表达要以精确的行为语言说明清楚,并且成为有效沟通和解决问题技能的一个重要组成部分。

在治疗的初始阶段,特别是对于高度痛苦的（那些具有高度相互惩罚性控制行为的）伴侣,表达语句类似"我希望你……"会被用来作为交换基础（或一换一）。治疗师可以协助伴侣创建一份条款明确的合同,内容包括在互惠性的交换中每人要给予什么和得到什么,从而促进他们对互动的契约性和互惠性的认识,无论这种认识是积极的还是消极的。

交换合同是后效契约的一种,或者说是一方所做的取决于另一方的合同。当然,这份合同的难度在于,任何不同行为的发生都有赖于另一配偶对合同的履行。在一个极端糟糕的婚姻中,一方可能会把合同当成继续惩罚性控制方法的借口:"我做了我该做的部分,可你没有。"

另一种合同是诚信合同。在这种情况下,每个配偶都被要求按合同行事,无论另一方是否遵循合同中的条款。按规定行事的配偶有权获得事先谈妥的奖励。这种后效契约的一个重要部分是,丈夫选择的奖励不能是对妻子的惩罚,反之亦然。

个人诚信合同是建立在关系发展史上的一种非后效契约(Becvar and Becvar,1986)。例如,伴侣可能会被要求,就各自在关系初期为对方所做的那些细小、重要、有益的事情,在头脑中形成视觉影像。治疗师会提醒他们,琐碎的日常生活近来已经让他们不再有这些行为了。在某种意义上,演变后的合同已经不再是刚才描述过的那种了。它是每个配偶给自己定下的条件,去增加积极行为的发生率并奖励自己的成功表现。每个伴侣会被提示要注意其配偶所增加的积极行为,从而回馈配偶。合同的关键点在于,具体的积极行为只有做这件事的配偶自己知道,这不仅增加惊喜度,还有利于促进两者间的关系。

通常,后效契约以内容为主,针对的是需要改变的具体行为。再次提醒,这种契约的内容是增加悦人行为,而不是减少消极的行为。事实上,你不需要阻止消极行为,只需要加入积极行为;也就是说,当积极的控制方法模式取代令人反感的控制方法模式,并且控制被认为是相互的,注入的正能量也许就能阻止负能量的出现。强调内容是很重要的,但治疗师必须同时关注伴侣协商和具体内容问题进展的过程。沟通和解决问题是治疗中的一个持续性部分,不管伴侣是否明确意识到这一点。

沟通和解决问题的技能训练的重点是,伴侣要清楚地意识到,他们学习具体技能的目的是更有效地沟通和解决问题。治疗师通过讲解或模拟演示,教授伴侣有效沟通和解决问题的基本原则。模拟相当有用,通过观察和模仿"专家"治疗师,伴侣会获得替代性奖励,因为其模仿的是一位"受尊敬"的治疗师(Jacobson,1981)。

技能训练的另一个重要方面是行为演练。这意味着在治疗期间练习所期望取得的新行为,并从治疗师和配偶那里得到反馈。治疗师演示反馈过程,伴侣通过观察这个过程而学会这一方法。治疗师还会向每位配偶,就他或她如何提供反馈提出意见。视频和录音为沟通技能、解决问题和反馈提供了重要的信息。

按照这个模式的基本假设,世界上的行为被分成不同的部分,并且在学习新技能的过程中,治疗过程可以被视为是塑造,或者是对逐步改进的反馈和强化。

需要学习的具体沟通技巧包括：眼神交流;用"我"开头的陈述句("我认为"或"我觉得");自我情感的坦白("我是"或"我感到高兴");释义和共情的技巧("我听到你说……"或"你对每周有两次背部按摩很期待呀");以及直接说出被要求做的是什么("当我给你按摩背部时,你要我更集中地按你的肩膀")。不同的治疗师对具体技能的重要性会有不同的见解,但重点始终是任务和问题,而不是宣泄或发泄负面情绪(Becvar and Becvar,1997)。这种任务导向对行为方法很重要,因为它假设的是宣泄或情感发泄会让问题变得更糟,伴侣会被引回到他们用非悦人的方式进行控制的常规模式。解决问题的技能训练注重具体问题,是"面向未来并以解决问题为焦点"(Jacobson,1981,p.576),而不是一个注重讨论过去的模型。雅各布森还提出,问题解决技能训练中的一个重要方面是,"行为治疗师的目标不是把愤怒及它所带来的一系列后果从婚姻中根除,而仅仅是帮助伴侣区分开争吵与解决问题"(p.576)。

定义问题与共同寻找解决方案是婚姻行为治疗的两个不同阶段,保持这种区分很重要(Jacobson,1981)。雅各布森解决问题的基本原则包括:(1)"每次只讨论一个问题";(2)用"释义"帮助每个配偶去倾听并让另一方感到被理解,从而提高每个配偶理解并考虑对方观点的程度;(3)"避免读心术或认为对方别有动机";(4)"避免恶语伤人和其他令人反感的互动",当一个人从问题陈述中悟出其他动机时,就可能出现这种情形(p.577)。

定义问题的更具体的技能包括:(1)在陈述问题时,总是从一些优点开始("我非常感谢你在过去几周所做的许多小事情");(2)以精确的行为描述去定义问题("我意识到在提出我们外出玩时,大多数是我主动,我希望你可以多提议我们一起外出玩玩");(3)表达情感("当我们外出时,我会有责任感,担心你是否开心");(4)确定配偶双方都知道,在问题的保持上彼此都扮演了相互性角色("我一直起头,这可能妨碍了你的主动性"或"我不带头,你就要主动"或"你越主动,我就越不用主动,而我越不做,你就做得越多");(5)保持问题定义的简洁性(Jacobson,1981)。

在定义问题之后,讨论的其余部分将集中在解决方案上。制定可能的解决方案是一种无限制性、无批评性的解决方案过程,被称为"头脑风暴"。荒谬和幽默的建议能为解决方案增添创造力色彩。"行为改变应基于相互性和妥协"

（Jacobson，1981，p.579），因此，配偶双方行为的改变至关重要。此外，在提出的解决方案中，期望的行为改变如果给一方伴侣带来更大压力的话，这个方案就行不通。这些规则所强化的观点是，伴侣要同舟共济，一起承担解决问题的责任。无论达成何种解决方案，双方都必须精确地把内容描述出来并书面说明——配偶双方在何时、多久、在什么条件下、同意哪些行为改变。

值得注意的是，尽管存在常见的误解，但情感始终在认知行为治疗的过程中充当重要的角色。认知和行为这两个术语看上去似乎与情感沾不上边，然而情感反应的各个方面实际上都是行为认知方法的核心组成部分。行为认知方法背后的理论所支持的观点是，情感、生理反应和行为深受认知的影响，以及在这些领域中存在着相互作用的过程。认知行为治疗关注思维、情感、行为和生理学之间的复杂的跨学科关系，在追寻帮助伴侣和家庭成员实现改变上，它选择了一种具体的方法。因此，情感调节被视为成功与否的关键，并在信息处理上与认知图式同样具有高度的影响力。爱泼斯坦和鲍科姆（Epstein and Baucom，2002）详细描述了问题的优势和劣势，这不仅涉及个体在亲密关系情境中的情感体验，还涉及个体向重要他人表达这些情感。当前的治疗伴侣和家庭的认知行为疗法，已更明确地接纳了情感概念，并结合使用了一些最近开发的辅助治疗方法，如基于接纳的技术和正念疗法（Dattilio，2010）。

这些行为婚姻治疗的一般原则包含两方面的问题，即内容和过程，在实践中两者都被融入整个疗程。尽管已经创建了各式各样的模型，但它们的主题都是相同的，更多是反映治疗师风格和偏好的差异，而非基本假设的不同。

◆ 家庭功能治疗

家庭功能治疗（Alexander and Parsons，1973，1982；Barton and Alexander，1981；Morris et al.，1988）是结合了系统论、行为主义和认知治疗的综合性疗法。采用这种方法的治疗师所基于的立场是，所有家庭成员的所有行为都具有适应性。在初始评估阶段，治疗师试图弄清家庭成员的行为的目的，或想要获得的结果；也就是说，为什么一个行为会存在，为什么会得到其他家庭成员的维护；治疗师试图找到家庭系统中每个成员所获得的人际回报。其焦点是认知和行为：家庭成员本人对他人行为的理解，以及每个成员可能呈现的具体问题。行为改变和技能训练(教育)对家庭功能治疗师的工作来说很重要。同样重要的还有重新给予标签,即提供不同归因(改变认知),或针对家庭成员的行为给予不同的诠释,这可能是对问题在家庭中的功能作出的明确表态。重新给予标签还起到阻止自动思维、情感和行为的作用。问题行为在家庭中的作用不容小觑,因此,治疗师不会试图改变这些功能。

◆ 联合性治疗

马斯特斯和约翰逊出版的《人类性功能障碍》(*Human Sexual Inadequacy*, Masters and Johnson, 1970)一书,将联合性治疗引入大众的视野。事实上,性行为是一个至关重要的关系议题,性问题可能是家庭治疗师会遇到的众多问题之一。对于性问题是伴侣间的其他关系问题的症状(Kaplan, 1974),还是单纯的性问题,在这个领域仍然没有答案。然而,如同看待任何问题那样,在把某事看成问题时,对于它应该或不应该发生什么,一定得有些概念和预期。鉴于社会有着长期通过它的许多机构传播性禁忌和抑制思想的历史,它定调了当今的冲突,这并不足为奇。也就是说,鉴于大众媒体和专业文献在谈论接受自我性取向和享受性行为的重要性上的相对近期的转变,这个领域出现紧张气氛可能是不可避免的。此外,男性和女性在他们生活的其他方面所被定位的角色,在近期也有了不少变化,这难免会溜进伴侣的卧房中。

联合性治疗与婚姻行为治疗存在很多相似之处,这也许并不令人惊讶。因此,性行为治疗师是一名教育者,教授(学习者)性生理学和性技巧,改变不具有适应性的行为模式和认知,以及使用直接的方法减少焦虑和提高技能表现。海曼和罗皮科罗(Heiman and LoPiccolo, 1981)指出,"性教育、性技术和沟通的技能训练以及态度改变步骤是'行为治疗'和'性治疗'的常见要素"(p.594)。

健康的性关系

我们已经提过,个人对问题的定义与自身的期望和实际经验有关。每对夫妇的亲密经历是独特的,因此讨论性功能的正常与否是不合适的,但我们可以从呈现的问题上推断出所希望的目标。因此,一般议题会涉及对性生活的满意度、多样性、兴奋度与性高潮程度,以及接受自己和伴侣的性取向。当然,在任何独特的关系中,"常态"的关键点是,伴侣之间对于什么是满意所能够达成的共识。

海曼等人（Heiman et al., 1981）谈论了性关系中的基本因素,其中包括：
(1)性角色的"灵活性"；(2)"开放性",或"接受度和表达度"；(3)"主动亲
密和参与",或让伴侣在"关系中感到受重视",表达另一方所在意的关怀和照
顾,传达对亲密的渴望,以及尝试适应伴侣的"反应"；(4)"信任和承诺",或愿
意暴露自己的脆弱之处,具有自发性,无拘无束；(5)"爱"；(6)"性吸引"；
(7)"自由、自主、责任"(pp.597-598)。

这些基本关系因素会影响到期望度,并成为与现实作对比的标准,从而产生
问题。同样,对问题的体验会暴露出期望与现实之间的差距。当然,这并非性问
题所独有的。

治疗策略/干预

性功能障碍的治疗需要强调概念化问题的一些方法。卡普兰(Kaplan,
1974)提供了一个有用的三阶段模式。第一阶段是性欲,其中的问题可能涉及太
少或太多的欲望。第二阶段与性兴奋有关,女性问题可能是缺乏性唤起,而男性
问题可能是勃起功能障碍。第三阶段被称为性高潮,其中的问题可能包括男性
的早泄和射精延迟,以及女性的无高潮。

要了解性问题的一个重要方面是要考虑到身体机能失调的可能性,这包括
受伤、神经系统疾病或药物使用(合法或非法)。因此,评估过程必须包括对这
一关键维度的考虑,并可能要求来访者做体检以及采纳适当的建议。

要考虑到的心理因素包括已成为当前情境一部分的历史信息,这些可能是
期望、对性行为的内疚感、信任、宗教的成长经历、性表现的焦虑、虐待经历和自
卑。配偶将他们的个人历史带进关系,这些历史中的一部分是对自我、婚姻、性
和关系的态度。

还需要考虑的是关系因素,它可以反映出以前关系和当前关系的动态。海
曼等人(Heiman et al.,1981)就此提出了他们的看法,认为"功能障碍在关系结
构和每个人的心理需求上起到很大的作用"(p.601)。换言之,性功能障碍也许
显示的是关系问题的症状,因为这些症状起到的作用是维持伴侣间的特定互动
模式。

在我们所描述的各种问题中,评估应该是多维度的。它应该包括历史、目前
的性生活、信仰、对性的态度和期望等方面,以及伴侣关系的更多模式,当然生理

或医学因素也应被考虑在内。

与行为婚姻治疗一样，行为性治疗需要制定目标。这可能会涉及妥协或克服在对性关系期望上存在的差异等因素。一般而言，最终的目标是让夫妻双方在期望、态度和经历上变得更加和谐。因此，互惠理念对于这类协商方式是非常重要的。

同样与婚姻行为治疗一致的地方是改善沟通（直接说出自己的性偏好并互相理解），这是联合性治疗的主要焦点。沟通训练的一部分涉及性知识、提高性快感的方法和扩大其他性行为的选择范围。

除了关注性功能障碍问题外，治疗师工作中另一个重要部分是要注意到存在于关系中的重要问题，以便必要时及时调整方向或转诊。从行为治疗的角度来看，同样重要的是关注个体的精神病理以及伴侣在治疗中不同层次的动机。

在这个疗法中，治疗师扮演积极的角色。他们也许会提供信息、促进沟通，或纠正错误信息；也许会用各种不同的教学方法，包括为来访者提供有关生理和性反应分析的电影、书籍和其他特别工具。此外，治疗师还提倡坦诚沟通。治疗师知识渊博且有能力是很重要的，这是与来访者建立信任关系的一个必要基础，从而能够公开讨论在关系方面涉及禁忌和抑制的话题。事实上，这种公开讨论可能足以解决问题，因为这个讨论是影响性互动总体关系改善的一部分。

行为性治疗技能可以包括减少焦虑的系统脱敏（Wolpe，1958），或帮助伴侣克服性抑制和社会抑制，或学会表达个人喜好的自信训练（Lazarus，1965）。自信训练可以与沟通技能训练配合进行，通过训练，情侣学会制造亲密氛围，主动发起性行为。这种沟通训练可能包括帮助伴侣以一种既不会破坏亲密关系，也不会破坏两者其他关系的方式说"不"。也就是说，伴侣要学会如何发起和拒绝性行为。

非生殖器官按摩的感知聚焦方法可以治疗性抑制并改善性交流（Kaplan，1974）。掌握这个技巧，伴侣能通过触摸更了解彼此的肢体，从而帮助他们学会告诉对方哪些肢体部位能给他们带来快感。在感知聚焦的过程中，不允许发生生殖器官的接触或性交，这种感知聚焦是体内脱敏技巧的一部分，也是降低焦虑的关键。减少焦虑，克服抑制，改变态度，这些可能都是治疗性功能障碍的众多技巧中的关键部分。

各式各样的技巧会被用在特定功能障碍上。其中,能够治疗的功能障碍有早泄(挤压技巧)、勃起失败(减少对表现的焦虑,建议男性不需要勃起的悖论指令)和无高潮功能障碍(通过指导自慰或教育去帮助女性熟悉其生殖器官并接受性行为)。对以上和其他技巧的详细了解不在我们目前讨论的范畴之内,但对家庭治疗师来说,熟悉联合性治疗中的许多可选择方案,以及性功能障碍在生理、心理和关系方面所出现的问题,是非常重要的。

五、系统一致性

　　家庭治疗的行为方法建立在个体心理学和新实证主义世界观的假设上,因此,基于系统论/控制论的假设的批判完全不恰当,而更重要的问题是这些方法是否有资格成为家庭治疗的范例。如果一个人认为家庭治疗是一种理论,而不是有关特定的利益群体,如父母、伴侣、婚姻或家庭,那么答案就是否定的。

　　另一方面,行为方法的一些实用层面与控制论的理念还是很匹配的。也就是说,问题由来访者定义,且不假设健康或正常的理想模式。其强调的是技能,因此注重的是过程维度。在一定程度上,相互决定论不言而喻,就如融合了系统导向的认知行为方法,承认循环性和相互影响。此外,尽管人们一般是以线性形式去描述行为的前因和后果,但这是种任意分割,所以可以被反向定义。

　　作为传统科学和治疗的模式,行为方法比我们讨论过的任何其他方法都更容易给予评估。在一种把科学看得格外重要的文化中,这是非常难得的。事实上,这些方法已在各种情况下证明了有效性,所以不能因为系统的不一致性而忽视它们。

第 13 章

后 现 代 疗 法

在本章中,我们的博物馆之游将从了解家庭治疗的各种开创性方法,辗转到被冠以"后现代"之名的几种新方法。一方面,每个治疗师都是逐渐地形成自己的治疗方法;另一方面,每个专业领域都会同时出现几个足够突出和完善的方法,而得到广泛认可,这些方法最终可能会成为这个领域公认观点中的一部分。然而,不管它们的最终结果如何,任何新方法都有其独到之处,可以挑战、激发想象力或帮助人们提出不同的问题。新的操作方式的重要意义在于,所有领域都需要随机的来源,或者可能是具有意义的差异。缺乏这种差异可能会使这个领域的发展过程呈现循环性;也就是说,它们可能会回到原来的位置,从而定义的是僵化的结构。

本章所挑选和介绍的家庭治疗方法是与后现代主义观点相一致的一些模式。鉴于这个导向,我们认为它们也同样符合二阶控制论的观点,所包括的方法来自汤姆·安德森(Tom Andersen)、威廉·奥汉隆(William O'Hanlon)、史蒂夫·德沙泽(Steve de Shazer)、迈克尔·怀特(Michael White)和大卫·爱普斯顿(David Epston)、哈琳·安德森(Harlene Anderson)和哈里·古利西安(Harry Goolishian)等人。

你可能还记得,在第二部分的介绍中,我们强调了现代主义/结构主义与后现代主义/社会建构主义传统之间的区别。因此,在第6章到第12章中,我们介绍了许多模式,其中思考和假设了超越独特情境的普遍规则、习俗、建构和行为,并识别出所有不同的过程。对我们来说,这些模式通常代表了婚姻和家庭治疗领域的公认观点,唯一的例外是心智研究院的沟通疗法,我们认为这个方法与二阶控制论/后现代主义导向的模式更相似。在与现代主义/结构主义传统一致的治疗方法中,治疗师变成了专家(如教练、舞蹈指导、导演),根据自己的理论制定目标,并将"真正的"问题视为隶属于系统本身的潜在结构缺陷或错误的过程。

反之,我们将二阶控制论/后现代主义治疗师描述为"质疑涉及宏大主题和包罗万象的理论……因为没有一个社会理论能脱离特定情境和价值体系去宣称其有效性"(Doherty,1991,p.40)。我们还认为后现代模式的治疗与二阶控制论的观点非常相似。后现代主义治疗师的特点是参与者—观察者,他们视治疗为他们与来访者系统之间的合作过程。治疗师与来访者共同解构来访者需要咨询的普遍真理所定义的故事,并与来访者合作建构新故事,从而解决/解除被当前故事定义的问题。因此,治疗师也许会被视为更"以来访者为中心"(重新挖掘出罗杰斯很久以前就有的理念),而非"以理论为中心";也就是说,把重点更多地放在来访者身上,而不是去预想来访者系统中"到底"发生了什么。治疗的目标不是强加给来访者一些规范性方法(按照治疗师的理论),即来访者系统应该如何。这种治疗方式更类似于谈话。

我们简要回顾一下二阶控制论的假设:

1. 现实来自观察者所分割的差异和区别。

2. 现实由此被创建,从而把一个人的态度和行为转向自我、个人关系、感知的问题以及世界。

3. 存在许多可能的意义(多重性),而非唯一的"真正的"意义(单一性),所以我们的想象力决定我们能创建多少个新世界。

4. 每个生命系统都由"建构决定",它只能在建构(世界观或意识生态)范围内行事,因此只能在现有关联模式的范围内保持联系。

5. 生命系统是自治系统,按其结构,它会自行决定何时改变、如何改变、采取何种形式的改变,或是否停止存在。

按照这些假设,治疗师会:(1)传达对系统的现有结构的尊重;(2)明白系统在现存的意识生态下已经尽其所能,这就是它自己的现实;(3)分享同一世界的不同版本,以便与系统的现有结构进行"结构耦合"。这些不同版本的世界可能是"有意义的差异"的来源(Bateson,1972,p.453),如果它们（1）既不会太小而受到忽略，也不会太大而扰乱系统；（2）沟通是以尊重系统的现存建构为基础；（3）没有咄咄逼人之感（即，是扰动而不是干预）；（4）足够有趣，或能结构耦合；（5）在安全的氛围下沟通。以下各种方法的临床运用在不同程度上都符合后现代主义的假设，所以它们被归类于后现代主义。同时，重要的一点是，如果我们要完全遵循二阶控制论／后现代的理念，那么来访者系统做什么都是合理的，我们要尊重这个现实，那么治疗的意义就不存在了。

一、反思团队：汤姆·安德森

在我们看来,汤姆·安德森和他的挪威同事（Andersen,1987,1991,1992,1993)所开发的方法,显然与后现代／二阶控制论观点是一致的。安德森的这个观点的形成,从他就读于医学院时就开始了。在随后的四年中,他成为家庭医生并继续探索。也就是在此期间,安德森开始关注疾病的社会情境并产生好奇心。虽然成为精神科医生没能为他提供什么答案,但许多问题因此而生：

> 除了"精神病患者"可以被引向健康状态的观点外,是否还有其他选择？除了把"精神病患者"与他们的家人、朋友、工作等分开外,是否还有其他选择？除了称"病人"为"病人"外,是否还有其他称呼？是否有替代传统治疗的其他选择(如被关在房间里、不经本人同意的药物治疗、行为的调整等)会更适合"病人"所处的情境——家庭、朋友、工作、社区？（Andersen,1992,p.56)

对这些问题的考虑,使得安德森和他的同事们对源于米纽钦、黑利和心智研究院的工作原理进行研究并尝试运用,但成功率比预想的要低。他们接着寻求对家庭及其问题的"明智"理解,以及如何处理这些问题的"明智"指南,并研究了贝特森、米兰团队的博斯克洛和切金,以及艾克曼学院的霍夫曼和佩恩等人的想法。然而,他们感到试图应用从专家角度出发的米兰团队的做法似乎不太合适,并观察到,"'我们是这么看的',或'我们是这么理解的',或'我要你这么做'等说法不如"'除了你们所看到的,我们还看到了这个',或'除了你所理解的,我们还理解这个',或'除了你自己已经试过的,我们觉得你不如试下这个'"等说法恰当(Andersen,1992,p.57)。

在艾娜·斯科尔彭(Aina Skorpen)的帮助下,安德森阐述了治疗过程的一个重要问题:"为什么我们要隐藏我们对家庭的讨论?"(Andersen,1992,p.57)。1985年,当建议让家庭和访谈者都听一下在观察该家庭和访谈者的团队的想法时,这为"反思团队"概念打开了思路。分享反思团队对家庭的想法分割了"公共语言"和"秘密语言",而后者是专业人士、知识分子和学者的语言。公开的反思将"专业语言推向日常语言"(p.58),或者说促进了可以被共同理解的语言。

这种过程的转变也把治疗师推向参与者—观察者的角色。然而,这个过程尚未结束,随着团队开始反思差异概念,其演变仍在继续,即,贝特森所称的"信息基本单位"的差异和他的"有意义"的差异。于是,团队开始思考,多少差异对改变来说会是足够大的差异(太不寻常)?团队开始进行观察,意识到来访者会自己给出线索,并对来访者的参与度和对谈话的不适之处保持敏感。使用马图拉纳(Maturana)和瓦雷拉(Varela)的语言,他们注意到差异的重要性,但是无法被融合的差异可能意味着系统的瓦解。

安德森(Andersen,1992)还注意到,团队在一起交谈时所产生的想法,比他们在默默观察时要少。此外,团队还意识到,在反思开始时,描述访谈中所发生的事件是很重要的,例如,"当我听到……"或"当我看到……我想到……"另外,他们认为反馈必须真正地体现出其性质;也就是说,必须以不确定性或试探性的口气表达:"'我不确定,但在我看来……'或'我对此想法让我琢磨……'"(p.60)另一个重要概念是,来访者有能力拒绝——选择是否听取团队的意见。

基于"任何事情其本身不具有消极性;当听者认为它是消极时,它才变成是消极的"这一理念(Andersen,1992,p.60),团队成员被鼓励不要给出"消极"赋义。因此,会把"我无法理解为什么他们不尝试这个或那个"转化为"我想知道,如果他们试了,会发生什么……"反思过程的另一个重要方面是,团队成员要看着彼此,不要看着倾听者。这样,来访者就可以更自由地选择是否听取团队的反馈。

当谈话转回家庭和访谈者时,新的对话和/或新的理解就可能产生。这个过程着重假设的一个理念是,有许多方法可以解释一种情况,而不是唯一对的或正确的方法。正如安德森(Andersen,1992)所言,"坦率地说,我们与生活'本身'

无关,而与我们的理解有关"(p.61)。

安德森认为,访谈中的前两个问题很重要:"你想如何利用这次访谈?"可以避免让人感到有些预先决定好的行动计划;"你在访谈中想讨论些什么?"可以为那些渴望发言和不愿发言的人创造条件。实际上,安德森(Andersen,1987)认为,通常在家庭中会有一个成员不太愿意改变,这个人会倾向于控制治疗过程。除了意识到这种可能性以外,帮助家庭成员感到足够轻松,从而可以"谈论这个话题"也是很重要的。所涉及的话题可能会关于团队的使用、在哪里见面,以及在家里与谁讨论什么问题。

如果没有团队,访谈者可以进行"内围和外围的对话",让家庭成员思考一下他们听到其他家庭成员说了些什么,然后请家庭成员就其他成员的反馈,谈谈自己的想法。访谈者也可以反思自己的想法,并要求家人反馈他们所听到的内容。安德森(Andersen,1992)称此为"反思过程"(p.63)。

安德森(Andersen,1993)指出,对于只聆听而避免冲动地去揣测来访者所说的意思,他对此同样是有所挣扎的。然而,他认为聆听很重要,称这个为"同在",而且只提和来访者刚刚谈及的内容有关的问题。他鼓励要等到来访者"说"完和"思考"结束[1991,p.63(加以强调)]。海德格尔、伽达默尔和格根(Heidegger,Gadamer,and Gergen)的研究注重的是隐喻和语言的使用,基于这些研究,安德森的观察如下:

> 与自己和/或别人说话是一种自我定义的方式。从这个角度来看,在我们使用语言的那一刻,我们就被定义了自己是什么样的人……对新意义的探索通常包括对新言语的探索,是我们在寻找自己感到最舒适的自我。所谓的"治疗"谈话也许可以被视为一种探索,探索新的描述、新的理解、新的意义、词语的新的细微差异,而最终是寻找自我的新定义。(Andersen, 1992,p.65)

在2007年去世前,安德森已经扩展了反思团队的运用范畴,把这个过程用于瑞典的监狱系统、南非的艾滋病毒/艾滋病社区、阿根廷的教育系统、巴西的无业游民服务站,以及德国北部的心理健康治疗诊所(Anderson and Jensen,2007)。

无论针对哪种群体,他所秉持的态度始终是尊重来访者、建立合作关系以及参加有意义的对话。基于这个侧重点,在接下来的内容中,我们将总结安德森(Andersen,1987)所倡导的治疗师和团队的行为。

◆ 治疗师行为

治疗师或团队中的某一成员应该解释治疗的设置和过程。一旦来访者同意反思团队的加入,治疗师便可以通过提问进行扰动,并且会注意来访者在回答问题时所表露出来的情感。首先,治疗师的询问要集中在来访者是如何决定要来咨询的话题上,这包括是谁的想法,那个人接下来跟谁谈了这个想法,其他人的反应如何,谁最赞同这个想法以及谁最不赞同这个想法。有关咨询决定的另外的问题会是,如果第一个提出咨询建议的人没有这么做的话,是否会有其他人这样做,是否对前来咨询进行过交谈,谁对治疗最感兴趣,以及什么是每个人所期望得到的结果。

在谈完这类话题后,治疗师开始探索问题,让每个人去定义问题,看谁同意或不同意所下的定义。接下来的问话会针对历史问题,比如:问题是何时开始的;随着时间的推移有什么变化及如何理解这些变化;哪些家庭成员和机构介入并在试图解决问题,以及他人对这些尝试的反应如何;如果尝试了不同的方法,可能会产生什么样的结果;以及如果对于所发生的事情讲述了不同版本的故事,可能会产生什么影响。

花了足够的时间在这类问题的答案上之后,治疗师要意识到,团队也许会想分享一些他们的看法。在经得来访者的同意后,治疗师会提醒来访者,他们可以自由选择是否聆听、反思或不反思团队的意见。当团队给出反馈时,治疗师会观察来访者的反应。

当团队结束评论后,治疗师会引导接下来的流程,询问来访者是否听到一些他们接受或不接受的、有趣或无聊的、与他们自己的观点相匹配或矛盾的想法和内容。当团队在谈论时,治疗师也可能会就自己所听到的任何有影响力的想法做出反馈。对团队来说,这些反馈都是以温和、推测性的态度进行的。

◆ 反思团队的行为

在治疗师与来访者进行访谈的第一部分中,团队的任务是安静地倾听并观察发生了什么。他们要考虑到来访者的选座情况,以及家庭成员在对话中一致或不一致的点。同时,还要注意到家庭的内在亲密度。团队会等待治疗师的召唤,但在适当的时候,他们也可以敲一下治疗室的门,让治疗师和来访者知道,他们希望分享一些想法。

随后,团队会分享他们的观点,彼此之间提出不同的意见。带着这样那样的疑惑,尝试性指出每个观察细节。与其作出解答或者评论非语言行为,他们更希望的是播下新想法的种子,但这些种子可能也可能不被来访者接受。在此过程中,团队试图以符合家庭风格的方式与他们沟通。这个过程的主要特点是尊重来访者。

二、解决方案导向治疗:威廉·奥汉隆

喜欢让人称他为比尔的威廉·奥汉隆(William O'Hanlon)是跟随催眠治疗师弥尔顿·埃里克森学习治疗的,并且奥汉隆与他的几个共事者维纳·戴维斯和威尔克所基于的治疗模式是解决方案导向治疗,反映的是相同于在大多数埃里克森的临床工作中所体现的实用主义。奥汉隆认为人们受困于两方面:(1)把问题定义为问题的意义框架;(2)必然是与定义问题的特定框架相一致的老一套的解决方案。虽然任何框架都受限于一定数量的备选方案,但问题在于没有去质疑定义问题和尝试解决方案的框架假设。如果检视了框架假设,问题就可以被重新定义,从而可以获得新的解决方案。

奥汉隆的观点基于后现代主义理念,即现实是多视角性的:"以解决方案为导向的治疗师认为,一个人的生活不存在任何单一'正确'或'有效'的方式。"(O'Hanlon and Weiner-Davis,1989,p.44)由此,现实不是被给定的,意义和感知融于语言之中,语言是变化的工具,反映在使用的词汇之中;语言是世界观的镜子。

语言被描述为一个互动的过程,它是由三个目标通过协商而形成的:(1)"改变情况中被视为有问题的'做法'";(2)"改变对被视为有问题的情况的'看法'";(3)"寻找资源、解决方案和优势以解决被视为问题的情况"(O'Hanlon and Weiner-Davis,1989,p.126)。治疗师试图通过治疗互动去"调整"来访者的抱怨。解决问题导向观点倡导的是单一正常的家庭模式不存在,"我们已经认识到,在一个家庭中或一个人身上所不能被接受的行为,在另一个家庭

中或另一个人身上是可取的行为"(O'Hanlon and Wilk,1987,p.44)。

它更深层次地假设了家庭问题不存在潜在目的或不可告人的动机,并且来访者确实想作出改变。人们被认为具备能力和资源去解决他们的问题,这并不是通过试图解决问题,而是通过建构问题的解决方案。因此,治疗师努力让来访者成功做出些小改变以自我激励;因为"一旦有了积极的小变化,人会变得乐观,也就有信心去应对更多的改变"(O'Hanlon and Weiner-Davis,1989,p.42)。奥汉隆(O'Hanlon,1993a)把其治疗方法中的两个指导性原则描述为:一是接纳,这是指来访者应受到尊重和肯定;二是可能性的态度,或相信解决问题和改变是可能的。

奥汉隆的解决方案导向治疗是对话式的,他强调普通语言的使用:

> 一只不知道我们在做心理治疗的"墙上的苍蝇",可能很难确定我们在做什么:它所看到和听到的只是很普通的对话。之所以这种对话被定义为心理治疗,是因为我们在有目标地进行对话。(O'Hanlon and Wilk,1987,p.177)

此外,通过"加入""描述问题""找到问题的例外""问题行为的例子描述""正常化"和"目标设定"等步骤,治疗从问题导向转向解决问题导向(O'Hanlon and Weiner-Davis,1989,pp.75-103)。治疗师担任积极的角色,将对话引向以目标为导向的解决方案。

奥汉隆(O'Hanlon,1993a,p.14)对"人生的三大区域"作出区分:经验、行动和故事。在他看来,最重要的是首先肯定来访者的经历。这个肯定涉及"承认"或告诉来访者他的经历既有效也有价值;"准许"来访者去"感受、体验、思考或行事";以及"包容",或是在不阻碍解决方案形成的前提下,把来访者的经历融入于对话之中。

第二是行动区域,指的是人们的什么行为实际上或潜在地受到他们自己的特意影响(O'Hanlon,1993a,p.15)。通过治疗对话,治疗师的谈话关注点是把来访者的行动"引向指定的目标",而非"偏离指定的目标"。

奥汉隆的第三个区域是故事。这个区域是指"对于治疗中呈现的问题,来访者及其另一半所表现出的想法、信念、参考框架和语言习惯"(p.15)。奥汉隆指出,就如同行动,有些故事被接受,有些则不然,这取决于故事是否会引导来访者朝向或远离指定的目标。

在这个方法中,尽管治疗师是创建合作性解决方案导向对话的专家,但其仍将来访者看成是自己生活的专家。因此,来访者被认为是有优势和资源的,只不过是被卡顿在不起作用的冗余性尝试解决问题方案的模式中。治疗师认为解决问题存在其他方法,并可能会帮助来访者关注他们过去的成功经历。治疗师会不断给予希望和鼓励。对于伴侣,治疗师可能会帮助其"重写他们的爱情故事"(Hudson and O'Hanlon,1992),并把这些生活中的爱情故事带进他们的关系中。以下内容是对治疗师行为所作的一个概括,它符合奥汉隆的治疗方法(Gale,1991;O'Hanlon,1993a;O'Hanlon and Weiner-Davis,1989;O'Hanlon and Wilk,1987)。

◆ 治疗师行为

奥汉隆的方法的基本目标是,建立相对于问题情况和对该问题的感知方式的新行为模式。这涉及注重和利用相关可用的资源与能力,以定义和找到解决方案为目标。在整个疗程中,治疗师围绕肯定和可能性进行思考与行动。过程步骤包括加入、描述问题、寻找问题的例外、正常化以及目标设定等。

盖尔(Gale,1991,pp.43-44)回顾了奥汉隆和威尔克(O'Hanlon and Wilk,1987)以及奥汉隆和维纳-戴维斯(O'Hanlon and Weiner-Davis,1989)的工作,描述了10项与奥汉隆的解决方案导向疗法一致的干预措施。然而,按奥汉隆和威尔克的说法,任何这样的列表更多是具有说明色彩,并不能包括所有相关内容,不应被视为"死板的程序,而只应作为治疗师的指南"(p.110)。遵循这种思路,指南内容如下:

1. 加入的尝试是通过使用来访者的语言(单词、短语或隐喻)和副语言(情绪基调),使来访者感到被理解。

2. "预测变化"问题的使用,其中暗示了即将发生变化的假设,这些是有关"何时"而非"如果"的问题。

3. 使用"多项选择题",其中会融入治疗师希望来访者所要发展的方向的可能性答案。

4. "治疗打断"的使用是一种干预,它把谈话重新引向更有益或更具目标导向的解决方案。

5. "正常化问题"是干预方法的一个基本类别,它把问题定义为日常现象而非病症。

6. "稍加改动的总结"是一种干预,它总结之前的谈话,但把矛头转向解决方案的导向。

7. "利用"是一个接受而非拒绝、反对或抵制来访者观点的过程,它为"来访者在其当下与终点目标之间搭起了一座桥梁"(O'Hanlon and Wilk, 1987, p.133)。

8. "提供显而易见的解决方案"或提出常识性建议,即新行为或替代性表达。

9. "引入疑问"质疑来访者的问题所基于的假设和理念的干预方法。

10. "关注未来"是向具体明确的目标努力的一种方式,其中可能包括预测影响成功的障碍。

三、焦点解决治疗:史蒂夫·德沙泽

直到 2005 年去世,史蒂夫·德沙泽(Steve de Shazer)一直是威斯康星州密尔沃基短程治疗中心的联合创始人和高级研究员。在德沙泽的短程治疗导向中,他提到在心智研究院的早期工作对他所产生的影响。此外,德沙泽和他的妻子兼同事茵素·金·柏格(Insoo Kim Berg)接纳了社会建构主义观点,开发了焦点解决治疗,他们所秉持的观点是语言构成个体的经验现实。

德沙泽的疗法和奥汉隆的疗法之间存在许多相似之处,也有许多不同,尤其是如何讲治疗的故事。我们重点考虑它们的差异和各自处理语言治疗的不同方式,并分开对待它们。然而,就像奥汉隆一样,德沙泽的治疗更专注于帮助来访者找到解决方案,而非解决问题。

德沙泽(de Shazer, 1991)清晰地表明了他的治疗所基于的哲学和理论,赞扬了他的学生们所提出的问题,并指出正是这些问题的答案构成了他的研究成果的精髓。他注意到学生常常会问"因果关系"方面的问题(即,它是如何运作的?)。德沙泽的立场是,我们无法理解它是如何运作的,唯一能知道的是它在运作。从这里我们可以摸索到他的哲学和理论的线索,这是我们所称的元哲学立场。试图了解事物的运作方式涉及推测、讲故事以及想象。与他的治疗相一致,德沙泽的回答是,"想出你自己的答案;你的与我的一样好,或比我的更好"(p.xviii)。

与更传统的治疗思维和他在心智研究院的早期培训恰恰相反,德沙泽(de Shazer,1991)作出了一些值得推敲的惊人的断言:"'要解决问题,你不需要知道什么是问题',或者'问题或抱怨不一定与解决方案有关',或者'解决方案不一定与问题有关'。"(p. xiii)这些断言对问题与解决方案之间通常存在着不可避免的联系的观点提出了挑战。

鉴于被要求解释其断言,德沙泽试图阐明(或许虚构)基于其研究工作的哲学/理论,为此他提供了家庭治疗、系统,以及结构主义与后结构主义思想和语言的许多常规定义。就他从维特根斯坦(Wittgenstein)和德里达(Derrida)等人的研究工作中衍生而来的观点来看,他描述的是二阶控制论/后现代主义的立场。在我们仔细分析这个治疗的过程和形式时,会去展示德沙泽在与来访者"对话"的过程中可能用过的一些典型行为,因为隐含在这些行为中的是他的哲学/理论假设。

"你怎么知道你抑郁了?"这一提问显示的是结构主义观点,因为治疗师让来访者口头表达出他说自己抑郁了的自我认知。德沙泽可能会这样组句:"你把自己形容为抑郁的标准是什么?"这个问题试图打开的是一扇门或一扇窗,因为"发生了什么的含义被放入潜在含义的海洋中去漂流"(de Shazer,1991,p.66)。也就是说,诠释一个字的意思的唯一重要和可能的方法是,要根据一个字是如何在特定的对话中被特定个体使用的。

来访者对他们如何知道自己抑郁这一问题,其回答可能包括:"我会拖延";"我晚上睡不着觉";"我没有像过去那样花时间和朋友们在一起";等等。每个回答不仅提供来访者对定义抑郁一词的信息,还重建和重述来访者的经历,并使来访者在治疗中发展和形成其他治疗目标。对德沙泽来说,首先必须要考虑来访者所期望的目标和解决方案,而不是来访者所描述的问题。由此,德沙泽把问题和解决方案彻底区分开。此外,从重建或重述入手的部分重要理由是,找到一般难度问题的解决方案,要比处理那些由来已久、根深蒂固的病理问题来得容易。

另一种可能的干预是,"告诉我,当你感觉还行或好的时候、当你完成任务的时候、与朋友玩得开心的时候,等等"。治疗师要求来访者配合调转方向,朝解决方案的对话发展。这也使来访者看到例外而非"总感到抑郁",这些例外往往被来访者当成小事而不予理会,除非得到治疗师的诱导,否则来访者也许根本注意不到。然而,来访者已经在做一些有效的事情,那么治疗的一个重要部分就是让来访者继续做他们某时已经在做的事情。这些例外(行为、观念、想法和感受)与抱怨形成对比,并有可能解构抱怨。在德沙泽的焦点解决治疗中,来访者感觉不到抑郁的时候,对解构问题和构建解决方案来说是非常重要的。

对于例外概念的阐述,德沙泽(de Shazer, 1991)宣称,"随机例外并不是随机的",而是被融入情境和模式中的,"如果它们被描述出来,这类行为就可以被预估,从而就可以给出指令"(p.88)。通过让来访者自己"预测例外",治疗师是在要求来访者去创造一个"自我实现的预言"。因此,治疗师可能会让来访者在睡觉前去预测第二天是否会抑郁,或者可能在多大程度上不抑郁。例外会与来访者的抱怨有关,但它们还能被"理解为目标与解决方案的先兆"(p.90)。

对于观察团队的成员和治疗师而言,"创造性误解"的概念在这个方法中很重要。"根据热力学的第二定律,误解(混乱)比理解(秩序)更有可能出现"(de Shazer, 1991, p.69)。因此,治疗师以创造性的方式去使用更具可能性的误解,从而帮助来访者"建构出更令人满意的现实"(p.69)。这可能是试图帮助来访者在日常生活中用新方法去体验自我的新方式。也就是说,与维特根斯坦想法一致,德沙泽赞同语言游戏概念,它指的是内在状态或独立经验,但这些必然涉及公共框架(即共享意义)。语言游戏,包括治疗过程,具有构成"完整的人类沟通系统"的规则,以及可以"被理解为共享意义和共享行为的系统"(p.76)。在试图理解来访者的问题时,治疗师参与演化共享意义的语言游戏(指双方的对话互动),这会涉及从问题 X 到问题 Y,以及从问题到解决方案的转化。在语言游戏治疗中,"同一状况的两种不同看法"或对复杂性的深度感知能力,是在来访者与治疗师的互动中发展起来的:来访者和治疗师必然会有被组合在一起的两种不同描述(双视觉)。当家庭或治疗团队参与到治疗中时,会出现"多视觉"。

个体描述间的差异既不能太大也不能太小;描述必须相似,但又不同。

德沙泽还把来访者和治疗师之间的对话形容为故事或叙事,他指出,故事有开头、中间和结尾,以及情节。治疗就像大多数故事一样,处理的是人的困境、忧虑、解决方案和尝试性解决方案。治疗对话中的故事情节可以转变,并随着异常和意外事件的发生被修改。基于格根夫妇所创建的模式,德沙泽(de Shazer,1991)提出叙事可分为三类:

1. 印证结果的渐进性叙事:人和情况在朝他们的目标发展。
2. 印证结果的稳定性叙事:生活是一成不变的。
3. 印证结果的离题性叙事:生活在远离目标。(p.92)

每个故事类型都带有一个系统的特征,因为故事是由"来访者和治疗师在咨询中共同讲述的,这与部分的总和不同,所包括的是来访者对情境的描述,以及治疗师从不同视角作的描述"(pp.93-94)。治疗师更偏向渐进式叙事,这种方式能让他们"产生转变和间断性",评估"所期望的改变是否在发生,去……让来访者详细阐述和'确认'他们的故事,提升和发展例外的发生率,并将主题变为解决方案的主题"(pp.92-93)。渐进式叙事与抱怨导向的叙事形成对比,后者是治疗性故事结构的常用形式。通过让来访者讲述事情改善的进度,而不询问所布置的家庭作业完成得如何,治疗师能够让来访者集中在渐进式叙事的轨道上。

在讨论改变的概念时,德沙泽(de Shazer,1991)指出,它是生活中的常数;也就是说,没有任何事情会以完全相同的形式重复出现,"每个重复都至少存在微差"(p.103)。其目标是要具备对来访者产生作用的改变,即他们在治疗结束后的生活经历与治疗前是不同的,他们的经历也许会是一种非连续性或二阶的变化。德沙泽引用了丸山真男(Maruyama)、托姆(Thom)和霍夫曼(Hoffman)的观点,"连续性的前因可能会造成非连续性的后果"(p.96)。正如丸山真男(Maruyama,1963)所说:

一旦系统进入正轨,并得到足够的初始动力,偏差放大的相互正反馈会接管这个过程,产生的结果将会不合比例地大过初始动力。(p.166)

相对于治疗目标,德沙泽(de Shazer,1991)写道,来访者在治疗中所提供的是他们对问题情境的看法,而非情境本身。这些观点在治疗上可能会被误解为旨在获得解决方案的语言游戏的一部分。因此,制定目标就成为过程的情境转变的一个重要部分,把抱怨式叙事转为解决方案式叙事。对德沙泽来说,目标包含来访者的设想,即:如果问题被解决了,又可能发生什么事情呢? 他把可行性目标界定为:对来访者来说是小而有意义的;用清晰、明确的语句说明;可以达成;对于来访者来说是需要付出努力的;是新开始,而非结束;以及预示的是一些新事情,而非曾经发生过的事情的消失。在帮助来访者制定可行性目标时,德沙泽(de Shazer,1991)可能会问到"奇迹问题":

> 设想某个晚上出现了奇迹,你需要治疗的问题在你睡觉时都被解决了:你怎么会知道? 会有什么不同? 第二天早上你注意到什么样的不同告诉你奇迹发生了? 你的配偶注意到了什么? (p.113)

德沙泽这么谈道,"奇迹问题"可以帮助来访者避开抱怨式叙事中没有言明的结构性、因果性的假设,而这种假设恰恰构成大多数治疗的语言游戏。并且,向没有问题方向努力的目标和向预想未来方向努力的目标,显然是不同的。德沙泽(de Shazer,1991)认为:

> 后一个过程起到的作用是避开来访者的历史、结构视角,以及有关到底存在什么问题的任何争议。一旦找到解决方案,来访者知道问题被解决,对他们来说……曾经可能有过的问题便不再重要。(p.115)

随着德沙泽方法的演变,引导来访者聚焦解决方案的其他公式化指令也得到发展。其中一个问题是,有关来访者眼前所发生的是什么,或他们在自己的关系中想要保持的是什么。这个问题暗示了在来访者的生活中,有些情况是好的,从而转移了对探究坏事情的主导焦点。

提出关于例外的问题暗示的是,没有任何一种情况会处在"一直"或"从不"

的状态,并且在过去的某个时刻和某种情况下,不管多么短暂,没问题的感觉总会存在。一旦建立对例外的关注,问题似乎就显得不那么压抑和普遍了,例外的次数和/或时间段的增长的大门就会被打开。

量表问题的最初发展"是为了帮助治疗师和来访者谈论有关抑郁症和沟通等一些非特定话题"(Berg and de Shazer,1993,p.22)。量表问题是从梯度上定义问题(如抑郁),以度为衡量单位。将自己定位在不同的抑郁度,与是否体验到抑郁不同。因此,治疗师可能会问,"从0到10分,其中10分代表你一点都没有感到抑郁的时候,0分是你在预约咨询时的感受,你现在认为自己处在几分?"来访者可能会给自己打3分。接下去的问题可能是,"你是如何在三天内从0分上升到3分的呢?"或"你要做些什么才能达到4分呢?"

当来访者的描述表明他已经达成目标时,治疗便可以终止。德沙泽虽没明确指出,但可以推测出治疗有第二个目标,那就是让来访者了解问题与解决方案之间的新关系,即不存在"真正"的问题,要找到解决方案并不需要知道问题,抱怨和解决方案也不一定是相关的。下文概括了柏格和德沙泽(Berg and de Shazer,1993)以及德沙泽(de Shazer,1985,1988,1991,1994)相关文献中讲到的治疗师行为。

◆ 治疗师行为

切记关注点必须放在解决方案上,治疗师要明白,如果某些事情运作正常,那么试图去改变是不合适的;相反,多做那些运作正常的事情是很重要的。此外,不应该重复无用的行为,取而代之的是做出一些不同的行为。治疗师应该寻找例外,或者是当来访者感觉不错或事情顺利的时候,也可以让来访者预测例外。"奇迹问题"应该被用来弄清楚每个来访者对问题的看法,即当前的问题被解决后,又会出现什么情况。然后治疗师应该围绕来访者对奇迹发生的描述,询问谁会注意到什么以及双方是如何互动的。

治疗师要与来访者共同创建可行、具体、现实的目标。要达到这些目标需要付出努力,并需要从一些新的行为开始。创造性地去使用误解是为了让来访者注意到差异,以促进改变过程。要记住语言的重要性,对话应该围绕不同于抱怨的话题。

治疗师可以用量表问题来了解来访者所处的状态、他们取得了哪些进展,以及如何才能在衡量梯度上提升一度。同样重要的是创建渐进式叙事,经常询问事情是怎样变得更好的。最后,治疗师应该让来访者描述生活中的哪些方面是他们想要继续保持下去的。

四、外化和重新撰写生活与关系:迈克尔·怀特和大卫·爱普斯顿

迈克尔·怀特(Michael White)在 2008 年去世之前一直担任南澳大利亚阿德莱德市德威中心的联合主任,大卫·爱普斯顿(David Epston)担任新西兰奥克兰家庭治疗中心的联合主任。他们的研究反映出与二阶控制论和后现代主义理念一致的解放哲学;在工作中,他们追寻的是鼓励来访者挖掘自己的独特故事,或有关自己的叙事,他们不会寻求发展普遍和通用的原理。事实上,怀特和爱普斯顿所阐明的立场是,在所谓的“精神病”和“家庭功能失调”的发展和后续过程中,基于逻辑实证主义传统思想的“终极真理故事”即使不是问题的全部,也是问题的部分,因为这种思想社会化了西方社会中的人们。他们引用了迈克尔·福柯的话,指出人文科学学科所做的是“特征化、分类化、专业化;它们按尺度、规范进行分类,按等级排列个体与他人的关系,以及在必要时被视为不合格”(White and Epston,1990,p.74)。因此,人被物化,他们丰富的个人经历和个人故事被控制/压抑/否定,取而代之的是规范分类体制,认为这是人们理应体验自我的方式以便成为西方社会的一员。从本质上讲,人们会内化并接受由人文科学专业人士提出和批准的“客观”类别的身份,然后人们把类别或归类描述为,存在于他们自己的内部或是自己和他人的身上(例如,“我是精神分裂症患者”——自我/精神分裂症;“我有行为障碍”——自我/行为障碍;“我是偏执狂”)。于是,人们开始以在逻辑上符合标准化的、充满问题的故事的方式,去思考和体验他们自己及他们在关系和家庭中的问题。并且,解决这种内化和规范化问题的方案,局限于符合规范故事逻辑的选择。用福柯的话来说,要成为西方社会中的一员就等于要加入规范过程和对“强制性物化”的屈服,他把这些描述为一种阴险的社会控制方法,其中,规范人文科学实践在西方传统中扮演了不可或缺的角色。当人们内化所提供的规范经验时,他们可能会否认自己“生活经历”的很大一部分,以及这一生活经历是怎样的故事。

问题在于人文科学领域的专业人士把规范故事描述为真实故事,认为规范故事代表的是对世界的直接认知,或者事情和人的真实面貌。再说,把故事展示为真相阻碍了人们去探索其他可能性的故事。然而,没有任何一个规范故事足以包含全方位的生活经历:

> 故事充满缝隙,人们必须填补这些缝隙才可以讲故事。这些缝隙需要的是人们活生生的经验和想象力。在讲每个故事时,人们都在重新撰写自己的生活。生命的演化类似于他们重新讲述故事的过程,是人们进入角色、与故事融为一体,并使之成为自我故事的过程。(White and Epston,1990,p.13)

因此,怀特和爱普斯顿的治疗方法采纳了后现代立场,专注于帮助来访者创建替代故事,它可以是个人对自己生活经验的提炼,并为人们该如何生活和建立关系的主导故事提供额外选择,这些故事都是以前被社会强加的规范性"真实"故事所否认和压制的。

问题/规范类别的内化构成来访者的自我体验,面对这种情况,治疗需要所谓的外化(externalization),其中会涉及充满问题的故事和问题本身。通过提问过程,如"这个问题如何影响了你的生活?"治疗师试图把问题与人分开。外化打破了把满是抱怨的故事理解和重讲为个人本身问题的习惯性做法。通过拟人化的故事,外化还试图赋予人们自我控制感,并被给予既独立于人们生活又影响人们生活的实体存在感。因此,当外化形成时,故事就会成为家庭的"另一成员"。根据怀特和爱普斯顿(Epston,1990)的说法,外化练习还有以下作用:

1. 减少人与人之间的无用冲突,包括那些谁应该对问题负责的争议。
2. 减少很多人都会面对的试图解决问题但问题依旧持续存在的挫败感。
3. 为人们之间的相互合作、共同面对困难,以及避免让这些问题影响到生活和人际关系而铺平道路。
4. 为人们创造新的机会,使得他们可以采取行动并从问题及其影响中找回他们的生活和关系。

5. 把人们从"极端严重"的问题中解脱出来,使得他们可以采取更轻松、更有效和更低压的方法。

6. 提供谈论问题的对话选项,而非个人对问题的独白。(pp.39-40)

增强外化的问题包括两种形式的相对性影响问题。例如,"这个问题(不是约翰尼)是如何影响你和你的生活以及你们的关系的?"这一问法,构画出问题对来访者的生活所产生的影响,它强调的是影响的一个方向。再把问题倒过来问是强调影响的另一个方向:"你对问题的存在产生了什么样的影响?"其目标是帮助人们与他们的故事分离,也许他们会意识到故事只是故事,而不是把它们假设为人类经验的"真实"本性。相对性影响问题帮助人们"走出一个一成不变的世界,一个人和关系的内在问题的世界,从而走进一个经验的世界,一个流动的世界"(White and Epston,1990,p.42)。

治疗师认为,没有任何规范故事可以解释所有的生活经验,于是治疗师也许会提出寻找独特结果的问题,像这方面的情形或例子可以是,当来访者的生活经历与故事存在"缺口",或当他们生活中的行为不再符合规范故事。这种提问可以被看成是帮助来访者重新撰写他们的生活。这里基于的假设是,活生生的体验包含着不同于充满抱怨的故事的独特假设。引发独特结果的提问可能是这样,"告诉我,什么时候焦虑没能妨碍到你做自己想做的事情?"这些独特结果被认为存在于所有人的生活中,但它们往往被看成不重要或微不足道而不被考虑。然而,揭示以前受忽视的"事实"的独特结果,对于相关的人来说必须足够重要,才能与他们对生活充满问题的描述产生矛盾。充满问题的"地图"也许有着很长的历史,而且也许已被有资格的专业人士归类为规范性"事实"。但是,一份包含足够重要的独特结果的报告会吸收新信息,所起到的作用是驳斥或至少指出充满抱怨的故事的局限性,并促使人们重新开始撰写他们自己的生活。类似于"你是如何在这个场合抵挡了这个问题对你的干扰的"这样的问题(White and Epston,1990,p.17),打开了一个发展新的个人故事的大门。独特结果的证据和对解释独特结果的要求,为备选故事奠定了基础,这些选择随后可以被呈现、重复或扩展。人们因此受邀来观看"他们自己表演的这些替代故事",这样能提高"故事的存活率和个人超越感"(White and Epston,1990,p.17)。"作为自己表演的观众"这一概念假设的是外化和观察生活在故事里的自我。成为受独特结果诠释所激发的新故事表演的外部观众,可以通过增添新意义而增强故事的重塑性,可以提高新故事的持久性,并可以影响观众与"问题"的关系。

怀特(White,1991)认为,外化是故事叙事的一种解构形式,它"决定塑造人们生活的真实效果"(p.28)。外化涉及"对熟悉世界的客观化",使我们更可以意识到"生活和思维模式"在多大程度上塑造我们的存在,从而我们也许会准备好选择以其他的"生活和思维模式"去生活(p.29)。因此,通过外化去解构文化故事的目的是,帮助人们"去面对在他们经验中与这些文化知识相矛盾的方面……这些矛盾属于'独特结果'"(p.29)。怀特还试图通过提出各种问题,这些问题包括行动蓝图问题和意识蓝图问题,去促进个人重写他们的生活。

> 行动蓝图问题鼓励人们从事件序列中寻找独特结果,这些事件序列是根据特定情节、随着时间的推移而展开的。意识蓝图问题鼓励人们反思并决定发生在行动蓝图中的事件的意义。(p.30)

怀特认为,当下和历史的独特结果都很重要,因为面对要被取代的文化病理故事历史,对两者的同步关注会为独特结果提供可信度。因此,独特结果的识别可能会引出有关近期历史的话题,治疗师可以询问来访者,对于采取特定的步骤准备得如何;当引出的是遥远历史的话题时,治疗师可以询问来访者的历史中发生的什么事情可以帮助治疗师理解如何可行地管理这个步骤。意识蓝图问题也许会包括询问有关某个特定挣扎的历史,让来访者意识到生活中重要的是什么或者其价值观是什么。

其他重要问题是有关对经验问题的体验,这些体验"鼓励人们讲述他们认为或想象他人对他们自己会有的感受"。一个可能的例子是,"你认为我对这件事的了解会如何影响我对你这个人的看法?"(White,1991,p.32)

这里对该方法的概括是,它从口述传统上描述故事的讲述与重写。然而,在该方法的应用上的另一个重要维度是对写作的运用。从某种程度上,这是口述传统所做不到的,写作可以让一个人记录下事件序列,或"在时间维度上绘制经验"(White and Epston,1990,p.36)。这促进了"本土通俗知识的形式化、合法化和连续性,人们的独立权威,以及为新发现和可能性的产生创造情境"(p.35)。

与这个观点相符,爱普斯顿的工作重点是在治疗之后给来访者写信。爱普斯顿(Epston,1994)认为,对话可能会产生一些有用的新想法,然而一旦脱离让想法复活的对话情境,它们也许会逐渐消失。他写道:"信中的文字不会像对话那样变淡和消失……来访者可以保留信件,在疗程以后的几天、几个月甚至几年内一读再读。"(p.31)

在写信时,爱普斯顿(Epston,1994)对他的思维和治疗方法保持透明,在疗程内外对来访者所说的内容都是一致的。他的信是他的案例记录,当他在治疗期间"仔细"作笔记时,他与来访者共同创建这些记录,"完全专注于展开的替代故事上……然后把所有内容重新讲述在信中"(p.63)。

虽然解决来访者所提出的问题是怀特和爱普斯顿方法的一个重要目标,但很明显,这些治疗师还希望帮助来访者去了解人生经历的故事性质。这样,来访者可以学会珍视自己的个人生活经历和故事,而不会自然地遵从社会科学专业人士所推崇的规范故事。他们还会学到的一种过程是,如果将来在他们自己或他人的生活中碰到满是问题的故事时,可以升华到高一层次,外化问题,重新编写自己的生活或促进重写他人的生活。

这种方法显然是反主流文化的,它所基于的理念是,通过暗示所提供的是真理,在人文科学中实践的范式科学由此而参与了问题的创建与维系。正如怀特和爱普斯顿(White and Epston,1990)所言:

> 对于物化人们及其身体的文化实践来说,与问题外化相关的实践可能会被视为反实践。这些反实践为人们提供了一个广阔的空间,让他们可以根据其他故事或知识,去重新撰写或建构自己、彼此以及他们的关系。(p.75)

在接下来的部分,我们对基于怀特(White,1991)和爱普斯顿(Epston,1994;White and Epston,1990)的研究工作实践进行总结。

◆ 治疗师行为

治疗师需要始终对语言保持敏感度,注重来访者的优势。一旦来访者描述了问题,治疗师就要将它们外化为存在于来访者外部的事情。然后绘制问题所带来的影响。适当的问话示例包括:"这个问题如何影响了你的生活?""你什么时候能够阻止这个问题去影响你?"

治疗师还应该开始寻找例外的过程,把例外描述为独特结果、矛盾性或闪光性事件。这个类别的问题可能包括:"告诉我哪些时刻问题没有对你造成影响?""你是如何做到不让问题影响到你的?"

下一步是帮助来访者重新叙述他们的生活和关系。此时,治疗师应该运用与来访者所描述的独特结果相关的行动蓝图问题和意识蓝图问题。一旦新的故事形成,治疗师和来访者要寻找观众去验证它们。这可能会涉及亲朋好友的介入。另外,可以邀请来访者与其他来访者分享他们的成功案例。

最后,在适当的时候,治疗师可能会在每次治疗后给来访者写封信。在该封信中,治疗师就治疗过程中事情发展的情况分享自己的看法,并强调来访者所取得的进步和正在发展的新故事。

五、对话治疗:哈琳·安德森和哈里·古利施安

在家庭治疗领域,虽然我们把已故的哈里·古利施安(Harry Goolishian)称为"安静之声",但他对这一领域的许多理论家和治疗师所产生的影响是巨大的。早在20世纪50年代,为了帮助降低住院青少年患者的复发率,他开发了多种冲击疗法。作为创新的治疗师,他不断转变自己,在与心智研究院的同事合作时,他成为策略派治疗师。最后,他转向建构主义、后现代思想以及"语言系统"方法,并认为这是与控制论分道扬镳的开始。他与哈琳·安德森(Harlene Anderson),以及后来与汤姆·安德森和林恩·霍夫曼(Lynn Hoffman)的共事,代表的是一种对"过去的极端干预主义者和变化—导向家庭疗法的背离。在他们的模式中,治疗师和来访者都处于非主导地位,相反,双方共同主导治疗对话"(Hoffman,1993,p.101)。

古利施安和安德森方法(Anderson,1997;Anderson and Goolishian,1988;Anderson,Goolishian,and Winderman,1986;Winderman,1989)有很多称谓,其中包括"治疗对话""合作语言系统"方法和"叙事治疗"。在治疗方法中,它展示出不受固定套路控制的独特性(在我们看来),在拒绝公式化上,这(大致)符合二阶

控制论和后现代主义理念。因此,这种疗法不可以有特定设置的技术。事实上,称对话治疗方法为一种态度可能是恰当的。正如安德森(Anderson,1997)所写,"后现代理念的假设主要是强调社会或关系的创建,或现实的嵌入性;例如,意义、模式、诊断类别与故事是人际关系和沟通互动的副产品"(p.27)。

安德森和古利施安把治疗理解为一个充满关怀和同理心的过程,从中与来访者共同发展出新的意义。治疗对话方法寻求的是"更少等级化、更平等、相互性、尊重对方和人性化的治疗,它能让治疗师意识到来访者的深度、存在及经历"(Anderson,1993,p.21)。与后现代主义一致,安德森和古利施安不把治疗师看成专家,他们重视多样性观点;那就是,"治疗师的知识、经历和价值并不比来访者的更正确——也不是终极版本"(p.343)。同样与后现代主义一致,他们认为,如果一个人对自我和他人的意识是被社会建构的,或是在对话中被建构的,那么它也可以在其他对话中被重新建构。

如果治疗师把自己看成专家的话,合作性对话是不可能发生的。因此,古利施安和安德森倡导的是"不知道"(Anderson,1993),或霍夫曼(p.127)所称的"一种故意无知"的立场。此外,"治疗师的现存经验和现存知识不起主导作用,在这个过程中,治疗师和来访者的专业能力都会被用到问题的'化解(dis-solve)'上"(p.325)。

从下面古利施安的一段话中,我们可以进一步理解这种疗法的过程或态度(Goolishian,1991):

> 叙事的变化是在故事的讲述与重述的过程中发生的。我们把治疗师理解为参与性叙事艺术家,他们在从事新意义、新认知和故事的共同建构,这与旧故事中的记忆碎片是连贯的。这就好比治疗师是位对话的参与者,而非叙事编辑者。(p.1)

安德森还指出:

> 治疗可以被视为一种特殊的社会对话,最好称之为目的对话。其目的是创建一个能够推动过程的环境,其中治疗师和来访者可以共同开发和共

同建构新含义,引出新叙事,从而出现新行动。通过对话,新的可能性逐渐
形成。(pp.67-68)

实际上,安德森和古利施安淘汰了家庭系统概念,尤其是涉及系统创造了问
题的这个想法。他们提出,是问题(作为一种客观化病理学)创造了系统。系统
包含的是围绕问题而组成的对话或意义系统。霍夫曼(Hoffman,1990b)描述道:
"系统是通过对问题进行对话而形成的。"(p.12)因此,被定义的是对话或话语,
为的是把治疗师的意识减少到最低限度,以推动、制定或设计治疗结果的形
式——这些是现代主义/结构主义的治疗立场的特征。安德森和古利施安没能
为他们所设想的治疗概念阐明一个连贯性的框架。然而,要与他们的理念保持
一致性,他们也不能这样做。安德森和古利施安所建议的行为可以总结如下。

◆ 治疗师行为

在对话治疗方法中,治疗师的主要角色是管理对话,充当参与者—观察者,
并探索在这些沟通中呈现出来的意义系统。为了给来访者的故事创造空间,治
疗师会用语言去整合各种思想并进行互动,参与创建允许新意义产生的语境,这
继而帮助瓦解了由来访者表达的问题所产生的语言系统。

与反思团队方法相同,以提问方式产生的扰动有助于建立对话,并搜索以前
没有提及的内容。

治疗师避免在任何一个议题上停驻过久,以免被认为在该主题上具有专业
知识。治疗师保持未知立场,试探性地提出想法,并愿意随着来访者的变化而改
变。在整个治疗过程中,随着问题的"化解",来访者可以去想象和创造新事物。

◆ 系统一致性

我们已经提到,本章中介绍的五个模型都与二阶控制论层级的系统理念相
一致,支持的都是相同的观点,即治疗师被视为参与者—观察者,以及治疗是创
建替代现实的交互过程。然而,戈兰(Golann,1988a)批评了二阶控制论方法,认
为它所代表的是一种阴险的操纵模式,通过的是前面所描述过的对权力的否认
而在治疗中获取权力:"掩藏的权力终会现身——如同一只披着二阶羊皮的治
疗狼。"(p.56)

戈兰认为,每个模型对变化的过程和变化如何发生都有自己的假设。他还提出,要对"无意识的劝说"有提防意识,"也许可以说,在伦理上这比过度和明显的策略干预更要不得,因为它有可能是不诚实的,并且因为它建立了比大多数其他形式的实践更强大的、更偏向于治疗师的权力等级"(p.63)。他挑战的是不存在被观察系统的观察系统这一立场的可能性,以及在把治疗师定义为专家的情境下共同演化的可能性。他可能会说却没有直接点明的是,这些如此被呈现出来的方法,对于接受培训的治疗师来说,它们的诱惑力不亚于传统模式——它们带着理想主义的思想,寻求并相信具有尊重态度、非操纵性、非规范性的临床治疗模式的可能性。

　　换言之,戈兰是以不同的视角去观察二阶治疗方法的理论和实践。他的观察类似于 20 世纪 50 年代有关对卡尔·罗杰斯(Carl Rogers)的"非指导性(nondirective)"咨询的讨论。对于罗杰斯式方法的虔诚信徒而言,这是个高贵、饱含尊重和真正低调的模式。然而,其他人视这个模式为阴险的操纵工具,或"一只披着二阶羊皮的治疗狼"。

　　其实,与被观察系统相反,在共同演化系统和观察系统的概念中,有一个方面是与二阶控制论不一致的。那就是,一个人可以断言,尽管治疗师带着最好的意图,但治疗的情境必然会把观察系统转变为被观察系统。由此,一个人会想知道如果来访者系统得到帮助,那这种方法是否会产生影响,当然这是出于务实而非美学的考量。显然,在这点上有些人会在乎,他们认为更合乎伦理的做法是治疗师担当专家的角色,把来访者系统引向所谓的规范功能,而非治疗师利用二阶治疗的非意识性说服去操纵系统。

　　问题的一部分或许在于把二阶控制论的本体论/哲学转变成正式、务实的治疗方法的这一过程,此过程必定会涉及与治疗过程相关的对话,而不涉及来访者系统。换言之,模型或方法的创建可能不符合二阶控制论,因为这个过程必然会把观察系统转变成被观察系统。虽然这个问题可能会继续引起争论,但值得指出的是,在一个抽象层级强调差异,等于在更高抽象层级建立关系。如果戈兰的观察被认为是有效的,那么在二阶控制论层面运作的治疗师也许至少拥有的一个优点是不把规范方式强加于来访者系统的立场。即使这样,一些规范方式还是可能通过戈兰所描述的非意识性说服过程混进来访者系统。

另一方面，是否有可能抛开现代主义、一阶控制论对治疗师的看法，即治疗师是掌握特权知识的专家，其使命是通过治疗"殖民化"，传播被认为要比"土生土长"的当地人的世界观更具有优势的治疗师的世界观（Amundson, Stewart, and Valentine, 1993）？是否有可能超越从有关来访者的私人谈话中演化出来的技术、干预和操控的理念（Andersen, 1992）？罗杰斯和"合作对话师"是否真能尊重前来寻求帮助的人（而不是仅仅把他们看成来访者或患者）？我们能否在不放弃关注虐待、贫穷、不公正和不平等的基础上，尊重独特性和多元化？如果我们能从现代主义和一阶的人类、人类经历和治疗的概念，超越到二阶控制论和二阶治疗，我们就可以打开通过关心去影响来访者的一扇门。我们可能就会发现，我们所认为的只能通过讨论来解决的问题，或许通过二阶治疗所描述的关怀、尊重的治疗对话方式就会消失。

第三部分
系统治疗实践者

现在开始进入我们旅程的最后一站。在穿越前面更具理论性领域的过程中，我们先介绍了系统论/控制论观点，然后描述了各种家庭治疗方法。此时的地图标记显示，我们正步入更具实用性的系统治疗实践者的世界。在这个日常生活的世界里，我们会经历各种挑战和机遇，包括评估家庭、制定治疗的干预措施与策略，以及参加培训与督导。同时，这里也是我们参与和/或求助于家庭治疗研究的世界。但也许在这部分，系统治疗师面临的挑战会很明显，即在与之前非常不同的，可又具互补性和主流性观点的情境下去传播系统论/控制论的理念。

我们会再次发现新与旧、熟悉与陌生的冲撞。而你可能会再次时感宾至如归，时感犹处他乡。在整个讨论中，无论是家庭评估（第14章）、治疗干预方案和策略（第15章）、培训与督导（第16章），还是家庭治疗研究（第17章），我们都会从是否与系统论/控制论相一致的视角来讨论相关的问题。最后，我们将详细探讨认识论的挑战（第18章），以及需要思考我们的想法以确保理念与行为之间的一致性。

在这段旅行中，我们的理论偏向尤为明显，对此我们不会表达歉意，但我们还是希望指出这一点。我们认为，掌握知识有许多有效的方法，只关注和运用一种家庭评估方法或研究方法是不恰当的，并且单一方法或食谱式的治疗会造成潜在危害。此外，我们也许会被诟病没能更仔细地考虑每种家庭治疗方法的可验证性和责任性的外在性与经验性的标准,但这些批评都基于另一种世界观,它们并不符合我们的系统论/控制论的范式。

另一方面,我们意识到我们自己存在不一致性,这也许理应受到批评,因为在最后一章(第18章)我们在排除好坏之分的背景下进行病理性认识论的讨论。由于世界被认为是完全关联的,所以在心理治疗上,我们意识到对于有些问题的思考必须在一阶简单动力学层面进行。因此,谈到病理,我们是指一种理念,它尽管在文化背景下是符合逻辑的,但在控制论的控制论层面是存在不一致性的——这是我们的系统论/控制论整合的一个主要考虑因素之一。

第 14 章

家 庭 评 估

当我们踏入家庭评估领域时,你可能会很自然地认为,至少在这里我们不太可能会遇到有争议的话题。确实,说不定你已经掌握了一些与个体心理学的分类系统的特征和因素一致的评估知识,以及具有逻辑实证主义—经验范式方面的研究背景,因为这两者都高度符合我们社会所公认的科学实践。在本章的开头,我们会介绍在社会科学中,这种研究传统的历史概况。然后,回顾几种家庭评估/分类模式的状况,所有这些模式在其应用性上看上去也许都是简单明了的。接着,我们会再次进入陌生的空间,你会受到控制论的控制论观点的挑战,促使你审视许多家庭评估的经典模式假设,以及它们所源自的研究范式。最后,我们将描述如何运用系统论观点进行评估,这会结合简单控制论/现代主义和控制论的控制论/后现代主义两个方面。

一、历史

已经在我们的文化中演变并等同于负责、严谨的科学实践的研究所被认可的观点是逻辑实证主义—经验主义传统。事实上,我们文化中的科学一词,常常与实验、因果关系、控制、数字、复制、概率、假设试验、因变量和自变量等概念联系在一起。

这门科学源于勒内·笛卡尔(René Descartes)、艾萨克·牛顿(Isaac Newton)和弗朗西斯·培根(Francis Bacon)的学术研究。卡普拉(Capra,1983)指出,"自17世纪以来,物理学一直是'精确'科学的光辉典范,它为所有其他科学树立了榜样"(p.42)。因此,在发展与完善经典物理学的主流范式的过程中,理论家和研究者秉持机械世界观的时间长达300年之久。基于此观点,物质是存在的前提,机器的比喻被用来定义物质世界。如同其他机器,所谓的宇宙机器被假定为由基本部件组成,发现这些基本部件将提供有关机器操作的知识。因此,理解这个观点就需要聚焦还原论。几个世纪以来,经典物理学的机械论和还原论观点被认为是对现实的正确描述。由此,在心理学、社会学和人类学的领域,人们为了寻求科学可信度而采纳类似的观点就不足为奇了(Capra,1983)。

牛顿研究模式的重要假设支持了当前对循证实践的重视,其包含的概念如下:

1. 对有效知识的断言只能基于观察到的内容(譬如,看到、听到、闻到、尝到或触摸到)。

2. 控制和复制必不可少,尤其当涉及的目标是判断因果关系。

3. 因果关系是与绝对的时间概念联系在一起的。

4. 现实独立存在于作为观察者的我们之外。

5. 实验方法能把主观评判从科学实践中排除或至少减少。

6. 观察的目的是检验理论。

7. 获得稳健理论是研究的目标,科学活动是让理论经得住不可靠性的测试。

8. 现实是恒定、静止、绝对的现象。

9. 心智超越了独立于心智的现实。

在科学心理学出现之前,人类思维和社会(道德科学)的研究隶属于哲学范畴。但19世纪中叶是牛顿物理学的全盛时期,机器隐喻以及符合这一世界观的研究方法,把物理学推到了令人尊崇的科学前沿。约翰·斯图亚特·密尔(John Stuart Mill,1806—1873)是诸多研究者之一,为了推进社会科学,他尝试把自然科学与物理学的方法与目标运用到社会科学中。密尔这样陈述:

唯一能弥补道德科学的落后状态的方法是采纳经过适当扩展与泛化的物理学方法……如果有些学科所取得的成就最终受到所有致力于实证的学者们的一致认可,并且人类在其他学科上尚未达到同等程度的成功;有些学科的最睿智的学者们早就着手进行了研究,可还未能成功展示出任何经得住否认或质疑考验的重要真理体系;那么,只有泛化前者的成功方法,使之用于道德学科的发展,我们才有望消除科学上的这一污点。(Koch,1976,p.484)

早期的尝试是把经典物理学的方法应用于人类思维研究,密尔倡导这种做法,相关的称谓有经验哲学、生理心理学和实验心理学。最后一种称谓反映的是对方法的关注。的确,主要是由于采纳了自然科学的方法,社会科学才得以解放,从而脱离哲学。采纳科学方法而获得解放的目的之一是建立有效知识主张的基础——知识的确定性和对事实的阐述——而非哲学方法论中的理性与逻辑论证。

科学心理学的发展与19世纪后半叶的时代思潮或当时的精神是同步的,许多人把科学方法应用到社会科学的研究工作上。1879年,威廉·冯特(Wilhelm Wundt)在德国建立了心理学实验室,此年被公认为心理学的诞生之年。在此之前,弗朗西斯·高尔顿(Francis Galton)曾提出,"在没经过测度与数据的考量之前,任何知识分支现象都不能享有科学的尊严"(Misiak and Sexton,1966,p.57)。威廉·詹姆斯(William James)指出,"我真想通过把心理学当成自然科学,使其变成自然科学"(Gadlin and Ingle,1975,p.1003)。1892年,詹姆斯·麦肯·卡特尔(James McKeen Cattell)宣称,"心理学如果能采纳物理学和数学的方法与概念,它将在清晰度和准确性方面获得极大的提高"(Sokal,1973,p.279)。1893年,乔治·富勒顿(George Fullerton)写道,"心理学家必须无条件地接受自然科学的假设——他必须接受外在世界,一个物质与运动的世界"(p.286)。

因此,自然科学的方法与假设演变成为社会科学的公认观点,并成为负责、严谨和恰当的科学实践。在我们当今的文化中,这种科学实践受到高度重视,成为很多人提出有效知识主张的唯一途径,其中包括普通民众与专业人士。社会科学采纳的是经典物理学的世界观及其机械性基础的隐喻:"世界与人类被比喻为机器,所表达的概念是物理动力与能量、离散因果(1972年,布拉金斯基等人所提到的,称之为台球因果关系),以及线性……的思维。"(Dayringer,1980,p.38)另外,这种实验方法试图排除研究者的主观评判。事实上,与自然科学研究一样,在人类科学研究中,客观性同样被认为是非常重要的,并且假设了自然科学与社会科学的一致性。

当心理学在采纳自然科学方法论并试图成为一个真正领域或学科的时候,它追寻的是一种与哲学的理性、逻辑性论证不同的方法,这一点我们在前面已经提过。就像在变化过程中经常发生的情况一样,当我们试图从一个位置移开时,我们可能会移到与之完全相反的位置。从不进行系统性观察的完全主观的领域,心理学变成了完全注重可观察性价值的领域。相应地,因为感觉与主观判断不能被观察,所以它们不具有可信度,以至于成为认知的混乱模式——笛卡尔的精神世界。

当今的社会科学研究者已不像以前那样极度强调客观性、可观察性、可控性的实验,但他们追求精确性的方法论仍然没有改变。以认知与理念为形式的主观性本身成为当今关于系统和控制的观察的一个合理议题,这种观察是通过使用各种在衡量受质疑的主观性的某个方面上展示出有效性和可控性的工具进行的。此外,新实证主义者不会从最终的经典主义(台球)的角度谈论因果,取而代之的是对因果作出多重因果和概率的陈述,如多元分析。

此外,通过控制研究设置,以及试图降低和承认研究者的偏见和价值观,价值无涉科学的概念也已被取代。然而,这种方法仍然检测的是有关声称为世界精确地图的先验理论的假设。并且,研究设置追寻的是否定,并只是否定备选假设中所述的理论性预测结果(Popper, 1959)。虽然受检测的理论可能是具体研究的目标,但其他理论被认为同时在起作用,这包括隐含在所使用的仪器或机器以及特定研究条件中的测量理论。另一方面,正如达维斯(Dawis, 1984)所指出的,研究的目标是为了获得"鲁棒理论(robust theory)",这意味着试图对理论的多次驳斥都以失败告终。直至这样的理论几乎被普遍接受时,它方可被称为事实。达维斯进一步指出,"事实"一词的词根是 facere,facere 的拉丁语意思是制造。因此,事实是一种建构,一种被制造出来的东西,所以调整已经发生了,只是基本假设仍然保持不变;或者用库恩(Kuhn, 1970)的话来说,我们通过范式的内部转移去处理异常情况。为了评估家庭而开发出的许多模型都符合传统研究范式,也就不足为奇了。现在,让我们来看看它们中的一些模型。

二、家庭评估与分类——基本模型

家庭治疗的概念暗示的是一种假设,即存在一套可以评估家庭功能正常与健康或功能失调与不健康的类别。在你学习第二部分家庭治疗方法的过程中，你会注意到大多数方法所提供的框架强调的是功能正常和功能失调的家庭。因此，治疗的成功结果是通过家庭向特定方法所定义的健康方向的发展进度来衡量的。通过回顾，我们希望着重强调评估类别的维度、过程和结构，使用其中一些方法的治疗师也许会注意到，它们符合理论所描述的内容。

博斯佐尔梅尼-纳吉的情境方法重视可信任程度和对其他家庭成员利益的考虑。这种方法还强调自主、关系平等、公平和灵活的重要性。缺乏这些特征就算不是病态，也是有问题的。

从客体关系家庭治疗理念来看，评估家庭健康会从两个方面着手：一是个体精通适当发展任务的能力，二是成人成功建立成熟关系的能力。衡量家庭的功能是看，至何种程度家庭所能提供的情境可以支持家庭成员的发展。健康的家庭成员能完全打成一片，相互理解和同情。

鲍温理论中的评估与自我分化的程度有关，因为它是提供自主和情感亲密的良好婚姻的基础。在健康家庭中，孩子可以发展他们自己的个人自主权，并且有能力应对各种环境。鲍温认为，压力是正常生活的一部分，只有在长期压力的条件下，才会形成症状。因此，出现症状不等于功能失调。

作为治疗师的惠特克强调，将家庭视为融合整体并意识到其自身是个系统是很重要的。在理想情况下，要具有家族历史感和传统感，以及与家庭之外的大家族和系统保持联系，但同时还对核心家庭保持忠诚。惠特克理念中的正常家庭具有稳定性，可以意识到时间的流逝，能够适应和保持依赖与自治之间的平衡。

肯普勒的经验方法重视支持个性与个人愿望的家庭情境，还重视所有家庭成员的自主性和对差异的接纳，以及自由自在的生活方式。对家庭极度抱团和忠诚施加压力被认为是功能失调。

在米纽钦的结构疗法中，治疗师按照理论会观察结构、代际边界、等级、纠缠与疏离的程度，以及为随着时间的推移而出现的变化作好准备；同样重要的是促进自主性与互赖性。此外，这个方法建议，家庭评估必须考虑文化差异和家庭及其环境的特征。

从心智研究院的沟通理念来看，重要的是家庭可以运作。因此，正常家庭被认为，即使处在一定时期的压力下，家庭也能保持基本的完整性，适当的变化和稳定是必要的，并且沟通是清晰和直接的。

萨提亚的方法重视自我价值感，以及清晰、直接和真诚的沟通。此外，此方法强调的是适应各种情形的明确、具体和灵活的家庭规则。最后，健康的父母对健康的儿童的发展至关重要。

作为策略派治疗师的黑利，在有关等级、明确规则和父母联盟的重要性上，采纳了结构观点。与米纽钦一样，黑利同样强调多样性，他不会从任何绝对意义上讨论正常与异常。黑利认为，家庭是否在完成它自己的任务是关键所在。

最初的米兰团队认为，要尊重家庭的现有状态，在这个时间点它只能这样。因此，治疗师支持每个家庭成员。虽然不偏袒任何特定的家庭形式或组织，但这种方法的仪式处方显示出对婚姻联盟和来自家庭外的系统的某种亲密程度的偏爱。此方法的"价值中立"是一种诚实评估，同时也是一种治疗策略。

行为/认知/社会交换疗法只从功能性的角度来描述健康和不健康的家庭。在这些方法中，不存在本质性的好或坏的行为，焦点要放在过程上，其中可取的行为会得到积极的强化，不可取的行为则不会。

三、家庭评估与分类——科学方法

如果基本规律是我们的目标，那么针对特定理论模式的分类架构未必适合科学实践研究。充其量，它们的建构可能会受到支持，通过测试每个理论所产生的假设，理论因此得到验证。然而，在什么是健康功能的特征上，如果每个理论都有不同的期望结果，那它们之间的可比性就相当有限了。只有演变出超越不同理论模式的通用家庭研究方法，大众普及才有可能。这种研究方法的目标是从多维度上对家庭功能进行评估与分类，它包括但不局限于各种家庭治疗流派所倡导的理念。具有代表性的模式有如下几个：最出名的坎特和莱尔的家庭类型学（Kantor and Lehr, 1975）；奥尔森、罗素和斯普里克尔的环形模式（Olson, Russell, and Sprenkle, 1983）；比弗斯模式（Beavers, 1981）；麦克马斯特斯的家庭功能模式（MMFF）（Epstein, Bishop, and Levin, 1978）；以及关系功能全面评估（GARF）[American Psychiatric Association（APA，美国精神病学协会），1994]。

坎特和莱尔花了近十年的时间观察了大量的家庭，试图辨别出不同类型的家庭结构。他们的关注点是家庭的内在过程,以及家庭与外界的联系过程。他们描述了三种家庭类型——开放型、封闭型和随机型——值得注意的是,没有一种是纯粹的形式,每一种都包含另两种类型的特征。

开放型家庭是指家庭具有民主化的行事风格,这不仅包括在家庭内部,还包括与外部环境中的机构的交往。尽管这些家庭秩序井然,但仍然具有灵活性;家庭成员之间相互协商,个人权利受到尊重,对自我和家庭的忠诚是被期望的,并且以开诚布公的方式与家庭成员及外人进行交往。

封闭型家庭具有结构、规则和权力等级的特点,其中团体需求高于个人需求。在这些家庭中,稳定通过传统得以保持,成员要严格遵守家庭日程,并且孩子需要告知父母他们的行程安排。此外,来自媒体、大众和阅读材料的外界影响受到严格监控。

第三类家庭被称为随机型家庭,这是因为它们的运作过程看上去没有条理性。坎特和莱尔这样描述这些家庭:以直觉去进行具有"核心目标"的探索,即每人都在做他或她自己的事情,个人所做的事情不一定与其他成员同时在做的事情相关;几乎没有规则,边界可以移动,并可以被轻易跨越,外人进出家庭的方式与家庭成员类似。

坎特和莱尔不认为一种家庭类型会比另一种更好。在封闭家庭中,如果结构过于僵化,可能会出现叛逆行为。随机型家庭可能会展现出近乎混乱的氛围。即使是开放型家庭,它们也可能会变得更倾向于权威主义或随意性,从而引发问题。

反之,奥尔森、斯普里克尔和罗素(Olson, Sprenkle, and Russell, 1979; Olson et al., 1983)创建了"环形反馈"模式,它涉及家庭功能的两个维度:凝聚力和适应性。凝聚力被描述为"情感牢固度"。米纽钦(Minuchin, 1974)认为,家庭分为纠缠型与疏离型。适应性是家庭平衡稳定(形态保持)与改变(形态改变)的能力。两个维度中的关键因素是平衡——纠缠与疏离(凝聚力)之间和稳定与改变(适应性)之间。

在凝聚力与适应性的维度上,从低到高,家庭均可分四类:

1. 凝聚力
a. 疏离的;b. 分开的;c. 联结的;d. 纠缠的。

2. 适应性

a. 僵化的；b. 结构性的；c. 灵活的；d. 混乱的。

汇总而言,环形反馈模式有 16 个分类,如图 14.1 所示。

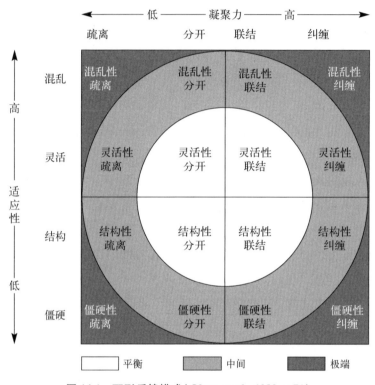

图 14.1　环形反馈模式(Olson et al. ,1983,p.71)

环形反馈模式的另一方面是家庭沟通,作者称之为"促进"维度。也就是说,在联结性和适应性上,家庭要想演变出最佳功能所需的合适水准,沟通就必不可少。

比弗斯模式(Beavers,1981,1982;Beavers and Voeller,1983) 试图将家庭系统论融入发展理论,把家庭分成两个维度。第一轴线是从家庭互动的风格特征角度去描述家庭。它们可以是向心式,这类家庭是自我封闭的,不信任外界;也可能是离心式,这类家庭的成员依赖并更信任外部关系。在另一个轴线上,家庭可能处在的状态是最佳、合格、中间、边缘,或严重失态。家庭在第二轴线上的分类基于:

系统的结构、可用信息和适应的灵活性。用系统论术语来讲,这可被称为负熵连续体,因为负熵越大(更具灵活性和适应性),家庭成员就越能协商、运作,并越能有效地处理压力情况。(Beavers and Voeller,1983,p.89)

图 14.2 展示了比弗斯模式的两个维度(最后会介绍)。

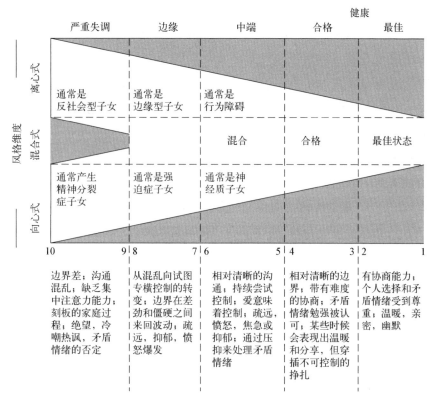

图 14.2　比弗斯模式(Beavers Voeuer, 1983, p.90)

　　自治型:一个连续性或无限性维度,与家庭系统在允许和鼓励成员作选择、自我担当以及与他人协商上的胜任能力有关。
　　适应型:一个连续性或无限性维度,与家庭系统在引发改变和容忍成员分化上所发挥的能力有关。
　　向心型/离心型:一种曲线型的风格维度,这涉及严重失调家庭的极端作风,并且大多数正常家庭能够避免这两种极端现象。
　　僵化型:没能力改变。最混乱的家庭是最不灵活的,因为成员缺乏共享的关注焦点。
　　严重失调型:在适应序列上,这个是最低功能水准,特点是定义不清和混乱的子系统边界,这是由于缺乏自主能力的成员很难接受清晰、负责的沟通。
　　边缘型:介于严重失调与中端之间的功能度,表现为通过简单且通常是严厉的控制来进行持续却无效的消除系统混乱的努力。
　　中端型:家庭的一般结果是正常的,但后代不多,具有相对清晰的边界,对控制与被控制带有持续性期望。

第三种模式是麦克马斯特斯模式（MMFF）（Epstein et al.，1978；Epstein，Bishop，and Baldwin，1982），它以系统方法为基础，视家庭为一个完整的整体。进一步的假设包括家庭的结构和组织的重要性，以及家庭的交易性模式。相应地，家庭功能的六个维度被定义为：（1）问题解决；（2）沟通；（3）角色；（4）情感回应；（5）情感参与；（6）行为控制。

家庭问题解决维度是指在影响力和情感上，家庭以足以为其成员提供功能良好的环境的方式去解决问题的能力。家庭沟通是指在家庭生活中影响力和情感层面的信息交换。沟通还分为直接与间接、清晰与隐蔽。家庭角色是指家庭成员在履行家庭职责时所采用的模式。所提到的角色包括提供资源、养育与支持、成年人的性满足、个人发展支持，以及家庭系统的维系与管理。需要强调的是，要确保一个或多个成员不会承担超负荷的所有家庭职责或角色。

情感回应是指，在适当的强度（定性）和正确的数量（定量）下，相对于特定情形的家庭的回应能力。所有情感都受到重视，包括"幸福情感"（如温暖、温柔、爱、安慰）和"紧急情感"（如愤怒、恐惧、悲伤）。

第五个维度是情感参与，描述家庭成员对其他成员的独特爱好感兴趣的程度。在这个维度上，麦克马斯特斯模式定义了不同种类的参与，包括缺乏投入、自恋投入、共情投入、投入过度和共生投入。

第六个维度是行为控制，家庭如何"从三方面处理行为：人身安全受威胁的情况，涉及满足和表达心理生物性的需求及驱力的情况，以及涉及家庭成员之间和家庭与外人之间的人际社交行为的情况"（Epstein et al.，1982，p.128）。行为控制方式包括僵化、灵活、放任和混乱。在麦克马斯特斯模式中，"灵活"行为控制是首选，"混乱"行为控制被视为最无效。

最后，第四版《精神疾病诊断与统计手册》（*Diagnostic and Statistical Manual of Mental Disorders*，fourth edition，APA，1994）的附录 B 里，在"进一步研究所需的标准集和轴线"的标题下，可以查到关系功能整体性评估量表（GARF）。它由刚才所提到的三个模式构成：比弗斯系统模式、奥尔森的环形反馈模式和麦克马斯特斯模式（Group for the Advancement of Psychiatry，1996）。林、米勒、麦克唐纳和盖尔沃特提出（Yingling，Miller，McDonald，and Galewater，1998），关系功能整体性评估量表"是评估工具，被用来评估关系系统功能，而非评估个体功能"

（p.9），它供临床师，或观察团队，或持有系统外的观点（一阶控制论）的研究者使用。关系功能整体性评估量表关注被观察家庭的当前功能，在提供家庭的初步信息、跟踪治疗进展上，这个量表被认为是治疗师的有用工具，或许可以为外部评估者提供有用的测量结果。

关系功能整体性评估量表为观察者提供了一个渐进式评级量表，评级或全面功能评估（GAF）的范围可以被设定为最低的1分到最高的100分。它分五个部分：1—20分＝混乱；21—40分＝很少满意；41—60分＝大多数不满意；61—80分＝有些不满意；81—100分＝满意（Yingling et al.，1998）。观察者被要求从三个方面去"评估家庭或其他持续存在的关系单元满足其成员的情感和/或影响力需求的程度"（APA，1994，p.758）：

A. 解决问题——在目标、规则和惯例上的协商技能；对压力的适应度；沟通技能；解决矛盾的能力。

B. 组织——人际角色和子系统边界的维系；等级功能；权力、控制与责任的联盟与分配。

C. 情感氛围——情感的基调和范围；关爱的品质、共情、投入和依恋/承诺；共享价值观；相互性情感回应、尊重，以及关心；性生活质量。（APA，1994，p.758）

关系功能整体性评估量表的设计目标是使它比较容易被掌握和应用，临床师所需的观察技能类似于基本的观察，治疗干预技能与婚姻家庭治疗中的一阶控制论实践也是一致的。关系功能整体性评估量表和本章中描述的其他家庭评估和分类技能，都要求临床工作者对文化和种族的差异保持敏感，意识到更大系统对家庭生命的影响。这种敏感性旨在帮助临床工作者，以符合后现代主义的合作性态度去使用关系功能整体性评估量表（Yingling et al.，1998）。

在专业文献中，有许多其他正式评估模式。对我们来说，正式模式指的是该模式的假设得到了公认科学程序的诠释，从而可以被用来操作理论建构。因此，运用和/或测试模式的系统程序已得到描述。在试图评估家庭或伴侣功能的一个或多个维度上，同样存在其他各种正式评估量表。《家庭测量技术手册》

（*Handbook of Family Measurement Techniques*）也许是目前最综合的量表集（Touliatos，Perlmutter，and Strauss，2001），这套三卷集提供了数百个量表摘要，体现出多年来研究者在家庭领域中应用和开发的测量方法。

迄今为止，本章中展示的所有模式都符合一阶控制论／现代主义传统的家庭评估实践，它们都试图并自称是在描述关系或家庭中到底发生了什么。以下部分，我们将从二阶控制论／后现代主义的视角，提出我们对这种正式评估程序的批评。

四、家庭评估与分类——一些问题

前面描述的五个评估模式代表了定义一系列特定类别的尝试，它们匹配了一个人也许会碰到的各种不同的家庭结构和样式。每个模式都以它自己的方式指出，我们必须从基本主题上考虑模式所定义的差异。在任何这种归类中，都会失去很多有关具体家庭特性的信息。然而，这些评估模式的演化倾向于匹配它们所处的文化，当然一个人可以从它们的共同点中推断出，它们都符合西方的社会价值观。从研究和治疗的目的来看，它们都有用。然而，从系统认识论的角度来看，一个重要的问题是模式所描述的类别是会被视为对家庭的真实和精确的描述，还是为了达到治疗或研究的目的被用来理解家庭。遗憾的是，类别比喻往往变成现实；因为每个评估模式都描述一个价值框架，在向模式定义的目标努力时，不管治疗师用哪种模式指导干预，他们都一定会强加价值观，尽管会被告诫要尊重文化与情境。

与此相关的一个忧虑是，不管治疗师的框架是否适合家庭，家庭都可能会采纳此框架。也就是说，评估间接地对家庭强加了一系列指令和禁令。当治疗师具体化家庭描述时——这个家庭从被评估为"混乱"变成"是"混乱，而不是从大量不同的备选项中挑出一个可能性称谓。从系统论观点来看，必须意识到，我们的地图和评估隐喻或称谓都不是版图；我们也许能更负责地说，"让我们假设一下，'家庭是混乱的'这个描述是有用的，并用它来指导我们治疗师的行为"。基于此观点，我们可能会帮助家庭在控制尝试方面变得更加灵活。对于我们所用的麦克马斯特斯模式量表，在僵硬与混乱的类别之间，我们可以达到更恰当的平衡。但是，我们需要意识到，这只是可以帮助家庭的一种方法。

对持有系统论导向的人来说，此刻会出现另一个重要问题，即，在传统精神治疗实践中，按科学和医学的模式，评估发生在治疗之前。然而，基于系统论观点，评估和干预是对差异的任意分割。事实上，治疗师主要治疗的是其评估或概念化的问题。由此，治疗师把理论或更综合的评估模式强加于家庭单元，他们所治疗的问题是概念模式所定义的问题。虽然家庭带着他们自己对问题的评估来到咨询室（问题很可能集中在症状携带者或确诊病人的身上），但通过让家庭参与治疗，治疗师把系统范式强加于家庭单元。实际上，被治疗的问题是那些被家人或治疗师"发明"出来的问题。换言之，我们通过选择问题的称谓，来选择需要治疗的问题。例如，如果被指定的隐喻是抑郁，那么治疗的就是抑郁症。同样，一个人可以把阿德勒（Adler）的术语"气馁（discouraged）"或者罗洛·梅（Rollo May）的术语"泄气（demoralized）"归结为同一现象。

从系统论观点来看，我们碰到的另一个困境是，被家庭或治疗师评估的问题，只有在定义其为问题的参照框架下才是问题，参照框架反映的是文化价值观。在一阶控制论层，我们可以在家庭情境中评估问题所扮演的角色。而在二阶控制论层，我们可以重构或重新定义，所以在不同的情境下，所谓的问题就不再是问题。在第17章中，我们会更直接地谈论这个议题。现在，我们假设一个人不能只观察或评估，并且一个人试图只观察的这个现象正因为其本身的观察或评估行为而被改变。此外，我们用来定义一个人、家庭或关系的标签具有重要的意义。来访者、伴侣和家庭倾向于把治疗师指定给他们的评估隐喻或标签当成事实，然后，他们就开始呈现这些隐喻或标签所代表的特征。

因此，对于家庭治疗师来说，考虑用哪种家庭评估和分类的模式，与考虑评估和分类的行为所产生的结果同样重要。事实上，我们的理论影响力也许远远超出一般的假设。尽管在我们的社会中，引导普通科学研究的传统范式拥护客观的观察者立场，但主观性和影响是不可避免的。由此，我们需要考虑的一种评估方法是，承认这种意识，并尝试解答前面所提出的许多疑虑。

五、系统分析/多维评估

从二阶控制论/后现代主义观点来讲，治疗本身的这个过程其实与该观点是不一致的，但当治疗在某种程度上尝试以承认观察者是被观察者的一部分行事时,这种不一致性就得到了平衡。并基于此意识努力行事,可以平衡治疗过程本身存在的不一致性。同样,当面临评估或理解来访者的挑战,以及他们带到治疗中的问题时,治疗师要尽可能地保持尊重态度,并利用他们自己和来访者的专长。还要融入的一种意识是,不管是治疗师还是来访者,所发生的事情都只是故事,而非绝对事实,所以治疗师要处处避免使用标签或隐喻,要去病理化或参与创建更多充满问题的故事,这些故事都可能会成为来访者的生活现实。他们还要看到,理论提供的是一般性指南,而不是人们和家庭"应该"或"不应该"的普遍标准。重点要放在对整体性的关注上,不仅考虑内在系统动力的影响,还要考虑与其他系统在更大情境下的互动。在整个治疗过程中,要不断了解来访者的意见,并把考核与评估理解为是一种关于反馈、反思和相互影响的持续性和共享的过程。

表 14.1　系统分析/多维评估

I. 描述来访者系统

　A. 名字、年龄和你的发展阶段的故事,以及其他有关个体成员和整个系统的信息。

　B. 成员/系统的优势与资源。

　　1. 来访者的感知。

　　2. 你的感知。

　C. 家谱图。

　　1. 包括名字、出生日期,以及有关结婚、离婚、再婚、死亡、教育、民族、居住地、健康和病理状况、职业、宗教/信仰的信息。

　　2. 讨论你从家谱图中推断出的倾向/模式。

II. 描述来访者情境

　A. 互动模式。

　　1. 讨论你从家庭互动中推断出的系统规则和边界。

　　2. 描述你诠释家庭成员框架的故事。

　　3. 描述你对沟通发生模式的看法。

　B. 涉及的其他系统。

　　1. 描述你对转介形式的看法。

　　2. 如果法庭强制来访者寻求心理咨询,谈论法庭介入(故事)的原因。

　　3. 描述来访者系统的更大关系网。

　C. 生态图。

　　1. 包括影响来访者系统的其他系统。

　　2. 讨论你从生态图中推断出的倾向/模式。

III. 描述呈现的问题

　　A. 每个成员对问题的定义。

　　　　1. 描述最先寻求咨询的人对问题的描述。

　　　　2. 描述每个成员在首次访谈中对问题的描述。

　　　　3. 描述成员对相互描述的反应。

　　B. 尝试性解决方案。

　　　　1. 当遇到问题时,描述其他成员是如何回应被识别为来访者的那位成员的。

　　　　2. 描述寻求专业帮助的其他尝试。

　　　　3. 描述来访者关于决定来找你接受治疗的故事。

　　C. 呈现问题的逻辑性。

　　　　1. 给定来访者的特定情境,描述所呈现的问题具有"匹配性"或"合理性"的原因。

　　　　2. 为了产生新情境,描述必须改变的模式。

IV. 反思分析/评估的过程

　　A. 描述在过程的每个环节中,你对自己讲述的关于来访者的故事。

　　B. 讨论你在事件发展中的影响。

　　C. 讨论其他故事或许在事件发展中会产生的影响。

V. 制定目标

　　A. 描述来访者对"如果事情如其所愿,会发生什么"的看法。

　　B. 从你和来访者的角度,描述与来访者的需求和期望相关的可用资源。

　　C. 讨论你在目标选择上的影响。

VI. 对系统实施干预/扰动

　　A. 描述促进新情境的共建的所选行为,其中所呈现的问题不再具有逻辑性,而所期望的结果却变得合适了。

　　B. 在任务/干预的达标上,描述与来访者达成协议的过程。

　　C. 讨论你在干预过程方面的思路及其作用。

VII. 评估

　　A. 当实施干预后,描述发生了什么。

　　B. 描述反馈对过程的影响,你和来访者如何利用获取的信息。

　　C. 讨论你和来访者就成功和/或失败讲给你们自己听的故事。

VIII. 从整体上反思分析/评估的过程

　　A. 描述你的治疗场地与氛围所产生的影响。

　　B. 描述时间的影响。

　　C. 描述临床模式/方法的选择对治疗的影响。

　　D. 描述治疗师/来访者有关阶层、民族、性别、年龄、性取向、身体状况的特征所产生的影响。

　　E. 描述价值观和与伦理问题的影响。

　　F. 简要概述整个案例。

在表 14.1 中,我们可以找到与整体性分析/多维度评估方法一致的形式。尤其重要的是,表中前后用到的故事这一措辞向治疗师暗示,他们的观点仅仅是许多可能性观点中的一个,并且他们如同家庭成员一样,是多元视角的多重宇宙中的一部分;同样重要的是,要不断让来访者提供关于他们的故事、他们的目标和他们对治疗干预或扰动的反应的意见。此外,与来访者一样,我们鼓励治疗师认识并反思他们自己的故事,他们的治疗环境和治疗过程的范围或限制可能产生的影响,以及随时可能出现的价值观与伦理问题。最后,我们建议考虑治疗师的个人特征和理论取向可能产生的影响,以及思考也许可以采取的其他方法。

通过参与类似这种形式所提供的过程,治疗师意识到每个来访者系统都具有独特性。它所传递的信息是,评估本身就是干预,通过观察,我们影响了我们试图理解的东西。这种方法融合了现代主义和后现代主义,用到的策略符合二阶控制论的一阶控制论方法。作为一种通用方法,它同样符合改变理论。在第 15 章的治疗干预与策略中,我们将讨论这一理论。

第 15 章

治疗干预/扰动

在本章中,我们的讨论重点是符合系统论/控制论观点的改变理论,这两者都基于同样的基本假设。虽然你的观点与本章中所读到的可能有所不同,有时还会感到有挑战性,但我们认为你即将体验到的不适感,不会超过你在这个旅途中已经遇到过的其他挑战。事实上,我们也许会把接下来的旅途比作同一国家不同地区的自驾游。尽管你可能之前从未去过某个特定的地方,但你会发现所看到的一些商店、餐馆等都是些人们熟悉的全国性连锁店,从而你很快就有种宾至如归之感。你可以把这当成类似的体验,放松自己,享受旅程。

一、改变理论

我们将谈到的改变理论是《改变》(Change)一书中所讲述的内容,此书由保罗·瓦兹拉维克、约翰·威克兰德和理查德·菲什于 1974 年共同撰写,其副标题为"问题形成与问题解决的原则"(Principles of Problem Formation and Problem Resolution)。值得一提的是,改变理论虽流传已久,其适用性却似乎永不过时,它可以被用来理解现代主义和后现代主义方法中的问题形成/解决过程。如本章标题所指,这两种方法的主要区别在于,一阶控制论观点强调治疗师在系统外的位置进行干预,二阶控制论观点强调治疗师在系统内的位置进行扰动。无论哪种情况,我们所描述的改变理论是相当有用的。霍夫曼(Hoffman, 1998)也注意到改变理论的重要性,他写道:"通过关注短期结果,管理医疗的革命让帕洛阿尔托的心智研究院的短程治疗方法获得认可。"(p.146)他进一步指出,病因学或对问题起因的关注,从来就不是这个理论的一部分。

改变理论的作者认为,理解如何解决问题还需要了解问题的出现与维系之间的动态。瓦兹拉维克和他的同事们提出,尝试性解决方案最终会变成问题,因此如果想要解决问题,必须关注变化。从他们的视野来看,变化的性质可以是一阶或二阶。一阶变化发生在系统内部,符合系统规则;二阶变化涉及系统规则的变化,因此也是系统自身的变化。图 15.1 的九点问题图展示了这两种不同的变化,是个典型例子。这个问题的唯一要求是,在笔尖不离纸的前提下,用 4 条直线把 9 个点连起来。在你看答案前,我们希望你先做一下这个练习。找到答案了吗? 如果没有,也不奇怪。现在来看看我们是否可以解释这个问题。

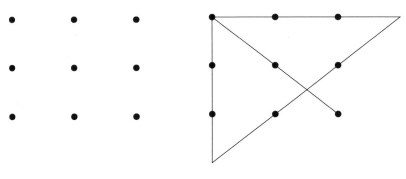

图 15.1　九点问题　　　　　　　　图 15.2　九点问题的答案

第一个尝试方案通常所局限的假设(隐性规则)是,9 个点构成正方形。然而,按这个"规则",寻找问题的所有尝试性答案和停留在正方形内都是一阶变化方案的示例,并且在这种情况下,失败是必然的。反之,一旦一个人改变规则,能在正方形的范围外画线时,可行答案便成为可能,二阶变化从而产生,如图 15.2 所示。

基于系统论观点,变化的产生需要改变情境。这种游戏规则的改变就是我们所讲的情境变化,正方形的假设转换成非正方形的假设就是个例子。通过改变规则,我们改变了看法或者说是看待问题的方式,在这个过程中,新的行为选择变成可能。从不同角度看 9 个点,我们允许铅笔走出正方形的框架,解决了问题。

二阶变化已被看成是在创造力的瞬间中所体验到的想象力飞跃。当从现有规则框架下进行思考时,它要求的是不合情境逻辑、悖论或疯狂的反应。并非所

有改变都要在二阶变化上才具有效性,但在很多情况下,它提供了解决问题的唯一希望:

> 一个系统也许试尽了所有可能性的内部改变(无论存在多少)却没能引发整体性改变,亦即二阶变化,这种情况被视为已陷入一场永无止境的游戏。系统既不能从它内部产生自身改变所需要的条件,也不能产生改变其自身规则的规则。(Watzlawick et al.,1974,p.22)

我们认为,一阶变化包括合乎逻辑的问题解决方案。例如,当室外变冷时,打开室内暖气合乎逻辑(当热量减少时增加热量,这等于舒适感)。天黑开灯同样合乎逻辑(当缺乏亮度时增加照明,这等于能见度)。在这两种情况下,通过对发生的情形采取相反的做法,我们解决了问题。尽管这些例子显示具有逻辑性的一阶变化的效性,但在很多其他情况下,这个层次上的变化产生不了所期望的效果,因为相反等于更多的相同。

要解释"相反等于更多的相同,因此会有问题"这一概念,我们来设想一下苏茜和哈利这对伴侣。他们正在激烈争吵,起初只是意见不合,很快分歧升级为相互吼叫,苏茜向哈利吼,哈利向苏茜吼。对向你大喊大叫的人回以同样的大喊大叫,并不能解决眼前的问题。因此,苏茜决定改变策略,不理哈利。冷落另一个仍在叫喊的人是个相反行为,可能也解决不了问题。事实上,这也许会激化矛盾,因为冷落只是种更安静的叫喊方式,是尝试单向性控制双向关系。苏茜和哈利陷入泥潭,他们越挣扎陷得越深。在此情况下,一阶尝试性解决方法变成问题。如果苏茜和哈利想要打破僵局或走出泥潭,就需要二阶变化。

现在,重点转向尝试性解决方案和对情境需要改变的考虑——对定义哈利和苏茜为吼叫者—吼叫者或吼叫者—冷落者的敌对情境来说,是个不合逻辑的反应。按照定义,这个不合逻辑的反应会允许新行为的发生,因为它是情境得到重新定义的新框架的一部分。如果哈利以别的态度回应苏茜的吼叫或冷落,游戏规则会立刻改变,维系吼叫的模式会被打破。来个倒立在犯傻的情境下具有逻辑性,因此敌意性情境被重新定义。事实上,哈利一旦表现出类似疯狂的行为,苏茜的吼叫或冷落也许将持续不了多久。她也许会开始以不同的态度回应哈利,可能会笑起来,就像他以不同的态度回应她一样。

因此,理解问题的形成和解决的关键在于,意识到行为的相互性,以及情境的重要性,情境定义行为,并且特定行为具有含义,从而(再次)了解到过程的重要性。苏茜和哈利在吵什么并不重要——他们的争吵内容提供不了问题解决的方案。在等效性的概念下,我们能非常确定,无论吵什么,只要他们陷入我们所描述的那种"永无止境的游戏"中,模式就会重复,问题就得不到解决。事实上,此时的重要性是他们如何争吵——过程。他们需要的是改变规则,这样或许能解决问题,因为情境的改变等于规则的改变。

也许另一个示例将会帮你更好地理解我们所描述的改变过程。我们这次用的例子是发明创造天才阿尔伯特·爱因斯坦。爱因斯坦以他所谓的初学者思维,重新定义了困扰物理学家几十年的问题,随后创立了相对论。他研究的问题显然是个相当复杂的过程,就如他不断琢磨光速是如何总能达到每秒 30 万千米,不管观察者处于何种运动状态。

> 在一次创造性的想法突破中,爱因斯坦把这个难解的谜转化为假设!与其担心它是如何发生的,他接受了确实发生的这个无可辩驳的实验现实。明确(对我们来说)认识这个显而易见的事实是迈上逻辑过程的第一步,这个过程一旦开始,不但解开了恒定光速之谜,还解答了其他更多的深奥问题。(Zukav,1980,p.135)

虽然我们没人能成为像爱因斯坦那样的天才,但在需要二阶解决方案的问题上,我们有潜力作出同样富有创造性的回应。也许我们都曾经体验过这类行为的成功,只是没意识到我们行为策略背后的原则。事实上,瓦兹拉维克和他的同事们(Watzlawick et al.,1974)在研究并试图解释像弥尔顿·埃里克森和弗吉尼亚·萨提尔这类具创造性的成功治疗师之后,他们创立了改变理论。这一理论详细阐述问题的发生、维系和可以解决的方法。如果问题看上去解决不了,是因为我们否认它们的存在,是因为我们从错误的层面去尝试解决问题,或是因为在当前的框架下没有可能性的解决方案,而我们如何感知和定义问题(情境)才是改变的关键。

◆ 重构

认知改变已被定义为重构,它所描述的是格式塔转换,例如,从看到一个正方形到看到一个非正方形(Watzlawick et al.,1974)。事实上,在家庭治疗领域的早期,基于重构技术的悖论使用常常等同于家庭治疗。虽然重构在当时可能是个相对新的称谓,但它所提到的这个过程并不是一个新现象。

重构是把一个情形从它的旧情境中(旧的一套规则)提出来,放入一个可以同样清晰定义该情形的新情境中(新的一套规则)。然而,这个新情境提供的是另类理解或新含义,为此新的和不同的反应会合乎逻辑,从而变得可能。例如,兄弟姐妹经常吵架,父母担心手足之争和可能带来的有害影响。父母尝试多种干预方法,如通过劝架、单独或一起教导他们,以及各种惩罚方式,试图阻止他们吵架,但吵架仍旧继续,父母的担忧继续增加。这些尝试性解决方法属于一阶改变,它们都不起作用。另一方面,治疗师可以告诉父母,争吵是正常的手足行为,让家长允许它们继续发生。当孩子吵架时,如果他们察觉到父母的担心和关注减少了,吵架的一些乐趣也许会随之消失,吵架也许就会减少。同样,治疗师可以把吵架重构为爱的行为:"你是否知道每次妹妹打你时,她其实是想告诉你她爱你?"或者"我们都知道,在你们这个年纪,兄弟姐妹互相拥抱是不'酷'的,因此取而代之的是动手。这其实是他们在告诉对方自己有多喜欢对方。"所有这些例子都是重构。

成功重构的关键在于提供给来访者所能接受的新框架,或看待问题的方式。因此,治疗师需要了解来访者的世界观,它是来访者的行事基础。然后,治疗师所提出的重构,对来访者来说,必须是合乎情理和可信的。只有在符合当时情形并且使用的语言符合家长的参照框架的情况下,定义孩子间的争吵为正常行为才会有效。同样,孩子需要能够接受的定义是,他们的行为是爱的表现。如果他们能接受,符合新含义的新行为也许会替代旧行为,他们将很难按照他们以前的认知去行事。

重构涉及的认知是,现实的创建是对应于我们感知或定义现实的方式。在现实创建的过程中,我们把物体和事件分成包含特定含义的行为类别。我们一旦把物体或事件指定为某一类别,再要把它看成另一类别会相当困难,因此会被看成有不同的含义。另一方面,成功的重构会改变物体或事件的类别:

是什么使重构成为这么有用的改变工具呢？这是因为一旦我们看到备选类别成员，我们很难回到昔日"现实"观点的陷阱和痛苦中；一旦有人向我们解释了九点问题的解决方案，我们几乎不可能回到原先的无助状态，尤其是最初我们对解决方案可能性的绝望状态。（Watzlawick et al., 1974, p.99）

◆ 悖论干预

就像重构，悖论干预是二阶变化的一个例子。事实上，它与重构的操作方式相同，因为它重新定义情境，从而改变了情境的含义并拓展了新的行为选择。症状处方是悖论干预的典型例子。即，与其告诉抑郁的人开心起来（合逻辑的一阶反应），毋宁告诉这个人，他或她显然需要抑郁，当然不应该试图改变（"疯狂的"二阶反应）。在前一个例子中，开心起来的指令符合这种情境，即它的潜规则是感觉不好不行。然而，这里的困境是我们无法控制情感。相反，情感是自发的，告诉某人去有意识地做只能自发做的事情，等于把此人置于"要具自发性"的悖论中——双重束缚。现在，除了感觉不好之外，这个人可能还因为感觉不好而内疚——双重打击。我们出于善意的常识性帮助不仅协助保持了问题，还可能使问题变得更糟。另一方面，允许抑郁症患者抑郁的治疗悖论，把情境重新定义为其隐形规则是可以感觉不好。一旦一个人可以自由地感受自己的情感，停止与发生的情况斗争时，问题的自发性结束便更可能发生。如果抑郁消失了，那么可以说二阶变化已经发生。

更常见的例子是失眠问题。也许你很难入睡，通常当这种情况发生时，你越想睡觉，就变得越清醒。就像前面的例子一样，你把自己置于"要具自发性"的悖论中，因为入睡不是我们意识所能控制的一件事。如果你睡不着，我们建议你尽量醒着，对此情况的重构允许你去做些其他事情。即使你也许确切知道在发生什么，但在做其他事情的过程中，你可能会犯困，问题就会自行解决。如果是这种情况，二阶变化则再次发生。

◆ 问题的形成/解决

当我们思考问题的形成/解决过程时，我们常会想起一句明智的格言:"如果人们定义情况为真的,那么其结果就会是真的"(Thomas and Thomas,1928,p.572)。同样,马图拉纳(Efran and Lukens,1985)认为,问题的发生是当人们称情况为问题时。在把问题看成问题并贴上"问题"的标签之前,其实根本没有问题。就像一个系统,问题只存在于观察者眼中。进一步说:

> 问题的形式——其所存在的领域——决定它的"治疗"形式。对问题的表达确定了可以被制定出的答案种类。当"重构"证明有效时,这可能是由于问题所处的领域发生了变化,于是新答案变得可能并可接受。(Efran and Lukens,1985,p.28)

或者,用阿兰·瓦茨(Alan Watts,1972,p.55)的话来讲:"始终无法解决的问题应该被质疑为错误的提问方式。"马图拉纳(Efran and Lukens,1985)还指出,问题只对于谈论该问题的人而存在。因此,当父母可能把孩子贴上问题的标签时,有问题的其实是父母而非孩子,除非孩子描述自己有问题。此外,谈论家庭的问题在认识论上是有问题的,"家庭"不能说话,因此不能称其为问题。相反,家庭中的每个成员都可以定义某种情况为问题。在这种情况下,虽然行为可能同时发生,但每个人都有问题,并且都会以独特的方式围绕这个问题进行互动。当个体改变他们的看法时,随之改变的是他们围绕特定问题的互动,因此系统变化对应的是个体的变化。

◆ 随机过程

从系统论的观点来看,变化被认为是以随机或部分性随机的形式发生的。尽管情境可以改变,从而把新行为定义成合乎逻辑的反应,但一个人无法预测这些反应的确切性质。考虑到系统由结构决定——意思是结构定义系统所能行事的限度——所有行为反应都被理解为负反馈的实例,或者反应旨在维持自主层面的现状,所具有的可能性行为的数量是有限的。然而,相对于情境中的特定变化,没有人能事先预知被选择的是哪种特定行为。用保罗·戴尔(Paul Dell,1980)的话来说:

"关联的模式"不能通过有意识的设计而获得;它只可以受随机方式的影响。也就是说,要引发模式改变,一个人只能从实际层面进行干预,但我们无法预测和设计变化的确切性质。简而言之,扰动能改变模式,但是它们不能被雕琢成有计划的设计。(p.329)

因此,当治疗师干预或扰动时,其能预测变化有可能会发生,但不能确切地预测将会是什么样的变化。

◆ 扰动者和改变动因

根据我们一直在讨论的理论,改变等于情境的改变。从二阶控制论的观点来看,我们意识到,就像我们无法与家庭交谈,我们同样不能加入家庭,我们也不能治疗或改变它。更准确地说,因为我们的存在,我们帮助定义了新情境,从而定义了新家庭(家庭成员+治疗师),家庭成员在新家庭中表现出不同的行为。当来访者系统选择与我们建立治疗关系时,我们可以把这个情况看成是,我们"受邀请与家庭成员共同漂流"(Efran and Lukens,1985,p.74),而非把我们自己看成改变动因。我们的目的是扰动系统,使之可以为系统补充更多更具功能性的行为。换言之,我们必须是新事物的来源,系统可以选择性地把这些新东西纳入自我纠正过程,并同时促进自我维护。基尼(Keeney,1983)指出,当有意义的噪声以承认稳定和变化的方式被提出时,我们期望参与创建的情境变化就会发生。

二、有意义的噪声

我们希望用瓦雷拉(Varela,1981)的一段话来开始这个部分:

一个关键理念⋯⋯是香农理论(Shannonian theory)的延伸以表征自我组织,在当今众所周知的"来自噪声的有序"原理中,噪声能够增加冗余⋯⋯这种增加可以被理解为对多种方式的注意,其中系统的组成部分会"选出"环境噪声中的那些扰动,从而帮助增加系统的有序性。(p.xii)

我们来初步了解一下瓦雷拉所说的意思。我们注意到,要展示新行为或创建备选的故事与结构,系统必须动用一些新东西,一个随机性的来源。当来访者来到治疗室时,我们可以保险地假设他们处在卡顿状态。在给定的当前参照框架下,他们已经试过所有可用方案。他们需要新视角,使他们能以不同的眼光看事,以不同的方式行事。治疗师参与创造的新视角对应于他或她的扰动——问题与反思,即瓦雷拉的一段话中所提到的所谓"噪声"。但这种噪声必须有意义;也就是说,它必须符合来访者的语言,必须匹配来访者的世界观。

◆ 语言与世界观

我们在描述重构时说过,来访者必须能接受我们所说的内容,他们还必须假设我们所说的内容具有意义,因为"在追寻意义的过程中,新的结构与模式将会产生"(Keeney,1983,p.170)。要创建和展示有意义的噪声,治疗师需要了解来访者的世界观,并能以来访者的语言进行交流。这意味着意识到来访者行事所基于的隐喻。例如,假设我们与一位计算机程序员一起工作,如果我们能用编写程序、系统失控和其他计算机术语进行沟通,我们所说的话就更容易被理解、更快被接受。因此,我们怎么说(过程)可能要比我们说什么(内容)更为重要。

◆ 稳定与变化

如前所述,新信息或有意义的噪声,还必须以一种承认稳定与变化的方式出现。即,当来访者来到治疗室时,他们会要求治疗师改变他们,并同时允许他们保持不变。我们喜欢把这种你推我拉的情形进行如下定义:尽管我们没有人会特别喜欢有问题,但至少我们都熟悉我们所面对的问题。相对于问题,我们的行为存在可预测性,所以问题具有一定程度的安全性。另一方面,变化等于未知,在缺乏预测性和熟悉感的情况下,未知往往令人害怕。同时,我们或我们的来访者也许要求改变,但通常有第二个"不要改变我"的信息,虽然这是潜意识的行为。因此,治疗师的任务变成是满足两种请求的回应方式。

所涉及的过程是改变的改变,在第一部分中这被定义为二阶改变。系统为了保持稳定,需要改变其变化方式。治疗师帮助提供可以发生这个过程的情境,所呈现的想法和信息可以帮助来访者找到意义,来访者从而可以创建和感知新的现实。同时,系统对稳定和改变的请求得到确认。

为了说明这一点,我们通常解释来访者可能会尝试的一系列备选行为,对于处理有问题的情况,我们认为这些可能会是有用的方法。在作出一长段描述和来访者认为这些可能是有用的解决方案之后,我们通常会要求来访者暂时不要尝试实施这些方案。我们的理由是,尽管我们知道他们不喜欢问题,但它不是一夜之间发展起来的。我们会告知,改变是困难的,需三思而行,他们也许还未充分准备好,所以我们会要求他们至少目前保持原样,让问题再维持一段时间。

这种方法为稳定和改变的双重请求提供了答案,同时还提供了新信息。对来访者来说,这些是合乎情理的信息,我们在展示有意义的噪声上符合要求。你也许还认出这是一种悖论干预,因为我们要求来访者维系他们来找我们解决的问题。

此外,从系统论/控制论的角度,我们还记得问题形成和解决的逻辑。即,所有症状对于其所处情境来说都符合逻辑——问题的存在和被维系是有原因的。尝试改变是系统稳定性的一部分,当系统改变它的改变方式时,系统需要保持其稳定性。只有系统才能做到这一点,一个系统可以自我纠正,治疗仅仅是提供促进自我纠正过程的情境。尽管来访者来治疗室寻求答案和解决方法,尽管我们可能会用这样那样的术语提出建议,但我们知道,我们最多能提供的是新信息。这涉及来自治疗师和来访者双方的扰动、反应、学习、反馈和适应的持续性递归过程。

◆ 信息与扰动

当治疗师扰动时,来访者会反应;而治疗师同样受扰动,因为就他们的联合互动而言,治疗师获得了允许自我纠正的信息。事实上,治疗师不犯"错误",来访者的行为也不会被看成"错误"。信息可以被接受,也可以不被接受,但没有发生的事情和发生的事情都提供同样重要的信息,每个被拒绝的信息都能让治疗师更接近可能被接受的其他选择。因此,从某种程度上说,每个所谓的错误都成为一个治疗的机会,因为治疗师/来访者系统逐渐形成的是一种情境被定义的关系,在这种关系中,维系问题行为的反应不再合乎逻辑。

举例来说,如果来访者决定忽略我们提出的不要尝试某些新行为的建议,从中我们就会知道他们准备改变。我们还知道,他们采纳了我们的哪些建议,没有采纳哪些建议,以及他们的尝试效果如何。即使在他们眼中,我们"错误"地认为他们没准备好去改变,但如果他们认为我们的建议够好并值得一试,那么在这点上我们是"正确"的。如果他们的尝试奏效了,那就再好不过了。如果他们的尝试没有成功,那么我们所提出的他们没准备好改变的建议便是正确的。在最后的这个例子中,虽然我们可以对来访者那样说,但还是需要意识到,如果要改变发生,我们之间的互动方式必须改变。如果来访者决定接受建议并维系问题,那么这同样是种信息。也就是说,我们得到的反馈表明有意义的噪声没有被察觉;如果我们要帮助定义一个促进自我纠正发生的情境,那么我们的方法就要改变。当来访者感知到有意义的噪声并根据其感知的变化而改变其结构时,这是他们会照做的相同过程。

以下是到目前为止,我们讨论的主要概念:

1. 二阶改变等于情境或系统规则的改变。

2. 情境的改变是通过感知或看问题的方式的改变而发生的。

3. 是情境在定义行为,并且特定行为在该情境中具有意义。

4. 重构是把一种情形从它的旧情境中提出来,放入一种可以同样清晰定义该情形但又提供新含义的新情境中,从而提供新的行为选择。

5. 问题和解决方法在关系情境中演变,这在本质上具有互动性。

6. 系统的变化是随着个体改变其感知而产生。

7. 治疗师的角色是提供可以促进改变的情境。

8. 治疗师的角色是提供有意义的噪声的扰动者。

9. 有意义的噪声是来访者可以接受的随机性来源,它承认稳定与变化。

10. 为了提供有意义的噪声,治疗师必须了解来访者的世界观,对来访者的隐喻保持敏感态度,并能使用来访者的语言。

这些概念所定义的过程已在许多不同方面被运用到实践中,本书第二部分中的示例描述了这些方法。然而,现在你已经知道,大多数的早期方法(第 6 章到第 12 章)更符合简单控制论的观点,因此可能被归类为一阶治疗。虽然发展符合控制论的控制论或二级治疗(第 13 章)的方法还相对较新颖,但我们认为刚才所列举的这些理念同样代表了后现代临床实践的工作特征。

三、改变理论,有意义的噪声和后现代主义观点

如第 4 章所述,后现代主义者强调语言在社会互动情境中的角色。正是通过语言,我们吸收和影响世界的文化规范和价值观。正是在语言中,我们感知、创造意义,从而参与我们的现实的创建。通过语言,来访者和治疗师在持续、互动的对话中分享故事,对话的结果成为所有参与者共同撰写的故事。因此,治疗是一个合作过程,其中每个人都是专家,没人具有独一无二的"真相"。治疗对话的焦点是此时此地;理解总在不断发展,并在对话提问的情境下不断浮现。治疗师在追寻独特结果(White and Epston, 1990)和/或聚焦于解决方案时(de Shazer, 1985, 1988),尊重和敏感是最重要的。因此,当"治疗师挑战信念与行为(结构)间的反馈循环的整体联系性时,以及当治疗师采纳不同的观点时",来访者的情境改变得以促进(Fruggeri, 1992, p.51)。所以,通过关注语言,可以改变行为所基于的意义系统。

用我们已经描述和总结过的改变理论来定义这个过程,我们会说,当治疗师与来访者共同创建新情境时,二阶改变得以促进,其中旧的、充满问题的故事被重构,然后在互动与反馈的基础上,他们共同编写出新的、聚焦解决方案的故事。这个转变是在尊重对话的过程中产生的,其中对情形的感知也许会有所不同,从而会得到重构。正如莱克斯(Lax, 1992)所述:"我发现最有用的想法是从对话转变的角度出发,让来访者处在目前问题不存在的另一种对话中。"(p.74)治疗师不是试图改变系统,而是通过提问、反思和评论等方法作出扰动。因此,理想的状况是,治疗是一种对话,其中对于新的未来的机会或新的行为选择,来访者能体验到意义和收获。

我们虽然已经定义变化过程并建立了有意义的噪声的概念,且简要描述了与后现代主义者、社会建构主义者、叙事式临床实践相关的这一过程,但你也许还想知道,去哪里搜索治疗内容呢? 这个问题的答案出奇的简单:几乎无所不在。我们可以随意借鉴各种内在心理理论和个体治疗所展示的许多技术,以及各种家庭治疗流派所概括的那些技术。它们之间的区别在于前者必须被转化为系统框架,而后者或多或少已被转化。此外,我们可以自由地走出治疗范畴。法利科夫(Falicov, 1998)在考虑有用资源时提出,"在与伴侣工作的过程中,我很

难决定我所依照的是罗兰·巴特所写的有关爱的谈话、哈罗德·品特的戏剧、约翰·高特曼对婚姻的最新研究,还是唐·杰克逊对伴侣沟通的早期看法"(p.159)。系统论所提供的元观点给予我们一个框架或骨架,我们可以选择任何内容去充实它。由于两者兼具而不是非此即彼的思维符合这个观点,我们不需要排除符合线性观点的线性思维与策略。但这里有个重要条件,我们必须意识到递归/反馈过程,我们的行为深嵌其中,我们对现实的感知/创建与之相联。另一个重要条件是,要意识到与系统论/控制论框架相关的伦理问题。

四、伦理问题

我们选择在本书的这一部分讨论伦理问题的原因有几个。首先,伦理问题在治疗与促进改变的情境下具有永恒性,它的存在与个人的特定方法或风格无关。其次,当治疗师在系统论/控制论的认识论的基础上工作时,一组全新的伦理问题就会出现。最后,如前所述,符合后现代主义假设的治疗的典型特征是对伦理的重视。因此,意识到伦理问题,对于彻底理解和以符合逻辑的方式进行更有潜力的治疗实践,都是至关重要的。所以,我们认为这个主题极为重要,不能把它放在本书的末尾。放在最后,它也许会被误认为是补充说明,甚至更糟的是被忽视。

2012 年 7 月,美国婚姻与家庭治疗协会(AAMFT)发布了《AAMFT 伦理准则》修订版。与大多数的治疗实践一样,这个准则主要涉及一阶控制论层的实用问题。事实上,它与其他专业团体的行为伦理标准没有多大区别,它们都有各自的伦理操守。这些准则存在共性,因为它们都建立在类似的假设上,都注重有关治疗本质的类似问题。因为相信它的重要性,所以在这里我们向你提供完整的《AAMFT 伦理准则》。

◆ 美国婚姻与家庭治疗协会伦理准则
序言

婚姻与家庭治疗协会董事会在此宣布,按照协会制度的第二条,第2.01.3 部分,《AAMFT 伦理准则》修订版于 2012 年 7 月 1 日正式生效。

AAMFT 竭力尊重公众对婚姻和家庭治疗师的信任,遵循准则所描述的执业伦理标准。伦理标准定义了职业期望,并由 AAMFT 伦理委员会执行。准则中如有缺少对某些行为或情况的明确描述,这不等于从伦理上此行为是对的或不对的。这里所列的标准并不详尽,婚姻和家庭治疗师若对某一特定行动的伦理存有疑虑,协会鼓励其向顾问、律师、督导师、同事或其他相关机构寻求法律意见。

法律和伦理都约束婚姻和家庭治疗的临床实践。在作出有关职业行为的决定时,婚姻和家庭治疗师必须考虑《AAMFT 伦理准则》及其相应法规。如果《AAMFT 伦理准则》所列出的条款高于法律标准,婚姻和家庭治疗师必须按照更高标准的《AAMFT 伦理准则》。婚姻和家庭治疗师在遵守法规的同时,要明确他们对《AAMFT 伦理准则》所作出的承诺,以负责的态度采取措施,解决冲突。AAMFT 支持举报涉嫌不道德行为的法令。

所有成员类别的 AAMFT 会员、所有 AAMFT 认证的督导师,以及所有会员申请者或认证督导师申请者都要遵守《AAMFT 伦理准则》。AAMFT 会员有义务熟知《AAMFT 伦理准则》和它在临床工作中的应用情况。对伦理准则的不了解或误解不构成对不道德行为指控的辩护。

现有的 AAMFT 伦理事宜处理程序对不道德行为的提出、调查和解决投诉的过程作了描述。除非提供其他证据,被告在被证明有罪之前均被认为是无罪的,并要履行正当程序。如果 AAMFT 成员在预期或正在进行的伦理调查中辞职,伦理委员仍将完成调查,协会宣布的任何行动措施适用于在调查期间试图辞职的会员。

原则之一: 对来访者的责任

婚姻和家庭治疗师要优先考虑家庭与个体的利益,要尊重那些寻求他们帮助的人,通过适当努力去确保他们的服务得到合理的运用。

1.1　不歧视。在种族、年龄、族裔、社会经济地位、残疾、性别、健康状况、宗教、国籍、性取向、性认同或关系上,婚姻和家庭治疗师要以不歧视的态度提供专业服务。

1.2 知情同意。在治疗或相关的步骤上,婚姻和家庭治疗师要取得合适的知情同意书,并使用来访者可以理解的语言。知情同意书的内容可以根据不同的来访者和治疗计划进行调整;然而,知情同意书一般对来访者有以下要求:(a)具有同意的能力;(b)已充分了解有关治疗过程和步骤的重要信息;(c)对于尚不存在的潜在治疗风险和利益的普遍公认标准,给予了充分告知;(d)能够在自愿和不受过度影响的情况下表示同意;(e)已提供的同意书要记录正确的内容。当出于年龄或精神状况等因素,个体不能合法给予知情同意时,如果法律允许替代同意的签署,婚姻和家庭治疗师要从合法授权者那获取知情许可。

1.3 多重关系。婚姻和家庭治疗师要意识到他们所处的位置会对来访者产生影响,他们要避免利用这些人的信赖和依赖。因此,治疗师要尽量避免与来访者产生可能会损害职业判断力或增加利用风险的情况和多重关系。这类关系包括但不局限于,与来访者或来访者直系亲属保持业务往来或密切的私人关系。当由于情形或多重角色而出现损害或榨取的风险时,治疗师要记录所采取的适当防范措施。

1.4 与当前来访者和他人的性亲密关系。禁止与当前来访者或其配偶或伴侣发生性亲密关系。禁止与认识当前来访者的近亲、监护人或重要他人发生性亲密关系。

1.5 与前来访者及他人的性亲密关系。与前来访者、其配偶或伴侣、认识前来访者的近亲、监护人或重要他人发生性亲密行为可能有害处,因此禁止在治疗结束后或在最后一次咨询后的两年内发生此类关系。在最后一次咨询或治疗结束后的两年后,为了避免利用来访者的信赖,婚姻和家庭治疗师不应与前来访者或其配偶或伴侣发生性亲密关系。在治疗终止或最后一次咨询的两年后,如果治疗师与前来访者或其配偶或伴侣发生了性亲密行为,治疗师有责任证明在与前来访者、其配偶或伴侣的这层关系中不存在利用性质。

1.6 举报违反伦理的行为。婚姻和家庭治疗师要遵守举报非伦理行为的相关法律。

1.7 不牟取个人利益。婚姻和家庭治疗师不能利用他们与来访者之间的职业关系牟取个人利益。

1.8 来访者的决定自主权。婚姻和家庭治疗师要尊重来访者的决定权利,帮助他们明白他们的决定可能造成的后果。治疗师要明确告知来访者,他们在同居、结婚、离婚、分居、复婚、抚养权、探访等关系上有责任作出自己的决定。

1.9 益于来访者的关系。只有在来访者基本受益的情况下,婚姻和家庭治疗师才能继续治疗。

1.10 转介。如果因正当理由,治疗师不能或不愿意提供职业服务,他们要协助来访者获取其他治疗机构的帮助。

1.11 不放弃。在没有合理安排来访者的持续治疗的情况下,婚姻和家庭治疗师不能放弃或忽视来访者的治疗。

1.12 书面同意书的留档。在录像、录音或允许第三方旁观之前,婚姻和家庭治疗师要获取书面签署的知情同意书。

1.13 与第三方的关系。婚姻和家庭治疗师在第三方的要求下同意为个人或实体提供服务时,他/她要在服务开始前,尽量说明与每一方的关系性质及保密限度。

1.14 线上治疗。在开始线上治疗服务前(包括但不限于电话、网络),婚姻和家庭治疗师要确保他们所提供的服务遵循所有相关法规。此外,婚姻和家庭治疗师必须:(a)在考虑来访者的智力、情感和生理需求后,才能决定线上治疗是否适合来访者;(b)告诉来访者线上治疗可能产生的风险和益处;(c)确保交流媒介的安全性;(d)只有在接受了适当的教育、培训,或具有使用相关技术的受督导的临床经验之后,才能开始线上治疗。

原则之二: 隐私

由于寻求治疗的来访者也许不止一人,婚姻和家庭治疗师要考虑独特的保密问题,并要尊重和保守每位来访者的隐私。

2.1 保密限制声明。婚姻和家庭治疗师要尽早在他们的专业合同中,向来访者及其他相关人员说明保密性质和来访者保密权利的可能限度。要告诉来访者,在某种情况下,治疗师也许被要求提供来访者的隐私信息,以及在法律上也许要透露来访者的隐私信息。

2.2 透露来访者信息的书面授权。只有在书面授权或弃权,或受法律授权或允许的情况下,婚姻和家庭治疗师才能透露来访者的隐私。只有在紧急和法律允许的情况下,口头授权方能生效。当为伴侣、家庭或团体提供治疗时,治疗师在没有获得有执行弃权能力的个体所签署的书面授权的情况下,不可以在治疗场合之外透露有关治疗的具体内容。在治疗伴侣、家庭或团体时,治疗师不可以向来访者单元中的任何人透露其中他人的私人信息,除非当事人事先签署了同意书。

2.3 非临床活动的保密原则。婚姻和家庭治疗师只有在获取子原则2.2所规定的书面弃权书,或采取适当步骤保护来访者的身份与隐私的情况下,才能在教学、写作、咨询、研究和公开演讲中,使用来访者和/或临床的资料。

2.4 档案保存。婚姻和家庭治疗师要以维护个人隐私和符合相关法律与职业标准的方式,储存、保管和销毁来访者的档案。

2.5 治疗变动的准备。在准备搬离旧地点,或停止从事治疗临床工作,或死亡等情况时,婚姻和家庭治疗师要以符合相关法规和维护来访者的个人隐私与安全的方式,储存、保管和销毁来访者档案。

2.6 咨询保密。当向同行或转介资源咨询信息时,在没有事先获取书面同意书的情况下,治疗师不可以分享可能会透露来访者、研究参与者、受督导者或与治疗师有保密关系的他人身份的隐私。分享的信息范围局限于咨询目的。

2.7 电子信息的保护。当用电子方式沟通、收费、管理档案,或关注来访者的其他方面时,婚姻和家庭治疗师要确保他们的电子数据的储存与沟通受到符合所有相关法规的隐私保护。

原则之三:专业胜任力与职业操守

婚姻和家庭治疗师要保持高水准的专业胜任力和职业操守。

3.1 胜任力的保持。婚姻和家庭治疗师要通过教育、培训或受督导经验,追求新开发的知识以及保持自己在婚姻和家庭治疗方面的胜任力。

3.2 掌握监管标准方面的知识。在相关法律、伦理和职业准则上,婚姻和家庭治疗师要掌握足够的知识并遵守这些条款。

3.3 寻求帮助。当婚姻和家庭治疗师的个人问题或冲突可能影响他们的工作表现或临床判断力时,他们要寻求适当的专业帮助。

3.4 利益冲突。婚姻和家庭治疗师所提供的服务不可以产生会影响到工作表现或临床判断力的利益冲突。

3.5 学术诚信。作为演讲者、教师、督导师、顾问和研究者,婚姻和家庭治疗师要致力于高水准的学术研究,展示精确的信息和披露潜在的利益冲突。

3.6 档案保管。婚姻和家庭治疗师要按照相关法律,保管好准确、合格的临床与财政档案。

3.7 新技能的开发。当开发专长领域的新技能时,在确保婚姻和家庭治疗师的临床胜任力和保护来访者不受到可能的危害方面,他们要采取相应措施。只有在经过适当的学习、培训或具备受督导的临床经验之后,婚姻和家庭治疗师才可以在新的专业领域内开展临床工作。

3.8 骚扰。婚姻和家庭治疗师不能对来访者、学生、实习生、督导生、雇员、同事或研究对象实施性或其他形式的骚扰。

3.9 榨取。婚姻和家庭治疗师不能有榨取来访者、学生、实习生、督导生、雇员、同事或研究对象的行为。

3.10 礼物。婚姻和家庭治疗师不能送来访者或接受来访者的 (a) 高价礼物,或 (b) 损害治疗关系的操守或效力的礼物。

3.11 胜任力范围。婚姻和家庭治疗师不能在他们的胜任力的认知范围外,对问题作出诊断、治疗或建议。

3.12 正确展示研究结果。婚姻和家庭治疗师要努力避免歪曲或误用他们的临床和研究结果。

3.13 公开声明。由于婚姻和家庭治疗师能影响和改变他人的生活,在作证或其他公开声明上,他们要谨慎地提出他们的专业建议和意见。

3.14 监护评估与治疗的分开。为了避免利益冲突,婚姻和家庭治疗师在治疗涉及监护或探视活动的未成年人或成人时,不可以同时在未成年人的监护、居住或探视权方面进行司法鉴定。在不违反隐私保密原则的情况下,治疗未成年人的婚姻和家庭治疗师可以为法庭或精神卫生专业人员提供有关未成年人的评估信息。治疗师是以婚姻和家庭治疗师的视角,作为负责治疗来访者的婚姻和家庭治疗师,并在不违反隐私协议的基础上提供评估信息。

3.15 失职行为。违反本准则的婚姻和家庭治疗师,会被取消成员资格,或受其他相应行为的处罚。适用情形包括:(a)被判重罪;(b)被判与他们的资格或职能有关的轻罪;(c)从事可能会导致被判重罪,或被判相关于他们的资格或职能的轻罪的行为;(d)被其他专业机构开除或受到处分;(e)他们的执照或证书被监管机构暂停,或吊销,或受到其他纪律处分;(f)当他们受身心问题,或酗酒,或其他物质的影响,而不再具备工作胜任力时,却仍然继续从事婚姻和家庭治疗的工作;(g)从伦理投诉开始到所有程序结束为止,未能在任何时间点配合本组织完成投诉处理。

原则之四:对学生和督导生的责任

婚姻和家庭治疗师不可以利用学生和督导生的信赖。

4.1 利用。当婚姻和家庭治疗师是督导师时,他们要意识到他们所处的位置对学生和督导生的影响,因此要避免利用这些人的信赖。治疗师要尽量避免可能会损害职业客观性或增加利用风险的情况与多重关系。当情况或多重角色会造成损害或利用的风险时,治疗师要采取适当措施。

4.2 对学生或督导生的治疗。婚姻和家庭治疗师不能为当前的学生或督导生提供治疗。

4.3 与学生或督导生的性亲密关系。在治疗师评估或培训学生或督导生期间,他们不能与学生或督导生发生性亲密关系。如果督导师与前督导生发生性关系,督导师有责任证明该督导生没有被利用或伤害。

4.4 监督督导生的胜任力。婚姻和家庭治疗师不允许学生或督导生从事,或自称有资格从事超出他们的培训、经验水准和胜任力范围的专业服务。

4.5 监督督导生的专业素质。婚姻和家庭治疗师要采取适当措施,确保督导生提供职业化的服务。

4.6 与学生或督导生之间的现存关系。婚姻和家庭治疗师要避免接受与他/她存在过去或当前关系的督导生或学生,因为这种关系会影响治疗师的客观性。当无法避免这种情况时,治疗师为了确保客观性,要采取适当措施。类似这类关系的例子包括但不局限于,那些与治疗师存在当下或过去的性关系、亲密私人关系、直系家庭或治疗关系的人。

4.7 督导生的隐私。除非书面授权或弃权,或法律授权或允许,婚姻和家庭治疗师不可以透露督导生的隐私。在有多个督导师的学习或培训的环境下,只允许向参与训练督导生的其他专业同事、行政人员或雇主透露信息。口头授权只有在紧急情况下才生效,除非法律禁止。

原则之五: 对研究参与者的责任

研究者要尊重研究对象的尊严和保护他们的福祉,并了解制约研究行为的相关法律、法规和专业标准。

5.1 保护研究参与者。在研究规划上,研究者有责任仔细审查伦理接受性。如果因为参与了研究,研究参与者达到受损害的程度,那么研究者要向没有直接涉及这一研究项目的合格的专业人员寻求伦理建议,并履行安全措施,保护研究参与者的权利。

5.2 知情同意。研究者在要求参与者加入研究项目时,要告知参与者,研究的某些方面可能会影响他们的参与意愿。当参与者同时接受临床服务,或有理解和/或沟通的障碍,或当参与者是儿童时,研究者尤其要注意到同意能力降低的可能性。

5.3 拒绝或停止参与的权利。在任何时候,研究者要尊重每个参与者拒绝或停止参与研究项目的权利。当研究者或研究团队的其他成员处在权威地位,或对参与者有影响力时,这个职责需要得到更特别的关注与思考。因此,婚姻和家庭治疗师要尽一切努力避免与研究对象发生可能会影响专业判断力或增加利用风险的多重关系。

5.4 保密研究数据。在研究过程中,如果没有事先签署书面弃权协议,获取于研究对象的信息是保密的。当包括家庭成员在内的其他人有可能获取这些信息时,这种可能性与隐私保护计划,都要在知情同意程序中被解释清楚。

原则之六:专业职责

婚姻和家庭治疗师要尊重专业同行的权利与职责,参与促进专业目标的活动。

6.1 准则与组织政策的冲突。作为 AAMFT 的成员或雇员,婚姻和家庭治疗师要遵守 AAMFT 的伦理准则。如果通过就业、合同或其他形式,婚姻和家庭治疗师所隶属的机构授权与《AAFMT 伦理准则》发生冲突时,婚姻和家庭治疗师要告知所在机构他们对《AAFMT 伦理准则》的承诺,并力求在最大限度上以坚持伦理准则的方式解决冲突。

6.2 出版作者。婚姻和家庭治疗师对于那些在出版物上共同合作的人士,要根据他们的贡献比例,并按照专业出版惯例给予认可。

6.3 学生写作物的作者身份。婚姻和家庭治疗师不可以在基于学生研究项目的出版物中接受或要求作者署名,除非在担任教员指导师或研究委员会成员之外,治疗师作出大量贡献。学生答辩、论文或项目的合著作者署名的决定应符合公平与公正的原则。

6.4 剽窃。婚姻和家庭治疗师作为出版或发行的书籍或其他作品的作者,不能剽窃,或对于源于原创人士的思想或研究工作不予引用说明。

6.5 出版和广告的真实性。婚姻和家庭治疗师作为被机构出版或发行的书籍或其他作品的作者,要采取合理的防范措施,确保机构准确和真实地宣传并推广这些材料。

6.6 公益服务。婚姻和家庭治疗师要参与有助于改善社区和社会的活动,包括在很少或无经济回报的情况下,投入他们的部分专业服务时间。

6.7 倡议。婚姻和家庭治疗师的职责是参与制定有利于公众利益的婚姻和家庭治疗的法律法规,并修改不符合公众利益的法律法规。

6.8 公众的参与。婚姻和家庭治疗师要鼓励公众参与专业服务的设计与提供,以及对从业人员的规范管理。

原则之七：财政事宜

婚姻和家庭治疗师要向来访者、第三方支付者和督导生提供收费标准，收费要得到合理确认，并遵守专业临床服务的认可标准。

7.1　财政廉洁。婚姻和家庭治疗师不可以提供或接受提成、回扣、奖金，或其他转介报酬；正常的服务收费除外。

7.2　财务政策披露。在建立治疗或督导关系之前，婚姻和家庭治疗师要向来访者和督导生清楚地披露和解释：（a）所有与专业服务相关的财政安排和费用，包括取消或错过预约的费用；（b）采用催缴机构或法律手段追回未付款；（c）如果费用被第三方付款者拒绝支付，在法律允许的范围内，可以向来访者直接收取费用。如果在服务开始后，费用或其他收费发生任何变动，治疗师要及时发出通知。

7.3　费用追回步骤的通知。婚姻和家庭治疗师要向未付余款的来访者发出合理通知，告诉他们婚姻和家庭治疗师会通过代理机构或法律途径追索欠费。当采取这类行动时，治疗师不会透露临床信息。

7.4　如实说明服务内容。婚姻和家庭治疗师要如实向来访者、第三方付款人和督导生说明他们所提供的服务。

7.5　以物易物。婚姻和家庭治疗师通常要避免把他们所提供的服务和来访者的产品与服务进行交换。只有在以下这些情况下，以物易物的交换是可以的：（a）督导生或来访者要求这样做；（b）关系不具利用性；（c）专业关系不是扭曲的；（d）制定了明确的书面协议。

7.6　因欠费而扣档案。除非另有法律规定，婚姻和家庭治疗师不能因为没有收到所欠服务费，而扣押来访者所要求的并且只与治疗有关的档案，且这些档案隶属于婚姻和家庭治疗师的直接管控范围内。

原则之八：广告

婚姻和家庭治疗师要从事适当的信息活动，其中包括帮助公众、转诊资源或他人在知情基础上可以选择的专业服务活动。

8.1 专业说明的准确性。有关婚姻和家庭治疗的实践,婚姻和家庭治疗师要如实说明他们的能力、教育背景、培训和经验。

8.2 宣传材料。婚姻和家庭治疗师要确保在任何媒体中(如通讯录、公告、名片、报纸、广播、电视、互联网和传真),广告与出版物所传达的信息必须可供公众合理选择专业服务并符合相关法律。

8.3 所属专业团体。关于婚姻和家庭治疗师执业名下的身份、责任、资源和地位,他们不可以使用会误导公众的名称,并且不可以把他们自己说成事实上其所不隶属的某个公司的合伙人或合作伙伴。

8.4 专业身份。婚姻和家庭治疗师所使用的任何专业身份(类似名片、办公室挂牌、信头、互联网、电话或公司名录列表)不可以包含虚假、欺诈、误导、欺骗的声明或宣传。

8.5 教育资历。婚姻和家庭治疗师所罗列的教育资历只可以是隶属于以下的学历证书范围:(a)学院得到区域认证机构的认证;(b)学院得到颁发给婚姻和家庭治疗师执照或合格证书的州或省的认可;(c)同等程度的国外院校。

8.6 错误信息的纠正。在任何可能的情况下,婚姻和家庭治疗师要纠正他人作出的有关该治疗师资格、服务或产品的错误、误导或不准确的信息。

8.7 雇员或督导生的资历。婚姻和家庭治疗师要确保他们的雇员或督导生不以错误、误导或欺骗的方式宣传他们自己的资历。

8.8 专长。婚姻和家庭治疗师在没有受过相应的教育、培训或受督导经历的情况下,不可以宣称他们提供专家服务。

◆ 伦理与二阶控制论

《AAMFT伦理准则》旨在保护来访者和声明最高标准的专业行为。作为专业人士,我们认为所有临床工作者都必须熟悉并尽其所能地遵守这些行为规范。作为家庭治疗师,我们认为还必须处理另一组伦理问题。在控制论的控制论层面,我们会建议我们关注的性质和必须提出的问题要有所改变,有些问题甚至会挑战《AAMFT伦理准则》。接下来我们尝试讨论这些关注和问题中的几个方面。

与系统论一样,在控制论框架的应用中所产生的伦理问题,比我们在传统上所面对的那些问题更广泛。事实上,它们源于同样的生态意识,使我们可以强调关系、递归和"日益相联的世界"(Bronowski,1978)。当然,只有当我们作为系统论/控制论现实的感知者和创建者选择并定义它们为伦理问题时,它们才是问题。

在问题形成的分段讨论中,我们说过,问题本不存在,直至它被这么看并被贴上问题的标签。我们在第3章中还说过,鉴于结构决定论的概念,系统不管怎么做都对。因此,我们必须面对的困境是把家庭或其成员之一的行为贴上"疯了"或"不好"的标签;本质上,我们强加给系统一个它之前没有的问题,因为那时问题还没被看成问题。

举例说明,我们来考虑一下虐待行为(我们绝对不能容忍的行为)。长期以来,虐待儿童和妻子不仅被接受甚至被公众认可。换言之,在美国早期,家暴受社区的支持。因此,"好"父母为了驱逐孩子体内的"魔鬼"或"罪恶本质",会经常打他们的孩子;一个"好"丈夫为了让他的妻子更顺从,也会常常打她(Morgan,1956)。因此,当今所存在的虐待现象并非我们通常认为的所谓家庭破裂的见证,它并非什么新的和不同的现象。不同的是我们如何看待这种行为,并且我们现在已把它定义为坏的和错的。

把这种行为定义为问题的过程中,我们或许给家庭带来出乎我们意料的更大的问题,因为暴力行为是他们家庭遗产的一部分。尽管在当时这种行为在特定的文化背景下被接受,并很可能是合逻辑的反应,但现在这些家庭的前辈也被看成是"坏的"。我们还告诉这种家庭的成员,这个问题的不良后果很可能会伴随其终身——并很可能就会这样,因为至少在一定程度上,这些人会基于他们自己的认知去创建其现实。这个例子说明的是,从绝对意义上,我们作为"专家"传达了我们不可能掌握的知识。

其实,我们会定义问题,也许会一直这么做。作为社会成员,出于需要发展出合适的行为准则,我们将始终隶属于定义可接受行为和不可接受行为的这种情境。然而,伦理的必要性是,避免病态化,避免暗示我们能掌握真理,以及避免不断缩小健康范围,以至于我们看到的几乎都是病理状态。比如,我们可以去思考一下,社会中有关幸福的议题。

斯科菲尔德(Schofield,1964)谈到,定义精神疾病的开放性已发展到的地步是,不开心或摆脱不了焦虑都被归类为精神疾病。我们作为治疗师,在试图提供帮助时,似乎有意或无意地留给他人的印象是,所谓的不幸福的病理或无法摆脱焦虑的失败感可以被治好,并存在治疗方案:

> 所改变的是一个人的相对自由,即他可以思考其状况,担忧其焦虑,以及生活在支持任何一种个人焦虑感都是非正常的假设的文化时代之中。在这种文化时代中,驱除焦虑应该是主要的个人目标,并且社会能为无幸福感的成功预防提供知识和专家。(p.44)

因此,我们在推销自己和我们的技能的过程中,必须注意不要让自己的主张在他们所要解决的问题之外制造更多的问题。重申一个重要主题:我们在努力提供帮助时,"先避免伤害"(Becvar,Becvar,and Bender,1982,p.385)。

我们着手处理症状,而没有意识到该症状所隶属的生态,并且如果找到的所谓治疗方法将扰乱该生态时,相似的问题就会出现。长期以来,家庭治疗师一直将问题视为系统失调的症状,而非个体疾病的表现。当然,这在一阶控制论层是合理的,并且相对于我们对病理学的传统理解,这种概念代表的是一个重大转变。然而,在控制论的控制论层,我们能看到所有行为都具有逻辑性,所以不会把它们定义为功能失调。相反,所有行为都会被理解为高阶负反馈/现状维持的行为的一部分。给定此框架的假设是,所有现象都是相互关联的,以及世界无疑是极其广阔的,我们永远无法了解治疗干预会产生的全部后果。因此,最好在把石子扔进池塘前,仔细想一下可能会产生的涟漪效应,否则等到我们可以评估行为的整体影响时,也许再改变就太迟了。当我们意识到激起的水浪会打翻小孩子的船时,此时我们的石子已经在池塘底部了。因此,"认真面对此困境的治疗师会对他们的干预措施仔细规划,始终着眼于更高层级的效应"(Keeney,1983,p.122)。

另一个问题涉及被称为"操纵"的可怕疾病。有些理论提出,要不惜一切代价避免操纵。然而,既然一个人不能不影响或不被影响,他就不能不施加操纵或不被操纵。在他人面前的任何行为,都传达出某些关于关系本质的信息,从而影响关系。在来访者面前的任何治疗师的行为,至少对关系会产生同样的或许更大的影响。因为存在影响,所以操纵(两者都意味着对他人行为的调整或决定)不可避免,我们必须从一些不同的角度思考这个问题:"因此,问题不在于如何能避免影响和操纵,而在于它们如何能被更好地理解和运用,以帮到来访者。"(Watzlawick et al.,1974,p.xvi)

因此,当操纵发生时,它的好或坏只能由情境决定。从二阶控制论的角度来看,在不考虑"症状是生态组织逻辑的一部分"的情境下,操纵是坏的;当运用"包装食谱疗法(packaged cookbook cures)"中的技能时,如果不能"充分匹配它们所隶属的生态系统",操纵也是坏的(Keeney and Sprenkle,1982,p.16)。实际上,至少从这方面来看,那些把自己定义为非理论性,并只愿意描述有关他们工作的经验过程的家庭治疗师,最符合二阶控制论的观点。尽管他们似乎最难被模仿,因为他们没有提供一套具体的行之有效的治疗干预方案,但在采取符合每个来访者特定情境逻辑性的尝试性方法上,他们提供了极好的模板。在第13章中所述的较新的后现代方法中,我们发现治疗师开始有意识地试图避免可能会被视为不尊重或非伦理的行为。

在按照特定的理论观点与来访者打交道时,我们一定要意识到我们对健康的定义可能会过于理想化,对于大多数伴侣和家庭来说是做不到的。我们还必须问自己,针对给定文化背景下的特定家庭的方法是否有效,以及有效家庭过程的理论是否可取。我们必须仔细考虑干预的性质,它所能提供的假定好处,以及它是助益性的还是破坏性的。对理论模型的信仰接近宗教狂热的专业人士,其最真诚的目的未必会产生积极的结果。尽管我们对某种模式的钟情,在过去似乎成功地支持了我们自己或他人的临床治疗,但我们仍要意识到,所有理论都具有局限性,而不能赋予它们可能并不值得拥有的确定性。否则,就会由于钟情于它们标签中好的暗示,而让我们的理论建构成为病理源。

事实上,后现代主义者会说,我们需要"把我们的理论寄存在门口"。也就是说,我们要暂停我们的故事,让来访者的故事在治疗互动情境的发展过程中成为治疗的主要焦点。同样,当"来访者、治疗师、教育推动者或学习者就伦理性联合行为进行合作时",其重点会放在"过程伦理"而非"内容伦理"上(Swim,St.George,and Wulff,2001,p.15)。例如,以下是汤姆·安德森(Tom Andersen,

2001）建议的有关治疗对话的三个指南：

> "我想跟所有想谈话的人谈话,但更为重要的是,不跟那些不想谈话的人谈话";"我想跟那些人谈他们希望谈的内容,但更重要的是,不谈他们不希望谈的内容";以及"我更喜欢让他人说话,从而了解到她/他自己的习惯性语言"。（p.12）

后现代主义者还会说,我们必须把更大的社会情境考虑在内。我们必须意识到并对主流对话保持敏感性,如性别关系和权力动态。鉴于我们所说的和没有说的,我们必须要考虑自己的语言如何可能被继续体验为具有压迫性。还必须意识到的是,我们的每个行为和说的每句话都会具有伦理影响。

最后,我们从总体上谈一下经济问题,尤其是第三方支付。要成为治疗师,我们就要有问题去解决。要以治疗师这个职业为谋生之计,来访者就要为我们所提供的服务付费。理论上,如果我们提供了有效的服务,我们会因为解决了所有的问题而没有生意了。然而,发生这种情况的可能性微乎其微。真相是,我们是错误激活的系统,我们生活在一个定义问题的社会。事实上,"我们所秉持的是消极、以问题为导向的观点"（Becvar,1983,p.18）,传统倾向是"病理而不是常态,是治疗与康复而不是预防与促进"（Dempsey,1981,p.132）。因此,我们的伦理义务不是停止定义问题,而是不为促进经商去定义问题。类似地,我们需要提醒自己,我们对被定义为问题的情形所作的反应,在维持问题和解决问题上存在同样的潜力。

第三方支付问题的挑战性表现在几个层面。首先,虽然改变在慢慢发生,但鉴于我们当下的社会结构,对于那些提供给来访者服务的心理健康专业人员,通常可以获得医疗保险公司报销的仅限于精神科医生和心理医生。这类报销的要求是,根据第四版《精神疾病诊断与统计手册》（*American Psychiatric Association*,1994）提供个人诊断报告。尽管我们提供不了任何简明的回答,但仍希望提出下列问题供参考：

- 家庭治疗师给个体贴上诊断标签,继而把他或她定义为功能失调,同时所基于的理念,即使从一阶控制论层来看,也是把家庭视为功能失调,而不是个体,那么这种做法合乎伦理规范吗?

- 在控制论的控制论层面,给我们的来访者贴上个体诊断标签的后果是什么? 我们所创建和维护的是定义个体而非情境的病理学信念,对更大的社会来说,后果是什么?

- 当我们意识到我们参与的是病理化对话,而同时又认识到诊断类别和疾病标签是由我们创建的且不存在于我们的建构之外的时候,我们的道德责任是什么?

当然,你可能会说,对于家庭治疗师所提供的服务,其所得报酬理应与精神科医生和心理医生一样,而实际上,如果保险公司拒绝报销,许多来访者是付不起我们费用的。我们会同意这点。但我们同样会说,我们需要反思我们收取费用的方法,并要询问,关于这个过程,我们目前的行为服务了谁的最大利益? 我们必须从我们的行为的更大生态进行思考,并意识到,如果我们希望的是定义一个不同的情境,从而参与创建不同的现实,那么我们必须以不同的方式行事,而不是更多的相同。尽管这听上去可能很理想化,但我们同意海因茨·冯·福斯特(Heinz von Foerster,1981)的观点,“任何时候我们都可以展开翅膀,自由地飞向我们的理想未来”(p.199)。

总之,如果我们要与系统认识论保持一致,那么不仅在与来访者的工作中,而且在个人和职业的生活的各个方面,我们的行动都必须反映出这一系统理念的假设,具有伦理性的行为需要在一阶控制论层面和控制论的控制论层面都保持一致性。然而,这又造成了另一个困境,不一定是有关伦理性质,而是我们的第18章“认识论的挑战:思考我们的思维方式”会回到的点。现在,我们又到了一段旅程的终点了。当我们在培训和督导的空间共同前行时,我们邀请你去思考一下这些概念和问题。

第 16 章

培 训 与 督 导

  培训与督导领域的短途旅行马上就要开始了,我们可以把这次旅行比作去旅游总部的拜访。打个比方,这里是地图与行程的创建和开发之地;这里是那些导游的培训基地;在进入婚姻和家庭治疗的领域时,这里是处理有关公民的持续社会化问题的所在地。作为学生及婚姻和家庭治疗的临床专业工作者,你会发现自己会不断受到这个领域的影响——不管是基本课程的学习范围、执照或认证的准备,还是在你所选的临床领域中有关确保伦理行为和胜任力的准则。虽然许多在其他精神健康领域受训的专业人士也许会从事家庭治疗,但在大部分情况下,他们只有在符合这个领域和他们所在地的州或省的训练、督导和监管的特定要求之后,方可被称为婚姻和家庭治疗师。此外,你可以引以为豪的是,在督导师培训过程的发展上,婚姻和家庭治疗领域起到了独特的领导作用,它培养出来的督导师有资格指导希望加入美国婚姻与家庭治疗协会(AAMFT)临床会员和/或执照/认证的学生和新受训的专业人士。

一、教授与学习系统论/控制论的理念

  毫无疑问,你现在已意识到,对于那些渴望成为婚姻和家庭治疗师的人,或者在做心理实践的婚姻和家庭治疗师,我们所能想到的其中第一个,也许是最严峻的挑战是,学会用符合系统论/控制论理念的方式去思考和互动。我们不但很难完成这个挑战,而且永远不能彻底征服它。在开始时,你所体验到的困惑和紊乱的感觉是正常的,在某种程度上,这种感觉也许会持续伴随你的整个学习过程。同时,在参与学位或博士后项目的学习过程中,作为学生,你很有可能会得到有过类似经历的其他同学的支持。并且,指导老师和其他教员通常会有问必

答,给予鼓励。所以,不难猜到,随着时间的推移,你将能够对系统论/控制论观点的知识和作为婚姻和家庭治疗从业者的技能获得一定程度的信心。

在实际治疗能力上,你会遇到第二个挑战,尤其是刚开始,因为每次来咨询的来访者人数可能不止一个。你要避免不知所措的感觉,能从关系角度思考和操作,并在常常呈现冲突的家庭动态前保持冷静的姿态,这些情形会让你的神经高度紧绷,或许让你害怕。在做观察时,无论是通过摄像机、音频设备,还是单向镜,它们都会使情况变得更为复杂,你的焦虑有可能会飙升,甚至发现自己在祈求来访者取消预约。

然而,你要牢记,有机会听取和了解几位——即使不是所有——特定情形的参与者的看法和故事,仍然为治疗师提供了可以更全面和更中立地去看问题的非常好的途径,来访者也许在寻找的就是解决这些问题的方法。此外,人类发展和家庭研究、婚姻和家庭治疗的理论基础、婚姻和家庭治疗的临床实践等方面的课程,都会为你提供扎实的基础,不管多少人来到治疗室,你都能与之互动。并且,当你的咨询过程被观察和/或督导师就你的临床工作进行咨询后的分析和评估的时候,你也许会开始感受到团队的力量,意识到你不是单独一人,而是一直受到团队的支持。因此,从起初的现场和录像的督导,以及在治疗来访者的过程中所演变出的开放性和反思性的后现代立场,婚姻和家庭治疗师确实对培训和监督的过程作出了重大的贡献。

第三个挑战与成为并最终"是"一名婚姻和家庭治疗师有关。当你离开培训项目的保护环境后,你要保持知识与技能的统一性;并且,在也许不那么支持系统论/控制论观点的情境下,你会面对临床挑战。我们已反复提过,这是个反文化范式。由此,关于卡尔·惠特克常说的"抱团"或者说能相互理解各自观点的志同道合者之间的共享环境,我们也许发现很重要的是他们在临床难题上给予了相互性反馈,并且在努力成为有效的系统治疗师上提供了频繁和持续的支持。因此,同行督导和咨询也许会是你的整个职业生涯中的一个重要组成部分。

最初,一般需要进修和督导,这是为了先完成你的学习课程,然后拿到执照或认证,开始独立执业。你的工作机构可能会要求你接受持续性督导,或者如果你选择单独执业,为了给自己一份安全感,你也许会选择督导。最后,你甚至会希望加入那些认证督导师的行列,成为他人或新实习生的督导师。所以,更深入了解培训和督导的过程就变得非常重要,不管是你被要求还是自己希望要达到一定的水平。

二、督导:形式、迷思与现实

尽管现场督导常被视为等同于家庭治疗(Smith,Mead,and Kinsella,1998),但在实际操作中,这不一定总是能做得到。幸运的是,还有许多其他督导形式,如视频回顾或案例咨询,在辅助督导的过程中,它们可以达到同样的效果(Todd and Storm,1997)。虽然在培训设置、所服务的来访者群体或督导师的主要专业角色及经验水平的影响上,存有许多争论,但研究显示,督导生的满意度大多与督导师和督导生之间的各种人际维度、督导师的可信度和专业知识有着密切的关系(Anderson,Schlossberg,and Rigazio-Digilio,2000)。在这方面,最重要的是与督导师保持频繁的联系;坦率交流,接受错误,鼓励尝试;尊重督导生和他们的创造性思维能力,而非要求他们必须遵从督导师所选择的模式或方法。此外,摩根和斯普里克尔(Morgan and Sprenkle,2007)指出:"来自各种研究的大量证据……显示,督导生在任何时候都希望得到督导师的高度支持,不管这种关系具有何种程度的直接性或合作性。"(p.10)

事实上,随着过程的演变,各种假设和常见做法已经成为关于如何进行督导的"根本真理"。然而,文献综述显示,许多这些假设不仅未经检验,而且在缺乏实证支持的情况下,它们不一定代表着最佳的前行方向(Storm,Todd,Sprenkle,and Morgan,2001)。这个调查显示我们所掌握的知识还有待改进。以下这些建议旨在引导更完善的临床实践,督导师要做到:

1. 一般在宣称督导的有效性和他们的特别方法上,要保持谦虚的态度,实事求是地说明督导能力,保护消费者,或确保适当的专业把关。

2. 用正式书面合同,清晰描述督导过程中所涉及的角色与职责。

3. 所安排的个案量和督导次数要符合督导师的法律和伦理职责,督导生的所有治疗案例都应得到监督。

4. 对于可能会影响治疗和督导的情境问题和影响因素,要保持持续性的意识和关注。

5. 要意识到督导不存在一种最好的方式,督导过程要匹配每个独特设置的机会与限制条件。

6. 在签署督导协议之前,要了解法律和伦理问题的复杂性。

7. 当涉及多重关系时,对督导生所面对的更大责任保持敏感度,并避免对督导生采取任何可能是剥削或被理解为剥削的行为。

8. 为了包含实际问题和确保理论的统一性,个体在其督导模式中要寻求高度整合性。

9. 理解和顾及治疗与督导之间的区别,尤其是在涉及具体的治疗方法时。

10. 意识到培养督导关系的重要性,使督导生感到安全、被倾听、受支持。

11. 明确指出在什么程度上和范围内,督导关系是否保密。

12. 公开谈论督导情境自然会涉及的权力问题。

13. 征求和回应督导生的反馈,并同时创造能使他们坦诚表达观点的环境。

14. 督导生会用不同的方法展示他们的案例信息,要意识到每种方式都有价值,每种方式都有不同的优势和局限。

从所列内容中你可以看到,对于所有参与人员来说,从事培训与督导是一个包含多层责任的复杂过程。督导师与督导生之间的关系必须有助于成长和变化,双方都应持有这种态度。同时,最重要的必须是,保障来访者的利益和协助来访者达到他们的目标。对妨碍治疗和督导的诸多法律和伦理问题,必须始终保持高度的意识性和敏感性。

三、培训与督导中的法律与伦理问题

在后现代世界中提供临床督导,常会因挑战性的道德困境和巨大的法律责任而变得复杂。虽然督导的目标是开发实习生的能力和促进治疗过程,确保来访者的利益,但在实际情况下,督导师要对督导生的行为负法律责任,并且必须密切关注他们的行为;因为督导生的行为会产生伦理和法律后果。试图平衡在督导生和来访者身上的督导责任会产生伦理困境,尤其是在涉及有关督导生的自主权、正当程序、隐私,以及受损的治疗师功能等问题时。在"归责于上"的原则下,即使督导师没有参与有问题的行为,没有协助或鼓励这种行为,并尽其所能去阻止这种行为的发生,督导师仍然会因为他们的督导生的疏忽而受到起诉。

因此,在道德和伦理的困境方面,督导师必须为督导生提供考虑和帮助的环境,必须维护行业声誉和公众给予的信任,并创造具有伦理意识的督导关系(Haber,1997)。哈伯进一步指出,从实用意义的角度来看,由于问题被定义、谁要来到咨询室被决定、讨论的中心点被选择,所以伦理问题会一直出现,必须时刻意识到选择一种行为而非另一种会产生的影响。另一个值得思考的因素是,遵循文化价值观并不总是具有伦理性。例如,有必要明白,对美国印第安土著人强调对眼直视,可能会让他们产生屈从感。还必须考虑的问题是,作为整体的系统和个体成员之间的需求冲突。督导师必须意识到的重要性是,他们自己的伦理行为是他们所期待的督导生行为的榜样;关注与来访者和督导生相关的隐私问题;在无法避免的双重关系的情境下,避免不当行为;保持完整、充分的记录,写下每次督导的内容,并确保督导生以同样的方式记录他们的治疗案例。最后,督导师和督导生必须学会处理存在于他们等级关系中的权力问题,也许在这个维度上最明显的一点是,督导师处在评估他们的督导生的位置,必须以关心和尊重的态度履行此职责。

督导协议是成功处理职责的一个重要方式,诸如前面所列举的做法可以防止问题的发生。此协议是一份书面文件,它在督导过程开始时由双方共同制定,督导师和督导生都要遵守合同的内容。协议促进建立的关系是,明确列出条款并服务于双方。图16.1所展示的就是这样一种协议。

在第一次与督导生谈论未来的督导关系时,我们发现给其一份空白协议副本很有用。督导生把协议带回家并开始填写,能填的地方填好,不能填的空着。然后,督导生在下次的督导会面时,带上协议,与督导师进一步讨论,最终共同创建出一份双方都满意的文件。

当督导师和督导生讨论服务中的每一款项和合同中的督导要求时,他们有机会清晰地阐明期望与假设,有望减少潜在误区。这类协议还为如何处理将来可能出现的问题,提供事先达成一致意见的机会。事实上,从一开始,细节描述得越清楚、越明确,每个人的需求就越有可能被满足。同时,签订协议的过程也许会启动创建积极督导经验的开放与尊重的关系。

督 导 协 议

　此合同详细地说明(督导师)与(督导生)的协议范围,此督导关系成立于(月/日/年),督导将在(场地)进行,将持续到(月/日/年)。

I. 背景
  a. 理论取向
  b. 治疗形式
  c. 设置(如:个体、团体)
  d. 访谈时长和频率
  e. 督导类型(如:案例展示、现场、视频回顾)
  f. 准备要求
  g. 评估与反馈过程
  h. 投诉程序
  i. 对督导师的期待
  j. 对督导生的期待
  k. 隐私考虑
  l. 伦理准则

II. 行政问题
  a. 费用
  b. 责任保险范围
  c. 资历
  d. 外部机构的介入与批准
  e. 记录过程
  f. 取消
  g. 不在办公室时的临时措施
  h. 紧急情况
  i. 协议修订

III. 签名
  督导生: 督导师:
  日期: 日期:

图 16.1　督导协议

　协议一旦签署,协助来访者达成目标,并同时共享知识和支持督导生开发他们的治疗技能就成为主要关注点。在整个督导过程中,一个重要组成部分是,鼓励督导生发展以具有伦理意识的态度进行临床实践的能力。熟悉督导协议中的具体伦理规范是这种认识的一个方面,另一个重要方面也许是在伦理困境出现时,探索在决策上所需要的各种步骤和模式。尽管每个参与者都存有最佳期待,但伦理问题与困境是治疗与督导过程中必然会存在的一部分。

　　基奇纳（Kitchener，1986）创建了一种服务于伦理决策的模式。如图 16.2 所示，这种模式被称为元伦理模式，它由三个层级组成，旨在对伦理困境的潜在反应进行考量和评估，并且从中可以作出临床决定。

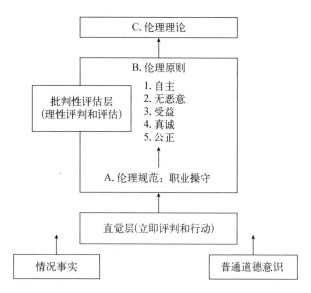

图 16.2　凯伦·基奇纳的伦理辩护模式

　　决策过程通常从直觉层开始，治疗师凭借其伦理信仰、知识和基本假设的直觉反应，对当前的情形境况作出反应。这是第一层级的筛选，确定如何以伦理的方式作最佳回应。例如，当一个来访者威胁要自残时，称职的治疗师知道，为了确保来访者的安全，有必要采取措施，不管是安排住院还是联系重要家属。另外，如果治疗师是实习生的话，其直觉也许是意识到有必要通知督导师。在直觉层的决策一般是可靠的，但未必足够。

　　当情形需要得到更多的指导，以对道德与伦理判断进行改进和评估时，决定合适反应的过程就进入批评性评估层（Kitchener，1986）。在这个层级，将出现类似伦理标准选择和/或违背来访者意愿的干预决定的问题。首先，参照伦理规范中的道德规范，虽说这些规范旨在为合适的专业行为提供指南，但仍会存在灰色区域，或存在没有明确答案的复杂情况，就如产生于来访者利益与专业人员利益之间的冲突，或者违背来访者隐私的可能性。事实上，伦理规范倾向于具有保守性,治疗师可能会受到多个准则约束规范的不同指导。在这种情况下,一个人也许需要依照伦理原则——它高于伦理规范。

基奇纳(Kitchener,1986)提出的五项伦理原则是自主、无恶意、受益、真诚和公正,正是这些原则使我们能够作出许多更复杂的决定。按照自主原则,治疗师必须考虑到来访者是否有能力和权利进行自由选择和行动;无恶意是指禁止做任何会伤害来访者的事情;受益是指治疗师要明确他们的职责是促进来访者的健康与福祉;真诚原则是强调建立安全与信任的治疗关系的重要性;最后,依照公正原则,治疗师必须为所有来访者提供公正与平等的治疗。

有时,即便具有适用性的伦理原则之间也可能难免会产生冲突,所以有必要移至决策的第三层级,或求助于伦理理论(Kitchener,1986)。在这个层级,两个高阶原则被用来评估冲突性伦理原则所产生的行为后果。普遍性原则指导治疗师去考虑某个伦理困境的具体决定是否能被泛化到类似性质的其他问题。平衡性原则建议,为了达到最大利益值和最小潜在危害值的目标,治疗师要对所有可能性结果作成本/利益分析。

正如你可能已注意到,伦理意识的主题几乎在本书所有的讨论中一直出现。正如所希望的,在此也很显然,督导合同的使用,以及在可行性伦理决策过程中对伦理问题与知识的持续关注,有助于确保培训和监督过程有意义且顺利地进行。强调所有这些方面,不仅是为了保护来访者,也是为了保护这个行业。从二阶控制论/后现代主义的观点来看,这种强调同样符合伦理敏感性以及督导和培训的透明度与开放性。

四、从二阶控制论/后现代主义角度讨论督导

我们回顾一下第3、4章和第13章中所讨论过的内容,这里再次提醒你,从二阶控制论/后现代主义的观点来看,现实的故事是假设的。因此,现实被理解为多元世界,它的创建与个体感知相对应,个体感知影响更大社会结构的情境,并受其影响。相应地,当参与者围绕特定的事件或境况用语言进行互动时,督导和治疗可以被描述为扰动和补偿的递归过程。在这种情境下,来访者、治疗师和督导师都被理解为掌握有价值和受尊重的专门技能,并且治疗和督导都基于优势并聚焦于解决方案。建议和干预的信息是以试探性、暗示性的方式提供给来

访者,这些信息也许对所有参与者在共建新现实上有用,从而在这个新现实中,来访者可能会实现他们的目标。督导师对来访者的治疗师所给予的支持,使来访者得以在他们自己的生活中编织出不同的故事或建立起新的家园。使用语言、尝试不同的行为、为督导生和来访者提供不同的体验,都可以是挑战现有故事和重写新故事的工具。督导师试图帮助治疗师和来访者意识到,至少从某种程度上,他们一直生活在的"真实"世界只是一个被具体化的故事。因此,督导师、治疗师和来访者共同演化出不同的连贯性故事,让来访者对他们的生活更为满意。

在治疗中,临床工作者知道来访者(他)有故事要讲,并且可能是个充满问题的故事,至少在一定程度上,所呈现的故事反映了社会对健康与功能障碍的普遍看法。来访者知道自己不喜欢自己生活中的某些方面,想要改变。因此,虽然他可能不会这么说,但至少自己会有一个关于事情应该如何的没被言明的内在想法。临床工作者知道,并非来访者生活中的所有方面都是差劲的或失败的,但有问题的事情容易成为中心点。此外,临床工作者假设被描述为有问题的情况就情境而言是合乎逻辑的,从某种意义上来说来访者也许不明白,这可以理解。

鉴于临床工作者(她)所秉持的是二阶控制论/后现代主义的观点,她会意识到各种伦理问题。她意识到自己在治疗对话的所有层级都是参与者—观察者:她自己与来访者之间;她自己与督导师之间;以及(如果是她的培训情境的一部分)她的督导师和她的督导师的督导师之间。此外,为了让保险公司报销治疗费用,来访者需要治疗师提供诊断报告,但临床工作者明白,其来访者不隶属于诊断性类别。如果遇到这类情况,临床工作者会说明其立场:她不相信诊断标签,因为这有可能会进一步创建满是问题的故事,并变成来访者现实的一部分。如果来访者决定这么做,她会与来访者共同商讨在选择诊断和哪种诊断上可能产生的影响,并且会问来访者打算如何处理该问题。如果第三方支付者所提出的要求,在任何程度上妨碍了临床工作者正常治疗工作的有效性,她还要同意把该情况告知给来访者。临床工作者知道来访者的需求与期待(其故事)是独一无二的,因此,临床工作者设计的治疗过程会匹配来访者及其独特性。

当开始治疗时,临床工作者知道自己脑中的许多故事都会为个体、家庭、系统行为和变化过程提供答案与指南,但她明白自己并非所谓的"专家"。她认为自己最重要的角色是聆听来访者倾诉的故事。她看到来访者的专长,并帮助来访者,按他所期望的目标阐明可能性解决方法。她还挖掘来访者过去的成功例子,以试探、尊重的态度提出反思与想法,她意识到自己无法准确掌握事情的真相;相反,她会利用来访者可能会或不会认为有用的信息与想法。来访者与临床师通过进行相互扰动的对话过程,共同创建出对于来访者所期待的目标或解决方案具有逻辑性和支持性的情境。

在督导中,临床师要先说明她选择展示这个来访者案例的理由、对督导的期待目标,以及提供足够的信息,让督导师了解案例的治疗过程。她不仅分享有关来访者的故事,还分享与来访者进行工作的她自己的故事。她讲述来访者的目标,以及在帮助来访者达成目标上所作出的尝试。她描述她在治疗中所取得的成功、遇到的问题,以及所需的帮助或一些新信息。在伦理问题上,她意识到,她的来访者不能亲自向督导师讲述他自己的故事,她会尽其所能代言,区分开她和他的故事。她还意识到,她与督导师的关系会影响督导师与自己的关系,反之亦然,对此临床工作者会保持敏感度。她意识到,她所强调的内容和她如何讲述故事,都会影响督导过程的成功与否。此外,她知道,要符合二阶控制论/后现代主义的观点,在她的督导师和督导师的督导师之间可能发生的治疗对话层面,她还会是参与者—观察者。

和临床师一样,督导师知道他脑中有许多故事,它们都可以为个体、家庭、系统行为、变化过程和督导过程提供诠释和指南,但他同样不是所谓的"专家"。在临床师讲述其故事时,督导师(他)视他最重要的角色为倾听者与支持者。他意识到临床师掌握专业知识,他以她的期望目标为出发点,帮助她表明可能性解决方案。他还挖掘治疗师过去的成功例子。他以试探、尊重的态度提出自己的反思与想法,他意识到他无法确凿知道事情的真相;相反,他会利用治疗师可能会或不会认为有用的信息与想法。临床师和督导师在一起对话的过程中相互扰动;在双方都期望的解决方案或目标上,他们共同创建合乎逻辑和支持性的情境。督导师考虑到临床师的所处情境,以及在系统不同层次所面对的约束,并意识到这个过程的同构性或相似性。

有关伦理问题,督导师意识到来访者本人并不在现场,他所能掌握的内容来自治疗师对来访者故事的描述。因此,他尝试提问并提供反思,促进临床师创建改变情境的能力,从而鼓励她的成长与发展。此外,他要考虑到临床师的伦理行为和来访者的利益。并且,如果督导师对于督导工作也在接受督导的话,他会明白呈现在来访者、治疗师和督导师之间的动态和情况,会同样发生在治疗对话层面。

当督导的情境是实习生团体时,督导师意识到,要更深地促进不同故事和多维度性质的现实,每个成员都要担当积极的角色,他鼓励他们这么去做。临床师在讲述其故事时,每个参与者都以来访者系统中一员的身份去倾听,然后在倾听来访者故事时,每个人都分享他们的想法与观点。因此,团队可以利用收集到的各种信息和具有潜在作用的数据,帮助来访者达成目标。在督导中,大家都意识到,对同样的情况会存在不同的看法,没人能掌握"真相",这同样有助于为每个参与者创建一个轻松愉快的学习环境。

学海无涯,愉悦相伴。不管你倾向于哪个理论导向,也不管你是学生、新执业师还是执证专业人员,培训和督导永无尽头。我们始终有责任磨炼我们的技能,追寻实践和研究的最新信息。考虑到这一点,我们现在可以把注意力转向研究领域了。

第 17 章

家庭治疗的研究

在我们开始接触家庭治疗的研究领域时,我们知道,大多数学生都是因为课程要求而勉强涉足此地。然而,对于研究工作中所运用到的理论和方法,你要打下扎实的基础,能解读和理解其中的信息,更不用说作为一名积极的参与者,这跟与来访者和/或实习生工作一样,也是系统治疗师工作的一部分。当对什么是有效或无效的知识进行学习和作出改变的同时,能够证明婚姻和家庭治疗师的工作效性,对这个领域的持续积极发展会起到至关重要的作用。

在管理式护理和存在于精神卫生服务提供者之间的竞争的当下,这被描述为更重要的任务(Hawley,Bailey,and Pennick,2000)。我们通过走访研究领域内的几个地点来继续我们的旅程。我们最先关注的是较传统的方法,接着是这个领域的近期发展情况。然后改变方向,增加几个停靠站,它们尤其注重的点是更符合系统论/控制论观点的理论和方法,以及我们作为系统治疗师选择如何开展研究和传播结果所产生的影响。

一、逻辑实证传统下的家庭治疗研究

在第 14 章中,我们提供了历史概述,以及传统的逻辑实证主义或牛顿式的重要研究假设。符合这种传统的结果研究所基于的观点是,家庭治疗是一种治疗形式,不是一种概念框架。因此,它试图解答戈登·保罗(Gordon Paul,1967)提出的复杂问题:"什么样的治疗对什么样的问题最有作用,由什么样的治疗师进行治疗,按什么标准,在什么情境下?"(p.111)

多年来,许多学者对家庭治疗研究作出了评论,其中最值得提及的早期述评来自古尔曼和尼斯克(Gurman and Kniskern,1978,1981),古尔曼、尼斯克和平索夫（Gurman, Kniskern, and Pinsof, 1986），平索夫（Pinsof, 1981），平索夫和韦恩（Pinsof and Wynne, 1995），平索夫、韦恩和汉布莱特（Pinsof, Wynne, and Hambright, 1996），以及托德和斯坦顿（Todd and Stanton, 1983）等人及其作品。这些述评触及的主要问题是：

> 家庭治疗的效果何在？
>
> 哪种家庭治疗最有效？
>
> 什么样的治疗师因素、来访者因素和治疗因素会影响家庭治疗的有效性？
>
> 在家庭治疗的结果研究中，主要衡量问题是什么？
>
> 未来研究的主要方向是什么？

在回答由这些问题引发的普遍议题时，古尔曼等人（Gurman et al., 1986）就家庭治疗效果进行观察并总结道："令人放心的是……当家庭治疗方法接受严格测试时，结果证明所有方法都有效，无一例外。"（p.528）更具体地说，基于早期评论，古尔曼（Gurman, 1983a）提供了家庭治疗研究的归总数据：

1. 对于家庭问题，许多不同的家庭治疗方式比个体心理治疗方式更有效。

2. 在行为和非行为的婚姻治疗中，改善夫妻沟通似乎是成功治疗的关键。

3. 对于婚姻问题，联合伴侣治疗要明显地胜过个体治疗。

4. 如果用个体治疗处理婚姻问题，而非联合治疗，不良结果的发生率可能会翻两倍。

5. 在家庭治疗和个体治疗两种方式中，成功案例的占比是一样的。

6. 在家庭治疗过程中，情况恶化的情形会发生，这种恶化的可能性与治疗师行为的某种风格相关。

古尔曼等人（Gurman et al., 1986）在家庭治疗研究上的后期论述，为我们提供了更深刻和独特的见解。我们选择并诠释其中的某些普遍观察内容：

1. 治疗涉及酗酒的婚姻的首选方法是联合伴侣治疗,这种治疗对有酗酒问题的伴侣来说也许比个体治疗更有效。

2. 在婚姻问题的治疗上,非行为联合婚姻治疗也许比个体治疗更有效。

3. 当使用各类家庭治疗中的任何一种方法时,大约71%的儿童或青少年的行为问题都有望得到改善。

4. 实证依据没有提供对应用米兰派家庭治疗或策略派家庭治疗去处理精神分裂症的支持。把心理教育模式用于患者家庭时,实证数据显示患者再住院率会降低。鉴于缺乏支持前一种治疗方法的证据,从实证角度来看,这个积极结果自然就支持了后者。

5. 行为婚姻治疗可能对年轻伴侣更有效,他们或许更投入和在乎。

6. 对于生活环境相对简单、有动力的来访者,调解作为离婚治疗的一种模式被证明是起作用的。

7. 在积极结果上,参与丰富体验活动的伴侣很有可能获得短暂满足。对于一些情况变糟的伴侣来说,要建议他们筛选所参加的体验活动,以及在丰富体验活动后,加以婚姻治疗的后续跟进。

8. 在婚姻和家庭治疗师的培训效果上,实证研究非常欠缺。然而,间接证据显示,培训能够增加治疗师在培训中所用到的治疗备选方案的数量。

9. 在家庭治疗中,衡量变化或结果应该从多视角进行选择,并应该适合治疗过程。

10. 结果研究应该衡量系统变量,并衡量所呈现问题的变化。

11. 过程研究正处于起步阶段,虽然在阐述起到作用的治疗干预方法上,平索夫(Pinsof,1980;Pinsof and Catherall,1984)和帕特森的俄勒冈学院(Chamberlain,Patterson,Reid,Kavanaugh,and Forgatch,1984)的治疗模式展示出潜力,但有关特定理论或通用过程分析的问题仍旧存在。

12. 临床工作者一般不会把家庭治疗的研究用于实践,而对于治疗中遇到的关于过程性质的问题,他们更有可能去应用。

基于早期的(Gurman and Kniskern,1978)家庭治疗研究评述,古尔曼等人(Gurman et al.,1986)还提出其他诠释,以下是其中的几个要点:

1. 与不治疗相比,非行为的婚姻和家庭治疗在大约三分之二的案例中都有效果。

2. 被确诊的患者是儿童、青少年还是成人,跟治疗所产生的不同结果没有关系。

3. 不管是使用行为还是非行为的婚姻和家庭治疗,成功的结果往往发生在相对少的治疗次数内(1—20 次)。

4. 治疗的恶化与治疗师的风格有关,它涉及"几乎没有结构"和"在情感高涨话题上的冲突"(Gurman et al.,1986,p.572)。如果治疗师促进互动和给予支持,恶化的可能性就会降低。

5. 没有充分的证据表明合作治疗会比单一治疗师的婚姻或家庭治疗更胜一筹。

6. 在治疗的积极结果上,更高水平的"治疗师关系技能"显然很有必要。基础的"技术技能"也许可以防止问题恶化,并也许可以维持家庭的治疗前状态。

平索夫和韦恩(Pinsof and Wynne,1995)、平索夫等人(Pinsof et al.,1996)和斯普伦克尔(Sprenkle,2002,2003)的一些更近期的评述为家庭治疗的有效性提供了额外的支持。同样重要,或许更重要的是,这些研究者观察到,在联合治疗的过程中,家庭没有被他们的治疗经验所伤害。在《婚姻与家庭治疗杂志》(*Journal of Marital and Family Therapy*)发表的一期针对婚姻与家庭治疗有效性的特刊中,编辑平索夫和韦恩(Pinsof and Wynne,1995)在引言里写道:

> 在研究婚姻和家庭治疗的有效性上,婚姻和家庭治疗师与研究者理应对大量积累的证据感到自豪,我们的领域健康、强大,并在不断发展。几乎在每方面的研究中,我们都发现家庭治疗的效果与个体治疗的其他方法一样好,甚至更好。(p.342)

更好的消息来自斯普伦克尔(Sprenkle,2003)的报告,"几乎在研究的所有方面,研究项目的数量和质量都有显著的提高"(p.85),这些发现更加肯定了

1995 年研究的初步结论。此外，在 2007 年美国婚姻与家庭治疗协会（AAMFT）全国大会上，戴维斯和斯普伦克尔（Davis and Sprenkle，2007）发表了婚姻与家庭治疗（MFT）普遍因素的 PPT 论文报告。其中，他们谈道："婚姻和家庭治疗很有效！84% 的婚姻治疗和 65% 的婚姻与家庭治疗都取得了好的结果。"在《婚姻与家庭治疗杂志》发表的最新和最全面的有关伴侣和家庭治疗文献的综述中，作为论述者和特刊的引言人，斯普伦克尔总结道："有足够的证据显示模式效应的存在，尤其是在关系导向的伴侣和家庭方法上，所取得的成效显然增加了其存在的价值；并且，当涉及多种干预措施时，关系确实很重要。"（p.24）同样，随着 21 世纪的到来，在努力成为一门基于证据的学科的同时，婚姻和家庭治疗似乎走了很长的一段路。

　　读者也许希望探讨其他研究回顾或元分析，这里按时间顺序选择了以下这些目录：

　　Wells, Dilkes, and Trivelli（1972）；DeWitt（1978）；Borduin, Henggeler, Hanson, and Harbin（1982）；Ulrici（1983）；Tolan, Cromwell, and Brasswell（1986）；Hazelrigg, Cooper, and Borduin（1987）；Bednar, Burlingame, and Masters（1988）；Markus, Lang, and Pettigrew（1990）；Shadish, Ragsdale, Glaser, and Montgomery（1995）；Dunn and Schwebel（1995）；Chamberlain and Rosicky（1995）；Brosnan and Carr（2000）；Wampold（2001）；Bakersman-Kranenburg, van Ijzendoorn, and Juffer（2003, 2005）；Shadish and Baldwin（2003）；McFarlane, Dixon, Lukens, and Lucksted（2003）；Beutler, Chacko, Fabiano, Wymbs, and Pelham（2004）；Chronis, Chacko, Fabiano, Wymbs, and Pelham（2004）；Herschell and McNeil（2005）；Austin, Macgowan, and Wagner（2005）；Beutler, Consoli, and Lane（2005）.

　　有关特殊人群或问题隐喻的研究文章，提供了对家庭治疗模式的有效性和相关问题的考察。具体目录如下：

　　1. 成瘾性

　　Todd, and Associates（1982）；Szapocznik, Kurtines, Foote, Perez-Vidal, and Hervis（1986）；Szapocznik et al.（1988）；Joanning, Newfield, and Quinn

(1987); Black, Gleser, and Kooyers (1990); Lewis, Piercy, Sprenkle, and Trepper (1990); Todd and Selekman (1991); Joanning, Quinn, Thomas, and Mullen (1992); O'Farrell, Choquette, Cutter, Brown, and McCourt (1993); Edwards and Steinglass (1995); Liddle and Dakof (1995); Fals-Stewart, Birchler, and O'Farrell (1996); Muck et al. (2001); Rowe and Liddle (2003); O'Farrell and Fals Stewart (2003); Austin, Macgowan, and Wagner (2005); Rowe (2012); O'Farrell and Clements (2012).

2. 童年时期心理障碍,情绪问题以及青春期叛逆

Alexander and Parsons (1973); Alexander, Barton, Schiavo, and Parsons (1977); Borlens, Emmelkamp, Macgillarry, and Mark-voort (1980); Fleishmann and Szykula (1981); Satterfield, Satterfield, and Cantwell (1981); Alexander and Parsons (1982); Patterson (1974,1982); Patterson, Chamberlain, and Reid (1982); Barton, Alexander, Waldron, Turner, and Warburton (1985); Tolan et al. (1986); Kazdin (1987a, 1987b); Kazdin, Esveldt-Dawson, French, and Unis (1987); Miller and Prinz (1990); Chamberlain and Reid (1991); Friedrich, Luecke, Beilke, and Place (1992); Henggeler, Borduin, and Mann (1992); Estrada and Pinsof (1995); Chamberlain and Rosicky (1995); Barrett, Dadds, and Rapee (1996); Henggeler and Sheidow (2003); Northey, Wells, Silverman, and Bailey (2003); Chronis et al. (2004); Crane, Hillin, and Jakubowski (2005); Corcoran and Dattalo (2006); Zilberstein (2006); Henggeler and Sheidow (2012); Kaslow, Broth, Smith, and Collins, (2012); Baldwin, Christian, Berkeljon, Shadish, and Bean (2012).

3. 婚姻问题和关系提升

Jacobson (1981); Baucom (1982); Hahlweg, Schindler, Revenstorf, and Brengelmann (1984); Jacobson, Schmaling, and Holtzworth-Munroe (1987); Jacobson and Addis (1993); Markman and Hahlweg (1993); Markman, Renick, Floyd, Stanley, and Clements (1993); Minuchin and Nichols (1993); Bray and Jouriles (1995); Prince and Jacobson (1995); Jacobson and Christensen (1996); Walker, Johnson, Manion, and Cloutie (1996); Johnson (2003); Beach (2003); Halford, Markman, Kline, and Stanley (2003); Carroll and Doherty (2003); Doss, Simpson, and Christensen (2004); Brynne, Carr, and Clark (2004); Babcock, Green, and Robie (2004); Garfield (2004); Glade, Bean, and Vira (2005); Cowan, Cowan, and Heming (2005); Blow and Hartnett (2005a, 2005b); Davis and Piercy (2007a, 2007b); Lebow, Chambers, Christensen, and Johnson (2012); Markman and Rhoades (2012).

4. 身心失调和身体问题

Liebman, Minuchin, and Baker (1974); Minuchin, Baker, Rosman, Liebman, Milman, and Todd (1975); Minuchin, Rosman, and Baker (1978); Minuchin and Fishman (1981); Brownell, Kelman, and Stunkard (1983); Morisky et al. (1983); Schwartz, Barrett, and Saba (1985); Russell, Szmukler, Dare, and Eisler (1987); Dare, Eisler, Russell, and Szmukler (1990); Knutsen and Knutsen (1991); Campbell and Patterson (1995); Campbell (2003); Shields, Finley, and Chawia (2012).

5. 对于存在心理健康挑战、焦虑和抑郁的家庭进行心理知识的科普

Falloon et al. (1982); Leff, Kuipers, Berkowitz, Eberlein-Vries, and Sturgeon (1982); Falloon, Boyd, and McGill (1985); Anderson, Reiss, and Hogarty (1986); Hogarty et al. (1986); Goldstein and Miklowitz (1995); McFarlane et al. (2003); Siqueland, Rynn, and Diamond (2005); Gillaim and Cottone (2005); Lucksted, McFarlane, Downing, Dixon, and Adams (2012).

6. 儿童和伴侣的情绪与身体虐待

Brunk, Henggeler, and Whelan (1987); Trepper and Barrett (1989); Lipchik (1991); Estrada and Pinsof (1995); Stith, Rosen, and McCollum (2003); Cicchetti and Toth (2005); Lundahl, Nimer, and Parsons (2006); Gerard, Krishnakumar, and Buehler (2006); Stith, McCollum, Amanor-Boadu, and Smith (2012).

7. 情感障碍

Beach and Whisman（2012）.

这些考察和研究提供了大量的信息，其中包括趋势和建议。然而，家庭治疗的临床工作者通常没发现所描述的结果特别有用，这个脱节也许"在婚姻和家庭治疗中特别普遍"（Sprenkle，2003，p.87）。事实上，正如霍利等人（Hawley et al.，2000）的观察，多年来，人们一再呼吁要加强临床与研究之间的挂钩，特别是关注具体的治疗过程。直至最近，仍然很少有人响应这些呼吁，但最近作出的努力是转变研究重点，从临床工作者和来访者的角度探索治疗中的有效因素。

二、从有效性研究到进展性研究

传统的结果研究注重证明家庭治疗的效果，并在各种疗法上寻求经验实证。随机临床试验的运用被视为理想的方法，它通过运用对治疗过程的严谨定义或操作，提供科学合理性。平索夫和韦恩（Pinsof and Wynne，2000）指出，从广义上，尽管这些研究结果提供了方向，但对大多数婚姻和家庭治疗师的执业方式而言，其影响微乎其微。平索夫和韦恩这样解释这个问题："在临床试验中研究心理治疗或伴侣和家庭治疗（CFT，couple and family therapy），它的计划和实施必须非常有结构，以至于与伴侣和家庭治疗的实际治疗几乎没有一点共同之处。"（p.2）并且，在这个首选方法上越努力改进，研究结果越不具实用价值。

因此，不足为奇的是，许多人开始意识到研究方法需要转向要关注具有实用价值的方面，以及要包括来访者对治疗是否有效的看法（Miller and Duncan，2000；Davis and Piercy，2007a，2007b）。基于平索夫和韦恩（Pinsof and Wynne，2000）认为治疗是个教育过程，他们提出要发展他们所称的"进展研究（progress research）"。这种研究强调治疗的即兴性，即治疗师与来访者之间建立的是个相互影响和反馈的持续性过程。他们指出，我们所需要的是包含假设的理论，它不仅要相关于来访者的学习方式，还要相关于治疗师对于这种学习的支持能做些什么。他们倡导的是，"以家庭系统的学习科学作为理论起点"（p.5）。这涉及研究关注点的转移，将对治疗方法的研究转为对调查改变过程的研究，它包括当家庭在没有进行治疗时，他们的学习和改变是如何发生的，以及当家庭在接受治疗时,他们如何从治疗中获得帮助去进行学习和改变。

虽然这种研究方法的发展仍处于初期阶段,但它试图理解所有参与者在治疗过程中学习和改变的方式的研究基点,有潜力为临床工作者提供更大的价值和帮助。关于观察不是一个被动过程和一个人的观察总带有偏见的认识,该研究方法也许还有很长的一段路要走。同时,在某种程度上,研究者对现实本质的基本假设没有变,这点不太可能与系统论/控制论的观点一致,尤其在二阶控制论层级。比卢、斯普里克尔和戴维斯(Blow,Sprenkle,and Davis,2007)就这点发表了以下声明:

> 我们进一步认为,模式的作用——大体上——是通过治疗师被发挥出来的。纸上谈兵的讨论模式,其做法本身是无"效"的;反之,模式帮助治疗师变得有效。类似地,治疗师帮助模式体现其效性,模式的生机取决于治疗师。(p.308)

事实上,对于所有方法所具有的共性,相对近期的研究关注的是,有效的治疗师是如何把"成功"的模式生动地展示出来的(Blow et al.,2007;Sprenkle and Blow,2004)。初步研究结果显示,无论采用何种疗法,当治疗师能与来访者建立联盟和进行互动、能激发希望感和对积极效果的期望、能以关系视角理解问题、能注重意义的变化,并能与来访者保持同步的时候,他们会起到最有效的作用。因此,按照这个理念,当治疗师的工作起作用时,焦点从结果研究转向过程研究。当然,与此相关的是当前对循证实践(EBP)的需求。

三、循证实践

开发循证实践最初是为了在医学领域内改善医疗保健的工作效果(Chenail,2012),现在各类学科和许多国家都已意识到了循证实践的重要性。循证实践的定义是:"在有关个体健康的治疗决定上,要严谨、明确并合理使用当前的最佳证据。"(Sackett,Richardson,Rosenberg,and Haynes,1997,p.2)它融合了临床执业者的专长、外来研究的证据以及来访者的目标和价值观(Gambrill,1999)。研究以定量方法进行,其中包括随机性临床试验(RCT)的使用。定量方法是循证实践的黄金标准,也是循证实践的一个重要方面(Sprenkle,2012)。以这种方法进行工作的最大压力来自第三方支付者(医疗保险公司等),他们要求执业者提供具体工作方法的科学证明,而非依据特定行业的公认常识或执业者的直觉。

相应地,临床工作者被期望运用的是,那些按照逻辑实证—经验范式,经过系统观察和严谨推理,并已经展示出可以有效处理特定问题、来访者和/或情况的模式和相关干预方法。有关这方面的必要知识包括当前的研究文献、在审查报告结果上的批判性能力、匹配每个独特来访者系统的个体化治疗、治疗过程的持续性评估,以及根据情况进行的调整(Chenail,2012)。当治疗师和来访者对治疗进展和预期目标的达成进行反思与反馈时,有关对治疗效果的持续和最终的考虑都会涉及基于实践的证据。

当然,能用最佳实践方法进行治疗是最好不过了,但循证实践对执业者日益严格的规范和控制令人担忧(Webb,2001)。另外,有必要记住,掌握知识的有效方法多种多样(Gambrill,1999),许多途径都可以为有效性提供重要信息。切内尔(Chenail,2012)建议,治疗师不仅要利用随机性临床实验所传递的信息,还要利用来自案例系列和案例报告、案例控制研究、群体研究、整体性评述和元分析的信息。

尽管循证实践具有潜在的实用价值,但逻辑实证—经验学派传统中的规范科学实践与系统论/控制论范式之间存在不可忽视的冲突。事实上,传统式牛顿物理学研究可以被用来研究家庭治疗及其有效性,但系统范式认为,所有这些都必定是对整体中部分的研究,属于一阶控制论层面的研究。显然,许多人都寻求去和解这两种不同的世界观,正如基尼(Keeney,1983)所说,我们不必放弃历史传统。问题的关键似乎在于,"意识到地图不是版图,并不等于我们要抛弃所有旧地图。但我们必须记住,地图始终是地图"(Kniskern,1983,p.61)。

四、从二阶控制论/后现代主义的角度思考定量与定性研究

有关婚姻和家庭治疗研究的各种问题与理论家/治疗师的观点有直接关系,一阶控制论(除了观察者之外,整个世界都是相联的)和二阶控制论(整个世界都是相联的,包括观察者)之间的主要矛盾造成诸多此类问题。大多数研究和

评估是在一阶控制论层进行的,这符合规范社会科学和规范心理健康实践的现代主义者和结构主义者的传统。事实上,婚姻和家庭治疗想以一个专业领域存活下去,就必须得到政治和经济人士的认可,因为要成为婚姻和家庭治疗师,我们需要被这些人士批准。换言之,我们必须向其他临床医生、我们的来访者以及控制治疗服务经费的那些人证明,系统论/控制论具有效性(Yingling, Miller, McDonald, and Galewater,1998)。做不到这一点,"家庭治疗被边缘化"就会加剧(Shields, Wynne, McDaniel, and Gawinski, 1994, p.117)。由此,我们不可以走出一阶控制论的框架,但从控制论的控制论以及后现代主义的观点来看,这正是我们要试图解决的主要问题中的一部分。也就是说,为了对应社会科学的研究,行为类别的指定隐喻变得具体化,并被视为"外面的现象",而不只是我们所发明的被用来"理解"我们自己和他人的体验的建构。因此,加入传统研究行业是与我们的观点不一致的。

在学术界,大多数社会科学研究的场所、奖励(晋升、终身职位、加薪)通常被授予那些可以获得资助的人士,他们研究的是资助机构会接受的项目,并且使用的是传统的定量研究方法。此外,有关近期在医疗保健系统内发生的变化上,斯普里克尔(Sprenkle,1994,2012)重申了他的看法:想让第三方支付者和其他领域之外的人士视婚姻和家庭治疗为一个合法职业,我们就需要在这个领域进行严格控制,并重视过程与结果的研究。

另一个困境是,尽管传统的定量、实证研究,在许多方面都被认为是提供有效知识主张的主要途径,但传统的社会科学只偏向于注重符合社会意识形态、受社会认可的研究问题。即,"被认为值得探索的重要问题取决于科学研究工作所处的社会/文化情境,并且受限于科学探究内部的问题或困惑。"(Longino,1990,p.84)。关于研究与家暴的论坛(Avis,1994;Gelles, 1994;Jacobson,1994a, 1994b)说明了政治与研究之间存在着内在关联性,并且研究所提出的问题和给予的解答会激活价值观与政治敏感度。同样,在我们的社会中,个体(个性或单一体)是主要的分析单位,因此"社会问题产生于个体问题"的这种解释(Caplan and Nelson,1973,p.206)更有可能得到支持和资助。并且,这些项目还"可能加强既定的刻板印象,延续'问题'群体的症状"(p.206)。例如,卡普兰和纳尔逊(Caplan and Nelson,1973)指出,研究犯罪分子的偏差行为会得到资金赞助,而研究贫民窟房东的偏差行为则不会。

由此,婚姻和家庭治疗的研究者与实践者陷入双重束缚的境地。一方面,不遵循刚才描述过的系统规则,即通过使用恰当的研究规约证明我们所称的有效性,等于阻碍了支持婚姻和家庭治疗工作的赞助资金,这可能意味着家庭治疗领域的消亡,或者迫使治疗师以一阶控制论的模式进行临床工作。当然,传统过程的结果和研究结果的方法对一个人的临床实践会产生有用的影响。另一方面,遵守这些规则等于违背我们的理论观点,对我们自己和来访者来说,等于参与了创建我们声称要避免的现实。

这类问题让我们开始思考定性研究,在文献中,它与定量研究常常被并列对待。斯普里克尔(Sprenkle,1994,p.227)指出,"在这个领域里,如果定性和定量研究成为对立的两派,我会很苦恼",这是他始终坚持的立场(Sprenkle,2012)。对我们来说,这当然不是一个有意义的区别,因为任何区别都必然会使这两个概念产生关系(Bateson,1972;Flemons,1991;Keeney,1983)。相反,我们更倾向于把这两种方法看作逻辑互补,每种方法相对于各自的情境都发挥作用。

在我们看来,主要问题是保持个人内在概念框架的逻辑统一性。传统的定量研究符合一阶控制论和现代主义传统。如果传统、规范、医学模式的心理健康实践要与它自己保持统一性,就需要传统的定量研究。但是,控制论的控制论、后现代主义的研究方法则需要一些不同的东西,朗吉诺(Longino,1990)把这个需求描述为放弃我们"对真理和展示的痴迷",并意识到政治、经济和文化对科学理论的影响。最重要的是要明确科学既不具客观性,也不制造"对真实世界的无偏见看法"(p.9)。关于家庭治疗的有效性,朗吉诺还强调社会建构主义者对家庭治疗方法在研究数据的诠释方面的一个重要的区别之处。她指出,一个理论也许"起作用",但这不等于它一定正确。她认为"'起作用'不是一个认识论的概念"(p.93)。事实上,我们必须意识到,在研究和临床实践中,我们会被诱使相信,因为某些做法起作用,所以它就成为真理。

我们认为,在控制论的控制论层,定性研究的精神和基本哲学更符合治疗实践。定性研究有种把人们从规范社会科学和心理健康实践的狭隘盒子中解放出来的感觉(Lather,1986),它试图深度理解个体的人生体验(Gerhart, Ratliff, and Lyle,2001)。与定量研究一样,它追寻人类经验的共性,就如人类学家试图理解不同文化的世界观。然而,这些共性不能转化为人们相互对比的规范标准。定性研究承认我们的主观性,并且我们只能研究我们所代表的世界。它接受的观点是"观察受理论影响","意义依赖理论","事实受理论影响"(Hayward,1984,pp.76-77)。定性研究不一定要以一种正式的方式受到理论的指导。

定性研究精神倡导,我们所感兴趣的问题应该决定研究的设计,而非局限于那些只匹配公认研究规程的问题。设计可以在中途改变。定性研究者视所有变量为情境的一部分,并将它们纳入调查范围内,他们不会试图控制变量,变量也许会混淆研究设计内部和外部的有效性。有些定性研究模式不把研究者看成专家,专家会认为他或她的观察和对信息的诠释要比那些研究对象更精确。研究对象可能被邀请参与研究项目,并在整个过程中与研究者对话。事实上,定性研究和治疗对话也许难分彼此。

同样体现定性研究精神的是,只有在特定的时间与地点,处在特定项目的独特条件下,数据和随后的诠释才被视为具有效性。这种项目倾向于成为发现导向的探究,而不太可能是假设测试的研究(Chenail,1994)。定性研究不一定是自觉性的"实践导向"。也就是说,它也许会"反对控制,并在社会形态……的实践中,推向彻底改变"(Benson,1983,p.338);它也许会就专业对话的结果提出问题,诸如精神疾病、婚姻与家庭失调,以及性别与种族问题。这些是它的优势,但相对于传统的定量研究,它必然也会显示出缺点。一个人可以通过设计标准化的规程去应对这种批评,但这样做会失去定性研究的一些精神。

同时,我们还感到有必要提一下最近《婚姻与家庭治疗杂志》发表的一篇文章,其中阐述了定性研究在婚姻和家庭治疗中的作用(Chenail et al.,2012)。有49篇定性研究论文报告了在联合伴侣和家庭治疗中有关来访者体验的定性合成,这些文章表明许多伴侣和家庭治疗的模式演变为一个正式的基本理论。在我们看来,这证实了许多被观察到的超越特定治疗模式的共享因素(Sprenkle,Davis,and Lebow,2009)。

社会科学和心理健康专业中的定量与定性研究都能影响临床实践。如果婚姻和家庭治疗要被视为一种合法的医疗保健行业,对于资助我们行业的组织和机构来说,我们提供的信息就必须是他们可以接纳的形式。虽说必须如此,但从二阶控制论和后现代主义的角度来看,这同样支持二阶的概念,即对应于有可能获得资助的研究问题,机构和实践也许会悖论式地提高"精神疾病"和婚姻与家庭"功能障碍"案例的发生率。因此,在肯定研究的重要性及其所能起到的作用的同时,安德森(Anderson,1994)建议,婚姻和家庭治疗研究者同样要考虑他们"想要发现或证明什么,达到什么目的? 他们想学什么? 谁是他们想对话和影响的对象? 资助的来源是什么?"(p.148)这些讨论将我们带入被称为认识论的病理学领域,我们在本书的第18章中会详细探讨。眼下,我们需要结束对定量和定性研究的简短讨论。

虽说定性研究在各个领域都得到发展,但它常常会给人一种见不得光的感觉。然而,研究者对该领域的兴趣似乎增加了(Faulkner,Klock,and Gale,2002;Gerhart et al.,2001),并且婚姻和家庭治疗领域的一些主要期刊都接受定性研究的论文(Gale and Newfield,1992;Garwick,Detzner,and Boss,1994;Hoshmand,1989;Moon,Dillon,and Sprenkle,1990;Sells,Smith,and Moon,1996)。运用定性和定量研究规程的报告也开始在专业期刊中被发表(Jacobson et al.,1987;Joanning et al.,1987;Sells,Smith,and Sprenkle,1995),但有关定性方法的研究与理论一般还是不如定量报告来得那么随手可及(Faulkner et al.,2002)。

考虑到这些因素,我们现在来看下因果关系、观察和客观性的问题,以及对控制论观点所产生的影响和符合此范式的研究的意义进行更深入的探讨。

五、系统一致性

毫无疑问,你目前已意识到,在许多方面,逻辑实证主义传统下的研究意义和研究效性都不符合系统观点。值得关注的问题包括以下几个方面:(1)谈论多元世界(多重观点)比谈论单一世界(单一客观现实)更恰当;(2)如果你一定要谈及起因,那就必须提及能被识别的、与被用于观察的参照框架相关的多重起因;(3)在分析中,必须考虑整个系统或更大的情境,而非子单元;(4)自变量影响因变量的概念所描述的是因果关系的线性概念;(5)在帮助我们理解人类系统的复杂性上,传统研究模式存在局限性。

从系统观点来看,这些异议都对;但问题在于很少有其他模式可以替代传统研究模式,因为已经成型的可行的备选模式几乎不存在(Gurman,1983a;Schwartz and Breunlin,1983),而那些有潜力的模式仍处在发展的初期阶段。这至少可以部分地解释这样一个事实，即虽然存在许多对逻辑实证主义传统研究的批评，但其他替代选择常常被认为不够科学，或最多也就是次等科学。因此，经典物理学的研究模式成为公认观点的一部分，就算不是唯一的，它也是提出有效知识主张的首选方式。

科赫（Koch，1976）指出，"在心理学的发展初期，它的独特性体现在它是制度先于内容，方法先于问题"（p.485）。意思是，以前的知识体系只有在得到认可和尊重之后，才有资格被科学领域接纳。例如，物理学花了几百年的时间才获得在高等院校的学科地位。

如果心理学的内容和问题产生在它的方法之前，人们可以推测一下它可能产生的区别。人类"科学"看上去会是什么样子？它的问题会是什么？如果我们不受传统物理学方法的约束，我们会对人和社会了解到什么？我们也许会问，人是机器吗？机器比喻恰当吗？身心二元论和独立于心智（不是物质）的自然存在于"外面"的这些假设，在对人的研究上会奏效吗？当然，我们并不能肯定结果会不同，但猜想也许会。

即使是现在，对于"人是不同的"仍能提出一个强有力的论点，即人不是物质，并不起反应，他们是积极的促成者。布朗芬布伦纳（Bronfenbrenner，1979）指出，"儿童不断发展的现象世界是真正的现实建构，而不仅仅是现实的表述。"（p.10）。凯利（Kelly，1955）视人们为试图理解、预测和控制其世界的科学家，这种方式与专业社会科学家没有多大区别。事实上，将人的反常行为识别为研究对象（因此研究设计的理由会涉及蒙骗研究对象或试图掩盖研究的真正意图），会促使来访者的行事模式更类似于物体。因此，"作为科学家的对象"和"作为科学家的实验者"可以被看成是相互"欺骗"的共舞。瓦兹拉维克、比文和杰克逊（Watzlawick，Beavin，and Jackson，1967）所提供的例子表明了我们的理念，即研究事物和研究生物也许是两种不同层面的研究。

如果一个人在走路时踢到了一块小石头，能量从脚传递到石头；石头所处的位置会改变，最终将在一个点再停下来，这个过程完全由以下因素决定：传递的能量、石头的形状与重量，以及它在何种质地的路面上运动。另一方面，如果这个人踢到的是狗，而不是人，狗也许会跳起来咬他。在这种情况下,踢和咬之间是一种完全不同层面的关系。显而易见,狗从它自己的新陈代谢中获取能量,作出反应,能量不是来自"踢"这个动作。这里所传递的不再是能量,而是信息。(p.29)

人类似乎还违反逻辑实证主义传统的另一个假设——经验传统。也就是说,它们不是恒定、静态、绝对的现象。正因为参与了实验,他们可能就变得不同,也许不再停留在研究结果所显示的状态。研究行为的伦理标准意识到这个现象,方法学家也在尝试控制这种所谓的干扰因素。

与心理学相反,系统论和家庭治疗领域受到的批评是,它的内容是在泛滥的理论建构和无研究证据支持的有效性主张的过程中发展起来的(Gurman,1983a)。显然这是个问题,就如较近期的观察所显示的那样:

> 我们的领域仍旧是这样,一个极具魅力的个体仍有机会创建一种家庭治疗模式,在工作坊巡回活动中取得成功,并且通过赢得报酬丰厚的出书合约去宣传该模式,除了个人证言之外,再也提供不出其他有关这种模式的有效证据。(Crane, Wampler, Sprenkle, Sandberg, and Hovestadt, 2002, p.76)

因此,许多人都认为证明治疗模式的有效性具有伦理上的重要性,在没展示出效性之前,不应赋予它们与当前的研究结果所不匹配的确定性。当然,正如前面提到的许多论述,我们在这方面已取得很大的进展,但我们必须对这种可能性保持警惕,即我们对传统模式的忠诚可能会助长问题的产生,从而妨碍其他或许更有用的模式得到发展。

库恩(Kuhn,1970)提出,类似这种系统论/控制论观点的新范式的出现,同样意味着会出现与该范式具有逻辑一致性的方法论。因此,另一个伦理必要性也许会是,在我们自己内部和我们的范式上,寻求逻辑一致性,并且在面临我们的研究被贬低为次等科学的情况下,仍旧发展、运用及发表研究方法。家庭治疗/系统研究人员有其他可供选择的方法,但它们的结果都不够精确,而且模棱两可,缺乏确定性——实不该如此。

也许更符合二阶控制论/后现代主义观点的备选研究方案确实存在。例如，拉瑟(Lather，1986)建议，实施研究要有预先的政治议程，并在产生知识的过程中纳入研究对象。这种参与性人种学研究会让研究对象在科学家对观察所作出的解读上进行合作，从而鼓励研究对象把他们的生活经验用在现实的创建上。确实，不同形式的定性和人种学的研究是引起相当多争议的替代选择(Atkinson，Heath，and Chenail，1991；Cavell and Snyder，1991；Moon et al.，1990；Moon，Dillon，and Sprenkle，1991)。过程研究也许还包括会话分析(Gale，1991)或语篇分析(Chenail，1991)。

尽管有了这些选择，但偏向于以逻辑实证—经验传统进行研究的方法很可能会持续下去；这主要是由于它在逻辑上符合西方文化的意识形态，所以在大多数科学学科中，仍然被认为是有效知识主张的首选方法。这种研究在发表和资金赞助上，具有更高的概率，它是我们消费者所熟悉和信赖的模式，不管这种信念是否合理。

然而，在定性与定量的研究效性上作对比辩论并不能解决什么问题。也就是说，当假设二阶控制论/后现代主义的立场时，"客观"知识的概念就不再存在。同样，线性因果关系和病因学的观念随之自我毁灭。虽然我们可能会继续把对成功治疗的解释等同于起因的发现，但可能要提出的更重要的问题是，"我们如何可以恰当地研究自己以及必然会包括我们自己在内的系统？"我们不可避免地是自己的主体，显然无法超越自我："不管(一个人)选择什么感知模式或世界观，他们仍然是他们自己。"(Seidler，1979，p.52)事实上，我们没有"人类"科学，我们有的是描述我们自己的科学。

我们认为，通过治疗对话和规范科学的实践，我们参与创建了人们的自我体验，也就是说，人们体验自我，并且内化和物化了治疗师与社会科学家所提供的诠释。从某种程度上说，这是个问题。作为人类经验的设计者，我们把自己的诠释传达为"被发现的"，这与"观察者—独立于—被观察者"范式的提议相一致。科学家和消费者都陷入自己的想法中，并开始完全依靠他们的想象和创建。我们按照自己的理念进行科学研究，因此该理念自然成为科学和文化现实。

我们同样认为，我们的研究对象/来访者应该参与创建他们自己的诠释、他们自己的体验和他们自己的关系。对我们来说，这是个重要的伦理议题，它在任何人文科学专业的任何伦理准则中都未被提及过。如果人文科学可以提供一个讨论焦点而不是该科学的形式，它也许能更好地为我们服务；也许我们能以类似于我们学习和试图模仿牛顿式物理学的方式，学习新物理学。

六、新物理学

卡普拉(Capra,1983)认为，物理学家试图以传统概念去理解原子物理学时遇到了悖论。事实上，量子物理学的观察与见解从传统意义上挑战了物质到底是什么的概念，以及笛卡尔身心二元论传统中的物质与心智分离的概念。同样受挑战的思想是，我们能否通过还原论找到现实的任何基本组成部分。

因此，发生在20世纪物理学领域的概念革命，揭示出"机械论世界观的局限性，并引向一种有机、生态的世界观，这种世界观与各个时代和传统的神秘观点存有很大的相似之处"(Capra,1983,p.47)。也就是说，现在量子物理学家视世界为包括动态关系的一个不可分割的整体，其中涉及观察者及其脑中所观察的内容，而非使用机器隐喻，认为机器是由可以被还原的独立实体组成。这个立场的影响具有重大的意义，因为就如布里格和皮特(Briggs and Peat,1984)所指，"科学实验的整个理念所基于的假设是，观察者能完全独立于他的实验仪器，以及仪器(用波普的话来说)'检测'理论"(pp.32-33)。然而在新物理学中，"物质"概念受到挑战，因为它带有能量的特点，看上去不独立存在于观察者。事实上，这被称为"镜像宇宙"(Briggs and Peat,1984)，其中范式的转变带动数据的改变，范式播下他们的自毁之种。相应地，观察者和被观察者相互影响，并且科学研究活动会改变被研究的现象。

这个立场似乎反映出爱因斯坦声明的精髓：理论决定我们可以观察到什么。换言之，我们能看到什么和"外面"存在什么都由我们脑中的框架决定。因此，我们脑中的东西在"外面"变成真的东西，并且它们呈现出我们在观察中所使用的范式和仪器的特征。我们在照镜子，我们所看到的是自己的影像在看着照镜子的我们。

特别值得一提的是，这个现象在所谓的物理硬科学中得到详细阐述。当然，对于许多物理学家而言，这个概念不容易被接受；事实上，当今许多物理学家仍不接受量子物理学。在悖论和自我指涉或镜像现象上，沃纳·海森堡(Werner

Heisenberg）就他自己的体验作出了以下观察：

> 我记得与波尔讨论了好几个小时，直至深夜，几乎以绝望告终；当讨论结束后，我独自一人到附近的公园散步，我一遍又一遍地问自己这个问题：对我们来说，这些原子实验似乎非常荒谬，自然界可能会如此吗？（Capra，1983，p.76）

一个很难接受的观点是，观察者与被观察者呈现相互性特征并互为模仿对象。然而，既然在物理学世界物质（观察者）与心智（被观察者）的分离性已受到挑战，这种观点也许就更易于被用在人际关系上，因为在这里，我们更可能承认个体在互动中的积极动因，其中处于关系中的功能是每个人都会影响和参与他人的转变。因此，悖论和自我指涉的终极点是我们的自我研究。事实上，这种现象的案例在民间智慧中随处可见："小心选择你的敌人，因为你会变得跟他们一样。"米纽钦（Minuchin，1984）也提到隐喻的转换力量，即一样东西被怎么称呼，"通过魔法咒语，被命名的事物失去它们自己的形状，变得越来越像它们所被起的名字"（p.50）。从量子物理学的角度，以及或许对人的研究角度，"东西"从来没有也并不会有它们自己的形状，它们被称为什么就是什么。

七、社会科学的影响

如果在新物理学世界中所观察到的这种现象是精确的，并且如果我们假设它也许符合心理学世界，这对心理健康行业将会产生非常深远的影响。主观性或研究者的价值观与偏见将不能再被简单地视为危害因素。如果我们使用的理论和范式不仅仅是描述，而且是在改变，那么，我们不只是在研究人们，我们还影响到他们是谁和他们会成为什么样的人。反之亦然。对于许多心理健康专业人士和社会科学家的实践研究，这个议题提出了重要的伦理问题，其中一些我们已在前文中讨论过。在第 18 章中，我们将讨论非研究性问题，这里我们将从伦理和实践的角度来谈一下社会科学研究的影响。

新物理学和系统论/控制论都挑战了从传统物理学衍生出来的逻辑实证—经验科学的基本假设。这些挑战如下：

1. 现实可以独立于我们而存在,但我们无法了解现实。

2. 为我们存在的现实和我们所能观察到的现实都与我们用来隐喻现实的理论有关。

3. 我们能观察到的对应于我们使用的方法(仪器、工具和机器),通过它们我们去测量自己所感兴趣的现象(存在的且有意义的现象)和理论,从而表明"外面"可能存在什么。

4. 现实是一种动态、演变、变化的现象。

5. 观察现象等于改变所被观察的现象其性质。

6. 被观察的现象吸收了被用来指导和系统化观察的理论或模式的特征。

7. 恰当的分析单位不是基本的部件,而是关系,关系应该是所有定义的基础。

笛卡尔的视野反映的理念是科学具有确定性。这个视野已让位于另一种观点,即我们用来描述自然现象的所有概念和理论都具有局限性,我们最多可望达到的是"对现实的近似描述"(Capra,1983,p.48)。笛卡尔的乐观性和确定性已被不确定性所取代。从牛顿物理学的本质意义来看,基本粒子不具有基本性,只有在与整体的关系上,它们才存在意义。也就是说,部分与整体的情境是分不开的,离开整体情境,部分不存在任何意义,就如黑暗这个概念,没有其光亮这个成员身份,黑暗概念不存在任何意义。

系统论/控制论提出,一个宇宙是一个有机体。从此观点的最纯粹意义来看,我们看不到整体的部分或子集,我们所体验的是对完全一体的宇宙的体验,这类似于卡普拉(Capra,1983)主张的宇宙神秘主义。在这个世界观中,类似于权力、控制、环境和部件等概念是不能被创造出来的。对于系统思维者来说,它是一个随机世界,我们在该世界里强加了秩序。秩序并没有在"外面"躺着,等着被发现,且独立于我们而存在;它之所以存在是因为我们相信它是存在的。我们还意识到,所信即所见,而不光是"眼见为实",我们所能观察到的取决于理论。

基于此观点,我们承认,文化与意识形态社会化了我们,是它们把部分、起因、子系统、差异以及我们自己的所谓的自我体验,定义为独立于其他生物的自主和独立的实体。也就是说,文化与意识形态提供给我们诠释各种现象的概念与理论。这些理论和相关的隐喻渗透在文化语言之中,并成为该文化组织的基础。确实,我们不能不被社会化为某种文化。不足为奇的是,文化在社会化的过程中一般不会传递这样的信息,即如果社会化你的是另一种文化,那么你会体验到的就是另一种文化。因此,文化不会让其成员意识到社会化他们的世界观是一种世界观;文化所暗示的是,它是唯一的世界观。

系统论/控制论的纯粹主义者倾向于认为,我们所体验的只是整体的宇宙意识;不那么纯粹者承认,在文化层,我们确实编造了差异,孤立了部分,并强调了该文化所特有的问题、价值观和美学。事实上,我们只能生活在一种文化中,并体验该文化组织现实的独特方式。

如果我们希望参与到文化中,并与这一文化的成员进行有意义的沟通,那么我们必须与文化的隐喻、建构和概念的经验性质达成一些共识。同样,要想成为一种文化中的治疗师,我们必须了解该文化的世界观(Frank,1974)。我们作为家庭治疗师经常会发现,当要求整个家庭一起参与到确诊病人的治疗时,该提议彻底违背了我们的文化传统。合法化与整个家庭进行工作的理论,或至少合法化从作为情境的社会系统的角度进行思考的理论,从根本上挑战了个体作为"精神病患者"的概念。另一方面,系统论/控制论与文化相互影响,并只能如此。我们发现,家庭治疗理论反映的是文化的一些语言和概念,这至少让其更容易被理解。在其他层面,文化许可我们成为家庭治疗师,并且它在某种程度上把情境因素包括在其所谓的精神疾病的概念之中。因此,我们的理论与文化必须相互包容彼此对世界的不同理念。然而,从系统论/控制论的观点来看,对于我们的文化世界观仅仅是一种世界观的意识相对缺乏,包容性相对较小。

对我们来说,基于我们自己以及学生的经验,明确我们个人的范式或人生观(世界观)是相当重要的:"你不能声称你没有认识论。那些这么说的人,不是没有认识论,而是有糟糕的认识论。"(Bateson,1977,p.147)认识到我们的范式通常让人感到不适,它是一种自由的体验,由此我们不能再回到以前的状态。也就是说,一个人必须生活在不确定性中。

我们不挑战符合逻辑实证主义—经验主义的研究传统方法的有效性。但我们要提出,如同其他世界观,这种研究传统只不过是一种认知方法,而不是唯一的认知方法。它是我们的发明,我们的尝试,我们对主观的超越,通过定义特定的规程,把我们的主观变成客观。此外,它符合所呈现的范式。同时,我们会支持其他同样可能引导我们探索知识的有用发明。我们会坚持,无论创建出何种方法,它们都必须在逻辑上匹配我们所使用的范式假设。

要成为家庭治疗师,你面临的挑战涉及,学习和内化系统论/控制论所提出的替代范式;进一步的挑战可能包括扩展你对研究由什么组成的理解。任何范式都要具可行性,都必须在逻辑上与其自身保持一致。虽然许多社会科学家系统性地思考问题,但他们同时所从事的研究却是基于完全不同的范式,它源于笛卡尔、牛顿和培根的研究工作,这种范式认为世界如同机器。机器隐喻和符合这种隐喻的研究方法不符合系统论/控制论的范式,就像它们不符合量子物理学中的当前模式一样。因此,我们来简要地考虑一种可以满足系统论要求的研究方法。

八、控制论观点的影响

在二阶控制论层,我们视系统论为元理论。如果我们从这个角度体验世界,我们不去辨别部分或整体,也就不会体验到自我与整体的分离。此外,不存在需要解决的问题。但一般来说,就如戴尔(Dell,1986b)所提,我们倾向于线性地体验世界,这符合我们的文化传统。我们还看到起因/结果;我们看到部分;我们察觉到差异;我们重视强调好/坏、道德/不道德、美/丑、问题/解决方案。

类似地,我们倾向于在文化层、一阶控制论层从事治疗和进行研究。作为社会科学研究者,我们所隶属的社会以特定的方式强调经验,文化范式提供的是定义问题的框架。对研究人士或治疗师来说,在研究或治疗上,接受被文化定义的问题,一般意味着接受强调线性、观点狭隘的现实,这种现实与特定框架有关,并基于局限性的世界观。我们犯的是丘奇曼(Churchman,1979)所说的"环境谬误":

> 它也许可以被称为"忽视环境的谬论"……从较广泛的系统方法角度看,任何问题的解决都不能简单地以自我为基础。从更广泛的角度看,没有

任何问题可以是一个独立于定义该问题为问题的理念框架的问题。每个问题都有其自身所处的环境,问题与环境密不可分。(p.5)

假设此观点有效的话,系统研究者寻求扩展研究问题的边界,以涵盖相关的存在问题的环境方面,并且扩展理念框架以涵盖系统整体的更多部分。这样做,他们会提升找到有意义和有可能的问题解决方案的概率。当然,我们可以扩展这个框架,使它包含整个世界,问题从而被超越并不再被定义为问题,在这种情况下,研究本身就不存在意义了。

在这个方面,可能会展现出与系统治疗的相似之处。系统治疗师尝试参与改变所呈现出来的问题所处的情境。因此,他明确意识到理念框架,其中问题从概念角度来看是有效的。在治疗中,框架或概念框架的扩展是符合系统论/控制论观点的常用的治疗工具。

如果系统研究者接受被文化定义的问题,并按照研究资助机构的概念对该问题进行研究,那么负责任的书面报告会包括对研究局限性作出描述,并把它与所运用的方法联系起来。我们所建议的是诠释一种扩展框架,这种框架可以包括与有问题存在的环境有关的信息,也可以包括另类理念框架,它们也许可以有所不同地去定义或解决问题。

基于这种研究取向的假设是,对负责的系统研究来说,明确意识到问题与框架相关并受到环境约束是很重要的。研究结果会产生政治后果并影响社会政策,无论是支持社会现状,还是提供不同的文化或社会视角,社会科学家都是政治积极分子。因为系统研究者意识到他们的研究所处的情境,并且该情境许可他们扮演研究者的角色,所以逻辑一致性要求他们承认这种意识。

系统研究者就像系统家庭治疗师,不会强加绝对性的现实规范。他们知道这是无法做到的,因为我们的能力有限,不具备"上帝的眼光"。似乎矛盾只有在同一参照情境下发生时,才可以被视为矛盾。系统家庭治疗师知道每个家庭成员看到的都是不同的家庭,因此他们生活在不同的家庭中,这里所基于的是每个人来自不同的参照情境,因此系统研究者必须从情境的角度去审视他们各自的事实和对他人的研究,并在该参照情境下,提出有效的、内在统一的提议,他们有责任把自己对"事实"的传达局限于所使用的参照情境范围内。

重申一下，我们所挑战的不是逻辑实证主义—经验主义传统是掌握知识的有效方法这一公认观点。相反，我们所挑战的是方法和伦理，这两个考虑是相关的。我们的文化已接受这种公认观点，并给予它可能未必匹配的确定性。戈德曼（Goldman，1982）指出，"精确度往往与人们脑中的数字、实验和相关研究方法关联在一起，但这些传统方法也许带有一种虚假的精确感觉，'X'方法也同样带有虚假的模糊感觉"（p.88）。苏佩（Suppe，1977）写道："绝大多数从事科学研究的哲学家们似乎都同意，此公认观点根本不够完善，且站不住脚。"（p.116）然而，正如萨拉森（Sarason，1981）所说，社会科学家隶属于文化，运用文化，服务于文化，并且我们的文化寻求确定性。戈德曼所讲的精准性匹配我们的高科技社会，并希望科技将为焦虑体验的缓解提供方法，但逻辑实证主义—经验主义传统方法也许不配拥有它所创建的确定性气场。科赫（Koch，1981）指责说，社会科学家在"方法拜物教"和"本体论"中传播了"无意义"的思想。他提醒我们有关伯特兰·罗素（Bertrand Russell）所作出的声明，即"几乎所有好奇的思考者最感兴趣的问题都是科学无法回答的问题"（p.262）。对于科赫来说，"无意义"是指认知收缩的物种受恐惧驱使，通过用否定和用秘密摧毁有问题、复杂和微妙的东西所获取的假确定性去降低不确定性。

相关的伦理问题涉及丘奇曼（Churchman，1979）所描述的"纪律性政治"。通过教导某种学科的研究传统，思维开阔的学生变成思维狭隘的教授。为最多数人的最大利益着想而去理想化地追寻大问题的解决方法，常被在学科允许范围内对小问题的关注所取代，这个关注符合学科所隶属的文化规则。

在二阶控制论层，我们不可能按我们的设想从整体上进行科学实践，我们所实施的科学实践是基于我们任意作出区分的整体的部分。虽然部分相对于整体概念具有递归性和逻辑性，但我们所研究的部分通常是文化所强调的部分、差异和问题。如果研究者想继续成为文化的一分子，这个框架就限制了可供研究者选择的一系列相关问题。社会同样会要求我们提供问题的确凿答案，这样做也许会让我们的学科在他人眼中具有可信度，但它掩盖了存在于我们现实的概念和我们声称用来挖掘现实的方法中的不确定性。

对于回答问题、解决问题的文化要求，一个负责任的回应或许是，在我们的知识的局限性和性质方面，去重新引导文化。这种引导的一部分可能会包括提供以下信息：

1. 我们不知道什么是现实，我们不具备观察世界的"上帝的眼光"。

2. 我们给予问题的答案受限于理论框架和研究问题的方法。

3. 鉴于理论与方法的局限性，我们提供的解决方案基于的是对部分的研究，它在递归性上与其他构成整体的部分相连接。在我们的有限性参照框架的基础上，这类解决方案也许会解决一个问题，但会引发高一阶层的其他问题。

4. 我们研究过的现象与我们研究前的现象是不同的，之所以不同是因为观察本身的行为。

5. 给定我们的问题解决方案的逻辑性，就像它所呈现的和被研究的样子，我们的尝试性解决方案的客体将体现出隐含于我们模式中的理论特征。

波尔金霍恩（Polkinghorne，1984）指出：

> 认知行为本身就是一种人类现象。当我们是知识工具的制造者的时候，我们如何能把该工具用到我们自己身上呢？人类现象之外绝不存在一个可以进行观察的点。此外，我们在研究自己时所积累的知识，会改变我们所研究的客体。（p.427）

波尔金霍恩的这段话让我们想起布兰德（Brand，1974）向格雷戈里·贝特森提出的问题："变色龙在镜子中会呈现什么颜色呢？"（p.20）然后对于这个试图消失在它自己的世界中的动物，贝特森和布兰德对它的情绪进行了研究。在新物理学的世界里，布里格斯和皮特（Briggs and Peat，1984）的镜像宇宙指出了一个类似的困境，那就是，在我们自己的世界中试图寻找我们自己。

我们的结论是，我们可以对部分进行研究，并可能会这么做，因为这是政治情境的现实，我们的学科存在于这种现实之中，这是务实的做法。然而，我们所谓的工具和研究方法的精确性，掩盖了它们的相对性和内在的不确定性，这对我们的研究来说是美学和道德上的挑战。

因此，我们有必要与政治、美学和道德的领导者一起探索他们提出的问题，与他们一起思考世界中可能存在的问题，这样也许可以解决问题。我们可以改变问题概念的性质，或在问题不攻自破的高阶的系统/概念的抽象层处理问题。如果我们这样做了，在一个层面可能会失去的可信度，在另一个层面会被赢回来。

我们再一次在这个过程中看到它与治疗的相似之处。来访者来到我们这里，讲述他们在生活中遇到的实际问题，寻求务实的诠释和解决方案，我们能自信地说服、劝说和帮助他们（如果我们在治疗中设置了适当的条件），这些对我们来说是解释和回答，对来访者来说是他们问题的解决方案。这是一种务实性治疗，但基尼（Keeney，1983）认为它不是"美学"，因为它可能会导致更高层级的问题。我们提供给来访者的务实观点是基于现有的个体和家庭治疗的许多理论，但我们在治疗时给了他人一种我们的理论所不应得到的确定感。对我们来说，"美学"治疗是个互惠、定性的过程，其中来访者和治疗师成为合作伙伴，在更高抽象层面探索出可供我们选择的不同的务实性解释。其目的是，与来访者一起，发展出更高层级的方案，以解决所呈现的问题。

确实，如果人文科学的内容与问题发生在它的制度化和方法之前，人文科学看上去会怎样呢？当把人的特征作为研究对象时，科学的目的和目标必须被调整，也许要考虑一下公认的科学观点是否可行或可取。我们所面对的悖论是，观察者是被观察者的一部分，我们所在的是一个镜像世界，正是在此视野下，我们或许已经发掘或创建了一个完整的世界。

第 18 章

认识论的挑战：思考我们的思维方式

我们在前几章中已多次提过，人们在治疗中的感受和他们学会对自己及其问题进行探讨的方式，会极大地受到治疗师的理论取向的影响。可以作出的类似观察是，你对家庭治疗领域的体验，在很大程度上取决于你所阅读的教科书，并佐以老师的观点，在大多数情况下，老师参与选择了这些阅读目录。当准备教科书的每个版本时，我们清楚地意识到任何一本有关家庭治疗领域的教科书（实际上，任何一本与任何领域相关的书籍）都在为该领域创建独特的视野，且不可能不是一篇"社论"。一本书可以被看成一个隐喻，我们使用的每个隐喻都为我们打开观察、思考和信念的新方式，同时也掩盖了其他方式。一位评论者就本书的第一版写道，最后两章"读起来很像社论"。从某种角度来说，我们可以把这位评论者的解读视为一种批评。然而，我们会把它看成恭维，因为我们的意图是让社评者去揭示我们的偏见，本着二阶控制论和后现代主义的精神，为我们提供类似于对话的体验。教科书不是对话，但我们希望你了解，在我们刻意决定包含或不包含哪些内容，以及强调哪些内容重要或不重要时，我们就是在与你"对话"。本书的元目标是通过以这种方式来呈现家庭治疗领域的视野，因此你将会掌握的是有关本领域的具有自我意识的认识论。

在针对基尼的《改变的美学》（*Aesthetics of Change*, Keeney, 1983）一书的书评中，有位评论者这么写道，该书反映的就是基尼的观点，虽说这是半认真半开玩笑的话，但也透露了该人的偏见；也就是说，读者从中了解到的更多的是评论者的立场，而非该书的内容。从二阶控制论的角度来看，不可能不是如此。因此，我们直接或间接地承认了这种不可避免的偏见，并且在整本书中，我们试图与这个有偏见的框架保持一致。其目标是，提供教学/学习的工具，帮助学生、教师和治疗师系统性地思考,把这种思维模式转化为对个体、伴侣和家庭的治疗实践。从某种意义上说,整本书就是一篇"社论"。

我们也意识到,我们对系统论/控制论观点的理解与你现在所理解的内容也许存在很大的差距。我们之间彼此理解的默契度取决于我们所描述的内容与你打开本书之前已掌握的内容之间的匹配度或耦合度。也就是说,在你开始阅读时,你已具有构成你的世界观的思想生态,任何新内容都必须经过这个框架的筛选。当我们"理解"他人、想法或概念时,我们按照我们用来理解周围世界的建构框架去创建意义(Barnlund,1962)。所以,"任何人都永远不太可能体验到他人的体会;他只能从他人的行为中推断一个人在任何给定时间点的体会"(Sieburg,1985,p.41)。所以,为了理解我们对系统论的认知,你不可避免地必须创建你自己的意义,这必然会包括你自己的偏见,因此你对本书的理解可能更多的是展示你自己,而不是本书。

如果本书仅仅围绕一阶控制论的话,那么撰写和理解就会容易得多。在一阶控制论层,存在着由哲学、理论和研究构成的一套"公认观点"的知识体系,这套知识体系标明了家庭治疗领域的边界。如果是这种情况的话,我们所要迎接的挑战不外乎是出试题来考你对所讲内容的理解,从而可以了解你被这个领域社会化的程度。

与之相比,撰写和学习二阶控制论要难得多,"外面"不存在我们与他人已经"发现"的,并能与你分享的正规内容。反之,二阶控制论的主题是关于你、关于我、关于你/我、关于主题、关于思考、关于我们如何知道我们所知道的(认识论)、关于什么构成知识。它更像是一门哲学和本体论。而一阶控制论和二阶控制论之间的区别正是困难所在。事实上,二阶控制论几乎是一个谜,它挑战了传统心理健康实践和研究中的理念与行为。对我来说,它代表了一种范式转变,或类似库恩式(Kuhn,1970)的"科学革命"。

二阶控制论的一个令人震惊和有争议的方面是,如果你想与这个观点假设保持一致,你就必须要把自己考虑在你的思维中。强调你自己站在现象之外,是一名超脱的观察者,你定义的将是一种与你所声称在观察的现象的不同关系。另一个架起通往后现代主义的桥梁的令人震惊和有争议的观点是,我们在"外面"所看到的是发生在"这里"的镜像。

从二阶控制论的角度来看,作为参与者—观察者,我们如何看待事情,取决于我们的结构,或是思想生态中的概念和建构的框架,它是我们的个人认识论。也就是说,我们定义(强调差异与区别)的是我们在观察什么,我们不再面对"眼见为实"的惯例,而是面对所信即所见的理念,我们意识到自己在照镜子,而且意识到我们看到自己在照镜子。

第三个有争议的方面是,我们作为心理工作者如何看待我们的工作。与强调以家庭为分析单位的观点一致,家庭治疗被定义为一种独特的专业和学科。在一阶控制论层,此定义合乎情理。但是,这种对独立专业身份的渴望反映了一种狭隘的观点,它类似于早期家庭治疗师曾试图摆脱的问题。相比于被心理健康领域所接纳的实践,家庭治疗是反文化和反传统的。我们的理解是,这些早期执业人员的努力不是为了建立独立专业身份,而是为了扩展供心理健康执业人员使用的概念框架,从而提高他们的治疗效力。早期家庭治疗师尝试把所谓精神疾病的社会情境,作为合理的关注点纳入他们的治疗中。

也许设立独立专业身份是难免的,因为传统心理健康专业人士起初不能接纳系统家庭治疗所暗示的革命性概念。事实上,这种反应并不奇怪,库恩(Kuhn, 1970)的范式转变过程模式提到过这一点。家庭治疗的新兴理念所面对的预料之中的敌意反映在两篇经典论文中,一篇是黑利(Haley, 1975)的《为什么精神健康诊所应该避免家庭治疗》(Why a Mental Health Clinic Should Avoid Family Therapy),另一篇是弗拉莫(Framo, 1976)的《在社区精神健康中心建立家庭单位的艰难纪事》(Chronicle of a Struggle to Establish a Family Unit within a Community Mental Health Center),它们都记录了这两位治疗师及其观点所面临的抵触。在各自的情况中,他们的经历都与库恩(Kuhn, 1970)和萨拉森(Sarason, 1972)分别作出的描述极为相似,前者的描述是新提出的范式所面临的反对,后者是在现有的社区情境下试图建立新的精神健康诊所(我们想,你可能发现了一个有趣的现象,这些文章的内容与描述治疗"抵触"家庭的过程具有相似之处)。

但按照系统论的二阶控制论层的观点,争取领域与身份独立的运动不合情理。在这个层面,系统论并不只是关于家庭治疗的。它是关于个体、家庭、社区、国际关系和宇宙的。它还与认识论有关,即我们如何知道我们所知道的,我们所能知道的局限性,以及自我指涉的一致性。作为元理论,它是个一体化的框架,不会歧视任何一种经验或方法模式。如果一阶控制论是反文化的,那么二阶控制论就是库恩所说的范式转变与革命,它提出了无法回答的问题。延伸出的逻辑结论是,问题在这种世界中不存在,没有一种东西会比另一种更美好或更道德。从二阶控制论的角度来看,我们不对部分和分离性作出分割,而当我们理性地去这么做时,我们会提醒自己,我们的分割是种任意切分,它们不能被物化,并且我们不能忘记自己的局限性。在一阶控制论层,我们能提出问题,并能找到我们的存在意义的答案。同样,我们会发现或创建问题和尝试性解决方案。在二阶控制论层,我们不会。

二阶控制论观点让我们直面我们能知道什么的局限性,意识到这点,我们就不能超出我们自己的思维所设的限度。它所展示的观念是,我们与宇宙共存,并不独立存在于宇宙(不管被强调的是物还是人),而且当我们定义或参与自我现实的创建和任意选择备选方案时,我们会充分体验到自由与责任。在这个层级,自由成了唯一选择。然而,这种自由也许是痛苦的,在我们可以假设所有人在某个时刻都充分体会到这种自由的同时,也知道许多人很愿意在一阶控制论层级,听从科学家、治疗师、宗教领导者和其他所谓专家的专业知识,放弃这种自由。

二阶控制论的逻辑将我们带入存在性意义与目的的层级。通过提醒我们具有不可避免的有限性、自由和必然的不确定性,使得我们意识到我们创建(不是发现)了自己所观察的现实。如果存在问题,那是我们通过发明并试图实施特定的政治、道德和美学的秩序所创造的问题。同样,由于这些问题是我们的想象力和理性思维的产物,它们也可以被推翻,从而建立新的秩序,尽管新秩序也会存在问题。从某种程度上,如果通过扩展可能的相关情境的世界,摆脱贝特森(Bateson,1979)所称的"认识论病态",或许我们能减少瓦兹拉维克、威克兰德和菲什(Watzlawick,Weakland,and Fisch,1974)所讲述的不恰当的尝试性解决方案,这种方案会成为问题的一部分,甚至会使问题变得更严重。由此,我们还能减少基尼和托马斯(Keeney and Thomas,1986)所提出的高阶问题。

在本章中,我们会在一阶控制论层探索一些认识论病态,只有当我们从二阶控制论层看世界时,这些病态才会凸显。我们还会探讨对治疗和生活有用的一些影响,如果悖论是不可避免的,那至少我们可以意识到,当悖论和问题出现在某个特定的抽象层面时,它们是无法被解决的。在此,有必要重申,我们永远不能生活在一个没有问题的世界,理性思维存在局限性,它必须与部分和逻辑打交道。另一方面,我们可以实施巴特利特(Bartlett,1983)的"概念疗法",他提出了一对类比:

> 1. 有时人类行为变得适得其反,需要心理治疗;有时人类概念同样需要治疗。
>
> 2. 从某种意义上说,心理治疗理论表达的是治疗形式,它们被用于处理自我挫败的行为;同样,把一般认识论用于失调概念也是可行的。(p.21)

阿尔伯特·艾利斯(Albert Ellis,1962)在务实或简单控制论层发展出一种方法(理性—情绪治疗),在此我们称它为概念治疗。艾利斯模式帮助人们审视他们之前未审视过的信仰体系,以硬性或软性的处理方式,挑战自我破坏的理念。类似地,二阶控制论层的概念治疗挑战某些之前未被审视过的理念和假设,贝特森把它们定义为处在文化和意识形态层的认识论病态。在我们熟悉的传统科学实践和治疗中,这种概念治疗具有深远的意义。因此,我们会考虑一些认识论病态(从控制论的控制论层面看概念病理)以及它们对治疗的影响。我们还会简单描述基于二阶控制论进行工作的家庭治疗师所面临的一些当代挑战。如果先从二阶控制论的角度去思考现实的话,就更容易理解这些讨论。

一、心智与自然/故事

作为贝特森所持的系统观点的一部分,他(Bateson,1979)把"心智与自然"设想为一体,并且认为它们是相同的。贝特森指出,"在人类中可以找到的过程与结构,在其他自然界中同样可以找到,存在于两者内部的组织关系都是与故事一样的东西"(Plas,1986,p.79)。在贝特森(Bateson,1972)看来,红木森林和海葵都具有心智,它们是宇宙心智的一部分,"在完全互联的社会系统和行星生态中……存在着更大的心智,其中个体心智只是个子系统"(p.461)。此外,他认为我们的思考必须从所有心智所共享的故事出发,是这种故事建立起部分之间的联系,也就是"对什么才算是活着的探根究底"(Bateson,1979,p.14)。心智与自然的概念虽然简单,但对于我们在世界中与自我、他人、其他生物和事物的关系的体验上,它所产生的影响是巨大的。

谈论故事而非现实,意味着我们不再可以获得逻辑实证主义传统下的绝对真相。按照故事现实的概念,我们与自己、他人以及生物与事物之间的关系形式,必然会体现出我们如何讲述自己与他人的故事。如果我们把性格讲成是只存在于一个人内部的故事,那么在描述与这个人的关系时,我们会视其独立于我们的参与;如果我们讲的是对自然界的神圣"统治"的故事,而不是自然界的"管家"的故事,那么我们在世界中创造的是与其他生物和事物迥然不同的一种关系;如果我们讲"适者生存"的进化概念的故事,那么我们讲的是有关社会达尔文主义的故事,即某些文化/生物比其他文化/生物更具有优越性;如果我们讲的故事是非此即彼,而非两者兼具,我们就建立了两极分化;如果我们在故事中制造差异——例如,捕食者与猎物——我们就会错过建构故事的更包容性系统。事实上,"不管站在捕食者一边,还是猎物一边,它都是在冒险打破一个更大模式的互动"或生态系统/物种的互动,从而"保持整个生态系统的平衡"(Keeney and Ross,1985,p.48)。

与贝特森的观点一致,二阶控制论是关于故事,关于我们对自己讲述的故事,它们是我们在生活舞台上表演的故事,并必然都会成为我们的现实体验。

> 故事是栖息地,我们生活在故事中,并通过故事而生活。它们编织了世界,我们不了解世界,我们了解的是故事世界。故事告知生活,它们把我们连在一起,也把我们分开。我们居住在自己文化的伟大故事中,我们在故事中生活下来,我们靠我们的种族和所在地的故事而生活。故事的这种包容和构成的功能尤为重要,因为它使得我们可以更彻底地体验生活。我们每个人都是一个定位,正是在这个定位上,有关我们的地点和时间的故事变得可以被部分地讲述出来。(Mair,1988,p.127)

霍华德(Howard,1991)对故事作出以下区分:"生命——我们生活的故事;精神病理学——变疯的故事;心理治疗——故事修复的练习。"(p.194)事实上,我们的故事是我们所生活在的房子、家庭、社区、文化、国家和世界；也就是说，我们对生活的展望对应的是我们的故事。因此，霍华德视治疗为帮助人们改写他们的故事、建立新家园的过程。他问道，作为治疗师，他是否能帮到一位原教旨主义来访者，在尊重并保持其原教旨主义故事的基础上改写他的故事，这原则上是个伦理性问题。他指出："我不会在治疗中说服原教旨主义者去背离他/她的原教旨主义世界观，就如我不会赞同非女权主义者在治疗中试图反对女权主义者的信仰体系。"（p.195）

从二阶控制论观点来看，治疗师是在引导来访者，去编织他们生活的不同故事或栖息地。通过运用各种方法，治疗师为来访者提供可以挑战他们现有故事的视角和想法，也许在这个过程中，治疗师可以帮助来访者从某种程度上意识到，他们一直生活在的"真实"世界只是个被物化的故事。从而，治疗师和来访者可以共同演化出其他连贯性故事，让来访者过上更有意义的生活。

瓦兹拉维克（Watzlawick，1984）问道："如果一个人能够设法彻底地接受现实，把它当作自己的建构，这个人的世界会是什么样子？"他的答案是，这个人的特点是宽容，他同样会以这种领悟去对待他人。第二个特点是伦理责任，它与个体建构所创造的现实有关。并且，这种全部责任等于完全自由，因为"任何意识到他或她创造了自己的现实的人，都会同样意识到他或她随时可能建构不同的现实"（p.327）。确实，这样的人会被社会化为"包含明确自我意识"的一个范式（Keeney，1983，p.13）。

如果人们持有的是一种具有明确自我意识的认识论，他们会意识到人生观、世界观或思维生态的概念，它们被描述为：

> 一个人不会选择具有人生观，它是在人的一生中产生和发展出来的。它的某些方面也许会变，但沉默和不言自明的起源和根基很少会变。一个人的人生观会超越知识，而不会超越语言。一个人所称的知识在很大程度上是人生观的结果，而非起因。一个人从他人身上获取的知识，以及一个人获取并组织这种知识的方式，反映出人与世界的观点。婴儿和小孩意识不到这个过程，然而那些负责抚养孩子的人很清楚，他们正在灌输一种看待自我和世界的方式。但他们和孩子一样，意识不到有多少他们试图在做的事

会带有一种特定人生观的印记。(Sarason,1981,pp.46-47)

皮尔斯(Pearce,1988)也提供了有关世界观形成的论述:

> 一个人与他人共享的社会世界观,是通过他人对我们的影响和对我们的验证反应,从我们的婴儿心智开始被建构起来的。心智不是通过与其他事物而是通过与其他心智发生冲突,找到其自我的定义。我们被相互塑造,我们不是去适应世界的现实,而是去适应其他思考者的现实。当我们最终说服和/或纠缠我们的孩子去"客观看待"他们的处境,并去考虑除了他们自己以外的那些事情时,我们就放松了,因为他们变现实了。我们的意思是,他们终于反映了我们的承诺,验证了我们的人生投资,强化和保留了我们文化的"宇宙之蛋"。(p.48)

通过再次提醒你注意我们生活所依据的人生观或世界观,以及思想/故事/价值的生态,我们试图鼓励你去发展更高层次的意识。也就是说,我们相信,当你思考和做事情的时候,重要的是你要对你的思维、你思维中的观点/概念有明确的意识,并且认识到在逻辑上符合这些观点的行为。我们认为,后现代观点激发这种意识,因此也激发作为社会性建构的现实意识。

这种更高层次的意识对于社会科学家、婚姻和家庭治疗师,以及其他心理健康专业人士的教育尤其重要。任何一个专业团体所认可的观点都是由社会建构的,并或多或少地在逻辑上符合建构于社会中的、批准特定职业角色社会化人生观,我们认为,保持在这一点上的敏感性是很重要的。当"治疗没有取得进展"时,这种敏感性可能会促使治疗师去询问他们自己的假设、故事和价值观,而非将缺乏进展的责任投射到来访者身上。对"知识"相对性的高阶认知也会冲淡"专家"治疗师的概念,即"专家"的话要比来访者的话更胜一筹,更具决定性。此外,这种认知使社会科学家和心理健康从业人员看到自己处在"社会之中",而不是他们自己"和社会"。确实,当格根(Gergen,1994a)在描述不尊重性别、种族和民族差异的治疗师时,持有这种观点可能会影响和冲淡他所谈的"殖民主义"。

在阐明了我们对背景问题的重要性的看法后，我们现在开始考虑一些具体的概念病态。

二、概念病态

◆ 问题存在于"外面"

根据二阶控制论的观点，宇宙中不存在问题。它是个完全统一的整体，其中的一切都匹配、连贯且合理。我们处理的是参照框架或世界观给定的问题。如果我们不要人们阅读，阅读问题就不会存在；如果我们没有具体偏好的性别角色框架，性别角色议题或问题就不会存在；如果我们不重视传统家庭（两个亲生父母和他们的孩子），我们就不会视离婚或单亲家庭为问题。辍学问题与我们重视教育、制定义务教育法和童工法有着错综复杂的逻辑性的联系。"孩子不打不成材"与"虐待孩子"，都是从不同框架中演变出来的概念，只有在对比各自的道德和美学框架的情况下，矛盾才会出现。

我们用来体验意义的框架分割了什么是有问题的和什么是更好的。我们是错误激活的系统，即存在于一阶控制论的任何框架或文化，必然都强调好与坏、功能良好与功能失调，以及正常与非正常。在二阶控制论层，我们被提醒到，问题及其解决方案是和框架有关的。例如：

> 当一根枝条的部分浸在水里时，一个人看它时，它似乎是弯的，摸它时，它是直的，然而在现实中，它不可能既弯又直。虽然表象能彼此对立，但现实具有逻辑性：决定现实的结果是要把具有误导性的表象与对应于现实的表象分开。（Perelman and Olbrechts-Tyteca, 1969, p.416）

当出现这种现象时，我们寻求调和差异，弄清我们的认知，消除表象上的不匹配，辨别出哪些是有效的数据，哪些是误导性的数据。对我们来说，枝条不可能既弯又直，但实际上我们所看到的是弯的，并且实际上我们所摸到的是直的。我们只想看到一根枝条，可这两种观察结果都能被称为事实。我们现在有必要去好好理解一下什么是事实。

只有在给定的推理框架内,相对于商定好的一系列规范或标准,才能宣称事实的状况。针对这个挑战,佩雷尔曼(Perelman)和奥尔布雷希-特泰卡(Olbrechts-Tyteca)提出的典型回应是,知道枝条是直的,这是确凿的事实。然后,找出我们看到浸在水里的枝条是弯的事实的理由,后者只是看起来是弯的。当我们下如此结论时,我们断言了一套基本推理假设,在这个基础上,我们提出自己的主张。然而,如果我们从不同的推理框架着手,就会激活决定事实的一套不同的规范或标准。因此,我们也许同样可以把枝条看成真是弯的,并解释它外表是直的原因。

但在某些理论中,作为对应在逻辑上符合该理论的运作来说,一个命题及其否命题都可以被证实。这些是互补性事实,并且只有当一个人不考虑参照情境时,它们才显然具有矛盾性:

> 如果可以给定的是,存在许多有能力弄清楚事实的不同系统,它们可以形成真命题去把该事实表达出来,并因此取得"有效的客观结果",那么我们同时必须接受的事实是该观点引起了我们的注意,即存在有时具有分歧性的多元化的事实,而且这些事实之间的某些关系是互补关系。(Bartlett, 1983,p.129)

一个框架中的表象可能是另一个框架中的事实。按照经验主义传统的方法和规定,基于感官数据,枝条确实是既直又弯。但我们渴望认知同样的枝条,所以求助于更高阶的诠释去弄清楚真正的枝条,力图摆脱显然的矛盾。一个命题和它的否命题不能同时为真,按此原理,这根枝条要么是直的,要么是弯的。

因此,只能从绝对论者现实规范的框架中才会作出关于枝条是弯还是直的这一矛盾或冲突的断言。如果我们接受的是多元化信条,即我们提出的有效知识主张的合法依据可以基于不同本质的框架,那么这种显然的矛盾就不可能存在。如果事实发生在不同的参照情境下,用相同的标准去评判它们是不合理的。只有相对于事实是否发生在同一或不同的参考情境下,才能判断事实的兼容性或不兼容性;同样,只有相对于给定的推理框架,才能体验到问题。

出现在后现代思维中最具挑战性的概念之一是,问题在社会中被构建,它与社会的价值观和道德规范相关。戴尔（Dell,1983）解释道："临床认识论解构了病理学,并把我们留在了价值观的世界。"（p.64）换言之,我们不治疗问题,我们治疗价值观。

当把问题描述为需要解决并试图解决时,我们还创建了问题。我们倾向于"关注问题、缺点或无能"（Gergen,1991,p.13）；也就是说,当现代心理健康专业人士专注于理解和解释被认为是不良行为的时候,他们制造了不断扩大的"缺陷专业术语"（p.14）。渐渐地,给问题贴上的标签因此被定义并融入大众语言中,人们在这个过程中开始用这些术语去描述自己与他人。

此外,由于我们树立的标准不切实际,问题就会出现,或如瓦兹拉维克等人（Watzlawick et al.,1974）所称的"乌托邦综合征",它也许会演变为对自己及其关系的严加审视。巴斯基（Barsky,1988）谈到了这种现象与身体健康之间的联系。他指出,在过去的二三十年中,尽管人们的总体健康状况得到改善,但个体对自己的健康状况感知却下降了。即,虽然个体在他们的身体、追求健康生活方式和努力减少风险因素的关注上,有了大幅度的提高,但个体健康感却降低了。换言之,"对自身的严加审视增强了痛苦和功能失调,导致对一个人的健康作出更负面性的评价"（Barsky,1988,p.416）。巴斯基继续指出：

> 当一个人本来认为是种微不足道的感觉和功能失调,被说成是迄今都没弄清和确诊的疾病征兆时,那人就很难会对自己的健康有信心。当每种疼痛都被认为需要医疗关注,每种痛楚都可能是恶性疾病的先兆,每颗痣和每条皱纹都需要动手术时,不健康和有缺陷的感觉就会被增强。（pp.416-417）

巴斯基的观察似乎与减少心理、婚姻和家庭问题的发生率的类似努力有关,尤其当所涉及的是试图"干预"时。在一阶控制论层,试图干预存在意义,但在二阶控制论层,它可能会成为问题的一部分。因此,问题必须被理解为是我们创造出来的产物。

◆ 地图是版图

"地图是版图"的观点表明了认识论的另一种病态。相对他们的意义体验而言,当人们不能明确意识到框架或地图仅仅是对被称为现实的版图的一个可能性解释或指南时,这种病态就显露出来。传统观点认为,一个东西被称为什么,它就是什么。由此,我们认为,"我们头脑里"的东西——对应于"外面"的东西。基于此观点,我们偏向于物化我们的概念或构造。

在我们的文化中,缺乏承认我们的范式具有相对性的高阶意识,与这种缺乏吻合的观点是,我们能通过观察"发现"真实世界,一个独立于我们存在的"真实"世界。从绝对现实的意义上说,文化框架被认为是真实的。我们所体验的世界与框架相关,不具备这个观点我们注定会遇到问题,并且会受到限制,即尝试性解决方案在逻辑上要符合我们所使用的框架。当我们把自己的绝对现实规范强加于他人(他们也同样这么对我们)时,我们对地图不是版图的明确认识的缺乏,必然会导致矛盾的体验,因此冲突就不可避免。

当我们面对一个同样教条但矛盾的立场时,坚持一套特定的信念或意识形态(基于的假设是这些信念代表正确的方式或真相)将产生争议。反堕胎者和支持堕胎者都声称了解版图,而没有意识到他们各自的地图,这个例子展示的就是这类冲突。当冲突达到极端时,我们发现自己卷入了战争。乐山(LeShan,1996)认为,人类创造的"最致命的想法"是,任何一个真的问题都会有一个真实的答案,发现真相的方法只有一种,并且所有真相都必须相互兼容。遗憾的是,这种看法导致的情况是"相互排斥造成沟通途径受阻,同样自以为是的教条通常被盲目接受"(Bartlett,1983,p.26)。

在日常生活和我们作为治疗师的工作中,从地图就是版图的观点中所暗示出的病态认识论具有深远的影响。我们变成单一理论的人,我们的选择受限于我们的框架,就如同我们的来访者受限于他们的框架一样。在家庭中,竞争性和僵化的意识形态可能类似于我们刚才所描述的那种冲突。

在治疗中,我们也许会将确认患者理解为"被三角化""需要关注""替罪羊""弥补代沟隔阂""缺乏结构""缺乏关爱"等,这些都符合理论的特定诠释。当然,每种诠释都有可能。然而,如果可以避免把地图看作版图,我们就可以意识到所有这些说法都不一定能描述家庭的真实情况。相反,每种描述都提供的是一个可能性的家庭故事,并向我们治疗师暗示了其他行为选择的存在。成功的诱惑力源于——例如,我们的行动基于"代沟隔阂已被弥补"的假设,而接着让家庭在治疗中取得进展,所实施的这个过程也许会使我们认为我们对家庭的"诠释"是正确的——家庭本该如此。然而,多种诠释或故事中的任何一个版本都可以因为其成功而被证明是"正确的"。

诠释的实用价值不应该等同于绝对意义上的"真理"。在同一诠释使用上的重复成功也许会把我们引向诠释的物化,这进而可能会成为所有家庭的诠释选择。随后,在那些诠释不太起作用(不成功)的案例中,我们也许会归罪于家庭,我们也许称这些家庭为阻抗或无动力,而非归因于理论本质或诠释及之后采取的行为。这样做的话,我们就建立了绝对现实的标准,我们想要知道的是真正的"枝条",真正的家庭情况。

现实也许是存在于"外面",可是我们的能力是有限的,以绝对的意义去理解现实是不可能的。为我们而存在的现实和我们可以观察到的现实,与我们过滤现实的框架相关。所有诠释都是隐喻,所有在语用层的诠释都发生在一阶控制论层。

◆ 孤立地定义差异

如果我们假设我们的世界是完全相联的,其中所有事件或现象都一定存在于彼此关系之中,那么把现象解释为独立实体就构成病理性定义。贝特森(Bateson,1972)认为,所有现象的定义都应该基于关系。任何现象就其本身而言,都不存在意义或身份,现象只有通过逻辑互补才具有意义或身份。我们可以分割差异,但只能在有对比的情况下才可以定义差异。此外,鉴于只有在关系存在的情况下,我们才看得到差异,因此这种对差异的分割具有任意性。换言之,虽然可以强调一个物体(figure)的不同性,但要区分其不同,该物体必须与其背景(ground)存在关系,并是关系的一部分,这是格式塔心理学的基本理念。

此病理性认识论在逻辑上遵循的是经典牛顿式科学模式的假设,即观察者被视为独立于被观察者。但这种假设否定了关系,脱离关系的被观察者不具有意义。也就是说,如果一定要把某事物描述为存在于"外面"(独立于观察者——译者),那么这种描述的过程就把我们与该事物联系在一起而形成一种关系。

概念和用来描述概念的建构或隐喻之间的关系也是如此。也就是说,理论是一系列相关的概念和建构，它们存在于对彼此有意义的关系中，每个概念或建构就其本身而言是没有意义的。关系的互补性和意义在情境中，并只有在情境中才可以被呈现出来。例如，在弗洛伊德心理学中，本我、自我和超我只有在彼此的关系中才会体现出各自的意义，试图在三者中作出区分同样强调了他们之间所必然存在的关系。此原则适合任何本身都具有逻辑和意义的系统。因此，语法规则的定义是句子分为不同的部分——主语、谓语和宾语，它们是被定义为句子整体的一部分，并只有在情境中通过相互之间的关系才具有意义。

从关系的角度，受特定隐喻的暗示，事物被称为什么会产生很大的区别。我们与人们没有关系，而是与我们指定给人们的隐喻有关系，在这个过程中，我们指定给自己一个相互性隐喻，并表明我们之间的关系性质。在逻辑上，我们与人们的相处方式符合我们用来描述他们的隐喻。因此，我们的关系被形容为隐喻的逻辑互补，这个隐喻是我们作为关系中的成员给予彼此的。例如，在我们的文化中，我们会给典型角色起名字：

被告人 ⟷ 公诉人

坏孩子 ⟷ 严格的纪律执行者

沙文主义者 ⟷ 女权主义者

施虐者 ⟷ 受害者

定义一个角色等于在定义一个互补角色，从而定义了关系，因为他们的意义具有递归性。在使用隐喻去定义行为而产生具有逻辑性的行动中，我们同样可以看到这一现象：

抑郁 ⟷ 开心起来

要脾气 ⟷ 惩罚

好奇 ⟷ 提问

防御 ⟷ 攻击

所存在的病理是孤立地看待差异，而非看到现象之间的关系。任何事物就其本身而言都不存在身份或意义,意义只存在于情境之中。差异不是分离,而是关系。

◆ 独立/自治和单向控制

再次提出,如果我们的世界是个完全相联的世界,并且现象只有在相互关系中才具有意义,那么如果我们试图单向控制被定义为双向或多向的事物,我们的认识论就存在病理性。许多人际关系问题的演化来自我们的行为所基于的假设,即把处在关系中的人看成是独立的或自治的。处在关系中的人往往试图改变他人的行为,而不是改变自己的行为。因此,这种试图单向控制他人的方式,让他们参与了维持和恶化其关系的模式。事实上,他们把对方的所谓不良行为看成与自己无关的行为,且没意识到自己参与了定义和持续化他们试图改变的这种行为。因此,人们会做出如下行为:

- 坚决努力让依赖性重的人变得更加独立;
- 抱怨某人不够有爱心;
- 打某人,因为他/她打了别人。

我们对人的定义必然定义了我们之间的关系性质,从而也定义了我们。根据定义,处在关系中等于不自治或不独立,所以在不同关系中,我们对自己的体验是不同的。在没有具体化定义的情境,或没有把我们自己看作定义的必然的一部分的情况下,将简(Jane)定义为一个依赖或内向的人是有问题的。比如,更恰当的描述应该是:"当我们在办公室里见面时,从我跟她的接触中,我感到简似乎不仅依赖人而且还内向。"如果不这样做,而是按特质心理学行事,即个体是主要的分析单位并具有自治性与独立性,那么从系统论/控制论观点来看,就呈现了病理性认识论。

◆ 你可以只做一件事

作为所谓的自治单元,我们试图单方面地只改变一件事情,这种做法的后果使我们意识到部分之间所存在的关系,而这些部分定义了整体,有时这种意识是痛苦的。此现象的明显例子是"敌敌畏"的使用。多年来,该化学物被用来消灭害虫。昆虫是人类定义的目标,但大自然不会按照人类所定义的界限作出区别对待。杀虫剂进而影响了植物和其他动物,最终通过食物链进入人体,所有其他这些生物也都因此成为目标。它们成为目标是纯粹出于关系,而不是因为被定义为目标。同样,在医学上,我们知道某些形式的化疗会产生副作用,但只有在具有限制性的人类定义下,它们才被视为副作用,而人体不会区分"好作用"与"副作用"。就人体而言,癌症化疗的"目的"是脱发、引起恶心和杀死恶性细胞。类似地,在家庭治疗中,如果一个人的故事或行为发生变化,并且这种变化得到维持,家庭中的其他关系性质也会受到影响。关系中的这种变化也许会包括所谓的治疗副作用,因为来访者系统现在已被定义为离婚家庭。因此,当治疗师没有从来访者与其他家庭成员的关系的角度去定义来访者的行为,并促进一个家庭成员的单向改变时,此治疗基于的便是一种错误的认识论。

我们下定义时,如果该定义不包括关系,所面临的风险便是破坏每个部分的生存所必需的平衡,乃至威胁到整体的生存。我们不能只做一件事,我们做的每件事,不管它多么微不足道,在这个完全关联的世界中,都不能独立于整个世界。我们也许被迫去了解,我们在美国密苏里州圣路易斯吃的火腿鸡蛋早餐怎么会与中国香港发生的事情有关系,但是,完全关联的世界的假设表明的是确实存在关系——不可能不存在关系。

◆ 控制是可能的

与我们不能只做一件事的观点紧密相连的概念是,我们确实无法控制任何事情。黑利(Haley,1963)和贝特森(Bateson,1972,1974)在控制问题上的争论并不是真正的冲突,控制是黑利的改变理论的重要组成部分。我们的理解是,因为控制是我们文化中一个有意义的隐喻,所以对于试图单方面控制彼此的人们在关系中的动态,它是个有用的解释。在我们文化的世界观中,它是一个概念或建构。

贝特森不反对控制的想法会存在,但他表明,相信控制是可能的观点是一种病理性认识论。试图单向控制被定义为双向或多向关系的行为必然会失败,并且对控制的失败会产生更高阶的问题,会增加控制的尝试,这是一开始就试图单向控制的结果。我们面对世界的相互关联性,不管我们是否这么强调,世界似乎就以这种形式存在着。对贝特森来说,控制是个概念,它诱导我们做出各种不仅注定会失败的行为,而且还必定会导致更多的控制尝试。这种认为控制是可能的行为是种错觉。也许类似的例子是心脏移植,这是一个试图控制死亡的医疗手术过程,届时我们必须控制身体对外来心脏的排斥尝试,用药物去预防组织排斥,所产生的所谓药物副作用会攻击身体的免疫系统,增加细菌感染的可能性,因此,我们会用药物去控制感染,诸如此类。敌敌畏的例子也符合这个概念。

整体上讲,控制暗指改变关系的性质,从系统观点来看,控制总是存在的。把家庭或学校定义为有问题和试图孤立地治疗两者,并假设他们所谓问题的发生是独立于问题所必须依赖的情境,这是试图控制一个部分,它只可以被强调为基于病理性认识论和存在于简单控制论层面的部分。同样,在不考虑福利受益者与社会其他部分的关系的情况下,控制福利系统的尝试必然会失败。人们关系中的控制错觉呈现很多形式,并被隐喻强化,例如,"管住你的孩子""克服阻力"和"拯救家庭"等。事件的线性强调、线性的因果概念,以及现象的自治性都助长了这种错觉。你不能只做一件事情,尝试只做一件事是对情境的忽略,犯了环境谬论的错误,助长了对控制可能性的迷信。

我们想起刘易斯·托马斯(Lewis Thomas,1979)提到的一件轶事。他描述说,在医学史上的某个时期,当时大多数的治疗方法都是"纯粹的猜测和经验主义的最原始形式"(p.133)。因此,医生们想尽办法去治疗(控制)疾病。这些疗法包括"放血、排毒、拔火罐、用已知的每种植物进行注射、所有已知金属的溶液、包括禁食在内的所有能想象出来的饮食方式,其中大多数这些方法都是针对疾病起因的最奇怪的想象,是凭空捏造出来的"(p.133)。

这里的理念是,对病人来说,不提供给他一些治疗,他一定活不下来。然而,在19世纪早期,人们逐渐认识到,大多数当时存在的"治疗方法"都不起作用,在许多情况下反而加剧了病症。与这种认识并存的是这样一个"发现","某些疾病是自限性的,病人自然就康复了,可以称其为'自然史'"(Thomas,1979,p.133)。

同样,贝特森(Bateson,1972)的分析匿名戒酒会(AA,Alcoholics Anonymous)治疗方法的经典论文认为,该模式的成功在于坚决要求酗酒者放弃试图控制酗酒。我们对他的分析的理解是,酗酒的观点是件需要控制的事情,并且认为控制是可能的观点助长了这一现象的升级,直至情况到了被认为不可收拾的地步。

在这里,控制的观点和酗酒现象需要控制的观点是问题所在。具有讽刺意味的是,在逻辑上所谓的酗酒疾病是一种无法控制的现象,它诱导酗酒者要向自己证明他们可以控制这种行为,并且正在打赢这场酒瓶战。被用来做自我诊断或他人诊断的问题加剧了这个挑战;通过早上不喝酒或者只喝一两杯就停下来,这个人在证明自己具有控制力。然而,当控制和需要控制的概念已经达到全负荷时,控制的必要性和可能性的概念便诱导并控制了这个人。

我们在想,如果不试图控制,家庭破裂、离婚率的上升和学校危机的所谓疾病的"自然史"会是何种样子;我们在想,如果一对年轻伴侣在踏上婚姻旅程时,没有来自好心人的忠告以及文章与书籍的狂轰滥炸,如果他们不用担心其婚姻是否"理想",这对年轻伴侣会有何种体验;我们在想,我们试图对这些"疾病"的控制如何在无意中加重了这些"问题";我们在想,如果我们从更大的社会情境中看待这些"问题"——如果我们提交了环境影响表或了解了社会历史,我们会如何看待这种现象。我们可能会看到,人的寿命增长了,第二次世界大战对性别角色的影响是不可避免的,20世纪60年代加强了我们的自我价值,我们增加了对婚姻中什么是可能的期望,双职工夫妻和流动性的增加成了常态。从这个角度,我们意识到我们演变出的情境是,在这里,上升的离婚率不仅可以被预测,而且在逻辑上合情合理。我们猜测,有意识地试图控制和阻止失败,悖论性地增加了失败的可能;我们进一步猜测,如果任这些"疾病"发展,它们也许不会升级到目前的失控状态。

◆ 我们可以只观察

威廉·斯科菲尔德(William Schofield,1964)把我们的注意力引向一个奇怪的现象,这个现象对系统家庭治疗师有着重大意义。他指出,随着治疗师人数的增加,来访者人数也相应增加,这为需要更多的治疗师提供了强有力的论据。你也许已猜到下一步——来访者人数的增加等。实际上,随着专业工作者的人数增加,在放宽精神疾病或家庭疾病的定义上存在既得利益。斯科菲尔德就此问题作出如下阐述:

> 本质上,用逆向方法去诊断是有问题的;我们会将任何不具有完美的心

理健康的人都定义为精神病患者,并且我们会用如此苛刻的标准去定义完美的心理健康,这确实是个值得注意的问题;或许,在给定的时间点上,大多数人都不会具有完美的心理健康。(p.12)

从系统论/控制论的角度来看,斯科菲尔德的观察当然有道理。我们是作为专业治疗师而存在,并只能在与来访者的关系中定义自己,而不是独立存在于社会。在没有互补的情况下,我们的角色在社会中是不存在的,这个互补就是我们的来访者。我们所定义的精神病或家庭病态是我们创建的类别,我们在控制要把来访者归入何种类别。我们不可以只观察,观察是一种干预。我们不是在发现——我们是在创建。

我们面临的是系统论/控制论观点和量子物理学提出的现象:我们不仅是社会的一分子,而且被观察的事物会吸收我们在世界中用来理解该事物的模式及其特征。认为我们可以"只观察"是一种病理性认识论,认为我们能独立于我们的框架去发现"真"相同样也是。

理论决定我们会看到什么,我们所看到的现象呈现出我们作为观察者的特征。在寻求理解人性的过程中,我们面临的可能性是:我们是自我本性的创造者,以及我们作为专业人士,通过创建自称是描述人性的理论,也许会把理论所描述的人性带入现实生活之中。

例如,如果你是一名精神分析师,如果症状在没解决潜在问题和冲突的情况下消失了,你肯定担心会发生症状替代的可能性。另一方面,如果你是行为治疗师,你会消除症状而不太担心症状替代,因为你的治疗方式不涉及这个现象。由此,是否存在这种复杂性与所运用的理论相关,与人类思维或人类本性无关(Watzlawick et al.,1974)。

斯科菲尔德的意思是,我们能用开放或保守的术语来定义"精神疾病"或"家庭疾病";我们能正常化或异常化人的经历;通过重建类别,我们可以创建一个比当前概念更为完善的人性;还可以告诉使用我们理论的那些人,我们所创造的类别不是"真的",只是地图而已。如果说我们的理论所描述的是现实,那么在这方面我们就必须对参与了发展我们社会的世界观负责。

另一方面,由于我们传递的信息是,我们的理论所描述的类别、建构、概念是对差异的任意性分割，它们都是被虚构的，而不是被发现的，所以我们必须担起一种不同的责任。因为这样做，我们可以消除人们赋予我们理论的确定性，从而可以用确定的不确定性代替确定性。

我们能让人们演化出他们对自己的诠释，或者我们能创造出有关人的理论，这种理论也许能对形成更公正和更公平的社会作出贡献。我们在想，如果文化背景的演化源于罗杰斯式，而非弗洛伊德式，那么我们对人性的明显悲观的社会看法是否会有很大的不同。

在治疗中，我们可以重构来访者的经历，给予其新意义，从而将问题定义为不存在；我们可以将来访者无法解决的问题变为他们可以解决的问题；我们可以让来访者发展他们自己的意义，就如某些治疗模式所建议的那样。但很难想象后种做法的可行性，因为治疗师和来访者不可避免地会相互影响，治疗中不存在随机或无意义的事件。治疗情境的定义是，治疗师为专家，来访者为有问题的人；这就表明不管治疗师做什么，因为其所处情境，来访者都会从中诠释和领悟出意义。类似的问话是"谈谈你的原生家庭""你们两人是怎么认识的"，或在治疗情境中选择性地回答"嗯哼"或"我理解"都强加了一个框架，从而表明这些问话具有目的。反之，在朋友串门的情境下，相同的问话会产生截然不同的意义，它们不会被视为干预措施。

无论是治疗师还是理论家，我们都逃避不了这个责任；并且矛盾的是，我们越试图要来访者对他们自己负责，来访者就越可能把责任推给我们。我们的角色是社会认可的专家，在处理人际关系问题上掌握了专业知识。作为家庭治疗师，你也许更能体会到这种职责，因为系统家庭治疗所暗示的隐喻，已经把问题的中心点从个人转移到作为社会单元的家庭。如果你来自艾特尼沃（Attneave）家族、鲁韦尼（Rueveni）家族或惠特克（Whitaker）家族，你可能会把问题重构为包含家庭中的几代人，甚至会扩展到与家庭成员有接触的他人。系统论/控制论家庭治疗方法不能避免强加价值观，从而我们演化出与理论和文化相关的正常家庭模式。但是，二阶控制论至少帮你清晰地意识到我们所描述的现象。你唯一的选择是将自己视为观察单元的一部分，从关系中去定义，并且为了向你自己和家庭的成员解释该家庭，你对自己所选择的解释要担起责任。

我们把人归类的做法带有强烈的政治色彩。我们可以去重新发明我们所用的类别。我们在治疗中进行重构时会这么做,至于所创建的理论,我们可以从更普遍的层面这么做。例如,第四版《精神疾病诊断与统计手册》不再把同性恋列为精神障碍症;在成功的游说和女权主义者的推动下,歇斯底里症不再是一种类别。隐喻的选择至关重要,我们可能需要以更良性的方式给事物贴上标签。我们偏向使用"抑郁症"的老式说法——"忧郁症",我们同样偏向阿德勒所称的"低落感"。

作为治疗师,我们每天都在浪费时间为来访者做无用功。作为我们文化的治疗师,我们对自己在这方面的工作效能上感到有些悲观。我们隶属并处于文化之中,这个文化认可我们的角色,我们处理的是文化为我们定义的问题。但作为系统治疗师,我们至少要去考虑所面对的挑战,即我们不能只观察。

三、做一名系统治疗师的悖论

在实践中,对于意识到一阶和二阶控制论之间区别的治疗师来说,他们面临一种悖论。事实上,我们过着双重生活,至少从工作角度来看是这样的。也就是说,在实用主义层,认可我们角色的社会要求我们去接受并解决我们的文化所定义的问题。我们在社会中的普遍责任似乎是"帮助人们适应",或换言之,帮助人们更适应我们想要的社会,为我们的社会去匹配一个"正常人"或家庭的理想模式。因此,我们试图帮助家庭和个体变得无症状(正常)和富有成效(有成就和有贡献),视自己为自主、独立、负责的人。社会的假设是,那些有症状、没有成效,或者把问题责任投射到他人身上的人,都不适合社会。在没有意识到二阶控制论所提出的病理性认识论的前提下,我们可以扮演这个角色。此外,如果没有这个高阶意识,治疗师的角色会容易得多,但获得的尊重可能会少一些。

二阶控制论观点带给系统治疗师一个有趣的困境,因为有了这个观点,我们意识到"适应不良"的这个称谓确实恰当。正如个体成员的症状行为在家庭的背景下是合乎逻辑且具有功能的;家庭症状行为在更大社区中的角色也是合乎逻辑且具有功能的,更大社区包括与家庭进行互动的其他社会系统(学校、教会、工作单位等)。治疗师面临的矛盾是,在响应帮助个体、家庭、学校、社区去适应或呈现更强的适应能力的号召时,我们实际上只可以在帮他们变得格格不入的情况下,才能做到这点,即帮助他们以不合他们情境逻辑的方式行事。

一旦一个人内化了二阶控制论观点，那么他看到的将不再是异常或功能失调，而是情境中的常态。不管是何种行为，它都合乎情理，都是合适的。在他们给定的经历、对情感的认识和社会背景下，个体所体验到的情感是他们应该体验到的。马图拉纳（Maturana）的结构决定论指出，烤面包机的功能就是烤面包——这是它们的组织。有问题的家庭是通过结构而组织起来的，其中对问题的体验具有逻辑性。酗酒家庭是由酗酒者和助长者两个互补角色组成。个体、家庭、社区或社会都是通过结构而组织起来，去维持其自身，去做其所做的事情。因此，很可能就像安德森和古利施安（Anderson and Goolishian，1986）建议的那样，是给行为（问题）贴上的标签组织了系统。

从一阶和二阶控制论层面来看，当我们向你揭示隐含于治疗师角色中的矛盾时，我们意识到你也许会倾向于拒绝二阶控制论。当然，这不是个令人舒适的意识。虽然我们知道你不需要二阶控制论去成为家庭治疗师，但我们同样意识到，我们可能会挑战你成为家庭治疗师的理想和根本动机。因为我们认为，虽然在实用主义层，你可能会"做得不错"，但从二阶控制论层来看，你也许助长了社会病理的升级。尽管所有治疗师都是在无意中这么做，但在某种程度上，他们认可了社会范式（及其中的矛盾）和存在的社会秩序。也就是说，在实用主义层，当我们继续扮演我们的角色时，我们支持的是确定性的幻觉，维系的是现存的社会关系与结构。

社会对治疗师的要求是降低精神疾病、家庭功能障碍的发生率等，但这种要求并没有取得成功。相反，精神疾病和家庭功能障碍的发生率却增加了。从二阶控制论的角度来看，我们意识到，这些问题的增加也许是对应了我们在降低问题发生频率上的努力。丘奇曼（Churchman，1979）认为，要解决问题，重要的是先要了解问题的情境，同样重要的是要了解将问题定义为问题的意识形态、模式或范式。作为系统家庭治疗师，我们已学会从家庭情境中看待个体"问题"。基于同一模式逻辑，我们理所当然要从社会情境中看家庭"问题"。对我们治疗师来说，所定义的问题与框架或意识形态相关，也许对问题的描述是基于缺乏确定意识的认识论。如果这些问题脱离了情境或局限于有限的情境，它们将无法得到解决。

另一方面，我们可以消除精神疾病和家庭功能障碍。第一种方法是同意托马斯·萨斯(Thomas Szasz,1961)的观点,他认为精神疾病是个神话,并将其定义为不负责任的行为。二阶控制论观点还提出是我们制造出精神疾病的神话,这是由于我们看不到情境中的行为常态和认识论的病理性,在把行为诠释为不符合生活规则的时候,也许会导致所谓的精神病。无论哪种情况,行为都是正常的。确实,悖论性治疗方法正常化或帮助我们理解被视为有问题的行为是具有逻辑性的。

基于范式规则,人们在家庭或社会的情境中努力生活着,他们的体验完全符合情理,这也许是痛苦的体验,但在认识论/社会的情境中,它是正常的经历。因此,消除精神疾病的第二种方法是,意识到行为在情境中合乎逻辑,因此不是病理。

瓦兹拉维克和他的同事(Watzlawick et al.,1974)提出两个务实的问题:"这种不良状况是如何得以维持的?"以及"需要什么去改变它?"(p.2)在回答时,我们也许会说,我们之所以有"精神病"和"家庭失调"的问题,是因为我们创建了这些概念/建构,将它们纳入我们的世界观。只要这些概念/构造一直存在,问题就不会停止。如果这些概念/建构不是我们范式的一部分,我们就看不到这些问题。它们强调的是差异,对其确认成员的"心理健康"和"功能良好的家庭"来说具有递归循环性。通过摆脱这些概念/建构或重新定义行为,我们就能摆脱精神疾病。通过从情境中理解症状行为,看到行为的合理性或明白行为的恰当性,二阶控制论继而消除了"问题"。

还有第三种摆脱精神疾病和家庭功能障碍的方法。它类似于第一种方法,并同样符合二阶控制论的逻辑。第三种方法宣称,所有人都有心理疾病,所有家庭在功能上都失调。通过消除心理和家庭的健康,我们在功能上摆脱了心理和家庭的疾病。当观察我们的社会(当然是作为参与者)时,我们看到的是反映在流行社会科学文献中,对家庭与个人越来越多的乌托邦式的期待;看到的是越来越窄的常态范围,或用斯科菲尔德(Schofield,1964)的话来说,更开放地定义心理和家庭疾病,更保守地定义心理和家庭健康。我们的社会所经历的正常或异常以及每一种相对性的范围都来自理论的建议,这些理论是我们专业工作者为社会成员的消费而创建的。这很像在研究中检测假设的问题:我们是冒险犯 α 错误还是 β 错误?通过置信区间的设置方式,我们可以减少犯第一类错误的概率,但却增加了犯第二类错误的概率,反之亦然。我们认为,应该扩大正常的范围,在心理和家庭的功能障碍的定义上,采取极其保守的态度。当然,如果我们认为自己是在"发现真实的现实"而非"创造"它,那么我们就不可能有这个选择。也就是说,如果我们相信自然独立于我们而存在,那么我们同样相信我们可以只观察。

系统家庭治疗师在这个问题上所面临的另一个困境是,你的分析单元是什么? 在这个完全相联的世界中,你把哪部分提取为需要治疗的单元呢? 在图18.1 所示的系统等级图中,我们略述系统的一些层次。当审视这张图时,重要的是要意识到能量流和相互作用的传递具有双向性。当我们在强调生物等级和社会等级之间的差别时,我们会强调两者间的联系。这种思考方式进一步对心智与身体的分离提出质疑,这种分离多年来影响并划分了专业实践。按惯例,内科医生倾向于生物体的问题,而治疗师倾向于心理和社会的问题。但是,正如此图所示,身体与心智是分不开的,是相联的。

这种联系还引发对病因问题的质疑:是精神的? 是生理的? 还是存在于人际关系网中? 从系统论/控制论的角度来看,所有这些问题的答案都对! 随着掌握有关存在于身、心与社会网络之间的关联性的研究证据,家庭系统医学领域(见第 2 章)就应运而生,许多家庭实践医生目前正在接受类似家庭治疗师所受的培训。然而,悖论是,在生物体和社会的关联性上,家庭治疗师通常没有受过训练,并且很少有人意识到,在帮助人们处理他们的关系时,在生物体层面也会产生影响。

但我们偏离了前面提出的问题,即你的分析单元是什么? 然而我们不会对不同的专业团体强调系统等级的不同部分,如图 18.1 所示。我们也意识到,没有任何等级层次能被理解为各个部分的单独研究。艾伦·瓦茨(Alan Watts,1972)指出:

> 每个个体都是整体的独特展示,就像每个分枝都是树的特定延伸。要展示独立性,每根树枝都必须与树有着敏感联系,正如我们单独移动的手指,它们必须与身体保持敏感联系。(p.72)

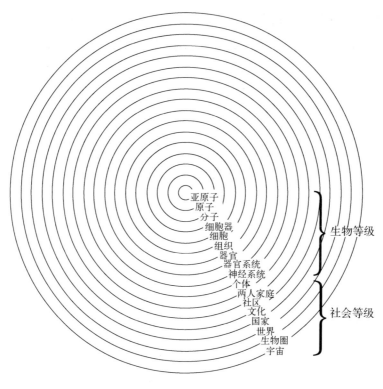

亚原子
原子
分子
细胞器
细胞
组织
器官
器官系统
神经系统
个体
两人家庭
社区
文化
国家
世界
生物圈
宇宙

生物等级

社会等级

图 18.1　系统等级

　　虽然我们可以区分手指与肢体,但区分不等于分离。虽然人与世界之间的物理关系不同于身体与其部分之间的关系,但这种联系依然存在。

　　怀特和爱普斯顿(White and Epston,1990)所称的规范性和分类性框架源于社会及其人文科学专业者的意识形态,这种意识形态不能提供系统论/控制论视角能让我们看到的联系意识。然而,无论把什么分析单元作为治疗重点,它都代表了任意分割,只可以是整体的一部分,不能被完全理解为针对一个部分的单独研究。正如斯鲁兹基(Sluzki,1985)所指出的,"我们治疗家庭是因为通过我们的探究模式,我们看到了家庭,我们唤起了家庭"(p.1)。事实上,个体生活在复杂、重叠、不断变化的网络中,家庭是其中的一部分。通过我们的提问和依照我们的操作规则,我们强加给了家庭一个边界。甚至,家庭成员所体验到的家庭概念,都局限于社会及其人文科学代表的意识形态所定义的家庭概念。

　　什么是我们的分析单元呢?从二阶控制论观点来看,它是由我们的抽象概念创造的单元。当我们创造并看到也许对来访者系统很重要的联系时,只有我们的想象力的范围与视野才能束缚分析单元。系统性的家庭治疗不在乎谁在咨询室,它在乎的是我们的思维方式和我们希望参与创造什么样的现实。

也许你不想成为二阶控制论层的系统家庭治疗师的原因有很多。要成为系统家庭治疗师意味着你要让自己承担一部分责任,因为你参与发展了我们社会所遇到的问题,这些也是你日后必须尝试解决的问题。在二阶控制层级,思考、生活和工作不是一件容易的事,对社会科学家来说尤其如此。从这个观点来看,社会科学是公共哲学,不能不具有价值观,我们隶属于并生活在我们的社会中。不加批判地生活在这个社会中,对社会范式的矛盾性没有明确意识,以及对在符合范式逻辑上的社会次序没有明确意识,就等于支持了现状。

法尔泽(Falzer,1986)提出,二阶控制论观点不能被证实为一个有效的观点。然而,我们认为它的有效性在每个人每天的生活中都得到证实,因为试图只做一件事就揭示了贝特森(Bateson,1972)、布罗诺夫斯基(Bronowski,1978)和基尼(Keeney,1983)所提出的互相关联的宇宙。二阶控制论不仅仅是关于人们在社会系统中的理论,还是关于在社会系统内服务于行动指导的认识论,因为“控制论注重的是心理过程”(Keeney and Thomas,1986,p.270)。历史数据显示,当我们在没有审视定义问题为问题的潜在框架的情况下,尝试使用实用的方案去解决问题,从而对问题所处的情境具有局限性意识时,高阶问题确实会出现。一个经常被引用的例子是禁酒令,它是解决酗酒问题的实用方案。禁酒令不仅没能解决酗酒问题,还助长了犯罪人数的增加,或许还造成集团犯罪的发展。

我们同样面临的是马图拉纳的结构决定论的效性证据,因为在不去尊重和适应个人或家庭的内部组织和认识论的情况下,进行干预的尝试根本没有意义。我们也摆脱不了存在性问题——科赫(Koch,1981)认为,这类问题对人类来说至关重要——在实用结果中迷失自我。瓦兹拉维克及其同事(Watzlawick et al.,1967)指出,一阶控制论无法探究存在性问题。另一方面,二阶控制论提出,我们无法回避生活的存在性和有意义的问题,对于人活着究竟意味着什么,这些问题必不可少。二阶控制论促使我们面对有限性、不确定性和定义自我本质的需求。

不是说人必须要学会与悖论共存——人一直就生活在这种悖论或困境之中,从他初次意识到会死亡的那刻起,他就为自己的死亡创造了单词。对这一点的意识,并基于这种意识行事,是人这个主体的天才之处。(May,1967,p.20)

四、持续性挑战

同任何研究领域一样,家庭治疗也面对来自内部与外部的挑战。在本段中,我们将考虑三个内部挑战和一个外部挑战。第一个挑战已在第4章中讨论过,它与二阶家庭治疗有关;第二个挑战已在第2章中讨论过,通过在治疗中融合现存模式和方法,高阶治疗的模式得到发展;第三个挑战来自临床医生与研究人员之间的差距,以及对循证实践(EBPs)的需求;第四个挑战是涉及对儿童的治疗缺乏对其家庭的考虑。

二阶家庭治疗方法源于后现代观点,它包括建构主义、社会建构主义和二阶控制论的理念。这些方法挑战了一阶控制论的模式所描述的家庭治疗实践的有效性和实用性,尤其挑战了作为家庭治疗实践基础的系统论的政治和社会效用。还存在的争议是,把实证研究结果的有效性宣称为"外面"真实世界的代表。二阶家庭治疗观点的支持者认为,治疗的适当的重点是嵌入于语言中的含义,而非与一阶控制论特征一样的社会组织或结构的模式。二阶家庭治疗师重视对每个人或来访者系统的独特性的尊重,并将人的分类和人与人之间的对比视为一种压迫形式。它的基本理念是我们生活于其中的世界是个建构的现实,否定"知识"是现实的"真实"代表。对于二阶家庭治疗师来说,治疗性对话的目的是解构那些无助于来访者系统的普遍真理故事,而同时与来访者系统共同建构对其成员更有效的替代性理念系统。

第二个是在创建整合模式的元框架的过程中所存在的内部挑战,它是指任何地图,无论其视野多么广阔,仍是一个模式,它不可以也不能被定义为版图。此外,尽管在包容性上进行了非常有效的尝试,甚至元模式迅速变成实用模式,其中实践者变得与他们在一阶控制论模式中一样投入;但实际上,这样的模式将被创建、教授并应用于治疗。从长远来看,实践者所思考的整合概念也许会比预先创建的模式更为重要,尤其是那些为特定问题所设计的模式。

婚姻和家庭治疗领域同样面临特别的挑战,因为"研究人员有时鄙视临床医生,无法聆听优秀临床医生的声音,通常不会付出太多努力让他们的研究具有临床实用性"(Sprenkle,2003,p.87)。尽管这一直是临床导向职业面临的问题,但为了应对向管理式医疗方向转变的需求,更大的背景环境就是寻找可以得到实证支持的治疗与循证实践,从而使该问题的情况变得越发严峻。对于系统执业者,这个困境进一步变得复杂。因为当接受研究验证的治疗方法变得更容易被获取时,采用"食谱"的方法会违反此方法的一些基本假设。同时,正如临床医生有很多信息可以提供给研究者,系统论的元视角也允许使用源于研究的重要信息,但其使用方式要与自我指涉保持一致性。

最后,我们认为对外部挑战的考虑是很重要的,这涉及一些专业人士在治疗儿童时,会越来越倾向于把家庭排除在治疗范围之外。生物精神病学是这个方法中一种特别普遍的形式,生物精神病学和"化学失衡"的概念已经使精神药物的使用合法化,尤其是针对那些令人烦恼或引起焦虑的儿童行为。基思(Keith,1998)和康布林克-格雷厄姆(Combrinck-Graham,1998)对儿童越来越多地使用这些药物以及后者所说的"社会偏差的医学化"表示担忧。

家庭治疗领域必须对生物精神病学的热门承担部分责任,因为将孩子的问题归咎于父母,虽然不符合控制论的观点,但在过去乃至现在,仍然是许多家庭治疗师思想的一部分。美国国家精神疾病联盟(NAMI)是一个由许多被诊断为精神疾病孩子的父母组成的组织,可以理解,家长对于孩子存在的问题是由他们造成的这个看法感到苦恼。为此,他们全力支持"基因和生物学研究、非自愿治疗、州立医院、药物和电击疗法",同时试图"抵制对心理社会立场的倡导"(Breggin,1991,p.34)。

基思(Keith,1998)说道,生物精神病学的部分吸引力在于它减少了歧义,而家庭系统论和家庭治疗则增加了模棱两可性;在医学模式中,答案是明确的,不具有矛盾性。治疗家庭中的儿童为家庭和执业者带来矛盾心理,家庭治疗需要我们"对未知保持谦卑的态度"(p.23)。

康布林克-格雷厄姆(Combrinck-Graham,1998)把社会偏差的医学化过程界定为:(1)用病理学的术语去诠释大范围的社会所不接纳的行为;(2)使用源于这种病理学诠释的医学方案；（3）孩子与其家人在必须等待医疗方法起作用时，他们会面对一定时期的不确定性。在此期间，父母已经内化了一个生物学故事，他们的注意力集中在诊断解释上，"而不是学习如何成功指导、回应和让他们的孩子承担责任"（p.26）。基思（Keith,1998）提出两个类似的问题："首先，疾病实体不像骨科或感染性疾病那样显而易见；其次，当医学模式认识不到其局限性和生物性亲缘关系的影响时，它会诱发医源性疾病。"（p.22）

家庭治疗师如何应对挑战是非常重要的，这些挑战包括将家庭排除在外而对儿童进行个体治疗，或使用生物精神病学的工具进行治疗。首先，我们必须修复早先的自信所造成的一些伤害，这种自信与我们对新生态系统模式的兴奋心态有关——实际上，这些模式给予人们的印象是把孩子的问题怪罪于父母。即使运用的是一阶治疗概念，一些二阶家庭治疗师所秉持的恭敬和更多未知的立场，也许会开始削弱"责备父母"的态度，有些人已把这个态度与家庭治疗领域联系起来。同样重要的是要记住社会建构主义的观点，即想法是不同抽象层次的对话产物，以及我们专业人士会创造许多想法，以指导父母如何在生活中与其孩子相处。因此，我们所倾向的态度是，我们假设父母在给定他们所具有的知识与经验的条件下尽其所能。

我们治疗化学失衡的方法可以是服药，也可以是为存在性挣扎创造安全、关爱和同情的情境，因为这种挣扎是每个人和每个家庭每天都会经历到的。尽管某些化学失衡可能是基于基因，但有些可能与情形或情境相关。毫无疑问，个体为了适应高度和慢性的压力，其身体内部的化学成分会发生变异，从而导致所谓的"化学失衡"，但这种适应性变异可以算作病理吗？

在大多数西方社会，主要的分析单元是个体。在西方意识形态的背景下，家庭治疗、家庭系统论、控制论或生态系统思维的概念并不普遍。我们认为，倡导系统论/控制论观点非常重要，这不是因为它代表"真理"，而是因为它对极端的个体关注行为起到平衡的作用；我们还认为，要倡导两者兼顾的思维，而不是非此即彼的观点，并且推广生物-心理-社会的观点是恰当的。

的确，在大多数西方意识形态下，把自己纳入我们必然所属的系统是一种异端，而且我们参与创造了自我现实的看法同样也是一种异端。但我们认为，当我们未能看到自己参与创建了家庭治疗师所处理的现象，并当我们未能看到自身的局限性而带着自己的建构知识可能无法支撑的确定性去行事时（Becvar, Becvar, and Bender, 1982），作为专业人员，我们便参与创建了医源性疾病。

五、更多关于控制论的教育与学习

在本书的每次修订中，我们都感到描述二阶控制论或控制论的控制论的困难，并且深知对于这个领域的初来乍到者，在阅读本书时碰到困难是不可避免的。自始至终，在不存在差异的情况下，我们强调了差异，之所以选择这么做是出于启发性或实用性的目的。我们还在语言上遇到了挫折，被局限于用隐喻去描述隐喻，并且其语法规则要求的是线性句子结构。也就是说，这是一本跟理性思维对话的书籍。作者们试图解释不同的事情，以一种有意义的方式表达出这种不同，并通过你已掌握的概念框架，为新的理念搭建桥梁。当你已了解的概念与我们试图解释的概念在性质上存在差异时，这项任务就变得更为艰巨。

同样，我们还面临的挑战是在大学环境下担任家庭治疗的教学任务。为了与我们的观点保持一致，并为我们的学生提供适切的、有意义的体验，我们希望设计一个看起来迥异于传统模式的课程（就像这本书也许与你通常阅读到的教科书非常不同一样）。理想情况下，我们会提供一个非评估性设置，课程包括生物、历史、语言学、哲学、物理、心理学、符号学和神学等领域，以及专注于家庭和治疗的课程。我们会选择以团队形式，与来自其他领域的老师一起共事。我们的共享理念是，不把世界（和知识）描述为任意区分的特定学科。因此，我们也许会用卡斯塔尼达（Castaneda, 1974）所说的以下这段话作为每堂课的开场白：

> 老师的第一件事是向学生们介绍这样的观点：我们所想所看的世界只是一种观点，一种对世界的描述，老师的一切努力都是为了向他的学生证明这点。但是，接纳这种观点似乎是一个人最难做到的事情之一；我们满足于自己对世界的特定看法，好像我们知道世上的所有事情，从而促使我们以这种理念去感受、去行事。一名老师，从他上台表演的第一幕起，就旨在阻止这种观点。魔法师称之为内在对话的停止，他们确认这是学生所能学到的一个最重要的技能。（p.231）

我们希望这种体验会产生出一种不同的差异得到强调的困惑情境,并且在东方禅宗哲学和神秘主义的精神下,暂停理性也许是一个合逻辑的反应。贝特森(Bateson,1972)提到,在理想的情况下,所有概念可以从关系角度被定义。并且,概念会被识别为概念,而不是被物化。学生们的唯一选择是形成他们自己的思想。作为社会科学家教育的一部分,这会是个道德哲学的体验。这样的社会科学家会越来越意识到他们的认识论,及其认识论的价值与任意性。

我们的课程的一部分还包括故事与讲故事,因为我们常会被问的一个问题是:"如果要成为二阶控制论的治疗师,我们从哪里获取替代故事?"这个问题的部分回答是,意识到治疗师不一定是替代故事的来源是很重要的。在二阶控制论层,治疗过程的首选隐喻是,治疗师与来访者是在相互扰动的过程中形成共同演化、递归的系统,新故事正是在这种过程中产生的。事实上,如果你觉得你要全权负责提供替代故事,以及它在结构上要吻合来访者的现存结构,那么你的治疗会更符合一阶控制论(即,你是从被观察者的角度去思考,而不是从观察系统的角度去思考)。

至于替代故事的来源,如果你以类似于各种后现代方法创造者的方式进行工作,就会意识到,许多来访者的经历不是他们带进治疗室中的满是抱怨的故事的一部分。因此,通过你在对话中所提的问题的性质,你可以把注意力引向来访者的生活中那些没被包括在故事中的方方面面。通过引出这些其他事件和询问来访者如何解释这些事件,你为源于来访者的生活经历的替代故事奠定了基础。另一个有关来访者/治疗师对话故事的重要方面是你不能两次踏入同一条河流。我们举一反三:你不可能以完全相同的方式把同一个故事讲两遍,每次讲述都在改变故事。此外,讲故事的方式随听众而变。作为治疗师,通过你提的问题和关注的故事的方面,你会迎合不同的观众(作为试验,试着向至少三个不同的人讲述你生活中某个经历过的故事)。

故事的另一个来源是正统教育,这是你为自己成为家庭治疗师、社会工作者、心理学家、辅导员或教牧辅导所作的准备。作为教育的一部分,你被要求学习一套理论,或者我们所说的故事,它们按照现代主义/结构主义、一阶控制论的传统被记录下来。因此,故事可以是来自符合个体心理学馅饼的弗洛伊德、荣格、阿德勒以及交互分析等,也可以是来自符合家庭治疗馅饼的米纽钦、鲍温、萨提亚、纳吉等。尽管很多此类的理论/故事充满隐喻,包含各种可用于治疗性对话的建构,但其中不少也存在病理性;也就是说,它们所提供的是错误的替代描述。因此,我们会添加一个附带条件,你在用另一个充满病理的故事去替代来访者的满是抱怨的故事时要谨慎。与此同时,如果来访者的故事包含这些理论的某些方面,那么这些理论中的某些建构可以为演变成更有用的替代故事搭起桥梁。确实,根据结构耦合的概念,这很有可能是治疗过程的一个重要部分。

我们的学生和督导生常常提到他们不擅长讲故事,对这个问题的一个回答是:"你比你想的要好得多! 你只是没有将你与他人交谈时的所为描述成讲故事而已。"另一个回答是,来访者除了通过讲故事的积极过程外,他们能够采取其他方式去发展和验证不同的故事。治疗外所执行的行为或悖论性任务,能为来访者提供自我体验,它也许会与满是抱怨的故事发生冲突。来访者执行通过精心构建的任务还能促进故事的发展,这个故事针对的是她能改变。俗话说,"百闻不如一见",我们把这个观点稍作改动,"百闻不及体验"。通过你如何与他们相处的经验(即,尊重他们,正常化他们的经历,告诉他们在逻辑上他们的经验符合他们的故事与情境),来访者能从不同的角度体验到他们自己,从而播下替代故事的种子。

除了前面所提及的之外,故事的来源还有很多。你的想象力可能会受正统教育过程的束缚,但你可以通过诗歌、小说、传记,以及参观画廊、观看戏剧表演和参加不同的礼拜活动去激活它;通过倾听来自不同的文化、种族和社会经济水平的人去增强它;同样,体验林中漫步或融入繁忙大街中的人群,同样能丰富你的创造力。只有你自己的想象力才能束缚你的想象力。虽然每个新冒险对你来说或许不容易,但它可以帮你发展出的故事是,你是个具有想象力的人。

我们进一步建议,社会科学家在教导学生时,如果不能帮助学生意识到他们自己的认识论及其任意性,那么这种教育将是不完整的教育。我们怎么教(过程)应该与我们教什么(内容)达成逻辑上的一致性。因此,创造支持系统论/控制论的认识论的学习情境是至关重要的。此外,我们所支持的立场是,有关家庭和家庭治疗的信息应该与有关个体和个体心理学的信息达成平衡;有关控制论观点的知识应该与有关实证主义—经验科学观点的知识达成平衡;有关情境的教导应该与有关其他情境的教导达成平衡,即学生和教员都存在的情境;并且,教育过程应该以对个体与整体最有意义或最有用的方式进行,支持信息的融合和现实的创建。教育过程的发生所涉及的参数、情境标记或设置是最后这个方面自然需要考虑的。

六、总结

在即将结束这段共同旅途之时,我们认为,重要的是不仅要总结要点,还要反思来自创建地图的体验,该地图是你拜访和再拜访系统论/控制论和家庭治疗时会用到的。在思考、写作、审查、给予及接受反馈、思考和写作的递归过程中,我们从未忘记读者的存在,因此读者是这个过程的共同参与者。我们试图猜测你会提出的问题、会碰到的困难,以及搞明白你会在哪里视我们为说教而非展示。显然,从这个角度来看,你们每个人对于我们有多成功或失败都会持有不同的评估,但我们希望你们都会意识到,我们认为这不可避免地是一种相互影响的体验。

我们还希望,尽管我们选择把侧重点放在系统论和家庭治疗上,但我们对整合的强调会向有些人证明,我们不会因为支持了系统论/控制论的观点,而倾向于反对其他世界观,也不会因为支持了二阶控制论或控制论的控制论,而倾向于反对一阶控制论或简单控制论。相反,如图18.2所示,我们的理念是,概念是对关系的描述,并且只有区分出互补,才能强调出差异。因此,与自然科学被社会科学所定义但区别于社会科学一样,在社会科学这把大伞下,个体心理学和家庭治疗是相辅相成的。类似地,简单控制论和控制论的控制论是更大整体的一部分,在此,我们将这更大的整体定义为家庭治疗。

正如我们开头所说,我们认为"家庭治疗"是个错误的取名,而更合适的称谓应是"关系治疗"。我们同样指出,我们对认识论的理解是,它是关于系统论和控制论所要表达的思想。由此,除了家庭治疗之外,这个观点同样可以被适用于其他学科或领域。

然而,我们不仅是家庭治疗师,我们还教授家庭治疗。正是在这个领域,我们最初接触到了系统论/控制论的观点,并开始了将此观点传递给他人的努力。正是由于我们在这一领域积累了经验,我们从而开始将我们对知识的追求扩展

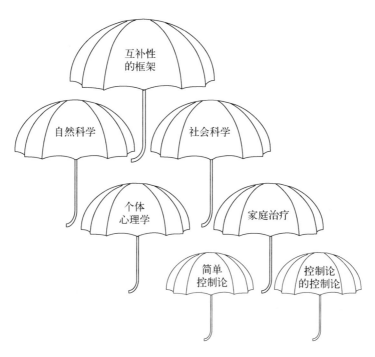

图 18.2　既／又的视角

到相关的学科,如物理学和生物学。我们认为,整合不仅应该发生在一个领域内,而且还应该发生在领域之间。对我们来说,系统论/控制论的观点提供的是一座桥梁,它让这一切成为可能。

参 考 文 献

Abbot, P. (1981). *The family on trial*. University Park, PA: Pennsylvania State University Press.

Ackerman, N. W. (1937). The family as a social and emotional unit. *Bulletin of the Kansas Mental Hygiene Society*, 12(2).

Ackerman, N. W. (1958). *The psychodynamics of family life*. New York: Basic Books.

Ackerman, N. W. (1966). *Treating the troubled family*. New York: Basic Books.

Ackerman, N. W. (1967). The future of family psychotherapy. In N. Ackerman, F. Beatman, & S. Sherman (Eds.), *Expanding theory and practice in family therapy* (pp.3-16). New York: New York Family Association of America.

Alexander, J. F., Barton, C., Schiavo, R., & Parsons, B. (1977). Systems-behavioral intervention with families of delinquents: Therapist characteristics, family behavior and outcome. *Journal of Consulting and Clinical Psychology*, 44, 656-664.

Alexander, J. F., & Parsons, B. (1973). Short-term behavioral interventions with delinquent families: Impact on family process and recidivism. *Journal of Abnormal Psychology*, 81, 219-225.

Alexander, J. F., & Parsons, B. V. (1982). *Functional family therapy*. Pacific Grove, CA: Brooks/Cole.

Allen, W. R. (1978). The search for applicable theories of black family life. *Journal of Marriage and the Family*, 40(1), 117-129.

Allport, G. W. (1964). The open system in personality theory. In H. M. Ruitenbeek (Ed.), *Varieties of personality theory* (pp.149-166). New York: E. P. Dutton.

American Association for Marriage and Family Therapy. (2001). *AAMFT code of ethics*. Washington, DC: Author.

American Psychiatric Association. (1994). *Diagnostic and statistical manual of mental disorders* (Rev., 4th ed.). Washington, DC: Author.

Amundson, J. (1994). Whither narrative? The danger of getting it right. *Journal of Marital and Family Therapy*, 20(1), 83-89.

Amundson, J. (1996). Why pragmatics is probably enough for now. *Family Process*, 35, 473–486.

Amundson, J., Stewart, K., & Valentine, V. (1993). Temptations of power and certainty. *Journal of Marital and Family Therapy*, 19, 111–123.

Amundson, J., Webber, Z., & Stewart, K. (2000). How narrative therapy might avoid the same damn thing over and over. *Journal of Systemic Therapies*, 19(4), 20–31.

Andersen, T. (1987). The reflecting team: Dialogue and meta-dialogue in clinical work. *Family Process*, 26, 415–428.

Andersen, T. (Ed.). (1991). *The reflecting team: Dialogues and dialogues about the dialogues.* New York: W. W. Norton.

Andersen, T. (1992). Reflections on reflecting with families. In S. McNamee & K. J. Gergen (Eds.), *Therapy as social construction* (pp.54–68). Newbury Park, CA: Sage.

Andersen, T. (1993). See and hear: And be seen and heard. In S. Friedman (Ed.), *The new language of change* (pp.303–322). New York: Guilford Press.

Andersen, T. (2001). Ethics before ontology: A few words. *Journal of Systemic Therapies*, 20(4), 11–13.

Andersen, T., & Jensen, P. (2007). Crossroads. In H. A. Anderson & P. Jensen (Eds.), *Innovations in the reflecting process* (pp.158–174). London: Karnac.

Anderson, C. M., Reiss, D., & Hogarty, B. (1986). *Schizophrenia and the family: A practitioner's guide to psychoeducation and management.* New York: Guilford Press.

Anderson, D. A., & Worthen, D. (1997). Exploring a fourth dimension: Spirituality as a resource for the couple therapist. *Journal of Marital and Family Therapy*, 23(1), 3–12.

Anderson, H. (1993). On a roller coaster: A collaborative language systems approach to therapy. In S. Friedman (Ed.), *The new language of change* (pp.323–344). New York: Guilford Press.

Anderson, H. (1994). Rethinking family therapy: A delicate balance. *Journal of Marital and Family Therapy*, 20(3), 145–149.

Anderson, H. (1997). *Conversation, language, and possibilities.* New York: Basic Books.

Anderson, H. (1999). Reimagining family therapy: Reflections on Minuchin's invisible family. *Journal of Marital and Family Therapy*, 25(1), 1–8.

Anderson, H., & Goolishian, H. (1986). Problem-determined systems: Towards transformation in family therapy. *Journal of Strategic and Systematic Therapies*, 5, 1–13.

Anderson, H., & Goolishian, H. A. (1988). Human systems as linguistic systems: Preliminary and evolving ideas about the implications for clinical theory. *Family Process*, 27, 371–393.

Anderson, H., & Goolishian, H. A. (1990). Beyond cybernetics: Comments on Atkinson and Heath's "Further thoughts on second-order family therapy." *Family Process*, 229, 157–163.

Anderson, H., Goolishian, H. A., & Winderman, L. (1986). Problem-determined systems:

Toward transformation in family therapy. *Journal of Strategic and Systemic Therapies*, 5, 14–19.

Anderson, J. R., Amador-Boadu, Y., Stith, S., & Foster, R. E. (2012). Resilience in military marriages experiencing deployment. In D. S. Becvar (Ed.), *Handbook of family resilience* (pp.105–188). New York: Springer.

Anderson, R. E., & Carter, I. (1990). *Human behavior in the social environment*. New York: Aldine.

Anderson, S. A., Schlossberg, M., & Rigazio-Digilio, S. (2000). Family therapy trainees' evaluations of their best and worst supervision experiences. *Journal of Marital and Family Therapy*, 26(1), 79–91.

Aponte, H., & Van Deusen, J. (1981). Structural family therapy. In A. S. Gurman & D. P. Kniskern (Eds.), *Handbook of family therapy* (pp.310–360). New York: Brunner/Mazel.

Aries, P. (1963). *Centuries of childhood*. New York: Vintage Books.

Ashby, W. R. (1940). Adaptiveness and equilibrium. *Journal of Mental Science*, 86, 478–484.

Ashby, W. R. (1956). *An introduction to cybernetics*. London: Chapman and Hall.

Atkinson, B., & Heath, A. (1990a). Further thoughts on secondorder family therapy—this time it's personal. *Family Process*, 229, 145–155.

Atkinson, B., & Heath, A. (1990b). The limits of explanation and evaluation. *Family Process*, 229, 164–167.

Atkinson, B., Heath, A., & Chenail, R. (1991). Qualitative research and the legitimization of knowledge. *Journal of Marital and Family Therapy*, 17, 175–180.

Ault-Riche, M. (1986). *Women and family therapy*. Rockville, MD: Aspen.

Austin, A. M., Macgowan, M. J., & Wagner, E. F. (2005). Effective family-based interventions for adolescents with substance use problems: A systematic review. *Research on Social Work Practice*, 15(2), 67–83.

Avis, J. M. (1988). Deepening awareness: A private study guide to feminism and family therapy. In L. Braverman (Ed.), *A guide to feminist family therapy* (pp.15–45). New York: Harrington Park Press.

Avis, J. M. (1994). Advocates versus researchers—a false dichotomy? A feminist, social constructionist response to Jacobson. *Family Process*, 33, 87–91.

Azrin, N., Naster, B., & Jones, R. (1973). Reciprocity counseling: A rapid learning-based procedure for marital counseling. *Behavior Research and Therapy*, 11, 365–383.

Babcock, J. C., Green, C. E., & Robie, C. (2004). Does batterers' treatment work? A meta-analytic review of domestic violence treatment. *Clinical Psychology Review*, 23(8), 10–23.

Bakersman-Kranenburg, M. J., van Ijzendoorn, M. H., & Juffer, F. (2003). Less is more: Meta-analyses of sensitivity and attachment interventions in early childhood. *Psychological Bulletin*, 129(2), 195–215.

Bakersman-Kranenburg, M. J., van Ijzendoorn, M. H., & Juffer, F. (2005). Disorganized infant attachment and preventive interventions: A review and meta-analysis. *Infant Mental Health Journal*, 26, 191–216.

Baldwin, S. A., Christian, S., Berkeljon, A., Shadish, W. R., & Bean, R. (2012). The effects of family therapies for adolescent delinquency and substance abuse: A meta-analysis. *Journal of Marital and Family Therapy*, 38(1), 281–304.

Bandler, R., Grinder, J., & Satir, V. (1976). *Changing with families*. Palo Alto, CA: Science and Behavior Books.

Bandura, A. (1969). *Principles of behavior modification*. New York: Holt, Rinehart & Winston.

Bandura, A. (1977). *Social learning theory*. Englewood Cliffs, NJ: Prentice-Hall.

Bandura, A. (1982). Self-efficacy mechanisms in human agency. *American Psychologist*, 37, 122–147.

Baptist, J. A., Amanor-Boadu, Y., Garrett, K., Nelson Goff, B. S., Collum, J., Gamble, P., et al. (2011). Military marriages: The aftermath of Operation Iraqi Freedom (OIF) and Operation Enduring Freedom (OEF) deployments. *Contemporary Family Therapy*, 33(3), 199–214.

Barnhill, L. R., & Longo, D. (1978). Fixation and regression in the family life cycle. *Family Process*, 17, 469–478.

Barnlund, D. D. (1962). Toward a meaning-centered philosophy of communication. *Journal of Communication*, 11, 198–202.

Barrett, P. M., Dadds, M. R., & Rapee, R. M. (1996). Family treatment of childhood anxiety: A controlled trial. *Journal of Consulting and Clinical Psychology*, 64, 333–342.

Barsky, A. J. (1988). The paradox of health. *The New England Journal of Medicine*, 318(7), 414–418.

Bartlett, S. (1983). *Conceptual therapy: An introduction to framework-relative epistemology*. St. Louis, MO: Crescere.

Barton, C., & Alexander, J. (1981). Functional family therapy. In A. Gurman & D. Kniskern (Eds.), *Handbook of family therapy* (pp.403–443). New York: Brunner/Mazel.

Barton, C., Alexander, J., Waldron, H., Turner, C., & Warburton, J. (1985). Generalizing treatment effects of functional family therapy: Three replications. *American Journal of Family Therapy*, 13(3), 16–26.

Bateson, G. (1970). An open letter to Anatol Rapoport. *ETC: A Review of General Semantics*, XXVII(3), 359–363.

Bateson, G. (1971). The cybernetics of "self": A theory of alcoholism. *Psychiatry*, 34, 1–18.

Bateson, G. (1972). *Steps to an ecology of mind*. New York: Ballantine.

Bateson, G. (1974). Double bind. In S. Brand (Ed.), *II cybernetic frontiers* (pp.9–33). New York: Random House.

Bateson, G. (1977). The thing of it is. In M. Katz, W. Marsh, & G. Thompson (Eds.), *Explorations of planetary culture at the Lindisfarne conferences: Earth's answer* (pp.143–154). New York: Harper & Row.

Bateson, G. (1979). *Mind and nature.* New York: E. P. Dutton.

Bateson, G., & Bateson, M. C. (1987). *Angels fear: Toward an epistemology of the sacred.* New York: Macmillan.

Bateson, G., Jackson, D. D., Haley, J., & Weakland, J. (1956). Toward a theory of schizophrenia. *Behavioral Science*, 1, 251–264.

Bateson, G., & Mead, M. (1976, Summer). For God's sake, Margaret. *The CoEvolution Quarterly*, 32–43.

Bateson, M. C. (1994). *Peripheral visions.* New York: HarperCollins.

Baucom, D. H. (1982). A comparison of behavioral contracting and problem-solving/communications training in behavioral marital therapy. *Behavior Therapy*, 13, 162–174.

Baucom, D. H., & Epstein, N. (1990). *Cognitive-behavioral marital therapy.* New York: Brunner/Mazel.

Baucom, D. H., Epstein, N., Ranken, L. A., & Burnett, C. K. (1996). Assessing relationship standards: The inventory of specific relationship standards. *Journal of Family Psychology*, 10, 72–88.

Beach, S. (2003). Affective disorders. *Journal of Marital & Family Therapy*, 29(2), 247–261.

Beach, S. R. H., & Whisman, M. A. (2012). Affective disorders. *Journal of Marital and Family Therapy*, 38(1), 201–219.

Beavers, W. R. (1981). A systems model of family for family therapists. *Journal of Marital and Family Therapy*, 7, 229–307.

Beavers, W. R. (1982). Healthy, midrange and severely dysfunctional families. In F. Walsh (Ed.), *Normal family processes* (pp.45–66). New York: Guilford Press.

Beavers, W. R., & Voeller, M. N. (1983). Family models: Comparing and contrasting the Olson circumplex with the Beavers systems model. *Family Process*, 22, 85–98.

Beck, A. (1976). *Cognitive therapy and the emotional disorders.* New York: International Universities Press.

Beck, J. S. (1995). *Cognitive therapy: Basics and beyond.* New York: Guilford Press.

Becvar, D. S. (1983). *The relationship between the family and society in the context of American ideology: A systems theoretical perspective.* Unpublished doctoral dissertation, St. Louis University, St. Louis, MO.

Becvar, D. S. (1985). Creating rituals for a new age: Dealing positively with divorce, remarriage, and other developmental challenges. In R. Williams, H. Lingren, G. Rowe, S. Van Zandt, P. Lee, & N. Stinnett (Eds.), *Family strengths* (Vol. 6, pp.57–65).

Lincoln, NE: University of Nebraska-Lincoln Press.

Becvar, D. S. (1986). Strengths of a single-parent family. *Growing Times*, 4(1), 1-11.

Becvar, D. S. (1997). *Soul healing*. New York: Basic Books.

Becvar, D. S. (Eds.). (1998). *The family, spirituality, and social work*. New York: Haworth.

Becvar, D. S. (2000a). Euthanasia decisions. In F. W. Kaslow (Ed.), *Handbook of couple and family forensics* (pp.439-458). New York: John Wiley and Sons.

Becvar, D. S. (2000b). Families experiencing death, dying and bereavement. In W. C. Nichols, M. A. Nichols, D. S. Becvar, & A. Y. Napier (Eds.), *The handbook of family development and intervention* (pp.453-470). New York: John Wiley.

Becvar, D. S. (2001). *In the presence of grief: Helping family members resolve death, dying, bereavement and related end of life issues*. New York: Guilford Press.

Becvar, D. S. (2005). Families in later life: Issues, challenges and therapeutic responses. In J. Lebow (Ed.), *Handbook of clinical family therapy* (pp.591-609). New York: John Wiley.

Becvar, D. S. (2008). *Families that flourish: Facilitating resilience in clinical practice*. New York: W. W. Norton.

Becvar, D. S. (Ed.). (2012). *Handbook of family resilience*. New York: Springer.

Becvar, D. S., & Becvar, R. J. (1986). Building relationships. *Marriage Encounter*, 15, 26-28.

Becvar, D. S., & Becvar, R. J. (1993). *Family therapy: A systemic integration*. Boston, MA: Allyn and Bacon.

Becvar, D. S., & Becvar, R. J. (1994). *Hot chocolate for a cold winter night*. Denver, CO: Love Publishing.

Becvar, D. S., & Becvar, R. J. (1997). *Pragmatics of human relationships*. Iowa City, IA: Geist and Russell Companies.

Becvar, D. S., & Becvar, R. J. (1999). *Systems theory and family therapy: A primer*. Washington, DC: University Press of America.

Becvar, R. J. (1974). *Skills for effective communication*. New York: John Wiley.

Becvar, R. J., & Becvar, D. S. (1994). The ecosystemic story: A story about stories. *Journal of Mental Health Counseling*, 16(1), 22-32.

Becvar, R. J., Becvar, D. S., & Bender, A. (1982). Let us first do no harm. *Journal of Marital and Family Therapy*, 8(4), 385-391.

Bednar, R. L., Burlingame, G. M., & Masters, K. S. (1988). Systems of family treatment: Substance or semantics. In M. R. Rosenzweig & L. W. Porter (Eds.), *Annual review of psychology* (pp.401-434). Palo Alto, CA: Annual Reviews.

Beer, S. (1974). Cybernetics. In H. von Foerster (Ed.), *Cybernetics of cybernetics* (pp.2-3). Urbana, IL: Biological Computer Laboratory, University of Illinois.

Bell, J. E. (1961). *Family group therapy* (Public Health Monograph No.64). Washington,

DC: U.S. Government Printing Office.

Benson, J. (1983). A dialectical method for the study of organizations. In G. Morgan (Ed.), *Beyond method: Strategies for social research* (pp.331-346). Beverly Hills, CA: Sage.

Berg, I. K., & de Shazer, S. (1993). Making numbers talk: A solution-focused approach. In S. Friedman (Ed.), *The new language of change* (pp.5-24). New York: Guilford Press.

Bermudez, J. M., Kirkpatrick, D. R., Hecker, L., & Torres-Robles, C. (2010). Describing Latinos families and their help-seeking behavior: Challenging the family therapy literature. *Contemporary Family Therapy*, 32(2), 155-172.

Bertalanffy, L. von. (1968). *General system theory*. New York: George Braziller.

Beutler, L. E., Consoli, A. J., & Lane, J. (2005). Systemic treatment selection and prescriptive psychotherapy. In J. C. Norcross & M. R. Goldfried (Eds.), *Handbook of psychotherapy integration* (2nd ed., pp.121-143). New York: Oxford University Press.

Beutler, L. E., Malik, M. L., Alimohamed, S., Harwood, T. M., Talebi, H., Noble, S., et al. (2004). Therapist variables. In M. J. Lambert (Ed.), *Bergin and Garfield's handbook of psychotherapy and behavior change* (pp.227-306). New York: Wiley.

Billingsley, A. (1968). *Black families in white America*. Englewood Cliffs, NJ: Prentice-Hall.

Birchler, G. R., & Spinks, S. H. (1980). Behavioral-systems marital therapy: Integration and clinical application. *American Journal of Family Therapy*, 8, 6-29.

Bischof, G. P. (1993). Solution-focused brief therapy and experiential family therapy activities: An integration. *Journal of Systemic Therapies*, 12, 61-73.

Black, D. R., Gleser, L. J., & Kooyers, K. J. (1990). A meta-analytic evaluation of couples weight-loss programs. *Health Psychology*, 9, 330-347.

Blanck, R., & Blanck, G. (1986). *Beyond ego psychology: Developmental object relations theory*. New York: Columbia University Press.

Blow, A. J., & Hartnett, K. (2005a). Infidelity in committed relationships: A methodological review. *Journal of Marital and Family Therapy*, 31(2), 183-216.

Blow, A. J., & Hartnett, K. (2005b). Infidelity in committed relationships: A substantive review. *Journal of Marital and Family Therapy*, 31(2), 217-234.

Blow, A. J., Sprenkle, D. H., & Davis, S. D. (2007). Is who delivers the treatment more important than the treatment itself? The role of the therapist in common factors. *Journal of Marital and Family Therapy*, 33(3), 298-317.

Bodin, A. (1981). The interactional view: Family therapy approaches of the Mental Research Institute. In A. S. Gurman & D. P. Kniskern (Eds.), *Handbook of family therapy* (pp.267-309). New York: Brunner/Mazel.

Borduin, C. M., Henggeler, S. W., Hanson, C., & Harbin, F. (1982). Treating the family of the adolescent: A review of the empirical literature. In S. W. Henggeler (Ed.), *Delinquency and adolescent psychopathology: A family ecological systems approach* (pp.205-222). Boston,

MA: John Wright.

Borlens, W., Emmelkamp, P., Macgillarry, D., & Mark-voort, M. (1980). A clinical evaluation of marital treatment: Reciprocity counseling versus system-theoretic counseling. *Behavioral Analysis and Modification*, 4, 85–96.

Boscolo, L., & Bertrando, P. (1993). *The times of time: A new perspective in systemic therapy and consultation*. New York: W. W. Norton.

Boscolo, L., Cecchin, G., Hoffman, L., & Penn, P. (1987). *Milan systemic family therapy*. New York: Basic Books.

Boss, P. (2006). *Loss, trauma and resilience*. New York: W. W. Norton.

Boss, P., Beaulieu, L., Wieling, W., Turner, W., & LaCruz, S. (2003). Healing loss, ambiguity, and trauma: A community-based intervention with families of union workers missing after the 9/11 attack in New York City. *Journal of Marital & Family Therapy*, 29(4), 455–467.

Boszormenyi-Nagy, I. (1966). From family therapy to a psychology of relationships: Fictions of the individual and fictions of the family. *Comprehensive Psychiatry*, 7, 406–423.

Boszormenyi-Nagy, I. (1987). *Foundations of contextual therapy*. New York: Brunner/Mazel.

Boszormenyi-Nagy, I., & Framo, J. (Eds.). (1965). *Intensive family therapy: Theoretical and practical aspects*. New York: Harper & Row.

Boszormenyi-Nagy, I., Grunebaum, J., & Ulrich, D. (1991). Contextual therapy. In A. Gurman & D. Kniskern (Eds.), *Handbook of family therapy* (Vol. 2, pp.200–238). New York: Brunner/Mazel.

Boszormenyi-Nagy, I., & Spark, G. (1973). *Invisible loyalties: Reciprocity in intergenerational family therapy*. New York: Harper & Row.

Boszormenyi-Nagy, I., & Ulrich, D. (1981). Contextual family therapy. In A. S. Gurman & D. P. Kniskern (Eds.), *Handbook of family therapy* (pp.159–186). New York: Brunner/Mazel.

Boulding, K. E. (1968). General systems theory—the skeleton of science. In W. Buckley (Ed.), *Modern systems research for the behavioral scientist* (pp.3–10). Chicago, IL: Aldine.

Bowen, M. (1976). Theory in the practice of psychotherapy. In P. J. Guerin (Ed.), *Family therapy: Theory and practice* (pp.42–90). New York: Gardner Press.

Bowen, M. (1978). *Family therapy in clinical practice*. New York: Jason Aronson.

Boyd-Franklin, N. (2003). *Black families in therapy: A multisystems approach* (2nd ed.). New York: Guilford Press.

Brady, J. (1980). Some views on effective principles of psychotherapy. *Cognitive Therapy and Research*, 4, 271–306.

Braginsky, B., & Braginsky, D. (1972). *Mainstream psychology: A critique*. New York: Holt, Rinehart & Winston.

Brand, S. (1974). *II cybernetic frontiers*. New York: Random House.

Braverman, S. (1995). The integration of individual and family therapy. *Contemporary Family Therapy*, 17, 291–305.

Bray, J. H., & Jouriles, E. N. (1995). Treatment of marital conflict and prevention of divorce. *Journal of Marital and Family Therapy*, 21, 461–474.

Breggin, P. R. (1991). *Toxic psychiatry*. New York: St. Martin's Press.

Breunlin, D., Schwartz, R., & MacKune-Karrer, B. (1992). *Metaframeworks: Transcending the models of family therapy*. San Francisco, CA: Jossey-Bass.

Briggs, J. P., & Peat, F. D. (1984). *Looking glass universe*. New York: Simon & Schuster.

Broderick, C. B., & Schrader, S. S. (1981). The history of professional marriage and family therapy. In A. S. Gurman & D. P. Kniskern (Eds.), *Handbook of family therapy* (pp.5–38). New York: Brunner/Mazel.

Bronfenbrenner, U. (1979). *The ecology of human development*. Cambridge, MA: Harvard University Press.

Bronowski, J. (1978). *The origins of knowledge and imagination*. New Haven, CT: Yale University Press.

Brosnan, R., & Carr, A. (2000). Adolescent conduct problems. In A. Carr (Ed.), *What works with children and adolescents? A critical review of psychological interventions with children, adolescents, and their families* (pp.131–154). Florence, KY: Taylor & Francis/ Routledge.

Brownell, K. D., Kelman, J. H., & Stunkard, A. J. (1983). Treatment of obese children with and without their mothers: Changes in weight and blood pressure. *Pediatrics*, 71, 515–523.

Brunk, M., Henggeler, S., & Whelan, J. (1987). Comparison of multisystemic therapy and parent training in the brief treatment of child abuse and neglect. *Journal of Consulting and Clinical Psychology*, 55, 171–178.

Brynne, M., Carr, A., & Clark, M. (2004). The efficacy of behavioral couples therapy and emotionally focused therapy for couple distress. *Contemporary Family Therapy*, 26(4), 361–387.

Campbell, T. L. (2003). The effectiveness of family interventions for physical disorders. *Journal of Marital & Family Therapy*, 29(2), 263–281.

Campbell, T. L., & Patterson, J. M. (1995). The effectiveness of family interventions in the treatment of physical illness. *Journal of Marital and Family Therapy*, 21, 545–584.

Caplan, N., & Nelson, S. (1973). On being useful: The nature and consequences of psychological research on social problems. *American Psychologist*, 28, 199–211.

Capra, F. (1983). *The turning point*. New York: Bantam Books.

Carroll, J. S., & Doherty, W. J. (2003). Evaluating the effectiveness of premarital prevention programs: A meta-analytic review of outcome research. *Family Relations*, 52(2), 105–118.

Carter, E. A., & McGoldrick, M. (Eds.). (1980). *The family life cycle: A framework for family therapy*. New York: Gardner Press.

Carter, E. A., & McGoldrick, M. (Eds.). (1988). *The changing family life cycle*. New York: Gardner Press.

Castaneda, C. (1974). *Tales of power*. New York: Simon & Schuster.

Cavell, T., & Snyder, D. (1991). Iconoclasm versus innovation: Building a science of family therapy—comments on Moon, Dillon and Sprenkle. *Journal of Marital and Family Therapy*, 17, 181–185.

Cecchin, G., Lane, G., & Ray, W. (1992). *Irreverence: A strategy for therapists' survival*. London: Karnac Books.

Cecchin, G., Lane, G., & Ray, W. (1994). *The cybernetics of prejudices in the practice of psychotherapy*. London: Karnac Books.

Chamberlain, P., Patterson, G., Reid, J., Kavanaugh, K., & Forgatch, M. (1984). Observation of client resistance. *Behavior Therapy*, 15, 144–155.

Chamberlain, P., & Reid, J. B. (1991). Using a specialized foster care treatment model for children and adolescents leaving the state mental hospital. *Journal of Community Psychology*, 19, 266–276.

Chamberlain, P., & Rosicky, J. G. (1995). The effectiveness of family therapy in the treatment of adolescents with conduct disorders and delinquency. *Journal of Marital and Family Therapy*, 21, 441–460.

Chase, S. (1938). *The tyranny of words*. New York: Harcourt, Brace.

Chenail, R. J. (1990). Introduction. *The Qualitative Report*, 1(1), 1–2.

Chenail, R. J. (1991). *Parents' talk concerning their child's heart murmur: A discourse analysis*. Norwood, NJ: Ablex.

Chenail, R. J. (1994). Qualitative research and clinical work: "Privatization" and "Publication." *The Qualitative Report*, 2(1), 1–12.

Chenail, R. J. (2012). Evidence and effectiveness issues. In A. Rambo, C. West, A. Schooley, & T. Boyd (Eds.), *Family therapy review: Contrasting contemporary models* (pp.37–49). New York: Routledge.

Christensen, A., Jacobson, N. S., & Babcock, J. C. (1995). Integrative behavioral couple therapy. In N. S. Jacobson & A. S. Gurman (Eds.), *Clinical handbook of couple therapy* (pp.31–64). New York: Guilford Press.

Chronis, A. M., Chacko, A., Fabiano, G. A., Wymbs, B. T., & Pelham, W. E. (2004). Enhancements to the behavioral parent training paradigm for families of children with ADHD: Review and future directions. *Clinical Child and Family Psychology Review*, 7, 1–27.

Chronis, A. M., Jones, H. A., & Raggi, V. L. (2006). Evidence-based psychosocial treatments for children and adolescents with attention-deficit/hyperactivity disorder. *Clinical*

Psychology Review, 26(4), 486–502.

Churchman, C. (1979). *The systems approach and its enemies*. New York: Basic Books.

Cicchetti, D., & Toth, S. L. (2005). Child maltreatment. *Annual Review of Clinical Psychology*, 1(1), 409–438.

Cochran, M., & Brassard, J. (1979). Child development and personal social networks. *Child Development*, 50, 601–616.

Cohen, K. N., & Clark, J. A. (1984). Transitional object attachments in early childhood and personality characteristics in later life. *Journal of Personality and Social Psychology*, 46(1), 106–111.

Cohen, W., & Milberg, L. (1992). The behavioral pediatrics consultation: Teaching residents to think systemically in managing behavioral pediatrics problems. *Family Systems Medicine*, 10(2), 169–179.

Combrinck-Graham, L. (1998). Where have all the family therapists gone? *AFTA Newsletter*, 72, 25–27.

Congress, E. P. (1994). The use of culturegrams to assess and empower culturally diverse families. *Families in Society: The Journal of Contemporary Human Services*, 75(9), 531–540.

Constantine, L. (1993). The structure of family paradigms: An analytical model of family variation. *Journal of Marital and Family Therapy*, 19(1), 39–70.

Coontz, S. (1992). *The way we never were*. New York: Basic Books.

Corcoran, J., & Dattalo, P. (2006). Parent involvement in treatment for ADHD: A meta-analysis of the published studies. *Research on Social Work Practice*, 16(6), 561–570.

Cordova, J. V., & Jacobson, N. S. (1993). Couple distress. In D. H. Barlow (Ed.), *Clinical handbook of psychological disorders: A step-by-step treatment manual* (pp. 481–512). New York: Guilford Press.

Cowan, C. P., Cowan, P. A., & Heming, G. (2005). Two variations of a preventive intervention for couples: Effects on parents and children during the transition to school. In P. A. Cowan, C. P. Cowan, J. C. Ablow, V. K. Johnson, & J. R. Measelle (Eds.), *The family context of parenting in children's adaptation to elementary school* (pp. 277–312). Mahwah, NJ: Erlbaum.

Crane, D. R. (1995). Marriage and family therapy in health care reform: A response to Patterson and Scherger. *Journal of Marital and Family Therapy*, 21, 137–140.

Crane, D. R., Hillin, H. H., & Jakubowski, S. (2005). Costs of treating conduct disordered Medicaid youth with or without family therapy. *American Journal of Family Therapy*, 33(5), 403–413.

Crane, D. R., Wampler, K. S., Sprenkle, D. H., Sandberg, J. G., & Hovestadt, A. J. (2002). The scientist-practitioner model in marriage and family therapy doctoral programs. *Journal of Marital & Family Therapy*, 28(1), 85–92.

Dare, C., Eisler, I., Russell, G., & Szmukler, G. (1990). The clinical and theoretical impact of a controlled trial of family therapy in anorexia nervosa. *Journal of Marital and Family Therapy*, 16, 39-57.

Dattilio, F. M. (1994). Families in crisis. In F. M. Dattilio & A. Freeman (Eds.), *Cognitive-behavioral approaches to crisis* (pp.278-301). New York: Guilford Press.

Dattilio, F. M. (2001a). Cognitive-behavioral family therapy: Contemporary myths and misconceptions. *Contemporary Family Therapy*, 23(1), 3-15.

Dattilio, F. M. (2001b). Integrating cognitive and systemic perspectives: An interview with Frank M. Dattilio. *The Family Journal: Counseling and Therapy for Couples and Families*, 9(4), 472-476.

Dattilio, F. M. (2005). Restructuring family schemas: A cognitive-behavioral perspective. *Journal of Marital and Family Therapy*, 31(10), 15-30.

Dattilio, F. M. (2006a). Case-based research in family therapy. *Australian and New Zealand Journal of Family Therapy*, 27(4), 208-213.

Dattilio, F. M. (2006b). Restructuring schemas from family-of-origin in couple therapy. *Journal of Cognitive Psychotherapy*, 20(4), 359-373.

Dattilio, F. M. (2010). *Cognitive-behavior therapy with couples and families: A comprehensive guide for clinicians.* New York: Guilford Press.

Dattilio, F. M., & Epstein, N. B. (2003). Cognitive-behavior couple and family therapy. In T. L. Sexton, G. R. Weeks, & M. S. Robbins (Eds.), *Handbook of family therapy* (pp.147-173). New York: Brunner-Routledge.

Dattilio, F. M., & Epstein, N. B. (2005). The role of cognitive-behavioral interventions in couple and family therapy. *Journal of Marital and Family Therapy*, 32(1), 7-13.

Dattilio, F. M., Epstein, N. B., & Baucom, D. H. (1998). An introduction to cognitive-behavioral therapy with couples and families. In F. M. Dattilio (Ed.), *Case studies in couple and family therapy* (pp.1-36). New York: Guilford Press.

Dattilio, F. M., & Padesky, C. A. (1990). *Cognitive therapy with couples.* Sarasota, FL: Professional Resource Exchange.

Davis, S. D., & Piercy, F. P. (2007a). What clients of couple therapy model developers and their former students say about change, part I: Model dependent common factors and an integrative framework. *Journal of Marital and Family Therapy*, 33, 318-343.

Davis, S. D., & Piercy, F. P. (2007b). What clients of couple therapy model developers and their former students say about change, part II: Model-independent common factors and an integrative framework. *Journal of Marital and Family Therapy*, 33, 344-363.

Davis, S. D., & Sprenkle, D. H. (2007). *MFT common factors: Practice, research, & training.* Poster session presented at the annual meeting of the American Association for Marriage and Family Therapy, Long Beach, CA.

Dawis, R. (1984). Of old philosophies and new kids on the block. *Journal of Counseling Psychology*, 31, 467–469.

Dayringer, S. (1980). *Experimentation in behavioral science research: Status and prospectus.* Unpublished doctoral dissertation, St. Louis University, St. Louis, MO.

Dell, P. F. (1980). Researching the family theories of schizophrenia: An experience in epistemological confusion. *Family Process*, 19(4), 321–335.

Dell, P. F. (1982). Beyond homeostasis: Toward a concept of coherence. *Family Process*, 21, 21–41.

Dell, P. F. (1983). From pathology to ethics. *Family Therapy Networker*, 1(6), 29–64.

Dell, P. F. (1986a). Can the family therapy field be rigorous? *Journal of Marital and Family Therapy*, 12(1), 37–38.

Dell, P. F. (1986b). In defense of "lineal causality." *Family Process*, 25, 513–522.

Dell, P. F. (1986c). Why do we still call them "paradoxes"? *Family Process*, 25, 223–235.

Dempsey, J. J. (1981). *The family and public policy: The issue of the 1980's.* Baltimore, MD: Paul H. Brookes.

Derrida, J. (1978). *Writing and difference* (A. Bass, Trans.). Chicago, IL: University of Chicago Press.

de Shazer, S. (1985). *Keys to solution in brief therapy.* New York: W. W. Norton.

de Shazer, S. (1988). *Clues: Investigating solutions in brief therapy.* New York: W. W. Norton.

de Shazer, S. (1991). *Putting difference to work.* New York: W. W. Norton.

de Shazer, S. (1994). *Words were originally magic.* New York: W. W. Norton.

Dewey, J., & Bentley, A. (1949). *Knowing and the known.* Boston, MA: Beacon Press.

DeWitt, K. N. (1978). The effectiveness of family therapy: A review of outcome research. *Archives of General Psychiatry*, 35, 549–561.

Does therapy help? (1995, *November*). *Consumer Reports*, 60(1), 734–739.

Doherty, W. J. (1991). Family therapy goes postmodern. *The Family Therapy Networker*, 15(5), 36–42.

Doherty, W. J. (1995). *Soul searching: Why family therapy must promote moral responsibility.* New York: Basic Books.

Doherty, W. J., & Baird, M. A. (1983). *Family therapy and family medicine: Toward the primary care of families.* New York: Guilford Press.

Dollard, J., & Miller, N. (1950). *Personality and psychotherapy.* New York: McGraw-Hill.

Doss, B. D., Simpson, L. E., & Christensen, A. (2004). Why do couples seek marital therapy? *Professional Psychology: Research and Practice*, 35(6), 608–614.

Dunlap, K. (1928). A revision of the fundamental law of habit formation. *Science*, 67, 360–362.

Dunlap, K. (1946). *Personal adjustment.* New York: McGraw-Hill.

Dunn, R. L., & Schwebel, A. I. (1995). Meta-analytic review of marital therapy outcome research. *Journal of Family Psychology*, 9, 58–68.

Duvall, E. (1962). *Family development*. Philadelphia, PA: Lippincott.

Edwards, M. E., & Steinglass, P. (1995). Family therapy treatment outcomes for alcoholism. *Journal of Marital and Family Therapy*, 21, 475–510.

Efran, J. A., & Lukens, M. D. (1985). The world according to Humberto Maturana. *The Family Therapy Networker*, 9(3), 23–28, 72–75.

Efran, J. A., Lukens, R. J., & Lukens, M. D. (1988). Constructivism: What's in it for you? *The Family Therapy Networker*, 12(5), 27–35.

Eidelson, R. J., & Epstein, N. (1982). Cognition and relationship maladjustment: Development of a measure of dysfunctional relationship beliefs. *Journal of Consulting and Clinical Psychology*, 50, 715–720.

Elizur, J., & Minuchin, S. (1989). *Institutionalizing madness: Families, therapy and society*. New York: Basic Books.

Ellis, A. (1962). *Reason and emotion in psychotherapy*. New York: Lyle Stuart and Citadel Books.

Ellis, A. (1977). The nature of disturbed marital interactions. In A. Ellis & R. Grieger (Eds.), *Handbook of rational-emotive therapy* (pp.170–176). New York: Springer.

Ellis, A., & Harper, R. A. (1961). *A guide to rational living*. Englewood Cliffs, NJ: Prentice-Hall.

Ellis, A., Sichel, J. L., DiMattia, D. J., & DiGuiseppe, R. (1989). *Rational-emotive couples therapy*. New York: Pergamon Press.

Engel, G. (1977). The need for a new medical model: A challenge for biomedicine. *Science*, 196, 129–136.

Engel, G. (1992). How much longer must medicine's science be bound by a seventeenth century world view? *Family Systems Medicine*, 10(3), 333–346.

Epstein, N., & Baucom, D. H. (1989). Cognitive-behavioral marital therapy. In A. Freeman, K. M. Simon, L. E. Beutler, & H. Arkowitz (Eds.), *Comprehensive handbook of cognitive therapy* (pp.491–513). New York: Plenum Press.

Epstein, N. B., & Baucom, D. H. (2002) *Enhanced cognitive-behavior therapy for couples: A contextual approach*. Washington, DC: American Psychological Association.

Epstein, N. B., Bishop, D. S., & Baldwin, L. M. (1982). McMaster model of family functioning: A view of the normal family. In F. Walsh (Ed.), *Normal family processes* (pp.115–141). New York: Guilford Press.

Epstein, N. B., Bishop, D. S., & Levin, S. (1978). The McMaster model of family functioning. *Journal of Marital and Family Counseling*, 4, 19–31.

Epston, D. (1994). Extending the conversation. *The Family Therapy Networker*, 18(6), 30–

37, 62-63.

Erickson, E. H. (1963). *Childhood and society*. New York: W. W. Norton.

Estrada, A. U., & Pinsof, W. M. (1995). The effectiveness of family therapies for selected behavioral disorders of childhood. *Journal of Marital and Family Therapy*, 21, 403-440.

Eysenck, H. (1959). Learning theory and behavior therapy. *British Journal of Medical Science*, 105, 61-75.

Falicov, C. (1983). *Cultural perspectives in family therapy*. Rockville, MD: Aspen.

Falicov, C. (1998). From rigid borderlines to fertile borderlands: Reconfiguring family therapy. *Journal of Marital and Family Therapy*, 24, 157-163.

Falloon, I. R. H. (1991). Behavioral family therapy. In A. S. Gurman & D. P. Kniskern (Eds.), *Handbook of family therapy* (Vol. 2, pp.65-95). New York: Brunner/Mazel.

Falloon, I. R. H. (Ed.). (1998). *Handbook of behavioral family therapy*. New York: Guilford Press.

Falloon, I. R. H., Boyd, J. L., & McGill, C. W. (1985). *Family care of schizophrenia*. New York: Guilford Press.

Falloon, I. R. H., Boyd, J. L., McGill, C. W., Razani, J., Moss, H. B., & Gilderman, A. M. (1982). Family management in the prevention of exacerbations of schizophrenia. *New England Journal of Medicine*, 306, 1437-1440.

Falloon, I. R., Boyd, J. L., McGill, C. W., Williamson, M., Razani, J., Moss, H. B., et al. (1985). Family management in the prevention of morbidity of schizophrenia: Clinical outcome of a two-year longitudinal study. *Archives of General Psychiatry*, 42, 887-896.

Fals-Stewart, W., Birchler, G. R., & O'Farrell, T. J. (1996). Behavioral couples therapy for male substance-abusing patients: Effects on relationship adjustment and drug-using behavior. *Journal of Consulting and Clinical Psychology*, 64, 959-972.

Falzer, P. (1986). The cybernetic metaphor: A critical examination of ecosystemic epistemology as a foundation of family therapy. *Family Process*, 25, 353-364.

Faulkner, R. A., Klock, K., & Gale, J. (2002). Qualitative research in family therapy: Publication trends from 1980 to 1999. *Journal of Marital and Family Therapy*, 28(1), 69-74.

Feinberg, P. H. (1990). Circular questions: Establishing the relational context. *Family Systems Medicine*, 8(3), 273-277.

Fisch, R., Weakland, J., & Segal, L. (1982). *The tactics of change*. San Francisco, CA: Jossey-Bass.

Fleishmann, M., & Szykula, S. (1981). A community setting replication of a social learning treatment for aggressive children. *Behavior Therapy*, 12, 115-122.

Flemons, D. (1991). *Completing distinctions*. Boston, MA: Shambala.

Foerster, H. von. (1981). *Observing systems*. Seaside, CA: Intersystems Publications.

Foley, V. D. (1974). *An introduction to family therapy.* New York: Grune & Stratton.

Forgatch, M. S., & Patterson, G. R. (1998). Behavioral family therapy. In F. M. Dattilio (Ed.), *Case studies in couple and family therapy: Systemic and cognitive perspectives* (pp.85-107). New York: Guilford Press.

Foucault, M. (1978). *The history of sexuality: An introduction.* Middlesex, England: Peregrine Books.

Foucault, M. (1979). *Discipline and punish: The birth of the prison.* New York: Pantheon.

Foucault, M. (1980). *Power/knowledge.* New York: Pantheon.

Framo, J. J. (1976). Chronicle of a struggle to establish a family unit within a community mental health center. In P. J. Guerin (Ed.), *Family therapy: Theory and practice* (pp.23-39). New York: Gardner Press.

Frank, J. (1974). *Persuasion and healing.* New York: Shocken.

Frankel, C. (1963). The family in context. In F. Delliquadri (Ed.), *Helping the family in urban society* (pp.3-22). New York: Columbia University Press.

Franklin, C., Trepper, T. S., McCollum, E., & Gingerich, W. J. (2011). *Solution-focused brief therapy: A handbook of evidence based practice.* New York: Oxford University Press.

Fraser, J. S. (1982). Structural and strategic family therapy: A basis for marriage, or grounds for divorce? *Journal of Marital and Family Therapy,* 8(2), 13-22.

Freedman, J., & Combs, G. (1996). *Narrative therapy: The social construction of preferred realities.* New York: W. W. Norton.

Friedman, L. J. (1980). Integrating psychoanalytic objectrelations understanding with family systems intervention in couples therapy. In J. K. Pearce & L. J. Friedman (Eds.), *Family therapy: Combining psychodynamic and family systems approaches* (pp.63-79). New York: Grune & Stratton.

Friedrich, W. N., Luecke, W. J., Beilke, R. L., & Place, V. (1992). Psychotherapy outcome of sexually abused boys: An agency study. *Journal of Interpersonal Violence,* 7, 396-409.

Fromm-Reichman, F. (1948). Notes on the development of schizophrenics by psychoanalytic psychiatry. *Psychiatry,* 11, 263-273.

Fruggeri, L. (1992). Therapeutic process as the social construction of change. In S. McNamee & K. J. Gergen (Eds.), *Therapy as social construction* (pp.40-53). London: Sage.

Gadlin, H., & Ingle, G. (1975). Through a one-way mirror: The limits of experimental self-reflection. *American Psychologist,* 30, 1003-1009.

Gale, J. E. (1991). *Conversation analysis of therapeutic discourse: The pursuit of a therapeutic agenda.* Norwood, NJ: Ablex.

Gale, J. E., & Long, J. K. (1996). Theoretical foundations of family therapy. In F. P. Piercy, D. H. Sprenkle, J. L. Wetchler, & Associates (Eds.), *Family therapy sourcebook*

(pp.1–24). New York: Guilford Press.

Gale, J. E., & Newfield, N. (1992). A conversation analysis of a solution-focused marital therapy session. *Journal of Marital and Family Therapy*, 18, 153–165.

Gambrill, E. (1999). Evidence-based practice: And alternative to authority-based practice. *Families in Society: The Journal of Contemporary Human Services*, 80(4), 341–350.

Garfield, J. M. (2004). The therapeutic alliance in couples therapy. *Family Process*, 43(4), 457–465.

Garfield, R. (1982). Mourning and its resolution for spouses in marital separation. In J. C. Hansen & L. Messinger (Eds.), *Therapy with remarriage families* (pp.1–16). Rockville, MD: Aspen Systems Corporation.

Garwick, A., Detzner, D., & Boss, P. (1994). Family perceptions of living with Alzheimer's disease. *Family Process*, 33, 327–340.

Geertz, C. (1983). *Local knowledge*. New York: Basic Books.

Gelles, R. (1994). Research and advocacy: Can one wear two hats? *Family Process*, 33, 94–95.

Gerard, J. M., Krishnakumar, A., & Buehler, C. (2006). Marital conflict, parent-child relations, and youth maladjustment: A longitudinal investigation of spillover effects. *Journal of Family Issues*, 27(7), 951–975.

Gergen, K. J. (1982). *Toward transformation in social knowledge*. New York: Springer.

Gergen, K. J. (1985). Social constructivist movement in psychology. *American Psychologist*, 40, 266–275.

Gergen, K. J. (1991). *The saturated self*. New York: Basic Books.

Gergen, K. J. (1994a). Exploring the postmodern: Perils or potentials? *American Psychologist*, 49(5), 412–416.

Gergen, K. J. (1994b). *Realities and relationships*. Cambridge, MA: Harvard University Press.

Gerhart, D. R., Ratliff, D. A., & Lyle, R. R. (2001). Qualitative research in family therapy: A substantive and methodological review. *Journal of Marital and Family Therapy*, 27(2), 261–274.

Germain, C. B. (1991). *Human behavior in the social environment*. New York: Columbia University Press.

Gillaim, C., & Cottone, R. (2005). Couple or individual therapy for the treatment of depression? An update of the empirical literature. *American Journal of Family Therapy*, 33(3), 265–272.

Gilligan, C. (1982). *In a different voice*. Cambridge, MA: Harvard University Press.

Glade, A. C., Bean, R. A., & Vira, R. (2005). A prime time for marital/relational intervention: A review of the transition to parenthood literature with treatment recommendations. *American Journal of Family Therapy*, 33(4), 319–336.

Glanville, R. (2001). *Second order cybernetics*. Unpublished paper.

Golann, S. (1988a). On second-order family therapy. *Family Process*, 27, 51–65.

Golann, S. (1988b). Who replies first? A reply to Hoffman. *Family Process*, 27, 68–71.

Goldenberg, I., & Goldenberg, H. (1996). *Family therapy: An overview* (3rd ed.). Monterey, CA: Brooks/Cole.

Goldenberg, I., & Goldenberg, H. (2000). *Family therapy: An overview* (4th ed.). Monterey, CA: Brooks/Cole.

Goldman, L. (1982). Defining non-traditional research. *The Counseling Psychologist*, 10(4), 87–90.

Goldner, V. (1985a). Feminism and family therapy. *Family Process*, 24, 31–47.

Goldner, V. (1985b). Warning: Family therapy may be hazardous to your health. *The Family Therapy Networker*, 9(6), 19–23.

Goldner, V. (1993). Power and hierarchy: Let's talk about it! *Family Process*, 32, 157–162.

Goldstein, M. J., & Miklowitz, D. J. (1995). The effectiveness of psychoeducational family therapy in the treatment of schizophrenic disorders. *Journal of Marital and Family Therapy*, 21, 361–376.

Goolishian, H. A. (1991). The use of language in two different therapy approaches. *AAMFT Annual Conference Newsletter*, p.1.

Gordon, S., & Davidson, N. (1981). Behavioral parent training. In A. S. Gurman & D. P. Kniskern (Eds.), *Handbook of family therapy* (pp.517–555). New York: Brunner/Mazel.

Gottman, J. (1999). *The marriage clinic*. New York: W. W. Norton.

Gottman, J., Markman, H., & Notarius, C. (1977). The topography of marital conflict: A sequential analysis of verbal and nonverbal behavior. *Journal of Marriage and the Family*, 39, 461–477.

Granvold, D. K. (1994). Concepts and methods of cognitive treatment. In D. K. Granvold (Ed.), *Cognitive and behavioral treatment: Methods and applications* (pp.3–31). Pacific Grove, CA: Brooks/Cole.

Greenberg, J. R., & Mitchell, S. (1983). *Object relations and psychoanalytic theory*. Cambridge, MA: Harvard University Press.

Griffith, J. L., & Griffith, M. E. (1994). *The body speaks: Therapeutic dialogues for mind-body problems*. New York: Basic Books.

Group for the Advancement of Psychiatry (GAP). (1996). Global assessment of relational functioning (GARF): I. Background and rationale. *Family Process*, 35, 155–172.

Guerin, P. J. (1976). Family therapy: The first twenty-five years. In P. J. Guerin (Ed.), *Family therapy: Theory and practice* (pp.2–22). New York: Gardner Press.

Guerin, P. J., & Pendagast, E. (1976). Evaluation of family system and genogram. In P. J. Guerin (Ed.), *Family therapy: Theory and practice* (pp.450–464). New York: Gardner

Press.

Gurman, A. S. (1983a). Family therapy research and the "new epistemology." *Journal of Marital and Family Therapy*, 9(3), 227–234.

Gurman, A. S. (1983b). The old hatters and the new weavers. *The Family Therapy Networker*, 7(4), 36–37.

Gurman, A. S., & Kniskern, D. P. (1978). Research on marital and family therapy: Progress, perspective and prospect. In S. Garfield & A. Bergin (Eds.), *Handbook of psychotherapy and behavior change: An empirical analysis* (2nd ed., pp.817–902). New York: John Wiley.

Gurman, A. S., & Kniskern, D. P. (1981). *Handbook of family therapy*. New York: Brunner/Mazel.

Gurman, A. S., Kniskern, D. P., & Pinsof, W. M. (1986). Research on the process and outcome of marital and family therapy. In S. Garfield & A. Bergin (Eds.), *Handbook of psychotherapy and behavior change* (3rd ed., pp.525–623). New York: John Wiley.

Haber, R. (1997). *Dimensions of psychotherapy supervision: Maps and means*. New York: W. W. Norton.

Hahlweg, K., Schindler, L., Revenstorf, D., & Brengelmann, J. C. (1984). The Munich marital therapy study. In K. Hahlweg & N. Jacobson (Eds.), *Marital interaction: Analysis and modification* (pp.3–26). New York: Guilford Press.

Haley, J. (1963). *Strategies of psychotherapy*. New York: Grune & Stratton.

Haley, J. (1973). *Uncommon therapy*. New York: W. W. Norton.

Haley, J. (1975). Why a mental health clinic should avoid family therapy. *Journal of Marriage and Family Counseling*, 1, 1–13.

Haley, J. (1976). *Problem-solving therapy*. New York: Harper Colophon.

Haley, J. (1980). *Leaving home*. New York: McGraw-Hill.

Haley, J. (1984). *Ordeal therapy*. San Francisco, CA: Jossey-Bass.

Halford, W. K., Markman, H. J., Kline, G. H., & Stanley, S. M. (2003). Best practice in couple relationship education. *Journal of Marital & Family Therapy*, 29(3), 385–406.

Hall, C. S., & Lindzey, G. (1978). *Theories of personality* (3rd ed.). New York: John Wiley.

Hamilton, N. G. (1989). A critical review of object relations theory. *American Journal of Psychiatry*, 146(12), 1552–1560.

Hamner, T. J., & Turner, P. H. (1985). *Parenting in contemporary society*. Englewood Cliffs, NJ: Prentice-Hall.

Hansen, J., & L'Abate, L. (1982). *Approaches to family therapy*. New York: Macmillan.

Hanson, S. M., & Boyd, S. (1996). *Family health care nursing*. Philadelphia, PA: F. A. Davis.

Hardy, K. V., & Laszloffy, T. A. (2000). The development of children and families of color: A supplemental framework. In W. C. Nichols, M. A. Pace-Nichols, D. S. Becvar, & A. Y.

Napier (Eds.), *Handbook of family development and intervention* (pp.109-128). New York: Wiley.

Hare-Mustin, R. T. (1978). A feminist approach to family therapy. *Family Process*, 17, 181-194.

Hare-Mustin, R. T. (1994). Discourses in the mirrored room: A postmodern analysis of therapy. *Family Process*, 33, 19-35.

Hareven, T. K. (1971). The history of the family as an interdisciplinary field. In T. K. Rabb & R. I. Rotberg (Eds.), *The family in history: Interdisciplinary essays* (pp.211-226). New York: Harper & Row.

Harper, J., Scoresby, A., & Boyce, W. (1977). The logical levels of complementary, symmetrical and parallel interaction classes in family dyads. *Family Process*, 16, 199-210.

Hartman, A., & Laird, J. (1983). *Family-centered social work practice*. New York: Free Press.

Hawley, D. R., Bailey, C. E., & Pennick, K. A. (2000). A content analysis of research in family therapy journals. *Journal of Marital and Family Therapy*, 26(1), 9-16.

Hayward, J. W. (1984). *Perceiving ordinary magic*. Boston, MA: New Science Library.

Hazelrigg, M. D., Cooper, H. M., & Borduin, C. M. (1987). Evaluating the effectiveness of family therapies: An integrative review and analysis. *Psychological Bulletin*, 101, 428-442.

Heiman, J., LoPiccolo, L., & LoPiccolo, J. (1981). The treatment of sexual dysfunction. In A. S. Gurman & D. P. Kniskern (Eds.), *Handbook of family therapy* (pp.592-627). New York: Brunner/Mazel.

Heims, S. P. (1975). Encounter of behavioral sciences with new machine-organism analogies in the 1940's. *Journal of the History of the Behavioral Sciences*, 11, 368-373.

Heims, S. P. (1977). Gregory Bateson and the mathematicians: From interdisciplinary interaction to societal functions. *Journal of the History of the Behavioral Sciences*, 13, 141-159.

Held, B. S. (1990). What's in a name? Some confusions and concerns about constructivism. *Journal of Marital and Family Therapy*, 16, 179-186.

Held, B. S. (1995). *Back to reality*. New York: W. W. Norton.

Held, B. S. (2000). To be or not to be theoretical: That is the question. *Journal of Systemic Therapies*, 19(1), 35-49.

Held, B. S., & Pols, E. (1987). Dell on Maturana: A real foundation for family therapy. *Psychotherapy*, 24(3), 455-461.

Henao, S. (1985). A systems approach to family medicine. In S. Henao & N. P. Grose (Eds.), *Principles of family systems in family medicine* (pp.24-40). New York: Brunner/Mazel.

Henggeler, S. W., Borduin, C., & Mann, B. (1992). Advances in family therapy: Empirical foundations. *Advances in Clinical Child Psychology*, 15, 207-241.

Henggeler, S. W., & Sheidow, A. J. (2003). Conduct disorders and delinquency. *Journal of Marital & Family Therapy*, 29(4), 505–522.

Henggeler, S. W., & Sheidow, A. J. (2012). Empirically supported family-based treatments for conduct disorder and delinquency in adolescents. *Journal of Marital and Family Therapy*, 38(1), 30–58.

Herschell, A. D., & McNeil, C. B. (2005). Theoretical and empirical underpinnings of parent-child interaction therapy with child physical abuse populations. *Education and Treatment of Children*, 28(2), 142–162.

Herzog, E., & Sudia, C. E. (1972). Families without fathers. *Childhood Education*, 49, 311–319.

Hill, R., & Rodgers, R. H. (1964). The developmental approach. In H. Christensen (Ed.), *Handbook of marriage and family therapy* (pp.171–209). Chicago, IL: Rand McNally.

Hill, R. B. (1980). *Black families in the 1980's*. Unpublished paper.

Hoffman, L. (1981). *The foundations of family therapy*. New York: Basic Books.

Hoffman, L. (1985). Beyond power and control. *Family Systems Medicine*, 4, 381–396.

Hoffman, L. (1988a). A constructivist position for family therapy. *The Irish Journal of Psychology*, 9(1), 110–129.

Hoffman, L. (1988b). Reply to Stuart Golann. *Family Process*, 27, 65–68.

Hoffman, L. (1990a). Constructing realities: An art of lenses. *Family Process*, 29, 1–12.

Hoffman, L. (1990b). A constructivist position for family therapy. In B. Keeney, B. Nolan, & W. Madsen (Eds.), *The systemic therapist* (Vol. 1, pp.3–31). St. Paul, MN: Systemic Therapy Press.

Hoffman, L. (1992). A reflexive stance for family therapy. In S. McNamee & K. Gergen (Eds.), *Therapy as social construction* (pp.7–24). Newbury Park, CA: Sage.

Hoffman, L. (1993). *Exchanging voices: A collaborative approach to family therapy*. London: Karnac.

Hoffman, L. (1998). Setting aside the model in family therapy. *Journal of Marital and Family Therapy*, 24, 145–156.

Hoffman, L. (2002). *Family therapy: An intimate history*. New York: W. W. Norton.

Hogarty, G., Anderson, C., Reiss, D., Kornblith, S., Greenwald, D., Javna, C., et al. (1986). Family psychoeducation, social skills training, and maintenance chemotherapy in the aftercare treatment of schizophrenia: I. One year effects of a controlled study on relapse and expressed emotion. *Archives of General Psychiatry*, 43, 633–642.

Hollingsworth, W. G. (2011). Community family therapy with military families experiencing deployment. *Contemporary Family Therapy*, 33(3), 215–228.

Holtzworth-Munroe, A., & Jacobson, N. S. (1991). Behavioral marital therapy. In A. S. Gurman & D. P. Kniskern (Eds.), *Handbook of family therapy* (pp.96–133). New York:

Brunner/Mazel.

Horne, A. M. (1982). Counseling families: Social learning family therapy. In A. M. Horne & M. M. Ohlsen (Eds.), *Family counseling and therapy* (pp.360-388). Itasca, IL: F. E. Peacock.

Hoshmand, L. (1989). Alternate research paradigms: A review and teaching proposal. *The Counseling Psychologist*, 17, 1-79.

Howard, G. S. (1991). Culture tales. *American Psychologist*, 46, 187-197.

Hudson, P. O., & O'Hanlon, W. H. (1992). *Rewriting love stories: Brief marital therapy*. New York: W. W. Norton.

Ivey, A. E. (1995). *The community genogram: A strategy to assess culture and community resources*. Paper presented at the American Counseling Association Convention, Denver, CO.

Jackson, D. D. (1957). The question of family homeostasis. *Psychiatric Quarterly Supplement*, 31, 79-90.

Jackson, D. D. (1965). Family rules: Marital quid pro quo. *Archives of General Psychiatry*, 12, 589-594.

Jacobsen, D. S. (1979). Stepfamilies: Myths and realities. *Social Work*, 24(3), 203-207.

Jacobson, N. (1981). Behavioral marital therapy. In A. S. Gurman & D. P. Kniskern (Eds.), *Handbook of family therapy* (pp.556-591). New York: Brunner/Mazel.

Jacobson, N. (1991). To be or not to be behavioral when working with couples. *Journal of Family Psychology*, 4, 436-445.

Jacobson, N. (1992). Behavioral couple therapy: A new beginning. *Behavior Therapy*, 23, 493-596.

Jacobson, N. (1994a). Rewards and dangers in researching domestic violence. *Family Process*, 33, 81-85.

Jacobson, N. (1994b). Contextualism is dead: Long live contextualism. *Family Process*, 33, 97-100.

Jacobson, N., & Addis, M. E. (1993). Research on couples and couple therapy: What do we know? Where are we going? *Journal of Consulting and Clinical Psychology*, 61, 85-93.

Jacobson, N., & Christensen, A. (1996). *Integrative couple therapy: Promoting acceptance and change*. New York: W. W. Norton.

Jacobson, N., & Margolin, G. (1979). *Marital therapy: Strategies based on social learning and behavior exchange principles*. New York: Brunner/Mazel.

Jacobson, N., Schmaling, K., & Holtzworth-Munroe, A. (1987). Component analysis of behavior marital therapy: Two-year follow-up and prediction of relapse. *Journal of Marital and Family Therapy*, 13, 187-195.

Joanning, H., Newfield, N., & Quinn, W. (1987). Multiple perspectives for research using family therapy to treat adolescent drug abuse. *Journal of Strategic and Systemic Therapies*, 6,

18–24.

Joanning, H., Quinn, W., Thomas, F., & Mullen, R. (1992). Treating adolescent drug abuse: A comparison of family systems therapy, group therapy, and family drug education. *Journal of Marital and Family Therapy*, 18, 345–356.

Johnson, S. M. (1996). *Creating connection: The practice of emotionally focused marital therapy*. New York: Brunner-Mazel.

Johnson, S. M. (2003). The revolution in couple therapy: A practitioner-scientist perspective. *Journal of Marital & Family Therapy*, 29(3), 365–384.

Jung, C. G. (1928). Problems of modern psychotherapy. In H. Read, M. Fordham, & G. Adler (Eds.), *The collected works of Carl G. Jung* (Vol. 8, pp.53–75). Princeton, NJ: Princeton University Press.

Kantor, D., & Lehr, W. (1975). *Inside the family*. San Francisco, CA: Jossey-Bass.

Kaplan, H. S. (1974). *The new sex therapy: Active treatment of sexual dysfunctions*. New York: Brunner/Mazel.

Kaplan, H. S. (1979). *Disorders of sexual desire and other new concepts and techniques in sex therapy*. New York: Brunner/Mazel.

Kaslow, F. (1982). Profile of the healthy family. *The Relationship*, 8(1), 9–25.

Kaslow, F. W. (Ed.). (2000). *Handbook of couple and family forensics*. New York: John Wiley and Sons.

Kaslow, N., Broth, M. R., Smith, C. O., & Collins, M. H. (2012). Family-based interventions for child and adolescent disorders. *Journal of Marital and Family Therapy*, 38(1), 82–100.

Kazdin, A. E. (1984). The treatment of conduct disorders. In J. Williams & R. Spitzer (Eds.), *Psychotherapy research: Where are we and where should we go?* (pp.3–28). New York: Guilford Press.

Kazdin, A. E. (1987a). *Conduct disorders in childhood and adolescence*. Newbury Park, CA: Sage.

Kazdin, A. E. (1987b). Treatment of antisocial behavior in children: Current status and future directions. *Psychological Bulletin*, 102, 187–203.

Kazdin, A. E., Esveldt-Dawson, K., French, N. H., & Unis, A. S. (1987). Effects of parent management training and problem-solving skills training combined in the treatment of antisocial child behavior. *Journal of the American Academy of Child and Adolescent Psychiatry*, 26, 416–424.

Keeney, B. P. (1983). *Aesthetics of change*. New York: Guilford Press.

Keeney, B. P. (1990). *Improvisational therapy*. St. Paul, MN: Systemic Therapy Press.

Keeney, B. P., & Ross, J. (1985). *Mind in therapy: Constructing systemic family therapies*. New York: Basic Books.

Keeney, B. P., & Silverstein, O. (1986). *The therapeutic voice of Olga Silverstein*. New York: Guilford Press.

Keeney, B. P., & Sprenkle, D. (1982). Ecosystemic epistemology: Critical implications for the aesthetics and pragmatics of family therapy. *Family Process*, 21, 1–19.

Keeney, B. P., & Thomas, F. N. (1986). Cybernetic foundations of family therapy. In F. Piercy, D. Sprenkle, & Associates (Eds.), *Family therapy sourcebook* (pp.262–287). New York: Guilford Press.

Kegan, R. (1982). *The evolving self*. Cambridge, MA: Harvard University Press.

Kegan, R. (1994). *In over our heads*. Cambridge, MA: Harvard University Press.

Keith, D. V. (1995). Remembering Carl Whitaker. *AFTA Newsletter*, 60, 7–8.

Keith, D. V. (1998). Family therapy, chemical imbalance, blasphemy, and working with children. *AFTA Newsletter*, 72, 21–25.

Keith, D. V., & Whitaker, C. A. (1977). The divorce labyrinth. In P. Papp (Ed.), *Family therapy: Full length case studies* (pp.117–131). New York: Gardner Press.

Keith, D. V., & Whitaker, C. A. (1982). Experiential/symbolic family therapy. In A. M. Horne & M. M. Ohlsen (Eds.), *Family counseling and therapy* (pp.43–74). Itasca, IL: F. E. Peacock.

Keith, D. V., & Whitaker, C. A. (1991). Experiential/symbolic family therapy. In A. M. Horne & J. L. Passmore (Eds.), *Family counseling and therapy* (2nd ed., pp.107–140). Itasca, IL: F. E. Peacock.

Kelly, G. (1955). *The psychology of personal constructs* (Vol. 1). New York: W. W. Norton.

Kempler, W. (1967). The experiential therapeutic encounter. *Psychotherapy: Theory, Research and Practice*, 4(4), 166–172.

Kempler, W. (1968). Experiential psychotherapy with families. *Family Process*, 7(1), 88–99.

Kempler, W. (1970). A theoretical answer. *Psykologen*. Costa Mesa, CA: Kempler Institute.

Kempler, W. (1972). Experiential psychotherapy with families. In G. D. Erickson & T. P. Hogan (Eds.), *Family therapy: An introduction to theory and technique* (pp.336–346). Monterey, CA: Brooks/Cole.

Kempler, W. (1973). *Principles of Gestalt family therapy*. Costa Mesa, CA: Kempler Institute.

Kempler, W. (1981). *Experiential psychotherapy with families*. New York: Brunner/Mazel.

Kempler, W. (1982). Gestalt family therapy. In A. M. Horne & M. M. Ohlsen (Eds.), *Family counseling and therapy* (pp.141–174). Itasca, IL: F. E. Peacock.

Kernberg, O. F. (1976). *Object relations theory and clinical psychoanalysis*. New York: Jason Aronson.

Kerr, M. E., & Bowen, M. (1988). *Family evaluation: An approach based on Bowen theory*. New York: W. W. Norton.

Kilpatrick, A. C., & Kilpatrick, E. G. (1991). Object relations family therapy. In A. M. Horne &

J. L. Passmore (Eds.), *Family counseling and therapy* (2nd ed., pp.207–235). Itasca, IL: F. E. Peacock.

Kitchener, K. S. (1986). Intuition, critical evaluation and ethical principles: The foundation for ethical decisions in counseling psychology. *The Counseling Psychologist*, 12(3), 43–55.

Kleinman, J., Rosenberg, E., & Whiteside, M. (1979). Common developmental tasks in forming reconstituted families. *Journal of Marital and Family Therapy*, 5(2), 79–86.

Kniskern, D. P. (1983). The new wave is all wet. *The Family Networker*, 7(4), 60–62.

Knutsen, S. F., & Knutsen, R. (1991). The Tromso survey: The family intervention study— the effect of intervention on some coronary risk factors and dietary habits, a 6-year follow-up. *Preventive Medicine*, 20, 197–212.

Koch, S. (1976). Language communities, search cells and the psychological studies. In W. J. Arnold (Ed.), *Nebraska symposium on motivation*, 1975 (Vol. 23) (pp.477–559). Lincoln, NE: University of Nebraska Press.

Koch, S. (1981). The nature and limits of psychological knowledge. *American Psychologist*, 36(3), 257–269.

Kohlberg, L. (1981). *The philosophy of moral development*. San Francisco, CA: Harper & Row.

Korzybski, A. (1958). *Science and sanity: An introduction to non-Aristotelian system and general semantics* (4th ed.). Lake Shore, CT: Institute of General Semantics.

Kuhn, T. (1970). *The structure of scientific revolutions*. Chicago, IL: University of Chicago Press.

Ladner, J. A. (1973). Tomorrow's tomorrow: The Black woman. In J. A. Ladner (Ed.), *The death of white sociology* (pp.414–428). New York: Vintage Books.

LaFarge, P. (1982). The joy of family rituals. *Parents*, 57(12), 63–64.

Laing, R. D., & Esterson, A. (1970). *Sanity, madness, and the family*. Baltimore, MD: Penguin Books.

Laird, J., & Green, J. (1996). *Lesbians and gays in couples and families: A handbook for therapists*. San Francisco, CA: Jossey-Bass.

Lamb, S. (1996). *The trouble with blame: Victims, perpetrators and responsibility*. Cambridge, MA: Harvard University Press.

Landau, J. L. (2012). Family and community resilience relative to the experience of mass trauma: Connectedness to family and culture or origin as the core components of healing. In D. S. Becvar (Ed.), *Handbook of family resilience* (pp.459–480). New York: Springer.

Larivaara, P., Vaisanen, E., & Kiuttu, J. (1994). Family systems medicine: A new field of medicine. *Nordic Journal of Psychiatry*, 48(5), 329–332.

Lather, P. (1986). Research as praxis. *Harvard Educational Review*, 56, 257–277.

Lax, W. (1992). Postmodern thinking in clinical practice. In S. McNamee & K. Gergen (Eds.), *Therapy as social construction* (pp.69–85). Newbury Park, CA: Sage.

Lazarus, A. (1965). The treatment of a sexually inadequate male. In L. Ullman & L. Krasner (Eds.), *Case studies in behavior modification* (pp.208–217). New York: Holt, Rinehart & Winston.

Lebow, J. (1997). The integrative revolution in couple and family therapy. *Family Process*, 36, 1–18.

Lebow, J. L., Chambers, A. L., Christensen, A., & Johnson, S. (2012). Research on the treatment of couple distress. *Journal of Marital and Family Therapy*, 38(1), 145–168.

Lederer, W. J., & Jackson, D. D. (1968). *Mirages of marriage*. New York: W. W. Norton.

Lee, R. E., Nichols, D. P., Nichols, W. C., & Odom, T. (2004). Trends in family therapy supervision: The past 25 years and into the future. *Journal of Marital & Family Therapy*, 30(1), 61–69.

Leff, J. P., Kuipers, L., Berkowitz, R., Eberlein-Vries, R., & Sturgeon, D. (1982). A controlled trial of social intervention in the families of schizophrenic patients. *British Journal of Psychology*, 141, 121–134.

Leff, P., & Walizer, E. (1992). The uncommon wisdom of parents at the moment of diagnosis. *Family Systems Medicine*, 10(2), 147–168.

LeShan, L. (1996). *An ethic for the age of space*. York Beach, ME: Samuel Weiser.

Lewis, D. K. (1975). The Black family: Socialization and sex roles. *Phylon*, XXXVI(3), 221–237.

Lewis, J. M., Beavers, W. R., Gossett, J. T., & Phillips, V. A. (1976). *No single thread*. New York: Brunner/Mazel.

Lewis, J. M., & Looney, J. G. (1983). *The long struggle*. New York: Brunner/Mazel.

Lewis, R., Piercy, F., Sprenkle, D., & Trepper, T. (1990). Family-based interventions for helping drug-abusing adolescents. *Journal of Adolescent Research*, 13, 35–44.

Liberman, R. P. (1970). Behavioral approaches to family and couple therapy. *American Journal of Orthopsychiatry*, 40, 106–118.

Liberman, R. P. (1972). Behavioral approaches to family and couple therapy. In C. J. Sager & H. S. Kaplan (Eds.), *Progress in group and family therapy* (pp.329–345). New York: Brunner/Mazel.

Liberman, R. P., Wheeler, E., deVisser, L. A., Kuehnel, J., & Kuehnel, T. (1980). *Handbook of marital therapy: A positive approach to helping troubled relationships*. New York: Plenum.

Liddle, H. A., & Dakof, G. A. (1995). Efficacy of family therapy for drug abuse: Promising but not definitive. *Journal of Marital and Family Therapy*, 21, 511–544.

Lidz, R. W., & Lidz, T. (1949). The family environment of schizophrenic patients. *Journal of Psychiatry*, 106, 332–345.

Liebman, R., Minuchin, S., & Baker, L. (1974). The use of structural family therapy in the treatment of intractable asthma. *American Journal of Psychiatry*, 131, 535–540.

Lipchik, E. (1991, May/June). Spouse abuse: Challenging the party line. *Family Therapy Networker*, 15(3), 59–63.

Locke, H., & Wallace, K. (1959). Short-term marital adjustment and prediction tests: Their reliability and validity. *Journal of Marriage and Family Living*, 21, 251–255.

Longino, H. (1990). *Science as social knowledge*. Princeton, NJ: Princeton University Press.

Lowe, R. N. (1982). Adlerian/Dreikursian family counseling. In A. M. Horne & M. M. Ohlsen (Eds.), *Family counseling and therapy* (pp.329–359). Itasca, IL: F. E. Peacock.

Lowe, R. N. (1991). Postmodern themes and therapeutic practices: Notes towards the definition of 'Family Therapy: Part 2.' *Dulwich Center Newsletter*, 3, 41–42.

Lowenthal, M. F., & Chiriboga, D. (1973). Social stress and adaptation: Toward a life course perspective. In C. Eisdorfer & M. P. Lawton (Eds.), *The psychology of adult development* (pp.281–318). Washington, DC: American Psychological Association.

Lucksted, A., McFarlane, W., Downing, D., Dixon, L., & Adams, C. (2012). Recent developments in family psychoeducation as an evidence-based practice. *Journal of Marital and Family Therapy*, 38(1), 101–121.

Lundahl, B. W., Nimer, J., & Parsons, B. (2006). Preventing child abuse: A meta-analysis of parent training programs. *Research on Social Work Practice*, 16(3), 251–262.

MacKinnon, L. (1983). Contrasting strategic and Milan therapies. *Family Process*, 22, 425–440.

Madanes, C. (1984). *Behind the one-way mirror*. San Francisco, CA: Jossey-Bass.

Madanes, C. (1990). *Sex, love, and violence: Strategies for transformation*. New York: W. W. Norton.

Mahler, M. S., Pine, F., & Bergman, A. (1975). *The psychological birth of the human infant*. New York: Basic Books.

Mahoney, M. (1974). *Cognition and behavior modification*. Cambridge, MA: Ballinger.

Mair, M. (1988). Psychology as storytelling. *International Journal of Personal Construct Psychology*, 1, 125–138.

Markman, H. J. (1992). Marital and family psychology: Burning issues. *Journal of Family Psychology*, 5, 264–275.

Markman, H. J., & Hahlweg, K. (1993). The prediction and prevention of marital distress: An international perspective. *Clinical Psychology Review*, 13, 29–43.

Markman, H. J., Renick, M. J., Floyd, F. J., Stanley, S. M., & Clements, M. (1993). Preventing marital distress through communication and conflict management training: A 4 & 5 year follow-up. *Journal of Consulting and Clinical Psychology*, 61, 70–77.

Markman, H. J., & Rhoades, G. K. (2012). Relationship education research: Current status and future directions. *Journal of Marital and Family Therapy*, 38(1), 169–200.

Markus, E., Lang, A., & Pettigrew, T. (1990). Effectiveness of family therapy. *British Journal of Family Therapy*, 12, 205–221.

Marotz-Baden, R., Adams, G. R., Bueche, N., Munro, B., & Munro, G. (1979). Family form or family process? Reconsidering the deficit family model approach. *Family Process*, 28(1), 5–14.

Martin, E. P., & Martin, J. M. (1978). *The black extended family*. Chicago, IL: University of Chicago Press.

Maruyama, M. (1963). The second cybernetics: Deviation-amplifying mutual causal processes. *American Scientist*, 5, 164–179.

Masters, W., & Johnson, V. (1970). *Human sexual inadequacy*. Boston, MA: Little, Brown.

Mathis, A. (1978). Contrasting approaches to the study of black families. *Journal of Marriage and the Family*, 40(4), 667–676.

Maturana, H. (1974). Cognitive strategies. In H. von Foerster (Ed.), *Cybernetics of cybernetics* (pp.457–469). Urbana, IL: University of Illinois.

Maturana, H. (1978). Biology of language: The epistemology of reality. In G. A. Miller & E. Lennerberg (Eds.), *Psychology and biology of language and thought: Essays in honor of Eric Lennerberg* (pp.27–63). New York: Academic Press.

Maturana, H., & Varela, F. J. (1980). *Autopoiesis and cognition*. Dordrecht, Holland: D. Reidel.

Maturana, H., & Varela, F. J. (1987). *The tree of knowledge*. Boston, MA: New Science Library.

May, R. (1967). *Psychology and the human dilemma*. Princeton, NJ: D. Van Nostrand Company.

McAdoo, H. P. (1980). Black mothers and the extended family support network. In L. Rodgers-Rose (Ed.), *The black woman* (pp.125–144). Beverly Hills, CA: Sage Publications.

McDaniel, S., Hepworth, J., & Doherty, W. (1992). *Medical family therapy: A biopsychosocial approach to families with health problems*. New York: Basic Books.

McDowell, T., Fang, S.-R., Brownlee, K., Young, C. G., & Khanna, A. (2002). Transforming an MFT program: A model for enhancing diversity. *Journal of Marital & Family Therapy*, 28(2), 193–202.

McFarlane, W. R., Dixon, L., Lukens, E., & Lucksted, A. (2003). Family psychoeducation and schizophrenia: A review of the literature. *Journal of Marital & Family Therapy*, 29(2), 223–245.

McGoldrick, M., & Carter, B. (2001). Advances in coaching: Family therapy with one person. *Journal of Marital and Family Therapy*, 27(3), 281–300.

McGoldrick, M., Gerson, R., & Shellenberger, S. (1999). *Genograms: Assessment and intervention* (2nd ed.). New York: W. W. Norton.

McGoldrick, M., & Giordano, J. (1996). Ethnicity and family therapy: An overview. In M. McGoldrick, J. K. Pearce, & J. Giordano (Eds.), *Ethnicity and family therapy* (2nd ed., pp.1–27). New York: Guilford Press.

McNamee, S., & Gergen, K. J. (1992). *Social construction and the therapeutic process*. Newbury Park, CA: Sage.

Meichenbaum, D. (1977). *Cognitive behavior therapy*. New York: Plenum Press.

Midelfort, C. (1957). *The family in psychotherapy*. New York: McGraw-Hill.

Miller, G. E., & Prinz, R. J. (1990). The enhancement of social learning family interventions for childhood conduct disorder. *Psychological Bulletin*, 108, 291–307.

Miller, L. (1979). *Louisville behavior checklist*. Los Angeles, CA: Western Psychological Services.

Miller, S. D., & Duncan, B. L. (2000). Paradigm lost: From model-driven to client-directed outcome informed clinical work. *Journal of Systemic Therapies*, 19(1), 20–34.

Miller, W. (1992). Why family medicine? The sound of bells. *Family Systems Medicine*, 10(3), 347–357.

Minuchin, S. (1974). *Families and family therapy*. Cambridge, MA: Harvard University Press.

Minuchin, S. (1984). *Family kaleidoscope*. Cambridge, MA: Harvard University Press.

Minuchin, S. (1986). Foreword. In L. Wynne, S. McDaniel, & T. Weber (Eds.), *Systems consultation: A new perspective for family therapy* (pp.xi–xiii). New York: Guilford Press.

Minuchin, S. (1998). Where is the family in narrative family therapy? *Journal of Marital and Family Therapy*, 24(4), 397–403.

Minuchin, S., Baker, L., Rosman, B., Liebman, R., Milman, L., & Todd, T. (1975). A conceptual model of psychosomatic illness in children. *Archives of General Psychiatry*, 32, 1031–1038.

Minuchin, S., & Fishman, H. C. (1981). *Family therapy techniques*. Cambridge, MA: Harvard University Press.

Minuchin, S., Montalvo, B., Guerney, B., Rosman, B., & Schumer, F. (1967). *Families of the slums*. New York: Basic Books.

Minuchin, S., & Nichols, M. P. (1993). *Family healing: Tales of hope and renewal from family therapy*. New York: The Free Press.

Minuchin, S., Rosman, B. L., & Baker, L. (1978). *Psychosomatic families: Anorexia nervosa in context*. Cambridge, MA: Harvard University Press.

Minuchin, P., Colapinto, J., & Minuchin, S. (1998). *Working with families of the poor*. New York: Guilford Press.

Misiak, H., & Sexton, V. (1966). *History of psychology: An overview*. New York: Grune & Stratton.

Moon, S. M., Dillon, D. R., & Sprenkle, D. H. (1990). Family therapy and qualitative research. *Journal of Marital and Family Therapy*, 16, 357-373.

Moon, S. M., Dillon, D. R., & Sprenkle, D. H. (1991). On balance and synergy: Family therapy and qualitative research revisited. *Journal of Marital and Family Therapy*, 17, 187-192.

Morgan, E. S. (1956). *The Puritan family*. Boston, MA: Trustees of the Public Library.

Morgan, M. M., & Sprenkle, D. H. (2007). Toward a common factors approach to supervision. *Journal of Marital and Family Therapy*, 33(1), 1-17.

Morisky, D. E., Levine, D. M., Green, L. W., Shapiro, S. W., Russell, R. P., & Smith, C. R. (1983). Five year blood pressure control and mortality following health education for hypertensive patients. *American Journal of Public Health*, 73, 153-162.

Morris, S., Alexander, J., & Waldron, H. (1988). Functional family therapy. In I. R. Falloon (Ed.), *Handbook of behavioral family therapy* (pp.107-127). New York: Guilford Press.

Moynihan, D. P. (1965). *The Negro family: The case for national action*. Washington, DC: Office of Policy Planning and Research, U.S. Department of Labor.

Muck, R., Zempolich, K. A., Titus, J. C., Fishman, M., Godley, M. D., & Schwebel, R. (2001). An overview of the effectiveness of adolescent substance abuse treatment models. *Youth and Society*, 33, 143-168.

Napier, A. Y., & Whitaker, C. A. (1978). *The family crucible*. New York: Harper & Row.

Neugarten, B. L. (1976). Adaptation and the life cycle. *Counseling Psychologist*, 6(1), 16-20.

Newmark, M., & Beels, C. (1994). The misuse and use of science in family therapy. *Family Process*, 33, 3-17.

Nicholl, W. G. (1989). Adlerian marital therapy: History, theory and process. In R. M. Kern, E. C. Hawes, & O. C. Christensen (Eds.), *Couples therapy: An Adlerian perspective* (pp.1-28). Minneapolis, MN: Educational Media Corporation.

Nichols, M. P. (1984). *Family therapy: Concepts and methods*. New York: Gardner Press.

Nichols, M. P. (1985). Checking our biases. *The Family Therapy Networker*, 9(6), 75-77.

Nichols, M. P. (1987). *The self in the system: Expanding the limits of family therapy*. New York: Brunner/Mazel.

Nichols, M. P., & Schwartz, R. C. (1998). *Family therapy: Concepts and methods* (4th ed.). Boston, MA: Allyn and Bacon.

Nichols, M. P., & Schwartz, R. C. (2001). *Family therapy: Concepts and methods* (5th ed.). Boston, MA: Allyn and Bacon.

Nichols, M. P., & Schwartz, R. C. (2004). *Family therapy: Concepts and methods* (6th ed.). Boston, MA: Allyn & Bacon.

Noam, G. (1996). High-risk youth: Transforming our understanding of human development. *Human Development*, 39, 1-15.

Nobles, W. W. (1978). Toward an empirical and theoretical framework for defining black families. *Journal of Marriage and the Family*, 40(4), 679–688.

Northey, W. F., Wells, K. C., Silverman, W. K., & Bailey, W. E. (2003). Childhood behavioral and emotional disorders. *Journal of Marital & Family Therapy*, 29(4), 523–545.

O'Farrell, T. J., Choquette, K. A., Cutter, H. S., Brown, E. D., & McCourt, W. (1993). Behavioral marital therapy with and without additional couples relapse prevention sessions for alcoholics and their wives. *Journal of Studies on Alcohol*, 54, 652–666.

O'Farrell, T. J., & Clements, K. (2012). Review of outcome research on marital and family therapy in treatment for alcoholism. *Journal of Marital and Family Therapy*, 38(1), 122–144.

O'Farrell, T. J., & Fals-Stewart, W. (2003). Alcohol abuse. *Journal of Marital & Family Therapy*, 29(1), 121–146.

O'Hanlon, W. H. (1993a). Possibility therapy: From iatrogenic injury to iatrogenic healing. In S. Gilligan & R. Price (Eds.), *Therapeutic conversations* (pp.3–17). New York: W. W. Norton.

O'Hanlon, W. H. (1993b). Take two people and call them in the morning: Brief solution-oriented therapy with depression. In S. Friedman (Ed.), *The new language of change: Constructive collaboration in psychotherapy* (pp.50–84). New York: Guilford Press.

O'Hanlon, W. H., & Weiner-Davis, M. (1989). *In search of solutions: A new direction in psychotherapy*. New York: W. W. Norton.

O'Hanlon, W. H., & Wilk, J. (1987). *Shifting contexts: The generation of effective psychotherapy*. New York: Guilford Press.

Olson, D. H., Bell, R., & Portner, J. (1985). *FACES III manual*. St. Paul, MN: Department of Family Social Science, University of Minnesota.

Olson, D. H., Russell, C., & Sprenkle, D. H. (1983). Circumplex model of marital and family systems: VI. Theoretical update. *Family Process*, 22, 69–83.

Olson, D. H., Sprenkle, D. H., & Russell, C. (1979). Circumplex model of marital and family systems: I. Cohesion and adaptability dimensions, family types and clinical implications. *Family Process*, 18, 3–28.

Orwell, G. (1949). 1984. New York: Harcourt Brace Jovanovich.

Otto, H. (1979). Developing human family potential. In N. Stinnett, B. Chesser, & J. Defrain (Eds.), *Building family strengths* (pp.39–50). Lincoln, NE: University of Nebraska Press.

Papero, D. V. (1991). The Bowen theory. In A. M. Horne & J. L. Passmore (Eds.), *Family counseling and therapy* (pp.48–75). Itasca, IL: F. E. Peacock.

Papp, P. (1977). *Family therapy: Full length case studies*. New York: Gardner Press.

Papp, P. (2000). *Couples on the fault line*. New York: Guilford Press.

Pask, G. (1969). The meaning of cybernetics in the behavioural sciences (The cybernetics of behaviour and cognition: Extending the meaning of "goal"). In J. Rose (Ed.), *Progress of *cybernetics* (Vol. 1, pp.15-43). New York: Gordon & Breach.

Patterson, G. R. (1974). Interventions for boys with conduct problems: Multiple settings, treatment, and criteria. *Journal of Consulting and Clinical Psychology*, 42, 471-481.

Patterson, G. R. (1982). *Coercive family processes*. Eugene, OR: Castalia.

Patterson, G. R., Chamberlain, P., & Reid, J. B. (1982). A comparative evaluation of a parent-training program. *Behavior Therapy*, 13, 638-650.

Patterson, G. R., & Reid, R. B. (1967). Reciprocity and coercion: Two facets of social systems. In C. Neuringer & J. Michael (Eds.), *Behavior modification in clinical psychology* (pp.133-177). New York: Appleton-Century-Crofts.

Patterson, G. R., Reid, R. B., Jones, R. R., & Conger, R. E. (1975). *A social learning approach to family intervention: Vol. I. Families with aggressive children*. Eugene, OR: Castalia.

Patterson, J. E., Miller, R. B., Carnes, S., & Wilson, S. (2004). Evidence-based practice for marriage and family therapists. *Journal of Marital & Family Therapy*, 30(2), 183-195.

Paul, G. (1967). Outcome research in psychotherapy. *Journal of Consulting Psychology*, 31, 109-188.

Pearce, J. (1988). *The crack in the cosmic egg*. New York: Julian Press.

Pedersen, F. A. (1976). Does research on children reared in father-absent families yield information on father influences? *The Family Coordinator*, 25(4), 459-463.

Penn, P. (1982). Circular questioning. *Family Process*, 21(3), 267-279.

Perelman, C., & Olbrechts-Tyteca, L. (1969). *The new rhetoric: A treatise on argumentation* (J. Wilkinson & P. Weaver, Trans.). South Bend, IN: University of Notre Dame Press.

Piaget, J. (1955). *The language and thought of the child*. New York: World Publishing.

Piercy, F. P., & Sprenkle, D. H. (1990). Marriage and family therapy: A decade review. *Journal of Marriage and the Family*, 52, 1116-1126.

Piercy, F. P., Sprenkle, D. H., & Associates. (1996). *Family therapy sourcebook* (2nd ed.). New York: Guilford Press.

Pinsof, W. M. (1980). *The Family Therapist Coding System (FTCS) coding manual*. Chicago, IL: Center for Family Studies, Family Institute of Chicago, Institute of Psychiatry, Northwestern Memorial Hospital.

Pinsof, W. M. (1981). Family therapy process research. In A. S. Gurman & D. P. Kniskern (Eds.), *Handbook of family therapy* (pp.669-674). New York: Brunner/Mazel.

Pinsof, W. M. (1994). An overview of integrative problem-centered therapy: A synthesis of family and individual psychotherapies. *Journal of Family Therapy*, 16(1), 103-120.

Pinsof, W. M., & Catherall, D. R. (1984). *The integrative psychotherapy alliance: Family, couple, and individual therapy scales*. Unpublished paper. Center for Family Studies, The Family Institute of Chicago, Institute of Psychiatry, Northwestern Memorial Hospital,

Chicago, IL.

Pinsof, W. M., & Wynne, L. C. (1995). The effectiveness and efficacy of marital and family therapy: Introduction to the special issue. *Journal of Marital and Family Therapy*, 21, 341-343.

Pinsof, W. M., & Wynne, L. C. (2000). Toward progress research: Closing the gap between family therapy practice and research. *Journal of Marital and Family Therapy*, 26(1), 1-8.

Pinsof, W. M., Wynne, L. C., & Hambright, A. B. (1996). The outcomes of couples and family therapy: Findings, conclusions, and recommendations. *Psychotherapy*, 33, 321-331.

Pittman, F. (1989). Remembering Virginia. *The Family Therapy Networker*, 13(1), 34-35.

Plas, J. M. (1986). *Systems psychology in the schools.* New York: Pergamon Press.

Polkinghorne, L. (1984). Further extensions of methodological diversity for counseling psychology. *Journal of Counseling Psychology*, 31(4), 416-429.

Popper, K. (1959). *The logic of scientific discovery.* New York: Basic Books.

Powers, W. T. (1973). Feedback: Beyond behaviorism. *Science*, 179, 351-356.

Prince, S. E., & Jacobson, N. S. (1995). A review and evaluation of marital and family therapies for affective disorders. *Journal of Marital and Family Therapy*, 21, 377-401.

Rahimi, S. (1999). *Liberty to love legally (same-sex marriages)* (On-line). Retrieved from www. louisville.edu/a-s/english/wwwboard/neal/messages/88.html.

Rappaport, R. A. (1974, Summer). Sanctity and adaptation. *The CoEvolution Quarterly*, (2), 54-68.

Ray, W., & Keeney, B. (1993). *Resource focused therapy.* London: Karnac Books.

Reeves, R. (1982). *American journey.* New York: Simon & Schuster.

Remembering Virginia. (1989). *The Family Therapy Networker*, 13(1), 27-35.

Rigazio-DiGilio, S. A. (1994). A co-constructive developmental approach to ecosystemic treatment. *Journal of Mental Health Counseling*, 16, 43-74.

Rigazio-DiGilio, S. A., Ivey, A. E., Kunkler-Peck, K. P., & Grady, L. T. (2007). *Community genograms: Using individual, family, and cultural narratives with clients.* New York: Teachers College Press.

Riskin, J. (1982). Research on non-labeled families: A longitudinal study. In F. Walsh (Ed.), *Normal family processes* (pp.67-93). New York: Guilford Press.

Rohrbaugh, M., Tennen, H., Press, S., White, L., Raskin, P., & Pickering, M. (1977). *Paradoxical strategies in psychotherapy.* Symposium presented at the American Psychological Association Convention, San Francisco, CA.

Rolland, J. (1994). *Helping families with chronic and life-threatening disorders.* New York: Basic Books.

Rorty, R. (1979). *Philosophy and the mirror of nature.* Princeton, NJ: Princeton University Press.

Rosenblueth, A., Wiener, N., & Bigelow, J. (1943). Behavior, purpose, and teleology. *Philosophy of Science*, 10, 18–24.

Ross, A. (1981). *Child behavior therapy*. New York: John Wiley.

Rowe, C. L. (2012). Family therapy for drug abuse: Review and updates 2003–2010. *Journal of Marital and Family Therapy*, 38(1), 59–81.

Rowe, C. L., & Liddle, H. A. (2003). Substance abuse. *Journal of Marital & Family Therapy*, 29(1), 97–120.

Ruesch, J., & Bateson, G. (1951). *Communication: The social matrix of psychiatry*. New York: W. W. Norton.

Rueveni, U. (1979). *Networking families in crisis*. New York: Human Sciences Press.

Ruitenbeek, H. M. (1964). *Varieties of personality theory*. New York: E. P. Dutton.

Russell, G., Szmukler, G., Dare, C., & Eisler, I. (1987). An evaluation of family therapy in anorexia nervosa and bulimia nervosa. *Archives of General Psychiatry*, 44, 1047–1056.

Rychlak, J. F. (1981). *Introduction to personality and psychotherapy* (2nd ed.). Boston, MA: Houghton Mifflin.

Ryle, A. (1985). Cognitive theory, object relations and the self. *British Journal of Medical Psychology*, 58, 1–7.

Sackett, D. L., Richardson, W. S., Rosenberg, W., & Haynes, R. B. (1997). *Evidence-based medicine—How to practice and teach EBM*. New York: Churchill Livingstone.

Sarason, S. (1972). *The creation of settings and the future societies*. San Francisco, CA: Jossey-Bass.

Sarason, S. (1981). *Psychology misdirected*. New York: Free Press.

Satir, V. (1964). *Conjoint family therapy*. Palo Alto, CA: Science and Behavior Books.

Satir, V. (1967). *Conjoint family therapy* (Rev. ed.). Palo Alto, CA: Science and Behavior Books.

Satir, V. (1972). *Peoplemaking*. Palo Alto, CA: Science and Behavior Books.

Satir, V. (1982). The therapist and family therapy: Process model. In A. M. Horne & M. M. Ohlsen (Eds.), *Family counseling and therapy* (pp.12–42). Itasca, IL: F. E. Peacock.

Satir, V., Stachowiak, J., & Taschman, H. (1975). *Helping families to change*. New York: Jason Aronson.

Satterfield, J. H., Satterfield, B., & Cantwell, D. P. (1981). Three-year multimodality treatment study of 100 hyperactive boys. *Journal of Pediatrics*, 98, 650–655.

Sawin, M. M. (1979). *Family enrichment with family clusters*. Valley Forge, PA: Judson Press.

Sawin, M. M. (1982). *Hope for families*. New York: Sadlier.

Scharff, D. E., & Scharff, J. S. (1987). *Object relations family therapy*. Northvale, NJ: Jason Aronson.

Schnarch, D. M. (1991). *Constructing the sexual crucible: An integration of sexual and marital therapy*. New York: W. W. Norton.

Schnarch, D. M. (1997). *Passionate marriage: Sex, love, and intimacy in emotionally committed relationships*. New York: W. W. Norton.

Schofield, W. (1964). *Psychotherapy: The purchase of friendship*. Englewood Cliffs, NJ: Prentice-Hall.

Schultz, S. J. (1984). *Family systems therapy: An integration*. New York: Jason Aronson.

Schwartz, R. (1994). *Internal family systems therapy*. New York: Guilford Press.

Schwartz, R., Barrett, M., & Saba, G. (1985). Family therapy for bulimia. In D. Garner & P. Garfinkel (Eds.), *Handbook for the psychotherapy of anorexia nervosa and bulimia* (pp.280−310). New York: Guilford Press.

Schwartz, R., & Breunlin, D. (1983). Why clinicians should bother with research. *The Family Therapy Networker*, 7, 22−27.

Seaburn, D., Gawinski, B., Harp, J., McDaniel, S., Waxman, D., & Shields, C. (1993). Family systems therapy in a primary care medical setting: The Rochester experience. *Journal of Marital and Family Therapy*, 19(2), 177−190.

Seidler, M. (1979). Problems of systems epistemology. *International Philosophical Quarterly*, 19, 29−60.

Sells, S. P., Smith, T. E., & Moon, S. (1996). An ethnographic study of client and therapist perceptions of therapy effectiveness in a university-based training clinic. *Journal of Marital and Family Therapy*, 22, 321−342.

Sells, S. P., Smith, T. E., & Sprenkle, D. H. (1995). Integrating qualitative and quantitative research methods: A research model. *Family Process*, 34, 19−21.

Selvini, M. (1988). *The work of Mara Selvini Palazzoli*. Northvale, NJ: Jason Aronson.

Selvini Palazzoli, M. (1986). Towards a general model of psychotic family games. *Journal of Marital and Family Therapy*, 12, 339−349.

Selvini Palazzoli, M., Boscolo, L., Cecchin, G., & Prata, G. (1978). *Paradox and counterparadox*. New York: Jason Aronson.

Sexton, T. L. (2011). *Functional family therapy in clinical practice*. New York: Routledge.

Sexton, T. L., Weeks, G. R., & Robbins, M. S. (Eds.). (2003). *Handbook of family therapy*. New York: Brunner-Routledge.

Shadish, W. R., & Baldwin, S. C. (2003). Meta-analysis of MFT interventions. *Journal of Marital & Family Therapy*, 29(4), 547−570.

Shadish, W. R., Ragsdale, K., Glaser, R. R., & Montgomery, L. M. (1995). The efficacy and effectiveness of marital and family therapy: A perspective from meta-analysis. *Journal of Marital and Family Therapy*, 21, 345−360.

Shands, H. C. (1971). *The war with words*. Paris: Mouton.

Shields, C. G., Finley, M. A., & Chawia, N. (2012). Couple and family interventions in health problems. *Journal of Marital and Family Therapy*, 38(1), 265–280.

Shields, C. G., Wynne, L., McDaniel, S., & Gawinski, B. (1994). The marginalization of family therapy: A historical and continuing problem. *Journal of Marital and Family Therapy*, 20(1), 117–138.

Sieburg, E. (1985). *Family communication: An integrated systems approach*. New York: Gardner Press.

Simon, G. (1992). Having a second-order mind while doing first-order therapy. *Journal of Marital and Family Therapy*, 18, 377–387.

Simon, G. (1993). Revisiting the notion of hierarchy. *Family Process*, 32, 147–155.

Simon, R. (1982). Behind the one-way mirror. *The Family Therapy Networker*, 6(1), 18–59.

Simon, R. (1985). Structure is destiny: An interview with Humberto Maturana. *The Family Therapy Networker*, 9(3), 32–43.

Simon, R. (1989). Reaching out to life. *The Family Therapy Networker*, 13(1), 37–43.

Simon, T. B., Stierlin, H., & Wynne, L. C. (1985). *The language of family therapy: A systemic vocabulary and sourcebook*. New York: Family Process Press.

Singleton, G. (1982). Bowen family systems theory. In A. M. Horne & M. M. Ohlsen (Eds.), *Family counseling and therapy* (pp.75–111). Itasca, IL: F. E. Peacock.

Siqueland, L., Rynn, M., & Diamond, G. S. (2005). Cognitive behavioral and attachment based family therapy for anxious adolescents: Phase I and II studies. *Journal of Anxiety Disorders*, 19(4), 361–381.

Skinner, B. F. (1948). *Walden II*. New York: Macmillan.

Skinner, B. F. (1953). *Science and human behavior*. New York: Macmillan.

Slipp, S. (1984). *Object relations: A dynamic bridge between individual and family therapy*. Northvale, NJ: Jason Aronson.

Slipp, S. (1988). *The technique and practice of object relations family therapy*. Northvale, NJ: Jason Aronson.

Sluzki, C. (1985). Families, networks, and other strange shapes. *AFTA Newsletter*, 19, 1–2.

Smelser, N. J., & Halpern, S. (1978). The historical triangulation of family, economy and education. In J. Demos & S. Boocock (Eds.), *Turning points* (pp.288–315). Chicago, IL: University of Chicago Press.

Smith, M. B. (1994). Selfhood at risk: Postmodern perils and the perils of postmodernism. *American Psychologist*, 49(5), 405–411.

Smith, R. C., Mead, D. E., & Kinsella, J. A. (1998). Direct supervision: Adding computer-assisted feedback and data capture to live supervision. *Journal of Marital and Family Therapy*, 24(1), 113–125.

Sokal, M. (1973). APA's first publication: Proceedings of the American Psychological Association, 1892–1893. *American Psychologist*, 28, 277–292.

Spanier, G. (1976). Measuring dyadic adjustment: New scales for assessing the quality of marriage and similar dyads. *Journal of Marriage and the Family*, 38, 15–28.

Speck, R. V., & Attneave, C. L. (1973). *Family networks*. New York: Pantheon.

Spinks, S. H., & Birchler, G. R. (1982). Behavioral systems marital therapy: Dealing with resistance. *Family Process*, 21, 169–186.

Sprenkle, D. H. (1994). Editorial: The role of qualitative research and a few suggestions for aspiring authors. *Journal of Marital and Family Therapy*, 20(3), 227–229.

Sprenkle, D. H. (Ed.). (2002). *Effectiveness research in marriage and family therapy*. Alexandria, VA: American Association for Marriage and Family Therapy.

Sprenkle, D. H. (Ed.). (2003). Effectiveness research in marriage and family therapy: Introduction. *Journal of Marital & Family Therapy*, 29(1), 85–96.

Sprenkle, D. H. (2012). Intervention research in couple and family therapy: A methodological and substantive review and an introduction to the special issue. *Journal of Marital and Family Therapy*, 38(1), 3–29.

Sprenkle, D. H., & Blow, A. J. (2004). Common factors and our sacred models. *Journal of Marital and Family Therapy*, 30, 113–129.

Sprenkle, D. H., Davis, S. D., & Lebow, J. L. (2009). *Common factors in couple and family therapy: The overlooked foundation for effective practice*. New York: Guilford Press.

Stanton, M. D., Todd, T., & Associates. (1982). *The family therapy of drug abuse and addiction*. New York: Guilford Press.

Staples, R., & Mirande, A. (1980). Racial and cultural variations among American families: A decennial review of the literature on minority families. *Journal of Marriage and the Family*, 42(4), 403–414.

Stein, H. (1992). "The eye of the outsider": Behavioral science, family medicine, and other human systems. *Family Systems Medicine*, 10(3), 2293–2304.

Steinglass, P. (1991). An editorial: Finding a place for the individual in family therapy. *Family Process*, 30(3), 267–269.

Stith, S. M., McCollum, E. E., Amanor-Boadu, Y., & Smith, D. (2012). Systemic perspectives on intimate partner violence treatment. *Journal of Marital and Family Therapy*, 38(1), 220–240.

Stith, S. M., Rosen, K. H., & McCollum, E. E. (2003). Effectiveness of couples treatment for spouse abuse. *Journal of Marital & Family Therapy*, 29(3), 407–426.

Stolz, S. (1978). *Ethical issues in behavior modification*. San Francisco, CA: Jossey-Bass.

Storm, C. L., Todd, T. C., Sprenkle, D. H., & Morgan, M. M. (2001). Gaps between MFT supervision assumptions and common practice: Suggested best practices. *Journal of Marital and Family Therapy*, 27(2), 227–239.

Stuart, R. B. (1969). Operant-interpersonal treatment of marital discord. *Journal of Consulting and Clinical Psychology*, 33, 675–682.

Stuart, R. B. (1980). *Helping couples change.* New York: Guilford Press.

Suppe, F. (1977). *The structure of scientific theories* (2nd ed.). Urbana, IL: University of Illinois Press.

Swim, S., St. George, S. A., & Wulff, D. P. (2001). Process ethics: A collaborative partnership. *Journal of Systemic Therapies*, 20(4), 11–24.

Szapocznik, J., Kurtines, W., Foote, F., Perez-Vidal, A., & Hervis, O. (1986). Conjoint versus one-person family therapy: Further evidence for the effectiveness of conducting family therapy through one person with drug abusing adolescents. *Journal of Consulting and Clinical Psychology*, 54, 385–387.

Szapocznik, J., Perez-Vidal, A., Brickman, A., Foote, F., Santisteban, D., Hervis, O., et al. (1988). Engaging adolescent drug abusers and their families in treatment: A strategic/ structural systems approach. *Journal of Consulting and Clinical Psychology*, 56, 552–557.

Szasz, T. (1961). *The myth of mental illness.* New York: Hoeber-Harper.

Tessman, L. H. (1978). *Children of parting parents.* New York: Jason Aronson.

Thibault, J., & Kelley, H. (1959). *The social psychology of groups.* New York: John Wiley.

Thomas, L. (1979). *The medusa and the snail.* New York: Bantam Books.

Thomas, W. I., & Thomas, D. S. (1928). *The child in America.* New York: Knopf.

Tilley, K. (1990, July/August). Family medicine-family therapy joint task force established. *Family Therapy News*, p.1.

Todd, T. C., & Selekman, M. (Eds.). (1991). *Family therapy approaches with adolescent substance abusers.* Boston, MA: Allyn and Bacon.

Todd, T. C., & Stanton, M. (1983). Research on marital therapy and family therapy: Answers, issues and recommendations for the future. In B. Wolman & G. Stracker (Eds.), *Handbook of family and marital therapy* (pp.91–115). New York: Plenum Press.

Todd, T. C., & Storm, C. L. (1997). Thoughts on the evolution of MFT supervision. In T. C. Todd & C. L. Storm (Eds.), *The complete systemic supervisor: Context, philosophy and pragmatics* (pp.1–16). Boston, MA: Allyn and Bacon.

Tolan, P. H., Cromwell, R. E., & Brasswell, M. (1986). Family therapy with delinquents: A critical review of the literature. *Family Process*, 25, 619–649.

Toman, W. (1976). *Family constellation: Its effects on personality and social behavior* (3rd ed.). New York: Springer.

Tomm, K. (1984a). One perspective on the Milan systemic approach: Part I. Overview of development, theory and practice. *Journal of Marital and Family Therapy*, 10(2), 113–125.

Tomm, K. (1984b). One perspective on the Milan systemic approach: Part II. Description of session format, interviewing style and interventions. *Journal of Marital and Family Therapy*, 10(3), 253–271.

Tomm, K. (1998). A question of perspective. *Journal of Marital and Family Therapy*, 24(4), 409–413.

Touliatos, J., Perlmutter, B. F., & Strauss, M. A. (Eds.). (2001). *Handbook of family measurement techniques*. Newbury Park, CA: Sage Publications.

Trepper, T., & Barrett, M. (1989). *Systemic treatment of incest: A therapeutic handbook*. New York: Brunner/Mazel.

Truxall, A. G., & Merrill, F. E. (1947). *The family in American culture*. New York: Prentice-Hall.

Ullman, L., & Krasner, L. (1965). *Case studies in behavior modification*. New York: Holt, Rinehart & Winston.

Ulrici, D. (1983). The effects of behavior and family interventions on juvenile recidivism. *Family Therapy*, 10, 25–36.

Van Amburg, S. M., Barber, C. E., & Zimmerman, T. S. (1996). Aging and family therapy: Prevalence of aging issues and later family life concerns in marital and family therapy literature. *Journal of Marital and Family Therapy*, 22(2), 195–203.

Varela, F. J. (1979). *Principles of biological autonomy*. New York: Elsevier North Holland.

Varela, F. J. (1981). Introduction. In H. von Foerster (Ed.), *Observing systems* (pp.xi–xvi). Seaside, CA: Intersystems Publications.

Varela, F. J., & Johnson, D. (1976, Summer). On observing natural systems. *The CoEvolution Quarterly*, (10), 26–31.

Vincent-Roehling, P. V., & Robins, A. L. (1986). The development and validation of the family beliefs inventory: A measure of unrealistic beliefs among parents and adolescents. *Journal of Consulting and Clinical Psychology*, 54, 693–697.

Visher, E., & Visher, J. (1979). *Stepfamilies: A guide to working with stepparents and stepchildren*. New York: Brunner/Mazel.

Visher, E., & Visher, J. (1982). Stepfamilies in the 1980's. In J. C. Hansen & L. Messinger (Eds.), *Therapy with remarriage families* (pp.105–119). Rockville, MD: Aspen Systems Corporation.

Visher, E., & Visher, J. (1988). *Old loyalties, new ties: Therapeutic strategies with stepfamilies*. New York: Brunner/Mazel.

von Glasersfeld, E. (1988). The reluctance to change a way of thinking: Radical constructivism and autopoiesis and psychotherapy. *Irish Journal of Psychology*, 9, 83–90.

Walker, H. (1976). *Walker problem behavior identification checklist*. Los Angeles, CA: Western Psychological Services.

Walker, J. B., Johnson, S., Manion, I., & Cloutier, P. (1996). Emotionally focused marital intervention for couples with chronically ill children. *Journal of Consulting and Clinical Psychology*, 64, 1029–1036.

Walsh, F. (1982). *Normal family processes*. New York: Guilford Press.

Walsh, F. (1998). *Strengthening family resilience*. New York: Guilford Press.

Walsh, F. (2007). *Strengthening family resilience* (2nd ed.). New York: Guilford Press.

Walters, M., Carter, B., Papp, P., & Silverstein, O. (1988). *The invisible web: Gender patterns in family relationships*. New York: Guilford Press.

Wampold, B. E. (2001). *The great psychotherapy debate: Models, methods, and findings*. Mahwah, NJ: Erlbaum.

Watts, A. (1972). *The book*. New York: Vintage Books.

Watts, R. (2001). Integrating cognitive and systemic perspectives: An interview with Frank M. Dattilio. *The Family Journal*, 9(4), 422–476.

Watts-Jones, D. (1997). Toward an African-American genogram. *Family Process*, 36(4), 375–383.

Watzlawick, P. (1976). *How real is real?* New York: Vintage Books.

Watzlawick, P. (1978). *The language of change*. New York: Basic Books.

Watzlawick, P. (Ed.). (1984). *The invented reality*. New York: W. W. Norton.

Watzlawick, P., Beavin, J., & Jackson, D. (1967). *Pragmatics of human communication*. New York: W. W. Norton.

Watzlawick, P., & Weakland, J. H. (Eds.). (1977). *The interactional view: Studies at the Mental Research Institute, Palo Alto, 1965–1974*. New York: W. W. Norton.

Watzlawick, P., Weakland, J. H., & Fisch, R. (1974). *Change: Principles of problem formation and problem resolution*. New York: W. W. Norton.

Webb, S. A. (2001). Some considerations on the validity of evidence-based practice in social work. *British Journal of Social Work*, 31, 57–79.

Weingarten, K. (2004). Witnessing the effects of political violence in families: Mechanisms of intergenerational transmission and clinical interventions. *Journal of Marital & Family Therapy*, 30(1), 45–59.

Weiss, R., & Cerreto, M. (1975). *Marital status inventory*. Unpublished manuscript, University of Oregon.

Weiss, R., Hops, H., & Patterson, G. (1973). A framework for conceptualizing marital conflict, technology for altering it, some data for evaluating it. In L. Hamerlynck, L. Handy, & E. Mash (Eds.), *Behavior change: Methodology, concepts and practice* (pp.309–342). Champaign, IL: Research Press.

Wells, R. A., Dilkes, T. C., & Trivelli, N. (1972). The results of family therapy: A critical review. *Family Process*, 11, 189–207.

Wheeler, E. (1985). The fear of feminism in family therapy. *The Family Therapy Networker*, 9(6), 53–55.

Whitaker, C. A. (1975). Psychotherapy of the absurd: With a special emphasis on the psychotherapy of aggression. *Family Process*, 14(1), 1–16.

Whitaker, C. A. (1976a). A family is a four-dimensional relationship. In P. J. Guerin (Ed.), *Family therapy: Theory and practice* (pp.182–192). New York: Gardner Press.

Whitaker, C. A. (1976b). The hindrance of theory in clinical work. In P. J. Guerin (Ed.), *Family therapy: Theory and practice* (pp.154–164). New York: Gardner Press.

Whitaker, C. A., & Keith, D. V. (1981). Symbolic-experiential family therapy. In A. S. Gurman & D. P. Kniskern (Eds.), *Handbook of family therapy* (pp.187–225). New York: Brunner/Mazel.

Whitaker, C. A., & Malone, T. P. (1953). *The roots of psychotherapy*. New York: Blakiston.

White, M. (1991). Deconstruction and therapy. *Dulwich Centre Newsletter*, 3, 21–40.

White, M. (1995). *Re-authoring lives*. Adelaide, Australia: Dulwich Centre.

White, M. (2007). *Maps of narrative practice*. New York: Norton.

White, M., & Epston, D. (1990). *Narrative means to therapeutic ends*. New York: W. W. Norton.

Whitehead, A. N., & Russell, B. (1910). *Principia mathematica*. Cambridge, England: Cambridge University Press.

Wiener, N. (1948). Cybernetics. *Scientific American*, 179(5), 14–18.

Wiener, N. (1949). *Cybernetics, or control and communication in the animal and the machine*. Cambridge, MA: MIT Press/New York, NY: Wiley.

Wills, T., Weiss, R., & Patterson, G. (1974). A behavioral analysis of the determinants of marital satisfaction. *Journal of Consulting and Clinical Psychology*, 42, 802–811.

Wilson, G. (1984). Behavior therapy. In R. Corsini (Ed.), *Current psychotherapies* (pp.230–278). Itasca, IL: F. E. Peacock.

Wilson, G., & O'Leary, K. (1980). *Principles of behavior therapy*. Englewood Cliffs, NJ: Prentice-Hall.

Winderman, L. (1989). Generation of human meaning key to Galveston paradigm: An interview with Harlene Anderson and Harold Goolishian. *Family Therapy News*, 20(6), 11–12.

Wittgenstein, L. (1963). *Philosophical investigations*. New York: Macmillan.

Wolin, S. J., & Bennett, L. A. (1984). Family rituals. *Family Process*, 12(3), 401–420.

Wolpe, J. (1958). *Psychotherapy by reciprocal inhibition*. Stanford, CA: Stanford University Press.

Wright, L. M., Watson, W. L., & Bell, J. M. (1996). *Beliefs: The heart of healing in families and illness*. New York: Basic Books.

Wylie, M. S. (1991). Family therapy's neglected prophet. *The Family Therapy Networker*, 15(2), 24–37.

Wynne, L. C., Ryckoff, I. M., Day, J., & Hirsch, S. I. (1958). Pseudo-mutuality in the family relations of schizophrenics. *Psychiatry*, 21, 205–220.

Wynne, L. C., Shields, C., & Sirkin, M. (1992). Illness, family theory, and family therapy: I. Conceptual issues. *Family Process*, 31, 3-18.

Yingling, L. C., Miller, W. E., McDonald, M. S., & Galewater, S. T. (1998). *GARF assessment sourcebook: Using the DSM-IV Global Assessment of Relational Functioning.* Washington, DC: Taylor & Francis.

Zilberstein, K. (2006). Clarifying core characteristics of attachment disorders: A review of current research and theory. *American Journal of Orthopsychiatry*, 76(1), 55-64.

Zukav, G. (1980). *The dancing Wu Li masters.* New York: Bantam Books.

图书在版编目(CIP)数据

家庭治疗:一种系统性整合:第八版 / (美)多萝西·S.贝科沃,(美)拉斐尔·J.贝科沃著;中
美家庭治疗中心译;(美)约翰·K.米勒导读. —上海:复旦大学出版社,2024.1
书名原文: Family Therapy: A Systemic Integration(8th Edition)
ISBN 978-7-309-16600-2

Ⅰ.①家… Ⅱ.①多… ②拉… ③中… ④约… Ⅲ.①家庭-精神疗法 Ⅳ.①R749.055

中国版本图书馆 CIP 数据核字(2022)第 204442 号

上海市版权局著作权合同登记号 图字 09-2019-089

家庭治疗:一种系统性整合(第八版)
[美]多萝西·S.贝科沃 [美]拉斐尔·J.贝科沃 著
中美家庭治疗中心 译
[美]约翰·K.米勒 导读
责任编辑/宋启立

复旦大学出版社有限公司出版发行
上海市国权路 579 号 邮编:200433
网址: fupnet@fudanpress.com http://www.fudanpress.com
门市零售: 86-21-65102580 团体订购: 86-21-65104505
出版部电话: 86-21-65642845
常熟市华顺印刷有限公司

开本 787 毫米×1092 毫米 1/16 印张 28.5 字数 449 千字
2024 年 1 月第 1 版第 1 次印刷

ISBN 978-7-309-16600-2/R·2010
定价: 98.00 元